Klinik der Frauenheilkunde
und Geburtshilfe

Band 7/II

Klinik der Frauenheilkunde und Geburtshilfe

Begründet von
Horst Schwalm und Gustav Döderlein

Herausgegeben von
Karl-Heinrich Wulf, Würzburg, und
Heinrich Schmidt-Matthiesen, Frankfurt/Main

Band	1	Gynäkologische Endokrinologie
Band	2	Sexualmedizin, Infertilität, Familienplanung
Band	3	Reproduktion – Störungen in der Frühgravidität
Band	4	Die normale Schwangerschaft
Band	5	Die gestörte Schwangerschaft
Band	6	Frühgeburt, Mehrlingsschwangerschaft
Band	7/I	Physiologie und Pathologie der Geburt I
Band	7/II	Physiologie und Pathologie der Geburt II
Band	8	Gutartige gynäkologische Erkrankungen I
Band	9	Gutartige gynäkologische Erkrankungen II
Band	10	Allgemeine gynäkologische Onkologie
Band	11	Spezielle gynäkologische Onkologie I
Band	12	Spezielle gynäkologische Onkologie II

2. Auflage

Urban & Schwarzenberg · München–Wien–Baltimore

Klinik der Frauenheilkunde und Geburtshilfe
Band 7/II

Physiologie und Pathologie der Geburt II

Herausgegeben von
W. Künzel und K.-H. Wulf

unter Mitarbeit von
A. Feige, J. Gille, H. Graeff, G. Hempelmann, H. Hepp, R. von Hugo,
V. Jovanovic, E. Kastendieck, R. Knitza, J. Martius, C. F. Michel,
R. Rauskolb, F. Salomon, M. Stauber, H. B. von Stockhausen, K.-H. Wehkamp

Urban & Schwarzenberg · München–Wien–Baltimore

Anschriften der Herausgeber:

Band 7/II

Prof. Dr. med. W. Künzel
Geschäftsführender Direktor des Zentrums
für Frauenheilkunde und Geburtshilfe
– Frauenklinik –
Klinikstraße 28
6300 Gießen

Prof. Dr. med. K.-H. Wulf
Direktor der Universitäts-Frauenklinik
Josef-Schneider-Straße 4
8700 Würzburg

Gesamtwerk

Prof. Dr. med. K.-H. Wulf

Prof. emer. Dr. med. H. Schmidt-Matthiesen
Zentrum für Frauenheilkunde und Geburtshilfe
Universität Frankfurt
Theodor-Stern-Kai 7
6000 Frankfurt/Main 70

CIP-Kurztitelaufnahme der Deutschen Bibliothek

Klinik der Frauenheilkunde und Geburtshilfe / begr. von Horst
Schwalm u. Gustav Döderlein. Hrsg. von Karl-Heinrich Wulf
u. Heinrich Schmidt-Matthiesen. – München ; Wien ;
Baltimore : Urban u. Schwarzenberg.
  Früher Losebl.-Ausg.
NE: Schwalm, Horst [Begr.]; Wulf, Karl-Heinrich [Hrsg.]
Bd. 7. Physiologie und Pathologie der Geburt / hrsg. von W.
  Künzel u. K.-H. Wulf.
  2 / unter Mitarb. von A. Feige ... – 2. Aufl. – 1990
  ISBN 3-541-15130-7
NE: Künzel, Wolfgang [Hrsg.]; Feige, Axel [Mitverf.]

Lektorat: Dr. med. Dorothea Schneiderbanger, Bad Wörishofen
Redaktion: Pola Nawrocki, München
Herstellung: Jürgen Bischoff, Au/Hallertau

Die Zeichnungen erstellten Birgit Biermann, Hannover, und Jochen Buschmann, München.
Einbandgestaltung von Dieter Vollendorf, München.

Gebrauchsnamen, Handelsnamen, Warenbezeichnungen und dergleichen, die in diesem Buch ohne besondere Kennzeichnung aufgeführt sind, berechtigen nicht zu der Annahme, daß solche Namen ohne weiteres von jedem benutzt werden dürfen. Vielmehr kann es sich auch dann um gesetzlich geschützte Warenzeichen handeln.

Alle Rechte, auch die des Nachdruckes, der Wiedergabe in jeder Form und der Übersetzung in andere Sprachen behalten sich Urheber und Verleger vor. Es ist ohne schriftliche Genehmigung des Verlages nicht erlaubt, das Buch oder Teile daraus auf fotomechanischem Weg (Fotokopie, Mikrokopie) zu vervielfältigen oder unter Verwendung elektronischer bzw. mechanischer Systeme zu speichern, systematisch auszuwerten oder zu verbreiten (mit Ausnahme der in den §§ 53, 54 URG ausdrücklich genannten Sonderfälle).

Gesamtherstellung: Kösel, Kempten · Printed in Germany.
© Urban & Schwarzenberg 1990

ISBN 3-541-15130-7

Geleitwort

Die *Klinik der Frauenheilkunde und Geburtshilfe* knüpft an das historische Werk „Biologie und Pathologie des Weibes" von J. Halban und L. Seitz, fortgeführt von L. Seitz und A. Amreich, an.

Im Gegensatz zu der 1. Auflage der *Klinik der Frauenheilkunde und Geburtshilfe,* die 1964 von H. Schwalm begründet wurde, erscheint die vorliegende 2. Auflage nicht im Lose-Blatt-System mit Ergänzungslieferungen, sondern in 12 fest gebundenen Einzelbänden. Jeder Band ist in Form einer eigenständigen Monographie einem abgeschlossenen Thema der Gynäkologie oder Geburtshilfe gewidmet. Dies bedeutet, daß, abhängig von der klinischen und wissenschaftlichen Entwicklung der Teilbereiche, die einzelnen Bände in einer Neubearbeitung aktualisiert, unabhängig von dem Gesamtwerk neu aufgelegt und im Austauschverfahren dem Werk zugeordnet werden können. Dem Leser kann auf diese Weise jeweils der neueste Wissensstand und eine Facharztbibliothek von permanenter Aktualität angeboten werden. Das Werk steht damit im Gegensatz zu den erfahrungsgemäß in der Berücksichtigung neuesten Wissens schwerfälligen Handbüchern.

Die *Klinik der Frauenheilkunde und Geburtshilfe* soll dem in der Klinik oder Praxis tätigen Frauenarzt sowie den Ärzten, die sich in der Weiterbildung befinden, alle Kenntnisse vermitteln, die für die tägliche Arbeit auf diesem Gebiet notwendig sind. Das Schwergewicht liegt auf der Darstellung anwendbaren Wissens. Demgegenüber sind wissenschaftliche Aspekte nur so weit integriert, wie sie zum Verständnis der klinischen Problematik oder zur Abschätzung zukünftiger Entwicklungen erforderlich scheinen. Gleiches gilt für die Bibliographie. Diese ist auf das Wesentliche beschränkt und nur dort ausführlicher berücksichtigt, wo es sich um innovative Methoden handelt. Begleitend zum Text wird das didaktische Konzept durch erklärende zweifarbige Abbildungen sowie Röntgenaufnahmen und photographische Abbildungen ergänzt.

Die so grundlegend veränderte Neuauflage des Werkes versucht die Belange des Lesers nach aktueller Information mit optimaler Akzentuierung bei der Stoffauswahl zu berücksichtigen. Um dem gesetzten Anspruch über lange Zeit Rechnung tragen zu können, bedarf es eines lebendigen Kontaktes zwischen Lesern, Autoren und Herausgebern. Konstruktive Kritik, Wünsche hinsichtlich der Stoffauswahl, Gewichtung und Darstellung unterstützen das Ziel, in den kommenden Jahrzehnten ein lebendiges und immer aktuelles Werk auf dem Gebiete der Frauenheilkunde und Geburtshilfe anbieten zu können, das dem Leser zum täglichen Ratgeber wird.

Wir wünschen dem Werk in dieser Neubearbeitung viel Erfolg.

Die Herausgeber
K.-H. Wulf
H. Schmidt-Matthiesen

Vorwort

Die Geburtshilfe hat in den letzten 10 bis 20 Jahren einen entscheidenden Wandel erfahren. Sie ist durch die Einführung der erweiterten pränatalen Diagnostik und CTG-Überwachung, sowie durch die Verfeinerung der bildgebenden Ultraschallverfahren und durch blutgasanalytische Untersuchungen sehr viel sicherer geworden. Erleichterungen im geburtshilflichen Management haben zudem die Einführung der Antibiotika und die Verwendung antihypertensiver Substanzen gebracht. Die Geburtshilfe ist heute für Mutter und Kind so sicher wie noch nie zuvor. Dieses erweiterte Spektrum diagnostischer und therapeutischer Möglichkeiten schlägt sich auch in den einzelnen Kapiteln der beiden nun vorliegenden Bände nieder.

In den beiden Bänden 7/I und 7/II wird ein neues Konzept verfolgt, das nicht zwischen Physiologie und Pathologie in der Geburtshilfe trennt, sondern pathologische Vorgänge aus den Veränderungen der Physiologie erkennbar werden läßt. So treten die Darstellungen der anatomischen Verhältnisse der Geburt, die im vorigen Jahrhundert erarbeitet wurden, hinter den physiologischen Grundlagen der Wehentätigkeit und insbesondere des Einflusses der Wehentätigkeit auf Mutter und Fetus zurück. Damit wird eine Basis geschaffen, um die Änderung physiologischer Parameter bei der Überwachung des Kindes während der Geburt besser zu verstehen, zu interpretieren und daraus die notwendigen Schlußfolgerungen ableiten zu können.

Die Kenntnis der Geburtsmechanik und die Zuordnung der Physiologie von Mutter und Fetus machen die Entscheidung für den Weg des zu wählenden Entbindungsverfahrens, insbesondere in Grenzsituationen, leichter. So werden auch die operativen Entbindungsverfahren immer mit Blick auf beide Parameter gesehen; auch die Überwachung und Behandlung der Schwangerschaft am Geburtstermin bei Terminüberschreitung verfolgt das gleiche Ziel wie die Wahl, abdominal oder vaginal zu entbinden.

In Band 7/II werden die akuten Komplikationen und Notsituationen, die im Verlauf einer Geburt auftreten können, besprochen und therapeutische Empfehlungen daraus abgeleitet. Diese Kapitel liefern sozusagen eine Übersicht mit schnellem Zugriff für besondere Fälle.

Ein besonderes Kapitel ist den Maßnahmen der Geburtserleichterung gewidmet. Hier kommen insbesondere die psychosomatische Geburtsvorbereitung, die geburtshilflich lokalen Anästhesieverfahren, aber auch die Vor- und Nachteile der Allgemeinanästhesie und Periduralanästhesie zu Wort.

Ein besonders sensibles Thema ist der intrauterine Fruchttod. Nicht nur hinsichtlich seiner Therapie, sondern insbesondere im Umgang mit dem perinatalen Kindstod fehlt vielfach noch Verständnis und Zuwendung, nicht zuletzt aus Unsicherheit und Unkenntnis.

Das Kapitel *Das Neugeborene* ist von einem Perinatalmediziner und von einem Gynäkologen bearbeitet; damit soll die Verpflichtung zur Gemeinsamkeit in dieser wichtigen Phase menschlichen Lebens dokumentiert werden.

Dem Verlag sei an dieser Stelle für die außerordentliche Hilfe bei der Überarbeitung der einzelnen Kapitel gedankt. Herrn Urban gilt unser Dank, indem er sich entschlossen hat, den ursprünglich vorgesehenen Band 7 zu teilen und damit Kürzungen, die das Verständnis der einzelnen Kapitel erschwert hätten, zu vermeiden.

März 1990

Wolfgang Künzel
Karl-Heinrich Wulf
(Bandherausgeber)

Inhalt

Band 7/I

Die geburtshilfliche Situation in der Bundesrepublik Deutschland

1. Die geburtshilfliche Situation in der Bundesrepublik Deutschland
   K.-H. Wulf 3

Anatomische und physiologische Grundlagen der Geburt

2. Anatomische Grundlagen der Geburt
   W. Künzel 23

3. Physiologische Grundlagen der Wehentätigkeit und Methoden der Geburtseinleitung
   P. Husslein 43

4. Einfluß der Wehentätigkeit auf Mutter und Fetus
   W. Künzel 67

Geburtsleitung bei physiologischem und pathologischem Geburtsverlauf

5. Überwachung des Feten während der Geburt
   W. Künzel 91

6. Der Beginn der Geburt: Aufgaben von Arzt und Hebamme und vorbereitende Maßnahmen zur Geburt
   W. Künzel, H. Peterseim 135

7. Überwachung und Behandlung der Schwangerschaft am Geburtstermin und bei Terminüberschreitung
   H. D. Junge 143

8. Überwachung und Leitung der Geburt aus Schädellage
   W. Künzel, G. Link 187

9. Operative Entbindungsverfahren: Indikationen und Vorbedingungen, vaginal-operative Entbindungsmethoden
   W. Künzel 213

10	Beckenendlage, Quer- und Schräglage	
	W. Künzel, M. Kirschbaum	231
11	Operative Entbindungsverfahren: Abdominale Schnittentbindung	
	K.-H. Wulf	255
12	Episiotomie	
	S. von Ritter, W. Künzel	273

Sachverzeichnis 283

Band 7/II

Komplikationen und Notsituationen im Verlauf der Geburt

13	Vena-cava-Okklusionssyndrom	
	W. Künzel	293
14	Akute Bradykardie	
	E. Kastendieck	303
15	Blutungen und erworbene Koagulopathien unter der Geburt	
	R. von Hugo, H. Graeff	317
16	Präeklampsie und Eklampsie im Verlauf der Geburt	
	J. Gille	327
17	Amnioninfektionssyndrom	
	J. Martius	339
18	Behandlung der diabetischen Schwangeren unter der Geburt	
	A. Feige	347
19	Nabelschnurvorfall	
	E. Kastendieck	349
20	Inversio uteri puerperalis	
	E. Kastendieck	357
21	Armvorfall	
	E. Kastendieck	365
22	Uterusruptur	
	W. Künzel	369
23	Fruchtwassermenge und Geburtsverlauf	
	W. Künzel	373

Maßnahmen zur Geburtserleichterung

24 Psychosomatische Geburtsvorbereitung
    M. Stauber 381

25 Geburtshilflich-lokale Anästhesieverfahren
    R. Knitza, H. Hepp 391

26 Allgemeinanästhesie, Spinalanästhesie und Periduralanästhesie unter der Geburt
    G. Hempelmann, F. Salomon 401

Intrauteriner Fruchttod

27 Diagnose und Therapie des intrauterinen Fruchttods
    V. Jovanovic, R. Rauskolb 429

28 Umgang mit dem perinatalen Kindstod: ethischer Imperativ und psychoprophylaktische Aufgabe
    K.-H. Wehkamp 441

Nachgeburtsperiode und Wochenbett

29 Nachgeburtsperiode
    C. F. Michel 451

30 Wochenbett
    C. F. Michel 471

Das Neugeborene

31 Versorgung des Neugeborenen
    H. B. von Stockhausen, A. Feige 497

32 Das gesunde und das kranke Neugeborene
    H. B. von Stockhausen 521

Sachverzeichnis 573

Autorenverzeichnis

Band 7/II

Prof. Dr. med. A. Feige
Chefarzt, Frauenklinik II
Flurstraße 2
8500 Nürnberg

Prof. Dr. med. J. Gille
Chefarzt der gynäkologisch-geburtshilflichen
Abteilung
Städtisches Krankenhaus Lüneburg
Postfach 2823
2120 Lüneburg

Prof. Dr. med. H. Graeff
Direktor der Frauenklinik
Klinikum rechts der Isar der Technischen
Universität München
Ismaninger Straße 22
8000 München 80

Prof. Dr. med. G. Hempelmann
Leiter der Abteilung Anästhesiologie und
operative Intensivmedizin
Universität Gießen
Klinikstraße 29
6300 Gießen

Prof. Dr. med. H. Hepp
Direktor der Frauenklinik
Klinikum Großhadern
Marchioninistraße 15
8000 München 70

Prof. Dr. med. R. von Hugo
Chefarzt der Frauenklinik
Klinikum Bamberg
Bugerstraße 80
8600 Bamberg

Prof. Dr. med. E. Kastendieck
Chefarzt der gynäkologisch-geburtshilflichen
Abteilung
Martin-Luther-Krankenhaus
Caspar-Theyß-Straße 27
1000 Berlin 33

Dr. med. V. Jovanovic
Oberärztin der Universitäts-Frauenklinik
Klinikstraße 32
6300 Gießen

Dr. med. R. Knitza
Oberarzt der Frauenklinik
Klinikum Großhadern
Marchioninistraße 15
8000 München 70

Prof. Dr. med. W. Künzel
Geschäftsführender Direktor der
Universitäts-Frauenklinik und
Hebammenlehranstalt
Klinikstraße 28
6300 Gießen

PD Dr. med. J. Martius
Oberarzt der
Universitäts-Frauenklinik
Josef-Schneider-Straße 4
8700 Würzburg

Prof. Dr. med. C. F. Michel
Chefarzt der Abteilung
Frauenkrankheiten und Geburtshilfe
Kreiskrankenhaus
Forsthausstraße 1
6330 Wetzlar

Prof. Dr. med. R. Rauskolb
Chefarzt der geburtshilflich-gynäkologischen
Abteilung
Albert-Schweitzer-Krankenhaus
Sturmbäume 8–10
3410 Northeim

PD Dr. med. F. Salomon
Chefarzt der Anästhesieabteilung
Kreiskrankenhaus Lemgo
Rintelner Straße 85
4920 Lemgo 1

Prof. Dr. med. M. Stauber
Oberarzt der I. Universitäts-Frauenklinik
Maistraße 11
8000 München 2

Prof. Dr. med. H. B. von Stockhausen
Leiter der Abteilung Neonatologie
und pädiatrische Intensivmedizin
Universitäts-Kinderklinik
Josef-Schneider-Straße 2
8700 Würzburg

Dr. rer. pol. Dipl.-Soz.
Dr. med. K.-H. Wehkamp
Frauenklinik im Zentralkrankenhaus
St.-Jürgen-Straße
2800 Bremen 1

Komplikationen und Notsituationen im Verlauf der Geburt

13 Vena-cava-Okklusionssyndrom

W. Künzel

Inhalt

1 Einleitung 294
1.1 Beschwerden der Graviden bei Rückenlage 294
1.2 Zur Nomenklatur 294

2 Pathophysiologie der maternalen Hämodynamik beim Vena-cava-Okklusionssyndrom 294
2.1 Herzminutenvolumen 294
2.2 Arterieller Blutdruck 295
2.3 Blutdruck im venösen Gefäßsystem 296
2.4 Peripherer Strömungswiderstand 297
2.5 Uterusdurchblutung 297

3 Wirkung der Uterusdurchblutung auf fetale Parameter beim Vena-cava-Okklusionssyndrom 298

4 Klinische Bedeutung des Vena-cava-Okklusionssyndroms............. 298
4.1 Untersuchung der Schwangeren und Kreißenden 298
4.2 Anästhesie 299
4.3 Vorzeitige Ablösung der Plazenta ... 299
4.4 Fruchtwasserembolie 300
4.5 Nierenfunktion 300

5 Therapie des Vena-cava-Okklusionssyndroms............. 300

1 Einleitung

Frauen mit fortgeschrittener Schwangerschaft haben gelegentlich Schwierigkeiten, auf dem Rücken zu liegen [1]. Das typische Symptomenbild, die sogenannte Herzinsuffizienz der Schwangeren, wird durch die Kompression der V. cava inferior verursacht. Untersuchungen der maternalen Hämodynamik zeigen entsprechende Veränderungen, die sich in Seitenlage völlig normalisieren. Auch der Fetus ist betroffen, sichtbar am Abfall der Herzfrequenz. Da das Vena-cava-Okklusionssyndrom im klinischen Alltag in vielfältiger Form in Erscheinung tritt, sollen die Klinik und Pathophysiologie eingehend dargestellt werden.

1.1 Beschwerden der Graviden bei Rückenlage

Die Lagerung der Patientin auf dem Rücken zur routinemäßigen Schwangerenuntersuchung wird in der zweiten Schwangerschaftshälfte von den Erstgebärenden in etwa 30% als unangenehm empfunden, und etwa 7% lehnen es ab, eine Rückenlage überhaupt einzunehmen (Tab. 13-1). Die Symptome treten häufiger bei Frauen auf, die vier und mehr Kinder geboren haben. Diffuse Beschwerden mit Lokalisation im Bauch (23%) und Atemnot, gesteigert bis zum Erstickungsgefühl, traten in 18% auf [2]. Elf Prozent der Patientinnen verspürten bei Rückenlage stark gesteigerte fetale Bewegungen.

Mitunter geht die Okklusion der V. cava mit einem dramatischen Erscheinungsbild einher. Blässe, Schwitzen, Übelkeit und schließlich Bewußtlosigkeit sind typische Zeichen, Krämpfe sind selten. Die Herzfrequenz steigt an. Bei Seitenlage, aber auch schon beim Anheben des Uterus bilden sich diese Beschwerden rasch zurück.

Tabelle 13-1 Verteilung der Rückenlagebeschwerden in der zweiten Hälfte der Schwangerschaft auf Erst- und Mehrgebärende (nach Ahltorp [2])

Parae	untersuchte Patientinnen	Patientinnen mit Rückenlagebeschwerden		Patientinnen, die keine Rückenlage einnehmen konnten	
	n	n	%	n	%
I	401	115	28,7	19	4,7
II	157	49	31,2	12	7,9
III	53	15	28,3	4	7,5
IV–IX	42	18	42,9	7	16,7

1.2 Zur Nomenklatur

Die Hypotonie bei schwangeren Patientinnen in Rückenlage, verursacht durch die Kompression der V. cava inferior, hat zu zahlreichen Bezeichnungen des oben beschriebenen Symptomenbilds geführt: Supine hypotensive syndrome, Vena-cava-inferior-Syndrom, inferior vena caval occlusion und Rückenlage-Schocksyndrom (Übersicht bei [10]).

Eine Hypotonie ist jedoch nicht generell nachweisbar. Hämodynamische Veränderungen distal der Kompressionsstelle, insbesondere im Bereich des Uterus und der Niere, erfolgen jedoch bereits vorher. Die Benennungen des Symptomenbilds, die nur auf die Hypotonie und den Schock hinweisen, beschreiben das Gesamtbild der Störungen deshalb nur teilweise. Um jedoch den Symptomenkomplex in allen Variationen zu erfassen, wird nachfolgend die Bezeichnung *Vena-cava-Okklusionssyndrom* (VCO) gewählt.

2 Pathophysiologie der maternalen Hämodynamik beim Vena-cava-Okklusionssyndrom

2.1 Herzminutenvolumen

Nimmt eine schwangere Patientin in den letzten Wochen der Schwangerschaft die Rückenlage ein, folgen eine Reihe hämodynamischer Störungen im maternen Organismus. Das Herzminutenvolumen nimmt um ca. 14% ab, das Schlagvolumen sinkt um ca. 10%, der periphere Widerstand steigt etwa um 13% an. Der arterielle Mitteldruck und die Herzfrequenz ändern sich nach den hier vorliegenden Untersuchungen nicht [15]. Die Veränderungen der materno-kardiovaskulären Parameter sind jedoch nicht einheitlich. Die Regulation des Herzminutenvolumens geschieht über Veränderungen der Herzfrequenz und des Schlagvolumens. Faktoren, welche den venösen Rückstrom zum Herzen einschränken, verändern die Kammerfüllung während der Diastole, so daß das Schlagvolumen und Herzminutenvolumen abnehmen, wenn die Herzfrequenz konstant bleibt.

Der Einfluß der Rückenlage auf das Herzminutenvolumen bei Schwangeren war zunächst bei den Untersuchungen zur Bestimmung der maternalen Hämodynamik unbeachtet geblieben. Es bestanden widersprüchliche Beobachtungen (Übersicht bei [15]). Sie zeigten, daß das Herzminutenvolumen während der Schwangerschaft um etwa 30 bis 40% ansteigt, im letzten Drittel der Gravidität jedoch wieder abnimmt. Genauere Untersuchungen über den Einfluß der Lage bei Schwangeren auf das Herzminutenvolumen zeigten schließlich folgendes [28]:

- Das Herzminutenvolumen fiel bei der Lithotomieposition um 16,9%, in der Walcher-Lage um 8,2% und in der Trendelenburg-Lage um 18,3% ab.
- In linker Seitenlage und bei Seitenlagerung in Trendelenburg-Lage stieg das Herzminutenvolumen um 13,5% bzw. 12,9% an.

Die prozentualen Änderungen sind auf Messungen bezogen, die in Rückenlage vorgenommen wurden. Diese Untersuchungen wurden später bestätigt und ergänzt [13, 14, 18, 23, 26]. So konnte man zeigen, daß während der Uteruskontraktionen das Herzminutenvolumen, das Schlagvolumen und der Pulsdruck bei Schwangeren in Rückenlage signifikant stärker ansteigen als in Seitenlage [26, 27] (Tab. 13-2). Diese Beobachtung ist zunächst schwer zu erklären. Es ist jedoch denkbar, daß sich der in der Wehe kontrahierende Uterus aufrichtet, sich von der Wirbelsäule abhebt, die Kompression der V. cava freigibt und somit den venösen Rückstrom zum Herzen begünstigt. Bei Messungen des Herzminutenvolumens während des Kaiserschnitts nahm das Herzminutenvolumen im Mittel um 1,03 l/min (± 1,29) nach Geburt des Kindes und der Plazenta zu [14]. Die Kompression der V. cava als Ursache für die Reduktion des Herzminutenvolumens konnte experimentell nachgewiesen werden. Durch manuelle Kompression der V. cava nach Geburt des Kindes und der operativen Versorgung des Uterus nahm das Herzminutenvolumen um 1,5 bis 2 l/min ab. Die Abnahme erfolgte durch eine Reduktion des Schlagvolumens, die nur unzureichend durch einen geringen Anstieg der Herzfrequenz kompensiert war [14].

2.2 Arterieller Blutdruck

Bei einigen Graviden sinkt der Blutdruck in Rückenlage, bei vielen aber bleibt er unverändert. Dies zeigt, daß beim Vena-cava-Okklusionssyndrom die Reduktion des Herzminutenvolumens nicht allein die Ursache für den Blutdruckabfall sein kann.

Bei schwangeren Frauen, bei denen ein Kaiserschnitt durchgeführt wurde, bewirkte eine Kompression der V. cava einen Abfall des Herzminutenvolumens, jedoch ohne Abfall des maternalen arteriellen Blutdrucks [9]. Bei Frauen in Rückenlage variierte der Abfall des arteriellen Mitteldrucks ebenfalls. Andere Autoren fanden in sechs Fällen keine Änderung oder einen Anstieg des arteriellen Blutdrucks bis 12 mm Hg und in zehn Fällen einen Abfall von 1

Tabelle 13-2 Herzminutenvolumen, Schlagvolumen und Blutdruck (systolisch/diastolisch) in Rückenlage und Seitenlage bei schwangeren Frauen am Termin sowie unter dem Einfluß der Spinalanästhesie und der Kontraktion des Uterus

Untersucher (Methode)	Anzahl der Fälle	Spezielle Versuchsbedingungen	Rückenlage			Seitenlage		
			Herzminutenvolumen (l/min)	Schlagvolumen (ml)	Blutdruck (mmHg) syst./diast.	Herzminutenvolumen (l/min)	Schlagvolumen (ml)	Blutdruck (mmHg) syst./diast.
Vorys et al. [28] (Farbstoffverdünnung)	14		6,6	–	–	7,7	–	–
Lees et al. [15] (Farbstoffverdünnung)	5		5,3 (±0,59)	–	–	6,3 0,54	–	–
Ueland et al. [25] (Farbstoffverdünnung)	12	vor Anästhesie	5,4 (±1,75)	62 (±22)	124/72 (±18/8)	7,24 (±2,83)	87 (±31)	–
		nach Spinalanästhesie	3,6 (±1,2)	35 (±14)	66/38 (±15/12)	6,2 (±1,9)	77 (±16)	100/60 (±19/16)
Ueland und Hansen [26, 27] (Farbstoffverdünnung)	9	vor Kontraktion des Uterus	5,2 (±1,4)	59 (±20)	112/70 (±9/4)	6,3 (±0,9)	75 (±10)	115/71 (±11/4)
		während der Kontraktion des Uterus	6,5 (±1,2)	79 (±14)	132/79 (±10/6)	6,8 (±0,9)	81 (±8)	126/80 (±16/7)

bis 57 mm Hg [15]. Der Blutdruck fiel aber nur in drei Fällen auf ungefähr 55 mm Hg ab. Bei Patienten mit Spinalanästhesie ist der Blutdruck im Mittel niedriger als bei Patienten in Rückenlage ohne Spinalanästhesie. Offenbar wird durch die Spinalanästhesie der Tonus des venösen Gefäßsystems reduziert, da die Blockade der sympathischen Fasern durch Lokalanästhetika den Einfluß des Sympathikus auf die Gefäße hemmt. Das Herzminutenvolumen fiel beispielsweise nach Anlegen der Spinalanästhesie in Rückenlage von 5,4 auf 3,6 l/min und der arterielle Blutdruck von 124/72 auf 66/38 mm Hg ab [25] (Tab. 13-2). Nach der Geburt des Kindes war der Blutdruck wieder im Normbereich, und das Herzminutenvolumen war höher als zuvor in Rückenlage gemessen (8,4 l/min; ± 2,6).

Ähnlich wie beim Menschen verhält sich der Blutdruck im Tierexperiment beim Schaf (Abb. 13-1). Bei vollständiger Kompression der V. cava fiel der arterielle Mitteldruck um 1 bis 50 mm Hg ab [11]. Die Ursache für den variierenden Blutdruckabfall ist sehr wahrscheinlich im unterschiedlichen Tonus des venösen Gefäßsystems distal des Kompressionsorts bzw. in der Effizienz des kollateralen venösen Gefäßsystems zu suchen.

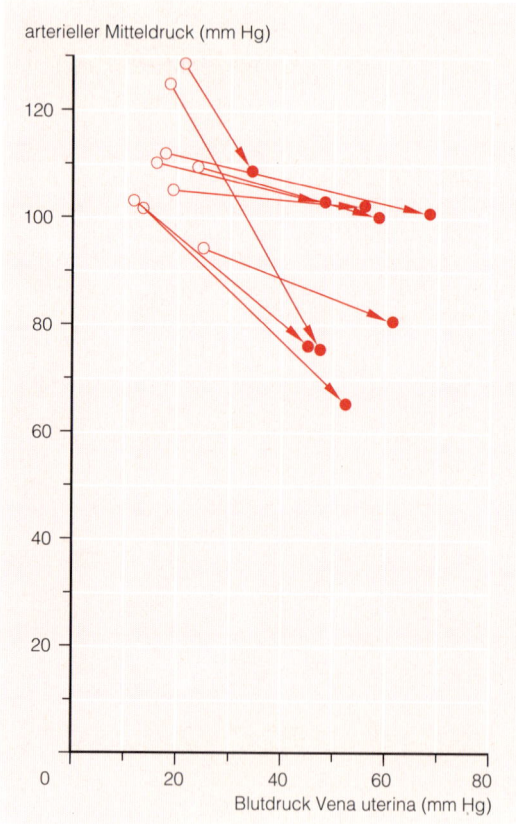

Abb. 13-1 Die Beziehung zwischen dem arteriellen Mitteldruck und dem Druck in der V. uterina vor (○) und während (●) vollständiger Okklusion der V. cava bei trächtigen Schafen. Als Folge der Vena-cava-Okklusion stieg der Druck in der V. uterina von 18 ± 4 mm Hg auf 53 ± 10 mm Hg an. Der Druckanstieg in der V. uterina war nicht immer von einem tiefen Blutdruckabfall begleitet. Der Abfall des arteriellen Mitteldrucks betrug 1 bis 50 mm Hg (nach [11]).

Der Blutdruck der Graviden dürfte bei Kompression der V. cava nicht abfallen, wenn nicht gleichzeitig durch den Druckanstieg in der V. cava und im übrigen venösen Gefäßsystem ein „endogener Blutverlust" in den venösen Speicher erfolgen würde.

Obgleich das Herzminutenvolumen sinkt, bleibt der arterielle Mitteldruck bei Kompression der V. cava zunächst konstant, da parallel der Abnahme des Herzminutenvolumens der periphere Strömungswiderstand ansteigt. Der Strömungswiderstand ist aber nicht im arteriellen Gefäßsystem, sondern in der V. cava lokalisiert. Der Abfall des arteriellen Mitteldrucks ist verzögert, da erst mit dem Anstieg des Blutdrucks in den Venen distal des Kompressionsorts das venöse Gefäßsystem dilatiert wird und dann, wohl abhängig vom Blutdruck und vom Tonus der Venen, ein Teil der zirkulierenden Blutmenge im venösen Speichersystem verlorengeht. Dieser endogene Blutverlust scheint sehr variabel und überdies durch den Anstieg der Herzfrequenz (= Anstieg des Herzminutenvolumens) kompensierbar zu sein.

2.3 Blutdruck im venösen Gefäßsystem

Die Entstehung von Varizen bei Graviden beruht auf einer mechanischen Abflußbehinderung im kleinen Becken [6]. Der Blutdruck in den Varizen betrug im Liegen im Mittel 15,4 mm Hg. Dieser Druck war doppelt so hoch wie der Blutdruck, der in einer Vene am Arm gemessen wurde: 8,3 mm Hg.

Die Ursache dieser Drucksteigerung bei Schwangeren in den Venen der unteren Körperhälfte konnte durch venenangiographische Untersuchungen präzisiert werden [4]. Diese angiographischen Untersuchungen zeigen in zehn von zwölf schwangeren Patienten in Rückenlage die V. cava von der Bifurkation in die Beckenvenen an im gesamten abdominellen Bereich komprimiert. Nur in zwei Fällen war eine partielle Obstruktion nachweisbar. Das Kontrastmittel floß über die Vv. lumbales ascendentes, Vv. spinales und die Vv. thoracicae longitudinales ab. Eine zweite Röntgenaufnahme nach dem Kaiserschnitt zeigte die V. cava frei durchgängig, und eine Kontrastmitteldarstellung des Kollateralkreislaufs erfolgte nicht. Der Kollateralkreislauf scheint dennoch nicht die Obstruktion der V. cava voll zu kompensieren. Auch in Rückenlage oder auch beim manuellen Druck auf die V. cava inferior steigt der Blutdruck auf etwa 18 bis 24 mm Hg an. Im Tierversuch nahm der Blutdruck bei vollständiger Kompression der V. cava in der V. uterina auf 35 bis 65 mm Hg zu (Abb. 13-1) [10, 11,

18]. In Seitenlage, beim Anheben des Uterus oder Freigabe der manuellen Kompression fällt der Druck in wenigen Sekunden ab. In Seitenlage beträgt der Blutdruck in der V. cava inferior etwa 5 bis 10 mm Hg. Die Blutdruckwerte in der V. cava, in den Venen des Uterus und im intervillösen Raum sind annähernd gleich groß [8, 9, 10].

2.4 Peripherer Strömungswiderstand

Die Abnahme des Herzminutenvolumens bei unverändertem arteriellen Mitteldruck bedeutet eine Zunahme des peripheren Strömungswiderstands. Die Zunahme des peripheren Strömungswiderstands beim Vena-cava-Okklusionssyndrom ist wiederholt nachgewiesen worden [9, 14, 15]. In weniger als zwei Minuten steigt mit der Einnahme der Rückenlage der periphere Strömungswiderstand an, er fällt aber ebenso plötzlich bei Positionswechsel wieder ab. Widerstandsänderungen, die auf einen Spasmus der Arteriolen zurückzuführen sind, erfolgen in der Regel langsamer. Die rasche Änderung des peripheren Widerstands bei Positionswechsel weist jedoch darauf hin, daß die Widerstandsänderungen beim Vena-cava-Okklusionssyndrom zunächst nicht durch einen Arteriolospasmus verursacht werden, sondern allein auf die Kompression der V. cava durch den graviden Uterus zurückzuführen sind. Der Strömungswiderstand ist danach zunächst in der V. cava und nicht, wie vielfach spekuliert [18], im arteriellen Gefäßsystem lokalisiert.

2.5 Uterusdurchblutung

Wie die Durchblutung der meisten Organe, so ist auch die Durchblutung des Uterus dem Perfusionsdruck proportional und dem Strömungswiderstand des uterinen Gefäßsystems umgekehrt proportional (Übersicht in [20]; siehe auch Band 4, Kapitel 14 und 22).

Für den Uterus ist der Perfusionsdruck die Differenz zwischen dem Blutdruck in der V. uterina und dem arteriellen Mitteldruck. Die uterine Durchblutung wird reduziert, wenn durch die Kompression der V. cava inferior der Blutdruck in der V. uterina ansteigt und/oder der arterielle Mitteldruck sinkt [11].

Im Tierexperiment an Schafen steigt bei Kompression der V. cava inferior der Blutdruck in der V. uterina nach etwa 15 bis 20 Sekunden an, und der arterielle Mitteldruck fällt langsam ab (Abb. 13-2). Als Folge der arteriellen und venösen Druckänderungen wird die uterine Durchblutung reduziert.

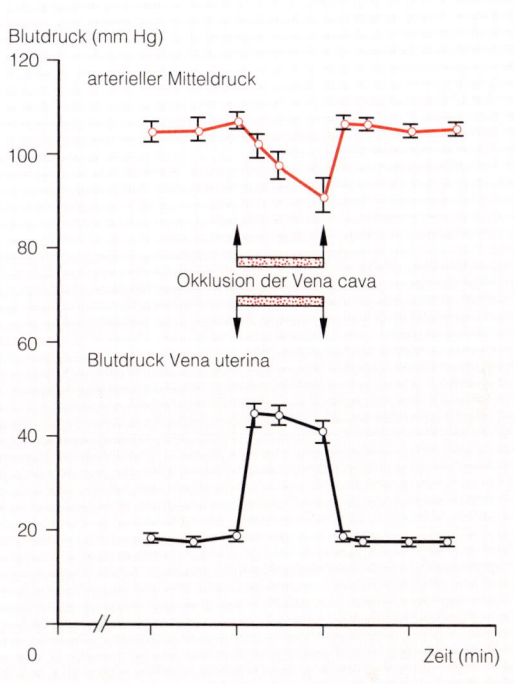

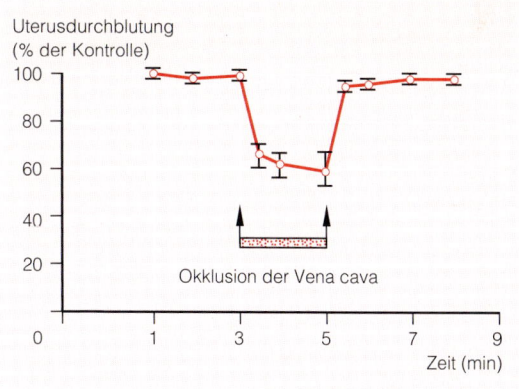

Abb. 13-2 Uterusdurchblutung, arterieller Mitteldruck und Blutdruck in der V. uterina vor, während und nach Kompression der V. cava beim Schaf (n = 24; Mittelwert ± mittlerer Fehler des Mittelwerts (nach [11]).

3 Wirkung der Uterusdurchblutung auf fetale Parameter beim Vena-cava-Okklusionssyndrom

Bei Rückenlage der Schwangeren treten in 11% gesteigerte Kindsbewegungen auf [2]. Dies ist ein Befund, der auch im Tierexperiment zu erheben ist, wenn die Durchblutung des Uterus reduziert wird. Es sind ferner bei der Überwachung des Feten durch die kontinuierliche externe Messung der fetalen Herzfrequenz gelegentlich in Rückenlage Frequenzalterationen zu beobachten, die nicht zu den Wehen korrelieren und verschwinden, wenn die Schwangere die Seitenlage wieder einnimmt (Abb. 13-3; Übersicht bei [10]; siehe auch Band 4, Kapitel 14).

Bisher unbeachtet blieb jedoch, daß auch bereits der Anstieg des venösen Blutdrucks die uterine Perfusion reduzieren kann, ohne daß der arterielle Mitteldruck wesentlich sinkt. Das bedeutet, daß fetale Herzfrequenzalterationen bereits ohne klinische Symptomatik wie Schwindel und Übelkeit bei der Patientin auftreten können.

Das Verhalten der fetalen Herzfrequenz wurde in einer tierexperimentellen Studie an Schafen untersucht. Bei Reduktion der uterinen Durchblutung um mehr als 30% des Ausgangswerts sank die fetale Herzfrequenz ab, oberhalb dieser Grenze erfolgte ein geringer Anstieg der fetalen Herzfrequenz. Es besteht somit eine enge Beziehung zwischen der Reduktion der uterinen Durchblutung und dem Abfall der fetalen Herzfrequenz.

Der unterschiedliche Abfall der uterinen Durchblutung erklärt jedoch, warum beim Vena-cava-Okklusionssyndrom die Formen der Frequenzalterationen des Feten so variabel sind.

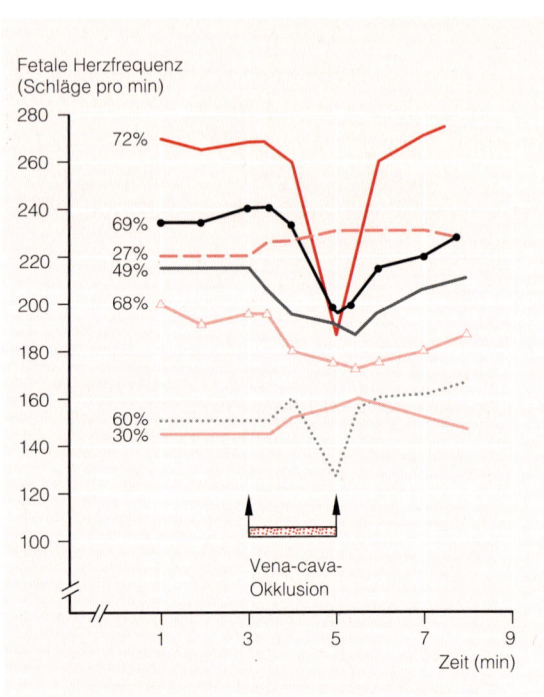

Abb. 13-3 Die fetale Herzfrequenz während der Vena-cava-Okklusion bei Schafen. Die Prozentzahlen zeigen das Ausmaß der Reduktion der uterinen Durchblutung. Der Reduktion der Uterusdurchblutung um 30% folgt ein Anstieg der fetalen Herzfrequenz. Eine Reduktion der Uterusdurchblutung um 50% und mehr führt zu einem Abfall der fetalen Herzfrequenz (nach [11]).

4 Klinische Bedeutung des Vena-cava-Okklusionssyndroms

Die Kenntnis der Pathophysiologie des Vena-cava-Okklusionssyndroms und seine Auswirkung auf den Feten ist für das Verständnis klinischer Zusammenhänge wichtig, da sich daraus sehr einfach der richtige therapeutische Weg ableiten läßt.

4.1 Untersuchung der Schwangeren und Kreißenden

Eine Reihe geburtshilflicher Untersuchungen werden durchgeführt, wenn die Schwangere sich in Rückenlage befindet. Bei den üblichen Untersuchungen zur Feststellung der Kindslage (Leopold-Handgriffe) tritt offenbar durch Verlagerung des Uterus das Vena-cava-Okklusionssyndrom gehäuft auf. Die gleiche Situation besteht auch bei der Durchführung intravenöser Glukosetoleranztests und Ultraschalluntersuchungen. Auch die externe Kardiotokographie ist als Ursache für die Ausbildung eines Vena-cava-Okklusionssyndroms zu beachten. Bleibt dies unbeachtet, sind Fehlinterpretationen des gewonnenen Kardiotokogramms die Folge. In etwa 6% der

Fälle haben wir beim Anlegen der Kopfschwartenelektrode eine kindliche Herzfrequenzverlangsamung sehen können, die sich in Seitenlagerung normalisierte und in der folgenden Stunde bei interner Ableitung nicht mehr auftrat. In zwei von zehn Fällen trat bei einer Mikroblutanalyse eine Frequenzverlangsamung auf.

Bei diesen Fällen konnte gleichzeitig ein Abfall des arteriellen Mitteldrucks der Mutter registriert werden. Diese Beobachtungen geben Anlaß, die mit der Mikroblutuntersuchung gewonnenen Werte, insbesondere die des pO_2 und pCO_2, kritischer zu betrachten. Auch die Amnioskopie ist geeignet, die Ausbildung eines Vena-cava-Okklusionssyndroms zu begünstigen. Gelegentlich nachgewiesenes grünes Fruchtwasser ohne klinisch relevante Zeichen, wie z. B. Symptome eines EPH-Syndroms, könnten als passagere Hypoxie des Feten als Folge eines Vena-cava-Okklusionssyndroms gedeutet werden.

4.2 Anästhesie

Das relativ seltene Vorkommen des Vena-cava-Okklusions-Syndroms läßt vermuten, daß beim überwiegenden Teil der Schwangeren ein Blutdruckabfall in Rückenlage nicht erfolgt, weil das venöse Gefäßsystem ausreichend tonisiert ist. Bei Inhalationsnarkose, insbesondere aber bei der Spinalanästhesie zur Durchführung eines Kaiserschnitts, sind dramatische Zwischenfälle bei Rückenlage der Patientin beschrieben worden. In einer Zusammenstellung von 17 Fällen aus der Literatur boten die Patientinnen in allen Fällen etwa die gleiche Symptomatik [7]: Nach Injektion des Anästhetikums in den Subarachnoidalraum war es in Rückenlage während des Kaiserschnitts zum plötzlichen Tod der Patientin gekommen. Das Intervall war abhängig vom verwendeten Anästhetikum und korrelierte zur Zeit, die gewöhnlich bis zur Sympathikusblockade verging. Es ist sehr wahrscheinlich, daß das Vena-cava-Okklusionssyndrom bei diesen Zwischenfällen ursächlich von Bedeutung war.

Diese Mitteilung ist später durch Untersuchungen über die Höhe der Anästhesie bei Spinalanästhesie ergänzt worden [3]. Bei abdomineller Kompression und bei Graviden in Rückenlage war die Höhe der Anästhesie im Segment Th7/Th8 lokalisiert, während bei der gynäkologischen Kontrollserie die Anästhesiehöhe bei Th11 lag. Die Ursache für die unterschiedliche Höhe der Anästhesie ist danach die Verteilung des Anästhetikums im Subarachnoidalraum. Die Verteilung war abhängig vom Füllungsdruck der Vertebralvenen. Dieser ist höher während der Rückenlage der Graviden und bei abdomineller Kompression [3]. Die wohl wesentliche Auswirkung der Inhalationsanästhesie, insbesondere aber der Spinalanästhesie, liegt demnach in der Blockade sympathischer Nerven. Die Reduktion der sympathischen Aktivität führt zu einer Dilatation im arteriellen und im venösen Gefäßsystem. Insbesondere die Dilatation des venösen Gefäßsystems begünstigt den internen Blutverlust in das schon ohnehin gestaute Gefäßgebiet. Das Herzminutenvolumen und der arterielle Blutdruck fallen nach Spinalanästhesie bedrohlich ab (Tab. 13-2), während in Seitenlage die Veränderungen geringer sind [25, 26, 27]. Sympathotonika sind hier nur mit Vorsicht anzuwenden, da diese den Blutdruck wohl kurzfristig normalisieren, aber die Okklusion der V. cava nicht beseitigen. Die Wirkung der Sympathotonika nach Freigabe der Okklusion resultiert gelegentlich in einer exzessiven Blutdrucksteigerung und Ausbildung eines Lungenödems [9].

Die Lagerung zum Kaiserschnitt hat überdies auch einen Einfluß auf die fetale Oxygenation, ohne daß Zeichen eines Blutdruckabfalls nachweisbar sind. In Abhängigkeit von der Zeit der Lagerung bis zur Geburt des Kindes nimmt die Sauerstoffsättigung im umbilikalen Venenblut und Arterienblut ab [22]. Dieser Befund ist zu erwarten, wenn die Uterusdurchblutung sinkt.

4.3 Vorzeitige Ablösung der Plazenta

Beim EPH-Syndrom ist die vorzeitige Ablösung der normal sitzenden Plazenta sicher häufiger zu erwarten als beim Vena-cava-Okklusionssyndrom: Sechs Fälle mit vorzeitiger Plazentaablösung wurden bei 100 Patientinnen mit Vena-cava-Okklusionssyndrom berichtet [17]. Dennoch ergibt sich ein interessanter Aspekt der vorzeitigen Plazentaablösung in Verbindung mit dem Vena-cava-Okklusionssyndrom auf den Modus der Plazentalösung generell. Es liegt nahe, anzunehmen, daß der Anstieg des Blutdrucks in der V. cava das auslösende Moment für die Ablösung der Plazenta darstellt, da der Druck nicht nur in der V. cava ansteigt, sondern auch in der V. uterina und im intervillösen Raum erhöht ist. Bei vollständiger Kompression der V. cava entsprechen diese Drucke nahezu den arteriellen Drucken. Eine Reihe kasuistischer Mitteilungen über verifizierte plötzliche Plazentalösungen bei Patienten in Rückenlage stützen diese Vorstellung (Übersicht in [16, 17, 19, 21]).

4.4 Fruchtwasserembolie

Die Fruchtwasserembolie (Amnioninfusionssyndrom) ist ein extrem seltenes Ereignis (1:4000 bis 1:40000 aller Geburten). Sie wird am häufigsten bei älteren Mehrgebärenden, bei Übertragungen, bei vorzeitiger Ablösung der Plazenta und bei Kaiserschnitten beobachtet. Anläßlich der Beobachtung eines Falles von Amnioninfusionssyndrom wird in diesem Zusammenhang die Entstehung des Amnioninfusionssyndroms bei gleichzeitigem Vorliegen eines Vena-cava-Okklusionssyndroms diskutiert [24].

4.5 Nierenfunktion

Für die Nierenfunktion beim Vena-cava-Okklusionssyndrom läßt sich folgendes feststellen: Der Uterus komprimiert die V. cava auch oberhalb der Einmündung der V. renalis. Als Folge des erhöhten renalen Venendrucks ist die renale Durchblutung vermindert. Die Kompression der Ureteren erfolgt in Höhe der Linea terminalis. Es ist jedoch sehr unwahrscheinlich, daß die Obstruktion des Ureters für die gesamte Reduktion der Diurese verantwortlich ist [5].

5 Therapie des Vena-cava-Okklusionssyndroms

Messungen der kardiovaskulären Parameter der Mutter zeigen sehr deutlich, daß das Vena-cava-Okklusionssyndrom selbst in bedrohlichen Situationen sehr einfach durch Lagerung der Patientin auf die linke Seite beherrscht werden kann. Beim Nachweis einer fetalen Notsituation ist diese Maßnahme ebenso sinnvoll. Wohl in nur ganz wenigen Fällen ist die operative Entbindung indiziert, so z. B., wenn es als Folge des Vena-cava-Okklusionssyndroms zur vorzeitigen Ablösung der Plazenta gekommen ist (siehe auch Abschnitt 4.3).

Eine Prophylaxe des schweren Symptomenbilds wäre wünschenswert und denkbar durch die Verabreichung von Pharmaka, die selektiv auf das venöse Gefäßsystem wirken, indem sie die Venen tonisieren, während sie das arterielle Gefäßsystem weitgehend unbeeinflußt lassen. Die Therapie mit solchen Substanzen würde zumindest die Ausbildung des schweren Schocks verhindern, wenn sie auch nicht imstande ist, die teilweise Reduktion der uterinen Durchblutung, die durch den Anstieg des venösen Blutdrucks verursacht wird, zu beseitigen.

Literatur

1. Ahltorp, G.: In Rückenlage eintretende Herzinsuffizienz bei einer Graviden. Acta obstet. gynaec. scand. 13 (1934) 67.
2. Ahltorp, G.: Über Rückenlagebeschwerden bei Graviden. Acta obstet. gynaec. scand. 15 (1936) 295.
3. Barclay, D. L., O. J. Renegar, E. W. Nelson: The influence of inferior vena cava compression on the level of spinal anesthesia. Amer. J. Obstet. Gynec. 101 (1968) 792.
4. Bieniarz, J., T. Yoshida, G. Romero-Salinas, E. Curuchet, R. Caldeyro-Barcia, J. J. Crottogin: Aortocaval compression by the uterus in late human pregnancy. Amer. J. Obstet. Gynec. 103 (1969) 19.
5. Chesley, L. C. Disorders of the kidney, fluids, and electrolytes. II. Renal clearance. In: Assali, N. (ed.): Pathophysiology of Gestation, vol. 1, p. 364. Academic Press, New York 1972.
6. Fuchs, L.: Über die Messung des Venendruckes und ihre klinische Bedeutung. Arch. klin. Med. 135 (1921) 68.
7. Holmes, F.: The supine hypotensive syndrome. Anaesthesia 15 (1960) 298.
8. Howard, B. K., J. H. Goodson, W. F. Mengert: Supine hypotensive syndrome in late pregnancy. Obstet. and Gynec. 1 (1953) 371.
9. Kerr, M. G.: The mechanical effects of the gravid uterus in late pregnancy. J. Obstet. Gynaec. Brit. Cwlth 72 (1965) 513.
10. Künzel, W.: Das Vena-cava-Okklusions-Syndrom. Pa-

thophysiologie und Klinik. Z. Geburtsh. Perinat. 181 (1977) 135.
11. Künzel, W., E. Kastendieck, U. Boehme, A. Feige: Uterine hemodynamics and fetal response to vena caval occlusion in sheep. J. perinat. Med. 3 (1975) 260.
12. Künzel, W., W. Moll: Uterine O_2 consumption and blood flow of the pregnant uterus. Z. Geburtsh. Perinat. 176 (1972) 108.
13. Lees, M. M., D. B. Scott, M. G. Kerr, S. H. Taylor: The circulatory effects of recumbent postural change in late pregnancy. Clin. Sci. 32 (1967) 453.
14. Lees, M. M., D. B. Scott, K. B. Slawson, M. G. Kerr: Haemodynamic changes during caesarean section. J. Obstet. Gynaec. Brit. Cwlth 75 (1968) 546.
15. Lees, M. M., S. H. Taylor, D. B. Scott, M. G. Scott, M. G. Kerr: A study of cardiac output at rest throughout pregnancy. J. Obstet. Gynaec. Brit. Cwlth 74 (1967) 319.
16. Lemtis, H., G. Karkut, R. Huenenmohr, J. A. Saavedra: Untersuchungen über die Dauer der Nachgeburtsperiode bei verschiedenen Lagerungen der Frau. Geburtsh. und Frauenheilk. 27 (1967) 1181.
17. Lemtis, H., R. Seger: Das Rückenlage-Schock-Syndrom. De Gruyter, Berlin–New York 1973.
18. Lotgering, F. K., H. C. S. Wallenburg: Hemodynamic effects of caval and uterine venous occlusion in pregnant sheep. Amer. J. Obstet. Gynec. 155 (1986) 1164–1170.
19. Mengert, W. F., J. H. Goodson, R. G. Campbell, D. M. Haynes: Observations on the pathogenesis of premature separation of the normally implanted placenta. Amer. J. Obstet. Gynec. 66 (1953) 1104.
20. Moll, W., W. Künzel: Der uteroplazentare Kreislauf. Z. Geburtsh. Perinat. 178 (1974) 1.
21. Nesbit, R. E. L., S. R. Powers, A. Boda, A. Stein: Experimental abruptio placentae. Obstet. and Gynec. 12 (1958) 359.
22. Römer, V. M.: Untersuchungen über den Zustand des Neugeborenen nach Schnittentbindung bei Linksschräglage der Mutter. Habilitationsschrift, Basel 1975.
23. Schneider-Affeld, F., E. Kaukel, K. Nienstedt: Lageabhängige Veränderungen von Lungenfunktions- und Kreislaufparametern bei graviden Frauen am Geburtstermin. Z. Geburtsh. Perinat. 187 (1983) 65–68.
24. Seger, R., H. Lemtis, H. Hoffbauer: Rückenlage-Schock-Syndrom und Fruchtwasserembolie in neuer Deutung. Geburtsh. und Frauenheilk. 33 (1973) 868.
25. Ueland, K., R. E. Gills, J. M. Hansen: Maternal cardiovascular dynamics. I. Caesarean sectio under subarachnoid block anesthesia. Amer. J. Obstet. Gynec. 100 (1968) 42.
26. Ueland, K., J. M. Hansen: Maternal cardiovascular dynamics. II. Posture and uterine contractions. Amer. J. Obstet. Gynec. 103 (1969) 1.
27. Ueland, K., J. M. Hansen: Maternal cardiovascular dynamics. III. Labor and delivery under local and caudal analgesia. Amer. J. Obstet. Gynec. 103 (1969) 8.
28. Vorys, N., J. C. Ullery, G. E. Hanusek: The cardiac output changes in various positions in pregnancy. Amer. J. Obstet. Gynec. 82 (1961) 1312.

14 Akute Bradykardie

E. Kastendieck

Inhalt

1	Definition	304	5.2 Intrauterine Reanimation	310
2	Pathomechanismus	304	5.2.1 Akuttokolyse	310
3	Gefahr der kindlichen Hirnschädigung bei akuter Bradykardie	305	5.2.2 Adjuvante Reanimationsmaßnahmen	312
4	Diagnose und Differentialdiagnose	306	5.2.3 Indikationen und Kontraindikationen zur intrauterinen Reanimation	313
5	Therapie	308	5.2.4 Praktisches Vorgehen bei intrauteriner Reanimation	313
5.1	Geburtsbeendigung	308		

1 Definition

Die akute fetale Bradykardie (Dauerdezeleration, prolongierte Dezeleration) ist eine plötzlich einsetzende und anhaltende Herzfrequenzverlangsamung bis zu 50 bis 60 Schläge pro Minute, die ohne Behebung der Ursache in eine präfinale Bradykardie übergehen kann. Der anhaltende kindliche Herzfrequenzabfall ist die häufigste akute Komplikation während der Geburt und erfordert sofortiges differenziertes geburtshilfliches Handeln. Auf der einen Seite besteht die Gefahr der kindlichen Hirnschädigung und des intrauterinen Absterbens, andererseits gilt es, überstürzte Notoperationen mit zusätzlicher Gefährdung von Mutter und Kind zu vermeiden.

2 Pathomechanismus

Der plötzliche Abfall der Herzfrequenz weist auf eine akute intrauterine Hyp- oder Anoxämie des Kindes hin. Nicht hypoxiebedingte akute Bradykardien, wie z. B. kardiale Rhythmusstörungen, sind äußerst selten. Der *akute intrauterine Sauerstoffmangel* wird hervorgerufen durch eine hochgradige Einschränkung bzw. Unterbrechung des plazentaren Sauerstofftransfers. Ursache hierfür ist in der weitaus überwiegenden Mehrzahl der Fälle eine plötzlich einsetzende *Verminderung der maternalen und/oder fetalen plazentaren Durchblutung*.

Pathophysiologisch ist die plazentare Durchblutungsreduktion auf eine Verringerung des plazentaren Perfusionsdrucks oder auf eine Erhöhung des präplazentaren Gefäßwiderstands zurückzuführen. Der plazentare Perfusionsdruck auf der *maternalen* Seite nimmt ab, wenn der mütterliche arterielle Blutdruck absinkt (Hypotonie, Schock) oder der Druck in der V. uterina ansteigt (V.-cava-Kompressionssyndrom). Das Druckgefälle auf der *fetalen* Seite der Plazenta verringert sich, wenn bei Nabelschnurkomplikationen die V. umbilicalis komprimiert wird [14] oder bei hämorrhagischem oder hypoxischem Schock des Feten der arterielle Blutdruck abfällt.

Die Zunahme des präplazentaren Gefäßwiderstands steht zumeist in Zusammenhang mit Uteruskontraktionen. Bei uteriner Hyperaktivität werden die transmuralen Gefäßäste der A. uterina, bei ausgeprägter Nabelschnurkompression die A. umbilicalis eingeengt. Ein Anstieg des präplazentaren Gefäßwiderstands kann auch durch periphere Vasokonstriktion bei drohendem maternalen oder fetalen Kreislaufversagen hervorgerufen werden. Im Schock können arterielle Hypotension und präplazentare Gefäßkonstriktion zu einer hochgradigen Verminderung der Plazentadurchblutung führen.

Bei zusätzlichen *plazentaren Ursachen* einer verminderten plazentaren Durchblutung (subakute oder chronische Plazentainsuffizienz bei schweren Schwangerschaftsrisiken), können auch nur geringgradige Reduktionen der fetalen oder maternalen plazentaren Durchblutung zu schwerwiegenden Hypoxämien mit akuten Bradykardien führen. Eine ausschließlich plazentar bedingte akute Bradykardie liegt bei vorzeitiger Lösung der Plazenta vor. Andere plazentare Ursachen einer akuten Plazentainsuffizienz sind nicht bekannt.

In den sehr seltenen Fällen einer akuten *kardiopulmonalen Insuffizienz* der Mutter (z. B. Krampfanfall, Fruchtwasserembolie) wird der plazentare Gasaustausch durch Verringerung des Sauerstoffgehalts im mütterlichen Blut und durch schockbedingte plazentare Durchblutungsminderung hochgradig eingeschränkt.

Die Pathogenese der fetalen Bradykardie bei *Parazervikalanästhesie* ist spekulativ und möglicherweise multifaktoriell. Als Ursachen kommen z. B. Übertritt von Lokalanästhetika in die maternale und fetale Zirkulation mit Kreislaufdepression, Vasokonstriktion uteroplazentarer Gefäße, V.-cava-Kompressionssyndrom und Dauerkontraktion beim Anlegen der Parazervikalanästhesie in Betracht.

Aufgrund der Häufigkeit steht pathogenetisch bei der akuten Bradykardie die *akute Reduktion der plazentaren Durchblutung* im Vordergrund. Bei vollständiger Unterbrechung der Plazentadurchblutung sinkt der Sauerstoffgehalt im fetalen arteriellen Blut innerhalb von 90 bis 180 Sekunden auf nahezu 0 [17, 28]. Der Abfall des Sauerstoffgehalts im fetalen Blut führt über eine fast simultane Reizung der Chemo- und Pressorezeptoren zu einer Aktivierung sympathischer und parasympathischer Zentren [17, 21]. Die Vagusstimulierung bewirkt die Bradykardie der fetalen Herzfrequenz, die Aktivierung des sympathoadrenalen Systems eine massive Katecholaminsekretion. Der ca. 50fache Anstieg der Noradrenalin- und der 300fache Anstieg der Adrenalinkonzentration im Blut bewirkt durch periphere Vasokonstriktion und Erhöhung des Schlagvolumens einen Anstieg des Blutdrucks mit Zunahme der zerebralen, adrenalen und myokardialen Durchblutung [11, 28]. Bei intrauterin nicht vorgeschädigtem Feten kann somit auch bei mehrminütigen Hypoxiezuständen durch Kreislaufzentralisation und Steigerung des Schlagvolumens die Durchblutung lebenswichtiger Organe aufrechterhalten bzw. sogar verbessert werden. Nach fünfminütiger Anoxie droht jedoch eine kardiovaskuläre Insuffizienz mit ständig zunehmendem Abfall des fetalen Blutdrucks [23]. Bei vollständiger Desoxygenierung des fetalen Blutes sinkt der pH bei kombiniert respiratorisch-metabolischer Azidose um 0,05 bis 0,08 pro Minute ab, und die Milchsäurekonzentration im Blut steigt um ca. 1 mmol/l × min an [17, 28].

3 Gefahr der kindlichen Hirnschädigung bei akuter Bradykardie

Bei einer akuten Bradykardie besteht außer der Gefahr des intrauterinen Absterbens die Gefahr des irreversiblen Zerebralschadens.

Das Risiko zerebraler Spätschäden ist abhängig von der Dauer und dem Schweregrad des Sauerstoffmangels, vorausgegangenen Hypoxiebelastungen, von der Reife des Kindes und von geburtstraumatischen Einwirkungen. Durch Geburtstrauma entstehende zerebrale Druckbelastungen können die Hirndurchblutung verschlechtern und intrakranielle Blutungen hervorrufen [29].

Hinsichtlich des Zusammenhangs zwischen Hirnschaden und Dauer der Hypoxieperiode gibt es nur wenige, überwiegend tierexperimentelle Daten. Die kortikale elektrische Hirnaktivität als Parameter der Hirnfunktion erlischt nach ein- bis zweiminütiger Anoxiedauer [33]. Durch anaerobe Glykolyse bleibt die ATP-Konzentration im Hirngewebe für annähernd fünf Minuten konstant und fällt dann ab [33]. Bei schwerer akuter Hypoxie (fetal arterielle Sauerstoffsättigung 10%) beträgt die Milchsäureakkumulation in der Großhirnhemisphäre ca. 0,6 µmol/g × min [11]. Bei einer intrazellulären Laktatkonzentration von 15 bis 20 µmol/g kommt es durch Flüssigkeitseinstrom in die Hirnzellen zum Ödem [23, 24]. Das Hirnödem führt zu einem intrakraniellen Druckanstieg mit Kompression der Kapillaren und Venolen. Eine Reduktion der zerebralen Durchblutung ist die Folge (Übersicht bei [1]). Zusätzlich wird die Hirndurchblutung vermindert, wenn bei anhaltender, schwerer Hypoxie mit zunehmender Kreislaufinsuffizienz der arterielle Blutdruck abfällt [29]. Stase mit intravasaler Gerinnselbildung, Ödem, Zellnekrosen, Infarkte und Hirnblutungen bewirken das klinische Bild der hypoxisch-ischämischen Enzephalopathie. Kolliquationsnekrosen führen zu Substanzdefekten (Porenzephalie) und zum Hydrozephalus als morphologische Substrate eines irreversiblen kindlichen Hirnschadens. Nach Untersuchungen beim Affenfeten ist die für die Hirnödementstehung kritische Laktatkonzentration im Hirngewebe 15 bis 20 µmol/g [23]. Diese Konzentration wird bei Anoxie (Sauerstoffgehalt ca. 0 Vol.-%) ca. nach zehn Minuten erreicht. Ist der Sauerstoffgehalt bei schwerer intrauteriner Asphyxie auf 10% des normalen Sauerstoffgehaltes gesunken (Sauerstoffgehalt ca. 1 Vol.-%), so toleriert das fetale Gehirn eine längere Hypoxiedauer. Erst nach einer Hypoxieperiode von 25 bis 30 Minuten kommt es unter diesen Bedingungen zum Hirnödem mit morphologischen und neurologischen Spätschäden [24].

Zumeist ist in geburtshilflichen Notfällen mit akuter Bradykardie eine subtotale Asphyxie und nicht ein vollständiger Sauerstoffmangel (Anoxie) anzunehmen, da eine vollständige mehrminütige Unterbrechung der plazentaren Durchblutung eher unwahrscheinlich ist. Entsprechend nahm nach Untersuchungen bei menschlichen Feten die Gefahr intrapartal erworbener Zerebralparesen bei akuten Bradykardien erst mit Zeitdauern von über 30 Minuten zu [31]. Auch bei der geburtshilflichen Gutachtertätigkeit sahen wir hypoxisch bedingte kindliche Hirnschäden erst bei über 25- bis

30minütiger fetaler Bradykardie [8]. Für die geburtshilfliche Tätigkeit ist jedoch zu betonen, daß bei einer Bradykardie der Schweregrad der Hypoxie nicht abgeschätzt werden kann. Im ungünstigsten Fall muß mit einer Anoxie gerechnet werden.

4 Diagnose und Differentialdiagnose

Diagnostisches Kriterium der akuten Bradykardie (Dauerdezeleration) ist der steile, tiefe und anhaltende Abfall der fetalen Herzfrequenz vom basalen Frequenzniveau. Der Herzfrequenzabfall zeigt eine akute fetale Hypoxämie bis Anoxämie an und bedeutet immer einen akuten Gefahrenzustand des Kindes. Die Tiefe der Dezeleration spiegelt das Ausmaß der Desoxygenierung wider. Ein anhaltender Herzfrequenzabfall auf 50 bis 60 Schläge pro Minute ist ernster zu werten als ein Dezelerationstief über 80 Schläge pro Minute. Prognostisch ungünstig sind außerdem große Dezelerationsamplitude bei tachykarder Basalfrequenz, silenter Kurvenverlauf während der Bradykardie und vorausgegangene pathologische Veränderungen der fetalen Herzfrequenz, die auf eine schon bestehende protrahierte fetale Hypoxie hinweisen.

Entscheidendes *Prognosekriterium* hinsichtlich der Gefahr einer zerebralen Hirnschädigung ist die Dauer der Bradykardie. Aufgrund ungenügender klinischer Daten können kritische Zeitdauern nur annähernd angenommen werden. Ohne hypoxische Vorschädigung werden Bradykardiephasen unter zehn Minuten im allgemeinen ohne bleibende Schäden toleriert. Bei einer Dauer von 10 bis 20 Minuten ist die Prognose unsicher, bei 20 bis 30 Minuten kritisch und bei einem über 30 Minuten persistierenden fetalen Herzfrequenzabfall ist die Gefahr eines bleibenden Hirnschadens sehr hoch. Da Dauer und Prognose des akuten Sauerstoffmangels in der individuellen Notsituation nicht abschätzbar sind, erfordert jeder Fall einer akuten Bradykardie entschlossenes Handeln.

Eine Fetalblutanalyse während der akuten Bradykardie zur exakteren Zustandsdiagnostik des Feten ist kontraindiziert, da diese Untersuchung zu personal- und zeitaufwendig ist und andere diagnostische und therapeutische Maßnahmen in dieser akuten fetalen Notsituation Vorrang haben. Während der Dauerdezeleration steht zudem nicht die azidotische Gefährdung, sondern die Anoxiegefahr im Vordergrund.

Um eine gezielte kausale Therapie des akuten fetalen Gefahrenzustands zu ermöglichen, sollte versucht werden, die Ursache der akuten Bradykardie zu erkennen. Die hypoxischen Ursachen können in maternale, plazentare und fetale Ursachen unterteilt werden (Tab. 14-1). Am häufigsten sind:

- persistierende Nabelschnurkompression
- uterine Hyperaktivität (Dauerkontraktion, Hyperpolysystolie)
- Vena-cava-Kompressionssyndrom
- akute mütterliche Hypotonie bei Überdosierung von Periduralanästhetika, Beta-Mimetika und Antihypertensiva.

Tabelle 14-1 Ursachen der akuten Bradykardie

Maternale Ursachen
Uterine Dauerkontraktion
Vena-cava-Kompressionssyndrom
Uterusruptur
Akute maternale Hypotonie
- akutes Kreislaufversagen, z. B. hämorrhagischer Schock
- Überdosierung von Periduralanästhetika, z. B. Antihypertensiva, Beta-Mimetika, Narkotika
Parazervikalanästhesie
Akute maternale Hypoxämie
- Krampfanfall
- Fruchtwasserembolie
- akutes Lungenödem
- Narkosezwischenfall

Plazentare Ursachen
vorzeitige Lösung
schwere chronische Plazentainsuffizienz bei Wehenbelastung

Fetale Ursachen
Nabelschnurkomplikationen
- Vorfall, Vorliegen
- Umschlingung
- Knoten
- Ruptur, Hämatom
Akutes fetales Kreislaufversagen
- fetomaternale Transfusion
- fetofetale Transfusion
- fetale Blutung (z. B. Nabelschnurruptur, Insertio velamentosa)
- hypoxischer Schock
Herzrhythmusstörungen, z. B. AV-Block

Tabelle 14-2 Diagnostik der wichtigsten Ursachen der akuten Bradykardie

Ursache	diagnostische Methode und Befunde
Nabelschnurkomplikationen:	
Vorfall, Vorliegen	– vaginale Untersuchung – Amnioskopie
Kompression	– Nur Verdachtsdiagnose möglich bei vorausgegangenem Nabelschnurdezelerationsmuster und ex juvantibus nach intrauteriner Reanimation durch Hochschieben des vorangehenden Teils
Vena-cava-Kompressionssyndrom	– Dezeleration in Rückenlage – Behebung durch Seitenlagerung – fakultativ Kollapssymptome
Akute maternale Hypotonie	– Blutdruckmessung – Schocksymptomatik
Uterine Hyperaktivität	– Tokographie – Uteruspalpation
Vorzeitige Lösung	– vaginale Blutung – schmerzhafter Dauertonus – sonographisch retroplazentares Hämatom – Schocksymptomatik
Uterusruptur	– plötzlicher abdominaler Schmerz – Schocksymptomatik – intrauteriner Druckabfall – Sistieren der Wehen – Tasten von Kindsteilen durch die Bauchdecke – gelegentlich vaginale Blutung
Chronische und subakute Plazentainsuffizienz	– fetale Wachstumsretardierung – Oligohydramnie – mekoniumhaltiges Fruchtwasser – späte Dezelerationen und Verminderung der Oszillation – hochgradige Schwangerschaftskomplikationen

Seltenere Ursachen sind vorzeitige Plazentalösung, Uterusruptur und subakute oder chronische Plazentainsuffizienz unter Wehenbelastung bei schwersten Schwangerschaftsrisiken (schwangerschaftsinduzierte Hypertonie, echte Übertragung, Diabetes mellitus, Rh-Inkompatibilität). Nicht selten liegt eine Kombination verschiedener Ursachen vor. Gelegentlich bleibt die Genese der akuten Hypoxämie auch retrospektiv unklar.

Die diagnostischen Möglichkeiten, die wichtigsten Ursachen der akuten Bradykardie zu erkennen, sind in Tabelle 14-2 zusammengestellt.

Bei den Nabelschnurkomplikationen ist der Vorfall und Vorliegen der Nabelschnur durch vaginale Untersuchung – und in Zweifelsfällen amnioskopisch – eindeutig zu erkennen bzw. auszuschließen. Hingegen ist die Diagnose einer persistierenden Kompression der umbilikalen Gefäße durch Nabelschnurumschlingung, -knoten oder -hämatom nicht sicher möglich. Vorausgegangene Nabelschnurdezelerationsmuster und erfolgreiche intrauterine Reanimation durch vaginales Hochschieben des vorangehenden Teils erlauben nach Ausschluß anderer Ursachen die Verdachtsdiagnose der intrauterinen Nabelschnurkompression.

Kommt es bei Rückenlage der Schwangeren zu einer Dauerdezeleration, die durch Lagerungswechsel reversibel ist, so ist als erstes an ein Venacava-Kompressionssyndrom zu denken. Kollapssymptome können, müssen jedoch nicht vorhanden sein, weil eine Okklusion der V. cava inferior nicht immer mit einer klinisch relevanten arteriellen Hypotonie einhergeht [14].

Die uterine Hyperaktivität (Dauerkontraktion, Hyperpolysystolie) als Ursache der akuten Bradykardie ist tokographisch oder palpatorisch zu diagnostizieren. Die akute maternale Hypotonie wird durch Blutdruckmessung erkannt. Die Diagnose der vorzeitigen Plazentalösung und der Uterusruptur kann aufgrund der sehr unterschiedlichen klinischen Symptomatik insbesondere bei Periduralanästhesie sehr schwierig sein. Wichtige Diagnosekriterien für eine vorzeitige Lösung sind die plötzlich einsetzende vaginale Blutung, die schmerzhafte Dauerkontraktion und das sonographisch nachweisbare retroplazentare Hämatom. Sehr erleichtert wird die Diagnose einer „stillen" Uterusruptur durch die interne Tokometrie, die nach Zerreißung der Uteruswand eine Verminderung der uterinen Aktivität und ein Absinken des Basaltonus auf intraabdominale Werte erkennen läßt.

Bei schweren Schwangerschaftskomplikationen, z. B. schwangerschaftsinduzierter Hypertonie, echter Übertragung, Diabetes mellitus, Rh-Inkompatibilität, liegen pathologisch anatomische Plazentaveränderungen vor, die durch Reduktion der plazentaren Permeabilität und der plazentaren Durchblutung eine subakute bis chronische Plazentainsuffizienz zur Folge haben. Die verminderte Plazentafunktion sollte durch Schwangerschaftsüberwachung erkannt werden, um akute fetale Sauerstoffmangelzustände durch vorzeitige Schwangerschaftsbeendigung zu vermeiden. Oligohydramnie, mekoniumhaltiges Fruchtwasser, verminderte fetale motorische Aktivität, Fehlen der Akzelerationen, späte Dezelerationen und Einschränkung der Oszillation der fetalen Herzfrequenz sind die wichtigsten Hinweise für eine plazentar bedingte Plazentainsuffizienz.

Wenn auch geburtshilflich bei jeder akuten Bradykardie von einem bedrohlichen Sauerstoffmangel des Feten auszugehen ist, sollten dennoch differentialdiagnostisch zwei andere seltene Ursachen in Betracht gezogen werden, die Anlaß für eine nicht indizierte Notoperation sein können:

- Bradykardie bei kindlicher Herzrhythmusstörung, z. B. atrioventrikuläre Erregungsüberleitungsstörung (AV-Block). Pathognomonisch sind bei exakter CTG-Registrierung der abrupte Übergang von der basalen Herzfrequenz und das starre Frequenzniveau während der Bradykardiephase.
- Ableitung der maternalen Herzfrequenz. Besonders beim intrauterinen Fruchttod kann die registrierte maternale Herzfrequenz einen schweren fetalen Sauerstoffmangel vortäuschen. Gesichert wird die Diagnose durch Vergleich mit der mütterlichen Pulsfrequenz und durch sonographische Darstellung der fetalen Herzaktion.

5 Therapie

Der plötzliche und anhaltende Abfall der fetalen Herzfrequenz ist eine geburtshilfliche fetale Notsituation und erfordert gleichzeitig neben diagnostischen Maßnahmen sofortiges therapeutisches Handeln. Hierbei ist das Vorgehen unter Berücksichtigung der Ursache und des geburtshilflichen Befunds sowie eventuell vorhandener Schwangerschaftspathologie zu individualisieren (Abb. 14-1). Die Behandlung besteht entweder in der sofortigen Geburtsbeendigung oder in der intrauterinen Reanimation.

Nach intrauteriner Reanimation ist zu entscheiden, ob zunächst weiter abgewartet werden kann oder die Geburt operativ beendet werden sollte.

5.1 Geburtsbeendigung

Trotz der Möglichkeiten der intrauterinen Reanimation ist grundsätzlich die beste Behandlung der schweren intrauterinen Hypoxie die sofortige Geburtsbeendigung. Dieser Grundsatz gilt jedoch nur unter der Voraussetzung, daß der geburtshilfliche Eingriff keine erhöhte Gefährdung des Kindes und der Mutter bedeutet.

Die sofortige Geburtsbeendigung ist indiziert, wenn aufgrund des Befunds angenommen werden kann, daß die Geburt für Mutter und Kind auf vaginalem Wege in kurzer Zeit und schonend beendet werden kann. In diesen Fällen ist die extrauterine Wiederbelebung mit Zufuhr von reinem Sauerstoff der intrauterinen Reanimation überlegen. Dieses trifft besonders häufig bei der akuten Bradykardie in der letzten Phase der Preßperiode zu. Die Entbindung kann dann durch Kristellern und frühzeitiges Anlegen einer Episiotomie, eventuell auch intravenöse Wehenmittelgabe als Spontangeburt oder operativ durch Vakuum- oder Forzepsextraktion zu Ende geführt werden. Zurückhaltung mit einem vaginal-operativen Noteingriff ist jedoch geboten, wenn bei hochstehendem Kopf bzw. pathologischen Schädellagen eine geburtsmechanisch schwierige Entwicklung zu erwarten ist. In diesen Fällen kann die Dauer der ununterbrochenen Hypoxie- bzw. Anoxieperiode erheblich verlängert werden und infolge des kontinuierlich erhöhten intrakraniellen Druckes die Hirndurchblutung vermindert sein [34]. Dadurch wird die Gefahr der hypoxisch-ischämischen Enzephalopathie erhöht [3]. Außerdem besteht die Gefahr der geburtstraumatischen Läsion mit intrakraniellen Blutungen [4, 25]. Bei voraussichtlich schwieriger vaginal-operativer Entbindung sollte daher bei akuter Bradykardie ein intrauteriner Reanimationsversuch mit Akuttokolyse, Seitenlagerung und Hochschieben des vorangehenden Teils erfolgen (siehe Abschnitt 5.2). Eine vaginale Notoperation wegen fetaler Hypoxie mit ungünstigen geburtsmechanischen Voraussetzungen erhöht das kindliche Risiko erheblich, wie Fälle aus der Gutachtertätigkeit beweisen [8].

Ist aufgrund des geburtshilflichen Befunds eine vaginal operative Entbindung nicht möglich, ist zu entscheiden, ob der akute intrauterine Sauerstoffmangel so schwerwiegend und irreversibel ist, daß eine *Notsectio* erforderlich erscheint. Die notfallmäßig durchgeführte Schnittentbindung ist für die Mutter die gefährlichste geburtshilfliche Operation. Nicht selten wird auch die kindliche Prognose verschlechtert, wenn unter Notfallbedingungen operiert werden muß. Die Indikation zur Notsectio ist eine der schwierigsten geburtshilflichen Entscheidungen, die individuell ad hoc zu treffen ist. Wichtige Kriterien sind Ursachen der Hypoxie, bisheriger Verlauf und der aktuelle geburtshilfliche Befund.

Eindeutige Indikationen zur Notsectio bei lebensfähigem Kind sind akute Bradykardien bei Placenta-praevia-Blutung, vorzeitiger Lösung, Uterusruptur und Hypoxien infolge fetaler Blutungen. In diesen Fällen ist ein intrauteriner Reanimationsversuch durch Akuttokolyse nicht sinnvoll. Die Therapie besteht in der schnellstmöglichen Entwicklung des Kindes durch abdominale Schnittentbindung, wenn nötig, unter Verzicht auf zeitraubende Vorbereitungen (Dauerkatheter, sorgfältiges Abdecken und Desinfektion).

Kann eine maternale, plazentare oder fetale Blutung ausgeschlossen werden, ist eine medikamentöse Wehenhemmung indiziert, um während der Vorbereitung zur Sectio den plazentaren Sauerstofftransfer zu verbessern. Unter Berücksichtigung des Verlaufs, des geburtshilflichen Befunds und der Therapierbarkeit der fetalen Hypoxie muß dann die gelegentlich sehr schwierige Entscheidung getroffen werden, ob der Reanimationseffekt abgewartet werden kann. Unter günstigen Voraussetzungen kann dann eventuell ganz auf eine Schnittentbindung verzichtet werden.

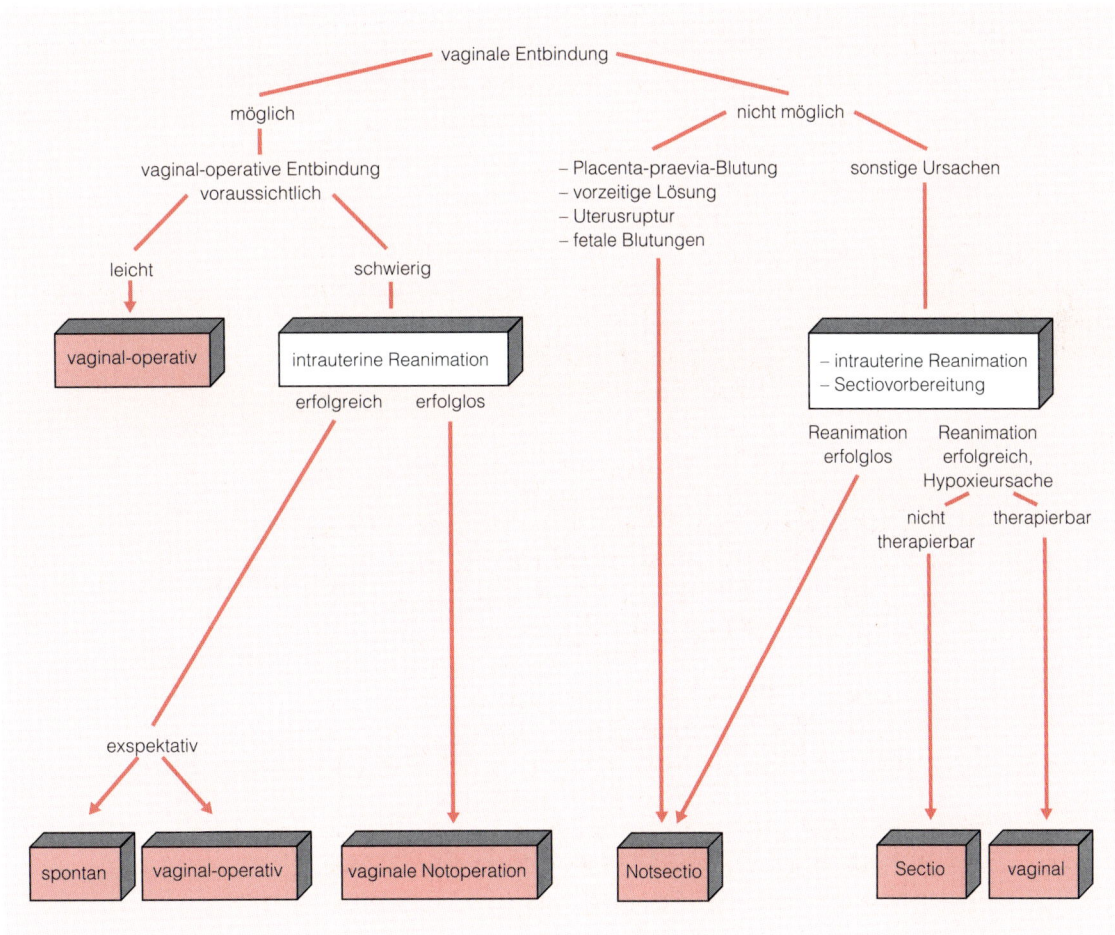

Abb. 14-1
Therapeutische Überlegungsschritte der akuten Bradykardie.

5.2 Intrauterine Reanimation

Ziel der intrauterinen Reanimation ist die Behebung der akuten Hypoxiegefahr des Feten durch Maßnahmen, die eine sofortige Verbesserung des eingeschränkten plazentaren Sauerstofftransfers und damit eine Verbesserung der fetalen Oxygenation bewirken.

Tabelle 14-3 Methode der intrauterinen Reanimation

- Medikamentöse Wehenhemmung (Akuttokolyse, Notfalltokolyse) durch Gabe von β-Sympathomimetika (z.B. Partusisten intrapartal®, 25 µg i. v)
- Halbseitenlagerung
- Hochschieben des vorangehenden Teils
- O_2-Atmung der Mutter
- Volumensubstitution

Im Vordergrund steht die medikamentöse Wehenhemmung (Akuttokolyse, Notfalltokolyse) durch Gabe von β-Sympathomimetika (z.B. 25 µg Fenoterol = Partusisten® intrapartal) (Abb. 14-2). Je nach Ursache der akuten fetalen Hypoxie haben verschiedene adjuvante Reanimationsmaßnahmen (Seitenlagerung, Hochschieben des vorangehenden Teils, Volumensubstitution, Sauerstoffatmung der Mutter) unterschiedliche Bedeutung (Tab. 14-3).

5.2.1 Akuttokolyse

Wirkungsmechanismus

Der Wirkungsmechanismus der Akuttokolyse besteht in einer Verbesserung der durch Wehentätigkeit reduzierten maternalen und/oder fetalen plazentaren Durchblutung. Durch Relaxation des Uterusmuskels wird die wehenbedingte Kompression der transmuralen uteroplazentaren Gefäße aufgehoben (Verringerung des präplazentaren Strömungswiderstands) und durch Verminderung des intraamnialen Druckes nimmt die arterioplazentare Druckdifferenz zu: Die maternale plazentare Durchblutung steigt an [16]. Bei der wehenduzierten Nabelschnurkompression wird durch Abnahme des Intrauterindrucks die Kompression aufgehoben und der umbilikale Gefäßwiderstand normalisiert: Die fetale plazentare Durchblutung nimmt zu.

Die Zunahme der plazentaren Durchblutung führt zu einem Anstieg des plazentaren Sauerstofftransfers und des fetalen Sauerstoffgehalts. Andere Wirkungsmechanismen der β-Sympathomimetika bei Notfalltokolyse sind nicht bekannt. Demzufolge sind nur durch Wehentätigkeit ausgelöste akute Bradykardien durch Tokolytika therapierbar.

Wirkung auf den Feten

Die Geschwindigkeit des Sauerstoffanstiegs im fetal-arteriellen Blut nach Behebung der Hypoxie-

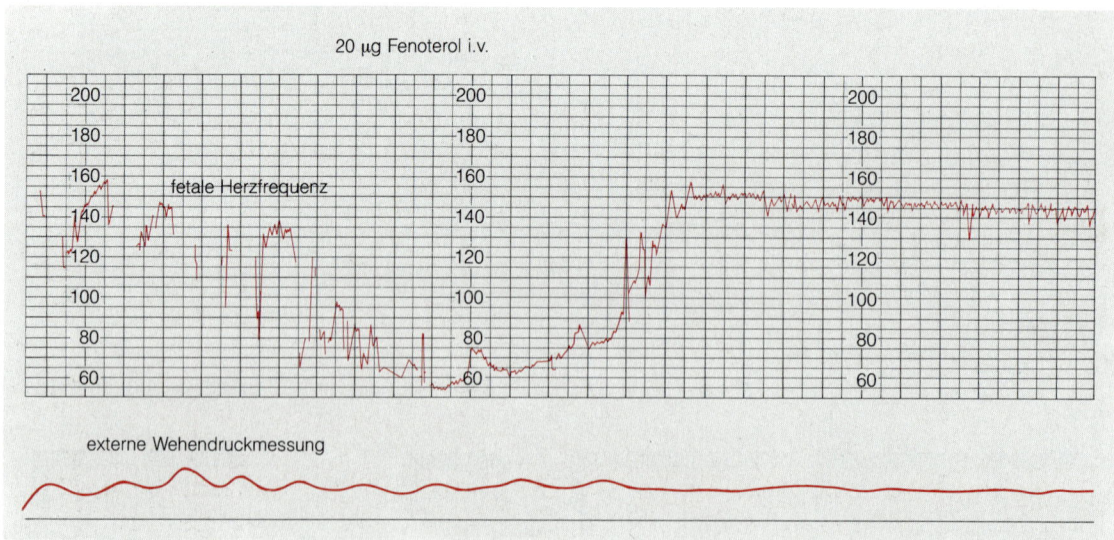

Abb. 14-2 Normalisierung der fetalen Bradykardie durch intravenöse Gabe von Fenoterol. Spontangeburt in der 40. Schwangerschaftswoche, Gewicht 3160 g, Apgar-Score 8/9/9, Nabelarterienblut-pH 7,27, pCO_2 44 mm Hg, pO_2 15 mm Hg, Basenexzeß − 6,7 mmol/l.

noxe ist abhängig von der Dauer der Hypoxieperiode und der Oxygenation vor der akuten Bradykardie. Bei ein- bis zweiminütiger akuter Hypoxie wird die prähypoxische Oxygenation nach zwei Minuten, bei fünfminütiger Anoxie nach fünf Minuten erreicht. Nach vorausgegangener schwerer und langdauernder Hypoxie erfolgt die Reoxygenierung deutlich langsamer und nur unvollständig. Der Sauerstoffgehalt ist nach fünf Minuten auf 50% und nach 50 Minuten auf 75% des Ausgangswerts wieder angestiegen (tierexperimentelle Untersuchungen [8]). Demzufolge ist bei akuten Sauerstoffmangelzuständen ohne vorausgegangene schwere Hypoxienoxen das Sauerstoffdefizit in wenigen Minuten behoben, nach vorausgegangenen prolongierten Hypoxiebelastungen ist dagegen nur ein unvollständiger Reanimationseffekt zu erwarten. Für die Geburtsleitung ist davon auszugehen, daß nach Beendigung der plazentaren Durchblutungsreduktion während einer zehnminütigen Tokolyse eine ausreichende Oxygenation des Feten erreicht wird.

Die Verbesserung der Oxygenation bei fetaler Hypoxie durch Tokolyse ist durch Fetalblutanalysen und durch transkutane pO_2-Messungen auch beim menschlichen Feten nachgewiesen worden [7, 18, 19]. Der transkutane pO_2-Anstieg ist gegenüber dem intraarteriell gemessenen pO_2 verzögert und weniger ausgeprägt, da der transkutane pO_2 wesentlich von der Hautdurchblutung beeinflußt wird. Die Hautdurchblutung wird bei Hypoxie durch exzessive Noradrenalinausschüttung mit Zentralisation des fetalen Kreislaufs stark reduziert (sogenannte blasse Asphyxie [6, 27]).

Die Zunahme des Sauerstoffgehalts im fetalarteriellen Blut geht mit einem annähernd simultanen Anstieg der fetalen Herzfrequenz einher [8]. Der Reanimationserfolg im Hinblick auf die Reoxygenierung des Feten ist demnach an dem Wiederanstieg der fetalen Herzfrequenz zu erkennen. In der posthypoxischen Erholungsphase ist die Herzfrequenz häufig tachykard. Die passagere Tachykardie ist auf die ausgeprägte sympathoadrenale Stimulation mit exzessiver Katecholaminausschüttung zurückzuführen. Der um das 100- bis 300fache Anstieg der Adrenalinkonzentration bestimmt nach vorübergehender vagaler Dominanz während der Bradykardiephase in der posthypoxischen Erholungsphase das Verhalten der fetalen Herzfrequenz [11, 28]. Während der posthypoxischen Tachykardie kann häufig auch ein Oszillationsverlust beobachtet werden. Dieser ist meist nur vorübergehend und sollte als alleiniges Prognosekriterium nicht als ungünstig interpretiert werden. Mit der Zunahme der fetalen Herzfrequenz und des Herzminutenvolumens steigt der Blutdruck an, um während der posthypoxischen Erholungsphase sich langsam wieder dem prähypoxischen Ausgangswert zu nähern [8, 17]. Der Wiederanstieg der fetalen Herzfrequenz ist jedoch nicht immer ein sicherer Beweis für eine ausreichende Gewebedurchblutung. Nach vorausgegangenen prolongierten Hypoxiephasen kann aufgrund myokardialer Insuffizienz ein fetales Kreislaufversagen mit irreversibler arterieller Hypotonie vorliegen. Bestanden vor der akuten Bradykardie jedoch keine Zeichen eines protrahierten hypoxischen Schockzustands (Tachykardie, Oszillationsverlust, Dezelerationen, Azidose), so deutet der Wiederanstieg der fetalen Herzfrequenz auch auf eine ausreichende Durchblutung der lebenswichtigen Organe hin.

Während der Reoxygenierung kommt es auch zu einer Verminderung der respiratorischen und metabolischen Azidose des Feten [8, 17, 32]. Sie erfolgt jedoch erheblich langsamer als die Verbesserung der fetalen Oxygenation [8]. Der Anstieg des pH-Werts ist abhängig von dem Azidosegrad vor Tokolyse. Bei einem pH-Wert von 7,20 ist nach 15minütiger Tokolyse ein Anstieg von 0,1 möglich [10]. Die respiratorische Azidose verringert sich schneller als die metabolische Azidose. Zu Beginn der Reanimation ist sogar zu erwarten, daß aufgrund des weiteren Einstroms von Milchsäure aus dem Intrazellularraum in den Kreislauf die Laktatkonzentration im Blut noch zunimmt [8, 17]. Die Elimination der hypoxisch gebildeten Milchsäure erfolgt durch plazentaren Laktat- und Bikarbonattransfer und durch Milchsäureabbau im Feten. Der plazentare Transfer ist abhängig von der mütterlichen metabolischen Azidose. Die Metabolisierungsrate der Milchsäure wird von der fetalen Oxygenation bestimmt. Die Halbwertszeit des Laktatabbaus beträgt bei Normoxie ca. 30 Minuten, bei mittelgradiger Hypoxie ca. 90 Minuten (tierexperimentelle Untersuchungen [26]). Insgesamt gesehen sind die Auswirkungen der Akuttokolyse auf die fetale metabolische Azidose gering. Das therapeutische Ziel der Notfalltokolyse bei akuter Hypoxie ist es auch nicht, die metabolische Azidose zu verringern, sondern möglichst schnell die Sauerstoffversorgung des

Feten zu verbessern. Bei ausreichender Oxygenation hat eine kurzdauernde Azidose keine ungünstigen Auswirkungen auf die wichtigsten fetalen Funktionen [26].

Pharmakologie der Akuttokolyse

Dosierung: Zur akuten Wehenhemmung hat sich eine Dosierung von 10 bis 30 µg Fenoterol bewährt. Die Injektion muß wegen der kardiovaskulären Nebenwirkungen sehr langsam erfolgen (Injektionsdauer mindestens 30 Sekunden). Fenoterol liegt zur Anwendung als Notfallspritze in einer Ampulle von 25 µg/ml als Partusisten intrapartal® vor. Zur exakten Dosierung ist eine Verdünnung im Verhältnis 1:4 zu empfehlen (1 ml = 5 µg). Eine höhere Dosierung (50 µg) hat keine Verkürzung des Wirkungseintritts und nur eine geringfügige Verlängerung der Tokolyse von zwei bis drei Minuten zur Folge [35]. Die Bolusinjektion von 50 µg Fenoterol bedeutet zudem eine deutliche Zunahme der kardiovaskulären und subjektiven Nebenwirkungen. Eine höhere Dosierung kann unter Umständen nach vorausgegangenen wiederholten Gaben von Tokolytika erforderlich sein, da nach mehrmaliger Verabreichung ein Wirkungsverlust eintritt [8, 35]. Ist eine Verlängerung der präoperativen Tokolyse erforderlich, kann die Wehenhemmung mit zwei bis vier µg/min Fenoterol per infusionem fortgesetzt werden (20 bis 40 Tropfen oder 1 bis 2 ml/min einer Verdünnungslösung von 1000 µg Fenoterol in 500 ml).

Wirkungseintritt und Wirkungsdauer: Der wehenhemmende Effekt ist ein bis zwei Minuten nach intravenöser Injektion von 20 bis 30 µg Fenoterol nachweisbar [8]. Die Tokolysedauer schwankt individuell zwischen fünf und 15 Minuten und verkürzt sich bei wiederholter Gabe [30]. Der tokolytische Effekt kann innerhalb von wenigen Minuten durch intravenöse Verabreichung von Oxytocin aufgehoben werden.

Nebenwirkungen: Bei der Akuttokolyse sind außer den unangenehmen subjektiven Nebenwirkungen (Übelkeit, Erbrechen, Schweißausbrüche, Tremor, Herzjagen) vor allem die kardiovaskulären Reaktionen von klinischer Bedeutung. Die intravenöse Bolusinjektion von 25 µg Fenoterol führt zu einem Anstieg der maternalen Herzfrequenz um 30 Schläge pro Minute. Der systolische Blutdruck sinkt infolge peripherer Vasodilatation um 10 mm Hg, der diastolische um 20 mm Hg [35]. Das Maximum des Blutdruckabfalls erfolgt zwei bis drei Minuten nach Injektionsbeginn und weist eine große individuelle Streubreite auf [35]. Der ca. 10- bis 15minütige mütterliche Blutdruckabfall führt zu einer Verminderung der maternalen Plazentadurchblutung. Dadurch kann besonders bei gleichzeitig bestehendem Vena-cava-Kompressionssyndrom und bei Sympathikolyse durch Periduralanästhetika, Narkotika und Antihypertensiva der plazentare Sauerstofftransfer kurzfristig bedrohlich eingeschränkt werden. Auf das fetale Risiko durch den mütterlichen Blutdruckabfall ist wiederholt hingewiesen worden [5, 8, 13, 30, 35].

5.2.2 Adjuvante Reanimationsmaßnahmen

Halbseitenlagerung

Zur Vermeidung eines Vena-cava-Okklusionssyndroms sollte bei akuter Bradykardie die Schwangere eine linke Halbseitenlage einnehmen. Der durch Akuttokolyse relaxierte uterine Fruchthalter begünstigt in Rückenlage die Kompression der V. cava inferior mit der Gefahr der hochgradigen Reduktion der maternalen Plazentaperfusion.

Hochschieben des vorangehenden Teils

Durch Tiefertreten des vorangehenden Teils während der Wehe können Nabelschnurkomplikationen auftreten. Die Elevation des Kopfes oder des Steißes ist eine effektive Maßnahme, um die Kompression der Nabelschnur aufzuheben [2]. Dieses gilt nicht nur für den Vorfall oder Vorliegen der Nabelschnur, sondern auch bei der Nabelschnurumschlingung. Durch Hochschieben des vorangehenden Teils gelingt es zumeist, die bei straffer Nabelschnurumschlingung auch im wehenfreien Intervall anhaltende Kompression der umbilikalen Gefäße aufzuheben.

Volumensubstitution

Bei Abfall des mütterlich-arteriellen Blutdrucks sollte durch Volumensubstitution mit einem Plasmaexpander die uterine Durchblutung verbessert werden. Durch den Verdünnungseffekt kommt es zwar zu einer Erniedrigung des Hämoglobingehalts im mütterlichen Blut, doch steigt der für den plazentaren Sauerstofftransfer entscheidende plazentare Hämoglobinfluß an. Infolge der Volumengabe wird der Blutdruck erhöht, die präplazentare Vasokonstriktion bei drohendem Schockzustand vermieden bzw. aufgehoben und die Viskosität verringert. Durch Zunahme des plazentaren Hämoglobinflows nimmt die fetale Oxygenation zu.

Sauerstoffatmung der Mutter

Die (Be-)Atmung der Mutter ist die entscheidende Behandlung bei schwerer kardiopulmonaler Komplikation, die zur arteriellen Hypoxämie und Verminderung des plazentaren Sauerstofftransfers führt. Die maternale Hypoxämie ist jedoch nur sehr selten Ursache eines akuten Sauerstoffmangels des Feten. Da fast immer die akute Bradykardie durch eine plötzliche Verminderung der Plazentadurchblutung verursacht wird, ist die Verbesserung der plazentaren Perfusion die kausale Therapie. Die Sauerstoffzufuhr an die Mutter als *additive* Therapiemaßnahme hat hierbei nur eine untergeordnete Bedeutung. Bei voll oxygeniertem arteriellem Blut kann durch reine Sauerstoffatmung nur der physikalisch gelöste Sauerstoffgehalt im mütterlichen Blut erhöht werden. Das bedeutet eine Zunahme um 1 bis 2 Vol.-%, i. e. eine Steigerung des Sauerstoffgehalts um 5 bis 10%. Dadurch steigt bei sich wieder normalisierender Plazentadurchblutung der fetal-arterielle Sauerstoffpartialdruck um 3 bis 4 mm Hg an [9, 22]. Die Zunahme des Sauerstoffpartialdrucks um wenige mm Hg bedeutet immerhin eine Zunahme der Sauerstoffsättigung von 15 bis 20%. Die Gabe von 100prozentigem Sauerstoff an die Mutter vermag somit nach Verbesserung der plazentaren Durchblutung durch Akuttokolyse, Seitenlagerung, Hochschieben des Kopfes und Volumensubstitution die Reoxygenierung zu beschleunigen. Als alleinige Reanimationsmaßnahme ist die Sauerstoffatmung bei wehenindizierter fetaler Hypoxie jedoch insuffizient [9].

5.2.3 Indikationen und Kontraindikationen zur intrauterinen Reanimation

Indikationen

Die intrauterine Reanimation ist indiziert, wenn das intrauterin akut durch Sauerstoffmangel bedrohte Kind nicht in wenigen Minuten spontan oder durch einen für Mutter und Kind gefahrlosen vaginal operativen Eingriff entbunden werden kann. Eine akut bedrohliche Hypoxie besteht bei einer Dauerdezeleration oder bei tiefen und breiten Dezelerationen mit zu kurzen dezelerationsfreien Reoxygenierungsphasen. Oszillationsverluste und intermittierende Tachykardien sind ominöse Zusatzkriterien, die auf einen hypoxischen Schockzustand des Feten hindeuten [27].

Kontraindikationen

Die intrauterine Reanimation bei akuter Bradykardie ist nicht indiziert, wenn die Geburt in wenigen Minuten und für Mutter und Kind in schonender Weise vaginal beendet werden kann. Kurzdauernde terminale Bradykardiephasen werden vom Kind ohne schwerwiegende Auswirkungen toleriert.

Die Akuttokolyse ist kontraindiziert bei:

- Vena-cava-Kompressionssyndrom und wehenlosem Uterus. Beim Rückenlage-Schocksyndrom wird durch tokolysebedingten Blutdruckabfall die uterine Durchblutung zusätzlich verschlechtert.
- lebensbedrohlichen uteroplazentaren Blutungen, z. B. bei Placenta praevia, vorzeitiger Lösung oder Uterusruptur. Vasodilatation und Relaxation des Uterusmuskels verstärken die Blutung.
- schwerwiegenden kardialen Erkrankungen, Thyreotoxikose und Schock der Mutter

5.2.4 Praktisches Vorgehen bei intrauteriner Reanimation

Kommt es zu einem anhaltenden Abfall der fetalen Herzfrequenz, sind von der Hebamme erste Maßnahmen zu treffen:

- Seitenlagerung
- Unterbrechung einer Oxytocininfusion
- Veratmen von Preßwehen (kein Mitpressen)
- tiefes und langsames Durchatmen der Mutter in der Wehenpause (jedoch Vermeidung der Hyperventilation)
- Blutdruckmessung
- Vorbereitung zur eventuell erforderlichen Akuttokolyse und operativen Entbindung

Der Arzt sollte nach Ausschluß einer uteroplazentaren Blutung durch Placenta praevia, vorzeitige Lösung oder Uterusruptur in Halbseitenlagerung vaginal untersuchen, um einen Nabelschnurvorfall und eine fetale Blutung auszuschließen. Gleichzeitig wird der geburtshilfliche Befund erhoben. Erscheint eine schnelle und schonende vaginale Entbindung möglich, kann auf weitere diagnostische und therapeutische Maßnahmen verzichtet und die Geburt sofort beendet werden. Sind diese Voraussetzungen nicht gegeben, ist bei weheninduzierter fetaler Hypoxie die Akuttokolyse mit 10 bis 30 μg Fenoterol indiziert.

Die adjuvanten Therapiemaßnahmen haben je nach Ursache der akuten Hypoxie unterschiedliches Gewicht. In den Fällen mit Nabelschnurkompression wird die Reanimation durch vaginales Hochschieben des vorangehenden Teils begünstigt. Zur Vermeidung des Vena-cava-Kompressionssyndroms sollte die Halbseitenlagerung beibehalten werden. Die fetale Herzfrequenz und die Wehentätigkeit sind kontinuierlich zu registrieren.

Der Reanimationseffekt wird an dem Ansteigen der fetalen Herzfrequenz beurteilt. Nur wenn Uteruskontraktionen noch nachweisbar sind, ist bei persistierender Bradykardie eine Nachinjektion des Tokolytikums sinnvoll. Bei Relaxation des Uterusmuskels wird durch Nachinjektion die plazentare Durchblutung (mütterlicher Blutdruckabfall) und damit der plazentare Sauerstofftransfer verschlechtert.

Ist nach fünf Minuten keine Normalisierungstendenz der fetalen Herzfrequenz erkennbar (Therapieversager), muß die operative Geburtsbeendigung als Noteingriff erfolgen. Wird nach erfolgreicher Reanimation die Indikation zur operativen Geburtsbeendigung gestellt, so ist eine fünf- bis zehnminütige Erholungsphase für die Reoxygenierung ausreichend. In dieser Zeit können in Ruhe die Vorbereitungen für die operative Entbindung getroffen werden. Eine längere Tokolysedauer verbessert die fetale Oxygenation nicht [8]. Wird nach einer vorübergehenden akuten Bradykardie von einer sofortigen Geburtsbeendigung abgesehen, so sollten bei in absehbarer Zeit nicht bevorstehender Geburt Fetalblutanalysen durchgeführt werden. Bei nicht vorhandener Azidose bzw. Zunahme des pH-Werts bei Kontrolle kann abgewartet werden [8].

Die wichtigsten Vorteile der Tokolyse als Notfallmaßnahme bei akuter Bradykardie sind:

– Vermeidung der geburtshilflichen Notoperation mit dem Risiko der Gefährdung von Mutter und Kind durch den Noteingriff selbst. Die Gefahr hypoxisch-ischämisch-traumatischer Zerebralschäden wird verringert, wenn der Geburtshelfer bei akuter fetaler Hypoxie nicht zu einer vaginalen Notoperation mit ungünstigen geburtsmechanischen Voraussetzungen gezwungen wird [8, 20].
– Nicht selten kann durch Tokolyse die geburtshilfliche Operation ganz vermieden werden, da Nabelschnurkomplikationen und uterine Hyperaktivität gelegentlich reversibel bzw. therapierbar sind [8, 20].

Literatur

1. Brann, A. W.: Hypoxic ischemic encephalopathy (asphyxia). Pediatr.Clin. North Amer. 33 (1986) 451.
2. Cohen, W. R., B. S. Schifrin, G. Doctor: Elevation of the fetal presenting part: A method of intrauterine resuscitation. Amer. J. Obstet. Gynec. 123 (1975) 646.
3. Cyr, R. M., R. H. Usher, F. H. McLean: Changing pattern of birth asphyxia and trauma over 20 years. Amer. J. Obstet. Gynec. 148 (1984) 490.
4. Fenichel, G. M., D. L. Webster, W. K. T. Wong: Intracranial hemorrhage in the term newborn. Arch. Neurol. 41 (1984) 30.
5. Heidenreich, J., M. Steyer: Herz-Kreislaufwirkungen von intravenösen niedrig dosierten Langzeit- und hochdosierten Kurzzeit-Infusionen von Partusisten. In: Jung, H., E. Friedrich (Hrsg.): Fenoterol (Partusisten®) bei der Behandlung in der Geburtshilfe und Perinatologie, S. 136. Thieme, Stuttgart–New York 1978.
6. Jensen, A., M. Hohmann, W. Künzel: Änderung der Organdurchblutung und des transcutanen pO_2 des Feten nach rezidivierenden Hypoxien. Arch. Gynec. 235 (1983) 646.
7. Jensen, A., W. Künzel: Transcutaneous fetal pO_2 under the influence of Fenoterol. In: Jung, H., G. Lamberti (eds.): Beta-mimetic Drugs in Obstetrics and Perinatology, p. 178. Thieme, Stuttgart–New York 1982.
8. Kastendieck, E.: Akuttokolyse während der Geburt. Gynäkologe 17 (1984) 265.
9. Kastendieck, E.: Führt die Sauerstoffatmung der Mutter zu einer Verbesserung der Sauerstoffversorgung des Feten bei hypoxischem Zustand unter der Geburt? Zbl. Gynäk. 108 (1986) 520–522.
10. Kastendieck, E., W. Künzel, J. Kirchhoff: Der Einfluß von Th 1165a auf die metabolische Azidose des Feten während der Austreibungsperiode. Ein Beitrag zur

Frage der intrauterinen Reanimation. Z. Geburtsh. Perinat. 178 (1974) 439.
11. Kastendieck, E., R. Paulick, J. Martius: Lactate in fetal tissue during hypoxia; correlation to lactate, pH and base deficit in the fetal blood. Europ. J. Obstet. Gynaec. 29 (1988) 61.
12. Kastendieck, E., R. Paulick, J. Martius, H. Wernze: Fetale Katecholamin- und Cortisolsekretion bei hypoxischer Dezeleration. Arch. Gynec. 238 (1985) 282–284.
13. Klöck, F. K., H. Chantraine: Möglichkeiten und Grenzen der intrauterinen Reanimation. Z. Geburtsh. Perinat. 179 (1975) 401.
14. Künzel, W.: Das Vena-cava-Okklusions-Syndrom. Pathophysiologie und Klinik. Z. Geburtsh. Perinat. 181 (1977) 135.
15. Künzel, W.: Umbilical circulation physiology and pathology. J. Perinat. Med. 9 (Suppl. 1) (1981) 68.
16. Künzel, W., E. Kastendieck: Uterine blood flow, fetal oxygenation and betamimetic drugs (Partusisten®) In: Weidinger, H. (ed.): Labour Inhibition – Beta-mimetic Drugs in Obstetrics, p. 87. Fischer, Stuttgart–New York 1977.
17. Künzel, W., E. Kastendieck, M. Hohmann: Heart rate and blood pressure response and metabolic changes in the sheep fetus following reduction of uterine blood flow. Gynec. obstet. Invest. 15 (1983) 300.
18. Künzel, W., J. Reinecke: Der Einfluß von Th 1165a auf die Gaspartialdrucke und auf kardiovaskuläre Parameter von Mutter und Fetus. Zugleich eine quantitative Analyse der Wehentätigkeit. Z. Geburtsh. Perinat. 177 (1973) 81.
19. Liedtke, B., H. Fendel, C. Karl: Transcutaneous measurements of fetal pO_2 in tocolysis during labor using Fenoterol, with simutaneous administration of Metoprolol. In: Jung, H., G. Lamberti (eds.): Beta-mimetic Drugs in Obstetrics and Perinatology, p. 173. Thieme, Stuttgart–New York 1982.
20. Lipshitz, J., C. W. Klose: Use of tocolytic drugs to reverse oxytocin-induced uterine hypertonus and fetal distress. Obstet. and Gynec. 66 (1985) 16 S.
21. Martin, C. B.: Regulation of the fetal heart rate and genesis of FHR patterns. Seminars in Perinatology 2 (1978) 131.
22. Meschia, G.: Transfer of oxygen across the placenta. In: Gluck, L. (ed.): Intrauterine Asphyxia and the Developing Fetal Brain, p. 109. Year Book Medical, Chicago–London 1977.
23. Myers, R. E.: Experimental models of perinatal brain damage: Relevance to human pathology. In: Gluck, L. (ed.): Intrauterine Asphyxia and the Developing Fetal Brain, p. 37. Year Book Medical, Chicago–London 1977.
24. Myers, R. E.: Brain damage due to asphyxia: Mechanism of causation. J. perinat. Med. 9 (Suppl. 1) (1981) 78.
25. O'Driscoll, K., D. Meagher, D. MacDonald: Traumatic intracranial haemorrhage in firstborn infants and delivery with obstetric forceps. Brit. J. Obstet. Gynaec. 88 (1981) 577.
26. Paulick, R., E. Kastendieck, J. Martius: Einfluß der Infusionsazidose auf den Zustand der Feten – tierexperimentelle Untersuchungen. Z. Geburtsh. Perinat. 190 (1986) 185.
27. Paulick, R., E. Kastendieck, H. Wernze: Catecholamines in arterial and venous umbilical blood: placental extraction, correlation with fetal hypoxia, and transcutaneous partial oxygen tension. J. perinat. Med. 13 (1985) 31.
28. Paulick, R., O. Schwab, E. Kastendieck, H. Wernze: Plasma free and sulfoconjugated catecholamines during acute asphyxia in the sheep fetus-relation to cardiovascular parameters. J. perinat. Med. 16 (1988) 113.
29. Raju, T. N. K., D. Vidyasagar, C. Papazafiraton: Cerebral perfusion pressure and abnormal intracranial pressure wave forms: Their relation to outcome in birth asphyxia. Crit. Care Med. 9 (1981) 449.
30. Schenk, D., H. Rüttgers, F. Kubli: Intrapartale Tokolyse zur Vermeidung der geburtshilflichen Notoperation. Gynäkologe 8 (1975) 28.
31. Scott, H.: Outcome of very severe birth asphyxia. Arch. Dis. Child 51 (1976) 712.
32. Tejani, N., L. I. Mann, A. Bhakthavathsalan, R. R. Weiss: Prolonged fetal bradycardia with recovery – its significance and outcome. Amer. J. Obstet. Gynec. 122 (1975) 975.
33. Vannucci, R. C., T. E. Duffy: Cerebral metabolism in newborn dogs during reversible asphyxia. Ann. Neurol. 1 (1977) 528.
34. Wigglesworth, J. S., K. E. Pape: Pathophysiology of intracranial haemorrhage in the newborn. J. perinat. Med. 8 (1980) 119.
35. Zahn, V., S. Bittner, H. P. Zach: Notfalltokolyse. Geburtsh. u. Frauenheilkd. 37 (1977) 207.

15 Blutungen und erworbene Koagulopathien unter der Geburt

R. von Hugo, H. Graeff

Inhalt

1	Postpartale Blutungen 318		2.2	Fruchtwasserembolie 322
1.1	Verlustkoagulopathie 318		2.3	Septischer Schock 324
1.2	Verbrauchskoagulopathie 318		2.4	Intrauteriner Fruchttod 324
			2.5	Präeklampsie 324
2	Wichtige geburtshilfliche Ursachen der Verbrauchskoagulopathie 321		3	Zusammenfassung und Ausblick 325
2.1	Vorzeitige Lösung der Plazenta 321			

# 1 Postpartale Blutungen

Die unstillbare geburtshilfliche Blutung ist eine dramatische Komplikation und die wichtigste Ursache der Müttersterblichkeit. Die Uterusatonie und unversorgte Geburtsverletzungen müssen gegen Krankheitsbilder, die mit einer disseminierten intravaskulären Gerinnung und nachfolgender hämorrhagischer Diathese einhergehen, differentialdiagnostisch abgegrenzt werden. Diagnostik und therapeutische Möglichkeiten werden im Folgenden dargestellt.

Die Diagnose der Gerinnungsstörung stützt sich auf die Klinik der Grunderkrankung, die genitale Blutung, die häufig zu beobachtende Schocksituation und die verzögerte Blutgerinnung von Vollblut im Reagenzglas (Gerinnselbeobachtung im Glasröhrchen: Normalwert 6–10 min) als einfachsten Test für die Koagulopathie [2, 4].

1.1 Verlustkoagulopathie

Die Verlustkoagulopathie ist die häufigste Ursache der Hämostasestörung in der Geburtshilfe [1]. Das Syndrom entsteht, wenn eine Patientin wegen einer chirurgisch nicht beherrschten Blutung aus einer Geburtsverletzung oder bei einer Atonie in eine Volumenmangelsituation kommt, die primär mit Plasmaexpandern, kristallinen Lösungen, Albumin und Serumpräparaten sowie Erythrozytenkonzentraten behandelt wird. Da die gleichzeitig verlorengegangenen Gerinnungsfaktoren nicht ersetzt werden, entsteht eine Gerinnungsstörung, die außerdem durch eine Thrombozytopenie charakterisiert ist. Sie wird in vielen Fällen zusätzlich durch eine unkritische Anwendung von Heparin verstärkt [6].

Therapie

Die Behandlung der Verlustkoagulopathie ist ausschließlich über die chirurgische Versorgung der Blutungsquelle und den sofortigen großzügigen Ersatz des verlorengegangenen Gerinnungspotentials zu erreichen. Selbstverständlich ist eine optimale Kontraktion des entleerten Uterus durch hohe Dosen von Uterotonika zur Begrenzung des Blutverlusts aus der uterinen Wundfläche angezeigt. Eine bestehende Gerinnungsstörung stellt keine Kontraindikation für den Einsatz von Prostaglandinen dar. Hierbei sollte besonders der Typ F2α bevorzugt werden, nicht zuletzt wegen seines günstigen Effekts im Sinne einer Anhebung des arteriellen Mitteldrucks.

Ist die Blutung durch konservative Maßnahmen nicht zu stillen bzw. liegt eine Blutung vor, die chirurgisch nicht versorgt werden kann, sind entsprechende Maßnahmen bis hin zur Uterusexstirpation indiziert. Wann die Hysterektomie erfolgen soll, ist individuell zu entscheiden. Die Stärke der Blutung und die Menge des zur Verfügung stehenden Transfusionsguts bilden hierbei den Rahmen der Indikationsstellung. Bei letal bedrohlicher Blutung, die in ausreichender Zeit nicht beherrscht wird, darf aus einer Gerinnungsstörung keine Kontraindikation für operative Eingriffe abgeleitet werden. Die differentialdiagnostische Unterscheidung zwischen Verlustkoagulopathie und Verbrauchskoagulopathie (siehe Abschnitt 1.2) kann je nach Dauer der begleitenden Schocksituation schwierig sein (Tab. 15-1). Bieten in der Akutphase die im Falle der Verlustkoagulopathie nur in geringem Maße erhöhten Abbauprodukte quervernetzten Fibrins (D-Dimer) oder vergleichbare Abbauprodukte eine gewisse differentialdiagnostische Hilfe, so ist die Unterscheidung zwischen den Syndromen später immer schwieriger [3, 7] (Abb. 15-1).

1.2 Verbrauchskoagulopathie

Neben dem frühzeitigen Auftreten hoher Fibrinabbauproduktspiegel (ihre Konzentration übersteigt oft die Menge gerinnbaren Fibrinogens) ist

Tabelle 15-1 Blutungsursachen unter der Geburt

Verlustkoagulopathie
– Verletzung
– operative Komplikation
– Atonie

Verbrauchskoagulopathie
– vorzeitige Plazentalösung
– Fruchtwasserembolie
– Eklampsie
– intrauteriner Fruchttod
– septischer Schock

der Nachweis einer Hämolyse mit ausgeprägter Plasmahämoglobinämie ebenfalls ein Indikator für eine Verbrauchskoagulopathie, die unter anderem im Zusammenhang mit typischen Krankheitsbildern (z. B. vorzeitiger Lösung der Plazenta und Fruchtwasserembolie) auftritt [2, 4, 12]. Die Bestimmung von partieller Thromboplastinzeit, Prothrombinzeit, Thrombinzeit, Fibrinogen und der Thrombozytenzahl folgen. Fällt der Fibrinogenspiegel unter 100 mg/dl, so ist das für eine erworbene Gerinnungsstörung pathognomonisch. Häufig findet man eine Verminderung der Thrombozytenzahl unter 80000/µl; die partielle Thromboplastinzeit, die Prothrombinzeit und die Thrombinzeit sind deutlich verlängert. Normalisiert sich diese Veränderung, nachdem man dem Patientenplasma Kontrollplasma zugegeben hat, so spricht das für hohe Spiegel von Fibrinabbauprodukten. Die Reptilasezeit kann differentialdiagnostisch eine Koagulopathie als Folge einer Heparinüberdosierung ausschließen. Eine ausreichende differentialdiagnostische Abgrenzung ist jedoch nur durch eine sorgfältige klinische Zuordnung der Grunderkrankung möglich [7] (Tab. 15-2).

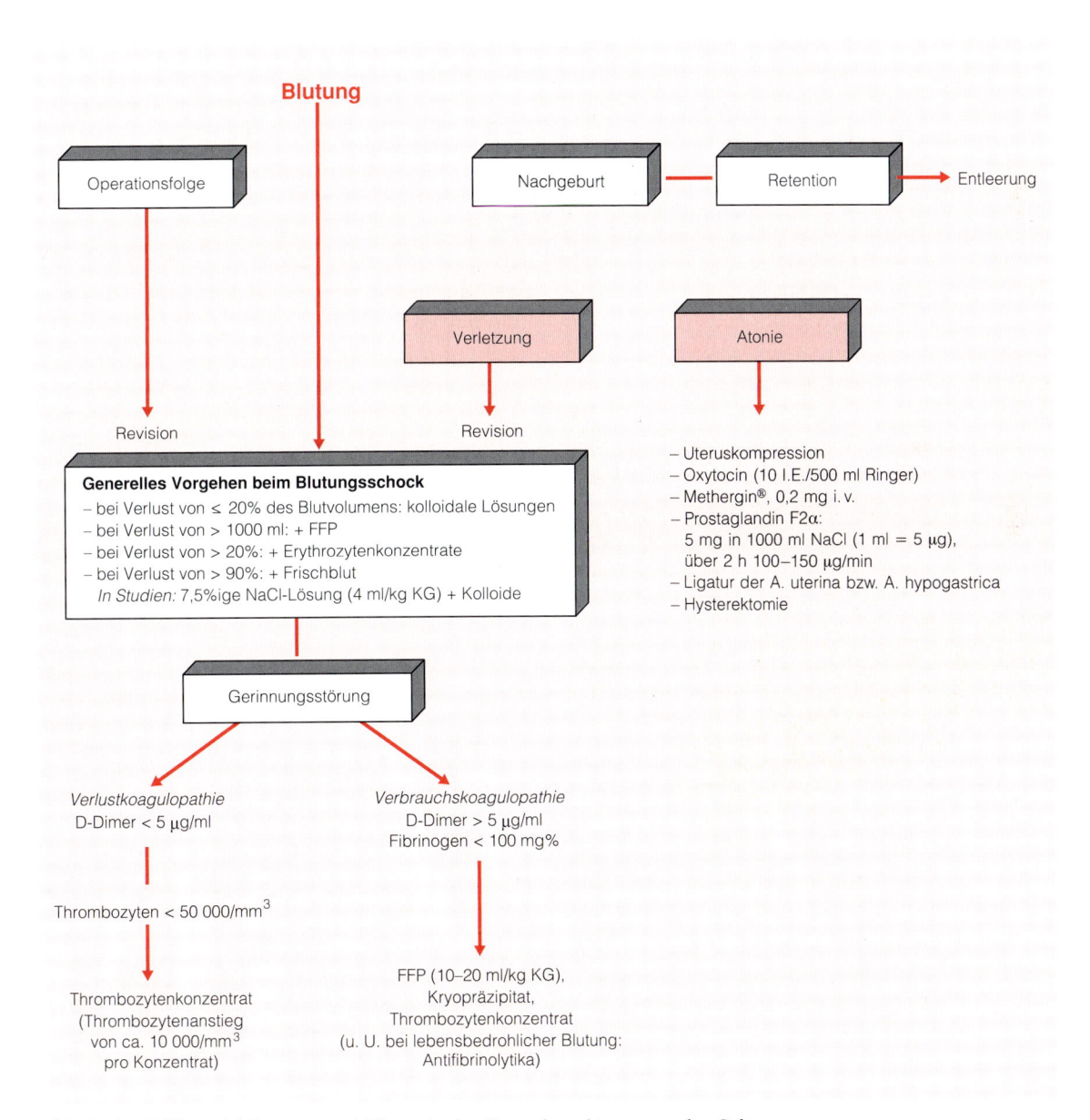

Abb. 15-1 Differentialdiagnose und Therapie der Koagulopathien unter der Geburt.

Tabelle 15-2 Diagnose der akuten Gerinnungsstörung

- alle Blutungsquellen sind operativ versorgt
- Ungerinnbarkeit des venösen und uterinen Bluts
- Gerinnselbeobachtung im Reagenzglas pathologisch (> 10 min)
- Fibrinogen < 100 mg/dl, Fibrinabbauprodukt D-Dimer > 5 µg/ml
- partielle Thromboplastinzeit (PTZ) verlängert, Thrombinzeit verlängert, Thrombozyten < 80000/mm^3
- Hämolyse mit Rotfärbung des Plasmas, bräunlich-roter Urin, Fragmentozyten

Therapie

Die Behandlung der Gerinnungsstörung wird wesentlich von der Stärke der uterinen Blutung bestimmt. In Einzelfällen können Verluste von drei bis vier Liter in der Stunde auftreten. Deshalb ist Volumenersatz zunächst durch kolloidale Lösungen, durch Humanalbumin, dann durch tiefgefrorenes Frischplasma und durch die Transfusion von Konservenblut – möglichst von nichtgekühlten Konserven („Warmblut") – erforderlich. Thrombozytenkonzentrate können bei ausgeprägter Thrombozytopenie erforderlich sein, insbesondere bei einer durch Substitutionsbehandlung mit Blutfraktionen und Plasmaexpandern im Sinne einer Verlustkoagulopathie bestehenden Gerinnungsstörung [5].

Die Gerinnungsfähigkeit des Blutes läßt sich durch die Gabe von tiefgefrorenem Frischplasma bzw. Zubereitungen, in denen Gerinnungsfaktoren angereichert sind, erreichen. Hierbei ist zu bedenken, daß alle Präparate, die aus einem Pool von mehreren Spendern hergestellt werden, ein erhöhtes Risiko der Übertragung einer Virushepatitis bzw. einer HIV-Infektion (AIDS) beinhalten. Obwohl einzelne Hersteller inzwischen durch Hitzebehandlung ihrer Produkte das Infektionsrisiko ausschließen, gelang es bisher nicht, ein Lyophilisat anzubieten, das das gesamte Spektrum der Gerinnungsfaktoren und der Inhibitoren (z. B. Antithrombin III, Protein C und α_2-Antiplasmin), wie sie im tiefgefrorenen Frischplasma vorliegen, enthält. Mit tiefgefrorenem Frischplasma entfällt die Notwendigkeit einer isolierten Gabe von Inhibitoren (z. B. AT-III-Konzentrate), die von der Industrie immer wieder empfohlen werden und die unter Umständen bei Anwesenheit kleinster Heparinmengen zu unkontrollierbaren Blutungen führen können. Besonders gefährdet sind die Patientinnen in der postakuten Phase, wenn die Therapie nach dem Laborbefund gesteuert wird (niedrige Antithrombine werden unkritisch substituiert, obwohl auch die Gerinnungsfaktoren vermindert sind).

Die Anwendung von Heparin bei der akuten erworbenen Gerinnungsstörung in der Schwangerschaft und während der Geburt ist wegen des hohen uteroplazentaren Stromvolumens riskant, da uterine Blutungen in kurzer Zeit zu lebensbedrohlichem Blutverlust führen können. Es ist außerdem zu bedenken, daß die meisten Erkrankungen, die zu einer geburtshilflichen Gerinnungsstörung führen, akut auftreten und durch die Entleerung des Uterus ausnahmslos beherrscht werden (vorzeitige Lösung der Plazenta, Fruchtwasserembolie). Das Gerinnungspotential wird kurzfristig en bloc verloren und braucht bei ausreichenden Kreislaufverhältnissen nur en bloc ersetzt zu werden. Ist die Grundkrankheit erst unter Kontrolle, fehlt die „thrombogene Triebfeder" der Verbrauchskoagulopathie ebenso wie bei der Verlustkoagulopathie durch die chirurgische Versorgung der Blutungsquelle die Erkrankungsursache versorgt ist. Somit entfällt die Notwendigkeit eines als Antithrombin wirksamen Behandlungsprinzips. Typischerweise gibt es eine Vielzahl von Einzelbeobachtungen über die Möglichkeit der Heparinanwendung bei der erworbenen Gerinnungsstörung in der Geburtshilfe, die Wirksamkeit ist jedoch in keiner kontrollierten Studie nachgewiesen worden [4, 6, 7, 14] (Tab. 15-2).

Nach der akuten Erkrankungsphase ist nahezu immer eine intensive medizinische Nachbetreuung der Patientin erforderlich. Wegen der häufig sehr hohen Spiegel von Fibrinabbauprodukten, die in den ersten Stunden eine Art „endogener Antikoagulation" bedeuten, sollte mit der Thromboseprophylaxe erst nach vollständiger Normalisierung sämtlicher Gerinnungswerte begonnen werden. Es ist unbewiesen, daß bei einem AT-III-Mangel nach erworbener geburtshilflicher Gerinnungsstörung ein erhöhtes Thromboserisiko besteht.

2 Wichtige geburtshilfliche Ursachen der Verbrauchskoagulopathie

2.1 Vorzeitige Lösung der Plazenta

Das Krankheitsbild wird durch die Lösung der Plazenta vor der Geburt definiert. Sie ist die häufigste Ursache akut auftretender Gerinnungsstörungen in der Geburtshilfe und wird bei etwa 30% aller Blutungen im letzten Schwangerschaftsdrittel, dem wichtigsten klinischen Symptom, beobachtet [2, 8]. Die Erkrankungsinzidenz liegt zwischen 0,4 und 1,3%. Die mütterliche Sterblichkeit beträgt 0,4%, die fetale zwischen 25 und 50%. Die klinische Symptomatik hängt von der Größe und Lokalisation des retroplazentaren Hämatoms ab. Obwohl nahezu immer eine vaginale Blutung besteht, sagt die Schwere der Blutung nichts über die Ausprägung des Krankheitsbilds aus.

Die *Ätiologie* der vorzeitigen Lösung ist unbekannt. Prädisponierend wirken Plazentainsuffizienz, fortgeschrittenes Alter, Multiparität und Gestosen. In seltenen Fällen kann ein relevantes äußeres Trauma ursächlich gesichert werden. Das Wiederholungsrisiko in nachfolgenden Schwangerschaften ist erhöht, die Verläufe sind häufig kompliziert. Auch geburtshilfliche Traumata, wie die rasche Entleerung eines Hydramnions oder Zug- und Druckkräfte bei Wendungsoperationen, können die Erkrankung auslösen.

In der *Pathogenese* werden hypoxische und degenerative Veränderungen des Endometriums mit nachfolgender Einblutung in die Dezidua diskutiert. Während sich kleinere Blutungen oft spontan begrenzen, führt ein größeres Hämatom zu einer progressiven Abhebung der Plazenta von ihrer Haftstelle. Da die intrauterin verbleibende Fruchtanlage eine ausreichende myometrane Reaktion zur Blutstillung verhindert, breitet sich die Blutung aus und verstärkt somit die Ablösung.

Im Einzelfall ist die *Symptomatik* unterschiedlich, wobei eine vaginale Blutung in den meisten Fällen beobachtet wird. Hinzu kommt je nach Größe des retroplazentaren Hämatoms und der Intensität bestehender Wehen ein zunehmender Wehenschmerz. Das Vollbild der Erkrankung zeigt eine Koagulopathie. Das Kind ist immer abgestorben (Abb. 15-2), und der Blutverlust im retroplazentaren Hämatom beträgt im allgemeinen über 2000 ml.

Besteht der Verdacht auf das Vorliegen einer vorzeitigen Lösung, ist unverzüglich das retroplazentare Hämatom durch eine sonographische Untersuchung zu sichern (siehe Abb. 5-2 in Band 5, Kapitel 5).

Die *Entstehung der Gerinnungsstörung* ist letztlich nicht geklärt. Manches spricht dafür, daß unter der abgelösten Plazentahaftstelle Gewebethromboplastin über die Venen des Endometriums in die mütterliche Zirkulation kommt. Hierbei erfolgt eine Gerinnungsaktivierung, die in schweren Fällen zu einer Defibrinierung mit Präzipitation des Fibrins und der Verbrauch anderer Gerinnungsfaktoren in der terminalen Strombahn führen kann (disseminierte intravaskuläre Gerinnung, DIG; Verbrauchskoagulopathie), die durch eine Thrombozytopenie sekundär kompliziert ist. Sie sind ursächlich für die nachfolgende hämorrhagische Diathese.

Therapie

Die Schockbekämpfung durch ausreichenden Volumenersatz steht im Zentrum der Therapie (siehe Abschnitt 1). Das Gefäßsystem unter der Plazentalösungsstelle ist eröffnet. Solange die Fruchtanlage intrauterin verbleibt, kann durch myometrane Kontraktion keine Hämostase erreicht werden, und die Blutung besteht fort.

Weder die Gabe von Antithrombin III noch die von Heparin können in dieser Situation ursächlich wirksam werden. Die ausreichende Gerinnungs-

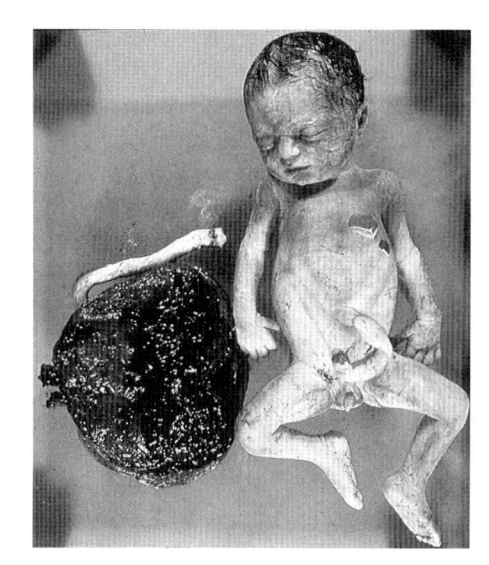

Abb. 15-2 Intrauterin abgestorbener Fetus nach vorzeitiger Lösung der Plazenta mit Verbrauchskoagulopathie der Mutter.

fähigkeit des Blutes läßt sich durch eine entsprechende Substitutionsbehandlung herstellen. Hierzu parallel erfolgt die Entleerung des Uterus zum frühestmöglichen Zeitpunkt, da nur so die uterine Hämostase durch optimale myometrane Kontraktion erfolgen kann.

Über die abdominale Schnittentbindung bei vorzeitiger Lösung der Plazenta und lebendem Kind besteht Einigkeit. So wird bei über 70% der Patientinnen ein Kaiserschnitt vorgenommen. Die Auffassungen über das Vorgehen bei totem Kind divergieren. Fehlt eine mütterliche Hämostasestörung, so kann ein konservatives Vorgehen unter entsprechend engmaschiger Überwachung der Patientin angestrebt werden. Lassen sich jedoch Gerinnungsveränderungen bei der Mutter nachweisen, und ist die vaginale Entbindung nicht in kürzester Zeit zu erreichen, so ist selbst bei totem Kind eine Schnittentbindung notwendig. Die Schwierigkeit der Situation findet ihren Ausdruck in der Beobachtung, daß die peripartale Hämorrhagie die häufigste mütterliche Todesursache nach vorzeitiger Plazentalösung darstellt.

Der in diesem Zusammenhang häufig zu beobachtende Uterus couvelaire muß nicht exstirpiert werden. Die großzügige Anwendung von Uterotonika bewirkt eine optimale Kontraktion des entleerten Uterus in der postpartalen Phase [4, 7, 12].

2.2 Fruchtwasserembolie

Die Fruchtwasserembolie ist eine dramatische geburtshilfliche Erkrankung mit oft tödlichem Ausgang für Mutter und Kind. Die Diagnose kann eindeutig nur durch den Nachweis von Fruchtwasserbestandteilen im mütterlichen Blut erbracht werden und ist deshalb oft unsicher. Die Inzidenz schwankt zwischen 1:7000 und 1:37000 Geburten. Wahrscheinlich ist die Fruchtwasserembolie eine der häufigsten Ursachen des mütterlichen Todes unter der Geburt. Vieles spricht dafür, daß bei Anwendung neuer diagnostischer und therapeutischer Maßnahmen die Inzidenz und die Überlebensrate höher liegen, als bisher angenommen wurde.

Zwischen 1975 und 1982 haben wir bei 23 Patientinnen mit nachgewiesener intravaskulärer Gerinnung sieben Fälle einer Fruchtwasserembolie aufgrund des klinischen Bildes diagnostiziert. Zwei dieser Patientinnen verstarben; in beiden Fällen wurden Fruchtwasserbestandteile in der Lunge nachgewiesen.

Pathogenese: Fruchtwasser tritt über einen Defekt der Eihäute in der Nähe intravenöser Gefäße in die mütterliche Blutbahn ein. Prädisponierend wirken die gesteigerte Wehentätigkeit des Uterus nach Blasensprung, die Anwendung von Uterotonika, der Kaiserschnitt, die Uterusruptur, der hohe Zervixriß, die vorzeitige Lösung der Plazenta und der intrauterine Fruchttod. Möglicherweise werden endozervikale Venen während der Wehentätigkeit eröffnet, und es kommt bei abdichtendem Kopf zum Übertritt von Fruchtwasser ins mütterliche Gefäßsystem. Ungeklärt ist jedoch, wie in 10 bis 20% der Fälle eine Fruchtwasserembolie bei stehender Fruchtblase bzw. ohne registrierte Wehentätigkeit auftreten kann [7].

Klinik und Pathophysiologie der Fruchtwasserembolie sind durch zwei lebensbedrohende Phasen – das kardiorespiratorische Versagen und die Gerinnungsstörung –, die in Folge oder in Kombination auftreten können, gekennzeichnet. Die kardiorespiratorische Insuffizienz tritt durch Verlegung des Filters der Lunge mit Fruchtwasserbestandteilen meist initial auf. Sie führt zu einer pulmonalen Hypertonie mit konsekutivem akuten Cor pulmonale und Rechtsherzversagen. Die verminderte Füllung des linken Ventrikels führt zum Abfall des Herzzeitvolumens mit der Konsequenz eines Blutdruckabfalls. Auch die Sauerstoffspannung im arteriellen Blut fällt, und alle Veränderungen führen zum klinischen Bild von Zyanose, Tachypnoe, Verwirrtheit und Krämpfen.

Die Gerinnungsstörung ist eine intravaskuläre Gerinnung vom Typ der Verbrauchskoagulopathie und folgt meist der kardiorespiratorischen Insuffizienz. Auch hier wird – obwohl die Zusammenhänge letztendlich nicht ganz klar sind – der mit zunehmender Schwangerschaftsdauer ansteigende Gewebsthromboplastingehalt des Fruchtwassers als Auslöser im Sinne einer Gerinnungsaktivierung angesehen. Zirkulierendes und präzipitierendes Fibrin zusammen mit Hypoxie und Azidose bewirken eine Verstärkung der Schocksituation.

Die Koagulopathie kann zusammen mit der klinischen Symptomatik auftreten; es sind jedoch auch Fälle beschrieben, wo erst viele Stunden nach der Geburt eine Gerinnungsstörung auftrat. In 12% der Fälle soll die Gerinnungsstörung überhaupt das erste erkannte Symptom bei der Fruchtwasserembolie sein. Die hämorrhagische Diathese wird gelegentlich bei ausgeprägter uteriner Blutung nach Entleerung des Uterus als Atonie mißdeutet. Oft fehlen Symptome wie Zahnfleischbluten, Nasenbluten und die Nachblutung aus Einstichstellen. Prodromalsymptome bei der Fruchtwasserembolie sind selten und untypisch. Gelegentlich wird Schüttelfrost bzw. Frösteln beobachtet, manchmal initiales Erbrechen. Das Fruchtwasser ist häufig mekoniumhaltig und eingedickt. Gelegentlich fällt vor dem Erkennen der mütterlichen Befindlichkeitsstörung im CTG eine Veränderung im Sinne einer intrauterinen Asphyxie nach einer länger anhaltenden Kontraktion auf.

Die wichtigste *Differentialdiagnose* ist die hämodynamisch relevante Lungenembolie. Die Fruchtwasserembolie zeigt jedoch im allgemeinen keine thorakale Schmerzsymptomatik. Die akute Linksherzinsuffizienz wird nur bei vorbestehender Herzerkrankung zu erwarten sein. Die Aspiration von Mageninhalt zeigt häufig eine akute Bronchokonstriktion, die bei der Fruchtwasserembolie äußerst selten ist. Der Pneumothorax ist eine Rarität, die jedoch in der Austreibungsperiode eintreten kann. Eklamptische Anfälle sind im allgemeinen an die Begleitsymptome der Hypertonie und Proteinurie gebunden. Patientinnen mit Krämpfen bei der Fruchtwasserembolie haben dagegen einen niederen Blutdruck. Die vorzeitige Lösung der Plazenta bzw. die Uterusruptur können vom klinischen Bild her gegen die Fruchtwasserembolie abgegrenzt werden. Es ist jedoch darauf hinzuweisen, daß das gleichzeitige Auftreten von Fruchtwasserembolie und vorzeitiger Lösung nicht selten ist.

Zusammengefaßt gilt, plötzlich auftretende Verwirrtheitszustände, Krämpfe, kardiorespiratorische Versagenszustände sowie ein akuter Atem- und Kreislaufstillstand in der Schwangerschaft und unter der Geburt dürfen die Diagnose Fruchtwasserembolie nie unberücksichtigt lassen.

Therapie

Eine spezifische Behandlung der Fruchtwasserembolie gibt es nicht. Sie orientiert sich an der individuellen Symptomatik. Sobald das klinische Bild der Hypoxie und Ateminsuffizienz auftritt, ist eine Beatmung indiziert. Zur Verbesserung der Hämodynamik ist die Gabe von Volumen und Dopamin angezeigt. Tritt in der Akutphase ein Kreislaufstillstand ein, wird in üblicher Weise mit der Reanimation begonnen. Wenn möglich, sollte der zentrale Venendruck registriert werden. Hierbei ist eine peripher gelegene Vene gegenüber der V. subclavia als Zugang vorzuziehen, um das Risiko eines Hämatothorax niedrig zu halten. Dopamin wird in einer Dosierung von 3 bis 7 µg/kg KG × min oder eventuell auch in höherer Dosierung, unter Ausnutzung der dann erfolgenden Vasokonstriktion in der Peripherie, verabreicht (Tab. 15-3).

Tabelle 15-3 Behandlung der Fruchtwasserembolie

- Behandlung der akuten respiratorischen Insuffizienz (Frühintubation, Respiratortherapie)
- Erforderlichenfalls kardiale Reanimation (externe Herzmassage)
- Schocktherapie mit rascher Wiederherstellung ausreichender Gewebeperfusion durch kontrollierte (ZVD) Volumensubstitution, Gabe von kardio- und vasoaktiven Substanzen (z. B. Dopamin)
- Korrektur der Gerinnungsstörung
- Entleerung des Uterus

So früh wie möglich sollte die Entleerung des Uterus erreicht werden. Die Entbindung muß je nach Situation vaginal, ansonsten durch Kaiserschnitt erfolgen. Ein Zuwarten kann für das Kind ein zunehmendes Risiko der intrauterinen Asphyxie bedeuten und exponiert die Mutter gegen weitere Fruchtwasserübertritte. Wegen der mit hoher Wahrscheinlichkeit zu erwartenden Gerinnungsstörung ist bei der Fruchtwasserembolie kein Heparin indiziert. Eine bestehende Blutung bzw. eine hämorrhagische Diathese schließen die Gabe von Heparin in der Geburtshilfe aus.

Da nach Beendigung der Geburt die Ursache der Gerinnungsstörung beseitigt ist, können die weiteren Behandlungsmaßnahmen auf die Substitution der Gerinnungsfaktoren über tiefgefrorenes Frischplasma beschränkt werden. Wird eine ausgeprägte Fibrinolyse beobachtet, kann die Anwendung eines Fibrinolyseinhibitors angezeigt sein.

Eine weitere sorgfältige und aufmerksame Betreuung dieser kritisch Kranken ist oft über Tage und Wochen und durch alle beteiligten Ärzte notwendig. Auch chirurgische Spätkomplikationen, wie Nachblutungen oder sekundäre Wundinfektionen, müssen gerade bei den intensiv betreuten Patientinnen zum gegebenen Zeitpunkt jederzeit einer operativen Revision zugänglich sein. Die frühzeitige intensive Zusammenarbeit zwischen Internisten, Anästhesisten und Geburtshelfern kann die Überlebenschance der Patientin und insbesondere die Prognose persistierender Organschäden maßgeblich verbessern [4, 5].

2.3 Septischer Schock

Infektionen, die in der Geburtshilfe zu einem septischen Schock führen können, sind der infizierte Abort, das Amnioninfektionssyndrom, die puerperale Endomyometritis und selten zu beobachtende Krankheitsbilder wie die septische Ovarialvenenthrombose, die Streptokokkengangrän und das Toxinschocksyndrom. Gelegentlich wird auch eine Sepsis im Zusammenhang mit einer Pyelonephritis beobachtet [5, 7]. Normalerweise beginnt die Behandlung mit Antibiotika. Zuvor sollten repräsentative Proben zur mikrobiologischen Untersuchung entnommen werden.

Die Gerinnungstörung im Zusammenhang mit dem septischen Schock ist kein typisches Krankheitsbild für sich, sondern muß im Rahmen der generalisierten Erkrankung mit Multiorganversagen eingeordnet werden. Fällt bei einer durch konservative Maßnahmen nicht zu beherrschenden Sepsis der arterielle pO_2, so ist dies bereits ein erstes Zeichen einer Lungenfunktionsstörung. Sie geht einer Beteiligung anderer Organsysteme (Niere, Leber, ZNS) voraus und ist meßtechnisch gut faßbar.

Therapie

Spätestens wenn der pO_2 unter 60 mmHg bei Raumluft abfällt, ist bei jugendlichen Patientinnen die Indikation zur Beatmung und für die Herdsanierung gegeben. Da der Herd im kleinen Becken grundsätzlich chirurgisch zugänglich ist, haben wir durch die frühzeitige Indikationsstellung keine Gerinnungsstörung als Folge des septischen Schocks in den letzten Jahren mehr beobachten können. Ähnliche Daten werden im internationalen Schrifttum mitgeteilt, wobei auffällt, daß sich dieser Trend in neueren Veröffentlichungen aus den Entwicklungsländern nicht bestätigt. Dies hängt möglicherweise mit der infrastrukturell bedingten verspäteten Versorgung der Grundkrankheit zusammen.

2.4 Intrauteriner Fruchttod

Die Retention des toten Feten wird je nach Schwangerschaftsdauer als verhaltene Fehlgeburt (Missed abortion) oder als intrauteriner Fruchttod (intrauterine fetal death) bezeichnet. In Abhängigkeit von der Dauer der Retention treten Veränderungen der Hämostase auf. Fällt der Fibrinogenspiegel unter 150 mg/10 dl ab, spricht man von einem „Dead-fetus-Syndrome". Etwa ein Zehntel aller Patientinnen mit intrauterinem Fruchttod entwickeln eine Hypofibrinogenie und ein Dead-fetus-Syndrom. Besteht die Retention mehr als fünf Wochen, tritt die Erkrankung bei 25 bis 40% der Patientinnen auf. In seltenen Fällen kann die Hämostasestörung schon acht Tage nach Absterben der Frucht beobachtet werden [4, 7].

Die starke Verbreitung sonographischer Screening-Untersuchungen, die sorgfältige Aufklärung der Patientinnen im Rahmen der Schwangerenvorsorgeuntersuchungen und die technisch hochstehende sonographische Abklärung auffälliger fetaler Verhaltensmuster führen dazu, daß der intrauterine Fruchttod frühzeitig erkannt wird. Die Entwicklung nachfolgender Gerinnungsstörungen ist deshalb extrem selten geworden.

Therapie

Die Behandlung der Grundkrankheit über die Entleerung des Uterus stellt dann die entscheidende therapeutische Maßnahme dar. In seltenen Fällen kann bei einer Mehrlingsschwangerschaft, insbesondere wenn der intrauterin vital verbliebene Fetus durch Frühgeburtlichkeit stark gefährdet wäre, eine schwierige therapeutische Situation entstehen. Auch bei induzierten Mehrlingsschwangerschaften im Rahmen des Embryotransfers kann durch Fetozid in der Frühschwangerschaft das Problem des Dead-fetus-Syndroms diskutiert werden. Erstaunlicherweise verlaufen die meisten Mehrlingsschwangerschaften mit einem intrauterin abgestorbenen Fetus ohne hämostaseologische Probleme [12]. Insgesamt sind Hämostasestörungen nach intrauterinem Fruchttod außerordentlich selten und von untergeordneter klinischer Bedeutung.

2.5 Präeklampsie

Präeklampsie und Eklampsie sind typische Krankheitsbilder, die häufig Ursachen einer geburtshilf-

Tabelle 15-4 Gerinnungswerte bei 10 Patientinnen mit HELLP-Syndrom (nach Loos und Mitarbeitern [9])

Patient (Kürzel)	D-Dimer* (ng/ml)	Fibrinogen** (mg%)	AT III*** (%)	Thrombozyten (× 1000/mm³)
13 F. A.	4200	246	22	95
14 K. J.	485	215	29	30
15 L. G.	7845	292	70	14
16 W. L.	7846	253	53	33
17 H. G.	1900	235	37	41
18 S. A.	600	136	59	25
19 Z. J.	825	118	47	68
20 K. W.	9675	217	50	50
21 B. M.	13200	172	66	39
22 K. G.	3250	163	51	18

* Norm für D-Dimer: bis 600 ng/ml in der Schwangerschaft, bis 2100 ng/ml im Wochenbett
** Norm für Fibrinogen: 150–460 mg%
*** Norm für AT III: 85–110%

lichen Gerinnungsstörung sein können. Früher ging man davon aus, daß eine chronisch verlaufende intravaskuläre Gerinnung in der plazentaren Strombahn das pathophysiologische Konzept sei. Es zeigte sich jedoch, daß weniger der Verbrauch humoraler Gerinnungsfaktoren als eine Störung der Plättchen-Endothelwechselwirkung eine wichtige Rolle spielen [7, 10, 11, 15, 16].

Das HELLP-Syndrom ist eine ungewöhnlich schwere Verlaufsform der Präklampsie, die mit einem akuten hämolytischen Syndrom einhergeht und eine lebensbedrohliche Erkrankung darstellt (siehe auch Kapitel 16, Abschnitt 3.2.1). Die führenden Symptome Hämolyse (H), erhöhte Leberenzyme (EL) und eine Thrombozytopenie (low platelet count, LP) wurden von Weinstein für die Bezeichnung des Syndroms zusammengezogen [16]. Seine außerordentlich variable Klinik führt häufig zur Verkennung des Krankheitsbilds (Tab. 15-4; s. a. Kapitel 16, Abschnitt 3.2.1).

Unsere Patientinnen zeigten als wichtigstes subjektives Symptom einen plötzlich auftretenden heftigen Oberbauchschmerz [9]. Regelhaft fand sich eine Thrombozytopenie ohne ausgeprägte Zeichen einer Verbrauchskoagulopathie und eine Hämolyse.

Therapie und Komplikationen

Nach der Diagnosestellung ist die sofortige Entbindung das geburtshilfliche Vorgehen der Wahl, da der weitere Verlauf des HELLP-Syndroms nicht vorhergesehen werden kann und keine suffizienten therapeutischen Maßnahmen etabliert sind. Besonders bedroht sind die Patientinnen durch zerebrale Blutungen infolge der Thrombozytopenie bei gleichzeitig bestehender Krampfbereitschaft. Die mütterliche Mortalität beträgt etwa 5% und ist im weiteren durch Nierenversagen und Hämatome der Leber verursacht.

Nach unseren Erfahrungen sind Komplikationen, die auf hämostaseologische Probleme beim Kaiserschnitt zurückzuführen sind, häufig (Nachblutungen, postoperative Infektionen). Wir empfehlen deshalb, und das gilt für alle Patientinnen mit Gerinnungsstörungen, unter der Geburt statt des Querschnitts nach Pfannenstiel, mit seinen großen blutungsgefährdeten Präparationsflächen, einen Längsschnitt vorzunehmen. Wegen des aggressiven geburtshilflichen Vorgehens war der Zustand der Neugeborenen der von uns behandelten Patientinnen mit HELLP-Syndrom im Vergleich zu der in der Literatur angegebenen perinatalen Mortalität von 25% besser (10%) [13].

Entscheidend für die niedrige Morbidität von Mutter und Kind sind die frühzeitige Erkennung des Syndroms, der Verzicht auf konservativ-symptomatische Behandlungsmaßnahmen und ein entschlossenes geburtshilfliches Vorgehen. Im Wochenbett bildet sich das Syndrom unter symptomatischer Behandlung zurück.

3 Zusammenfassung und Ausblick

Für die Praxis bei der Behandlung der geburtshilflichen Gerinnungsstörung soll das Folgende festgehalten werden:

Die meisten geburtshilflichen Blutungen, als deren Ursache eine Gerinnungsstörung vermutet wird, sind *Verlustkoagulopathien* als Folge einer chirurgisch nicht beherrschten Blutung und einer inadäquaten Substitutionsbehandlung. Davon abzugrenzen sind Krankheitsbilder, die zum Syndrom einer *Verbrauchskoagulopathie* führen, wie die vorzeitige Plazentalösung und Fruchtwasserembolie. Zunehmend häufiger beobachtet wird die

Gerinnungsstörung in Zusammenhang mit dem HELLP-Syndrom.

Wichtig ist die rasche Erkennung des vorliegenden Krankheitsbilds. Die symptomatische Therapie orientiert sich dabei an der Stärke der Blutung und den begleitenden Symptomen. Volumenersatz und Ersatz der Gerinnungsfaktoren sind die Säulen der konservativen Therapie, die allerdings nahezu ausnahmslos nur in Verbindung mit einer entschlossenen chirurgischen Versorgung der Grunderkrankung zum Erfolg führt.

Die rechtzeitige Erkennung und Behandlung der Sepsis in der Geburtshilfe verhindert die sekundäre Entwicklung einer Verbrauchskoagulopathie mit nachfolgender hämorrhagischer Diathese. Ebenso stellt die Gerinnungsstörung nach intrauterinem Fruchttod durch die frühzeitige Erkennung des Krankheitsbilds und das aggressive klinische Vorgehen eine außerordentliche Seltenheit dar.

Literatur

1. Beller, F. K., H. Wagner, F. Graubner: Die klinische Bedeutung der Verlustkoagulopathie in Abgrenzung zur Verbrauchskoagulopathie. Geburtsh. u. Frauenheilk. 36 (1976) 140.
2. Bonnar, J.: Haemostasis und coagulation disorders in pregnancy. In: Bloom, A. L., D. P. Thomas (eds.): Haemostasis and Thrombosis, p. 454. Churchill Livingstone, Edinburgh 1981.
3. Franke, M., R. Hafter, R. von Hugo, M. Röbl, H. Graeff: Ein Test zum Nachweis von Fibrin im Plasma. Geburtsh. u. Frauenheilk. 46 (1986) 105–109.
4. Graeff, H., W. Kuhn: Coagulation Disorders in Obstetrics, p. 73. Saunders, Philadelphia, and Thieme, Stuttgart–New York 1980.
5. Graeff, H., R. von Hugo, R. Schröck: Recent aspects of hemostasis, hematology and hemorrheology in pre-eclampsia – eclampsia. Eur. J. Gynec. 17 (1984) 91–102.
6. Heilmann, L., H. J. Genz, H. Ludwig: Schwere geburtshilfliche Haemostasedefekte: Diagnostik und therapeutisches Vorgehen. Geburtsh. u. Frauenheilk. 42 (1982) 853–860.
7. Hugo, R. von, H. Graeff: Thrombohemorrhagic complications in the obstetric patient. In: Coleman, R. W. et al. (eds.): Hemostasis and Thrombosis, pp. 926–941. Lippincott, Philadelphia 1987.
8. Karegard, M., G. Gennser: Incidence and recurrence rate of abruptio placentae in Sweden. Obstet. and Gynec. 67 (1986) 523–528.
9. Loos, W., W. Rath, W. Kuhn, H. Graeff: Geburtshilfliches Vorgehen beim HELLP-Syndrom. Hämostasis 22 (1988) 123–128.
10. Mäkilä, U.-M., L. Viinikka, O. Ylikorkala: Evidence that prostacyclin deficiency is a specific feature in pre-eclampsia. Amer. J. Obstet. Gynec. 148 (1984) 772–774.
11. McKay, D. G.: Hematologic evidence of disseminated intravascular coagulation in eclampsia. Obstet. Gynec. Surv. 27 (1972) 400–417.
12. Romero, R.: The management of acquired hemostatic failure during pregnancy. In: Berkowitz, R. L. (ed.): Critical Care of the Obstetric Patient. Livingstone, New York 1983.
13. Sibai, B. M., M. M. Taslimi, A. El-Nazar, E. Amon, B. C. Mabie, G. M. Ryan: Maternal-perinatal outcome associated with the syndrome of hemolysis, elevated liver enzymes, and low platelets in severe preeclampsia– eclampsia. Amer. J. Obstet. Gynec. 155 (1986) 501–509.
14. Straub, P. W.: Pro-Kontra: Verbrauchskoagulopathie – Heparinbehandlung. Internist 21 (1980) 385–386.
15. Walsh, S. V., M. J. Behr, N. H. Allen: Placental prostacyclin production in normal and toxemic pregnancies. Amer. J. Obstet. Gynec. 151 (1985) 110–115.
16. Weinstein, L.: Syndrome of hemolysis, elevated liver enzymes, and low platelet count: A severe consequence of hypertension in pregnancy. Amer. J. Obstet. Gynec. 142 (1982) 159–167.

16 Präeklampsie und Eklampsie im Verlauf der Geburt

J. Gille

Inhalt

1	Einleitung	328	4	Therapie der Präeklampsie und Eklampsie ... 332
1.1	Begriffsdefinition	328	4.1	Sedativa ... 333
1.2	Häufigkeit der Präeklampsie und Eklampsie	328	4.2	Antihypertensiva ... 334
			4.3	Beendigung der Schwangerschaft ... 334
2	Ursachen der Präeklampsie und Eklampsie	328	4.4	Tokolyse und Induktion der Lungenreife ... 335
			4.5	Infusionstherapie ... 335
3	Diagnose der Präeklampsie und Eklampsie	329	4.6	Vermeidbare Substanzen ... 335
3.1	Klinik	329	5	Prognose der Präeklampsie und Eklampsie ... 336
3.2	Spezielle Verlaufsformen und Differentialdiagnose	330	5.1	Prognose der Mutter ... 336
3.2.1	HELLP-Syndrom	330	5.2	Prognose des Kindes postpartal ... 337
3.2.2	Spontane Leberruptur	331		
3.3	Laborparameter	331		

1 Einleitung

1.1 Begriffsdefinition

Für die in der Schwangerschaft auftretenden Symptome Hochdruck und Proteinurie werden zahlreiche Krankheitsbezeichnungen verwendet. *Gestose* oder *schwangerschaftsinduzierte Hypertonie (SIH)* sind im deutschen Sprachraum gebräuchlich. Über die Bezeichnung *Eklampsie* hat nie ein Nomenklaturstreit stattgefunden; damit werden die präpartal, sub partu und postpartal auftretenden tonisch-klonischen Krämpfe bezeichnet. Als *Präeklampsie* wird der Zustand verstanden, in dem die Zeichen einer sich ankündigenden Eklampsie (siehe auch Tab. 16-1) auftreten; gleichbedeutend wird für diese Zeitspanne auch *drohende Eklampsie* verwendet (Organisation Gestose).

1.2 Häufigkeit der Präeklampsie und Eklampsie

Die Häufigkeit der Eklampsie in den Ländern der hochentwickelten westlichen Medizin festzustellen, ist schwierig. Auf etwa 100 Fälle von SIH/Gestose ist mit einer Eklampsie zu rechnen [32]. Durch Abnahme der SIH/Gestose ist auch die Zahl der Eklampsien zurückgegangen. In der Bayerischen Perinatalstudie* verringerte sich als sogenanntes Schwangerschaftsrisiko die Häufigkeit der SIH/Gestose von 6% (1979) auf 0,9% (1984); die entsprechenden Daten für die Universitäts-Frauenklinik Würzburg* betrugen 11 bzw. 1,9%. Als sogenanntes Geburtsrisiko fand sich die SIH/Gestose-Eklampsie 1984 in Bayern in 3,1%, in Würzburg in 4,1%. Als Indikation zur operativen Entbindung wurde dieses Krankheitsbild in Bayern 1984 in 17%, in Würzburg in 24,5% angesehen*. Geht man zusammenfassend von einer Häufigkeit der SIH/Gestose von etwa 7 bis 10% aus, ist auf etwa 1000 Entbindungen mit einer Eklampsie zu rechnen.

In den Entwicklungsländern sind Eklampsien drei- bis viermal häufiger [8]. Genaue Prozentzahlen sind schwierig zu erhalten, da Häufigkeitsberechnungen meistens aus medizinischen Zentren stammen, die nicht für die allgemeine medizinische Situation repräsentativ sind.

Bei einer Analyse von 221 Eklampsien aus São Paulo wurde eine Häufigkeit von 8 auf 1000 Entbindungen errechnet [46]. Von diesen 221 Patientinnen waren nur 7,2% vorher in der Universitätsklinik São Paulo betreut worden, während alle anderen Fälle Zuweisungen waren.

Nulliparae waren mit 67,4% in São Paulo am häufigsten betroffen; in Mexico City betrug die mittlere Parität bei 704 Eklampsiepatientinnen $1,7 \pm 0,19$ [27].

Nimmt zwar absolut die Eklampsie in den Ländern mit hochzivilisierter Medizin stetig ab, steht die mütterliche Letalität immerhin in 15,5 bis 34,2% mit diesem Krankheitsbild in Zusammenhang.

2 Ursachen der Präeklampsie und Eklampsie

Den Symptomen einer drohenden oder manifesten Eklampsie liegt pathophysiologisch ein Vasospasmus zugrunde [32]. Sichtbar sind die Gefäßveränderungen in den Arterien der Retina. Durch die Konstriktion der Gefäße kommt es zu einer Widerstandserhöhung, nachfolgend zu einem Blutdruckanstieg. Die Ursachen der Vasokonstriktion sind pathogenetisch unklar (siehe auch Band 5, Kapitel 3). Nach dem heutigen Kenntnisstand dürften eine Störung des Gleichgewichts zwischen Prostacyclin und Thromboxan [43, 45] sowie eine veränderte Ansprechbarkeit des Gefäßendothels auf Angiotensin II [12] eine wichtige Rolle spielen. Durch die Vasokonstriktion treten Gefäßwandschäden auf, ebenso durch die alternierende Dilatation der Gefäße. Kontraktionen unter dem Einfluß von Angiotensin II führen zu interendothelialen Lecks, durch welche Thrombozyten und Fibrinogen austreten und sich subendothelial ablagern können [3]. Die Veränderungen des Gerinnungssystems sind wohl im wesentlichen auf diesen Verbrauch zurückzuführen (siehe auch Kapitel 15).

---

* unveröffentlichte Daten

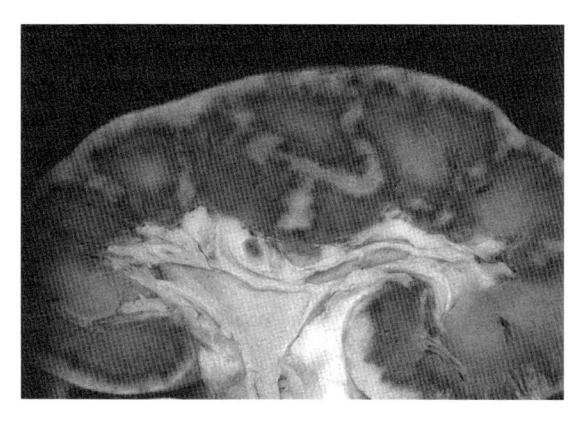

Abb. 16-1 Nierenrindennekrosen bei einer Patientin, die nach Eklampsie ad exitum gekommen ist. (Original: K. Benirschke, San Diego/LaJolla)

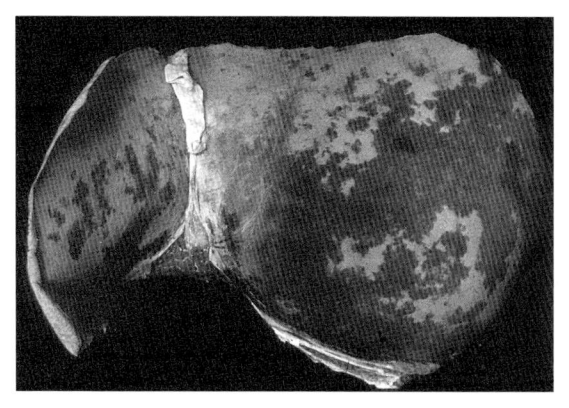

Abb. 16-2 Hämorrhagische Nekrosen der Leber bei einer Patientin, die nach Eklampsie ad exitum gekommen ist. (Original: K. Benirschke, San Diego/LaJolla)

Die verschlechterte Durchblutung der Organe führt in der *Niere* zu einer Abnahme der glomerulären Filtrationsrate; nachfolgend kommt es zu einem Anstieg von Kreatinin und Harnsäure im Serum, die Kreatinin-Clearance nimmt ab. Die Nierenrindennekrose ist der seltene irreversible Endzustand der Nierenschädigung (Abb. 16-1).

In der *Leber* kommt es von Petechien über konfluierende subkapsuläre Blutungen zu hämorrhagischen Nekrosen (Abb. 16-2), die zu einem Anstieg der Transaminasen, in geringerem Maße auch des Bilirubins führen.

Die Gefäßschädigung führt im *Gehirn* von Petechien bis zu Massenblutungen, die eine der häufigsten Todesursachen von Eklampsiepatientinnen darstellen (siehe auch Abschnitt 5.1).

3 Diagnose der Präeklampsie und Eklampsie

3.1 Klinik

Aus der Pathophysiologie leiten sich die klinischen Symptome ab. In Tabelle 16-1 sind die klinischen Zeichen der Verschlechterung einer SIH/Gestose zusammengefaßt, die die Entwicklung einer drohenden Eklampsie anzeigen.

Tabelle 16-1 Klinische Zeichen der Verschlechterung einer SIH/Gestose mit Entwicklung einer Präeklampsie [32, 35]

Blutdruck:	diastolisch 110 mmHg und mehr
Proteinurie:	zunehmend (über 5 g/l im 24-Stunden-Urin)
Ödeme:	plötzlicher Gewichtsanstieg (bis zu 4–5 kg/Woche)
Schmerzen im Epigastrium, rechten Oberbauch	
Kopfschmerzen	
Sehstörungen	
Hyperreflexie	
Zyanose	
Oligurie (unter 400 ml/24 Stunden)	

Schmerzen im Epigastrium oder rechten Oberbauch sind auf eine vermehrte Kapselspannung der Leber zurückzuführen. Das dramatische Ereignis einer Leberruptur (siehe Abschnitt 3.2.2) stellt eine Rarität dar. *Kopfschmerzen* im Stirn-, aber auch Hinterkopfbereich sind auf einen Vasospasmus zurückzuführen. Auch *Sehstörungen* sind gleichermaßen zu erklären. Eine Spiegelung des Augenhintergrunds läßt diese Veränderungen nachweisen. In der Literatur wurden Fälle von totaler Blindheit mit voller Reversibilität beschrieben [15, 24]. Die *Oligurie* kann sich bis zur Anurie steigern. Unter den *Störungen des Gerinnungssystems* ist der früheste und empfindlichste Parameter die Thrombozytopenie (siehe Abschnitt 3.3).

In der Regel wird ein eklamptischer Anfall nicht aus heiterem Himmel erfolgen; diese Entwicklung ist eher selten. Vielmehr gehen dieser schwerwiegenden Komplikation neben den oben aufgeführten Symptomen ein erhöhter Blutdruck und eine Proteinurie voraus, die sich erfahrungsgemäß jedoch nicht über lange Zeit entwickelt haben müssen. Ödemen kommt lediglich bei massiver Ausbildung eine zusätzliche diagnostische Bedeutung zu.

Der eklamptische Anfall zeigt ein so klassisches Bild, daß zu seiner Beschreibung L. Seitz aus dem Jahr 1930 [36] zitiert werden soll:

„... die Kranken stürzen wie vom Blitz getroffen zu Boden, tonische Krämpfe setzen ein, die Finger ballen sich zusammen, die Zähne werden fest aufeinandergebissen, das Gesicht wird blaßbläulich, dann folgen heftige, rasch aufeinanderkommende klonische Zuckungen in den Armen, den Beinen, im ganzen Gesicht, namentlich in der Augen- und Mundmuskulatur, die Atmung steht still, vor den Mund tritt Schaum, das Gesicht wird tiefblau ... da setzt plötzlich ein tiefer schnarchender Atemzug ein, und mit ihm verschwinden die Krämpfe. Im tiefen Koma liegt nun die Kranke da, die Atmung ist durch vermehrte Salivation meist laut und stertorös, das Gesicht blau gedunsen, auf der Zunge sind Bisse von den Zähnen zu erkennen ...".

Bei einem solchen eklamptischen Anfall kann es sich in seltenen Fällen um eine sogenannte interkurrente Eklampsie handeln; es wird also kein weiterer Anfall folgen. Wahrscheinlicher ist jedoch bei fehlender oder unzureichender Behandlung, daß sich weitere Anfälle entwickeln werden (Tab. 16-2).

Nach dem eklamptischen Anfall ist die Atemfrequenz auf bis zu 50 und mehr Züge in der Minute beschleunigt. Es tritt eine Zyanose auf; es besteht die Gefahr des Lungenödems. Die Temperatur kann zentral bedingt auf über 39 °C steigen. Eine temporäre Erblindung kann auf einen Vasospasmus, eine Retinablutung oder -ablösung zurückzuführen sein [15, 24]. Die schwerwiegendste Komplikation stellt die zerebrale Blutung dar. In der Niere kann aus der Oligurie eine Anurie werden. Die Hämolyse hat eine Hämoglobinurie, später auch eine Hämoglobinämie zur Folge.

Differentialdiagnostisch zum eklamptischen Anfall sind andere zerebrale Erkrankungen abzugrenzen. Es kommen in Frage: Epilepsie, Enzephalitis, Meningitis, Hirntumor, akute Porphyrie, Hirnbasisaneurysma und hysterischer Anfall. (Einzelheiten siehe auch Band 5, Kapitel 16 und 22.) Solange jedoch eine Eklampsie bei einer Schwangeren nicht ausgeschlossen ist, soll man stets an das Wahrscheinlichere, nämlich die Eklampsie, denken.

3.2 Spezielle Verlaufsformen und Differentialdiagnose

Die wichtigsten speziellen Verlaufsformen der Präeklampsie und Eklampsie sind das HELLP-Syndrom, die thrombotische thrombozytopenische Purpura, die akute Schwangerschaftsfettleber und die spontane Leberruptur. Tabelle 16-3 faßt die differentialdiagnostischen Überlegungen zusammen. Näheres über die akute Schwangerschaftsfettleber findet sich in Band 5, Kapitel 10, Abschnitt 5.2, und über die thrombotische thrombozytopenische Purpura in der Schwangerschaft in Band 5, Kapitel 15, Abschnitt 2. Die anderen beiden Krankheitsbilder sind nachstehend abgehandelt.

3.2.1 HELLP-Syndrom

Dieses Krankheitsbild, 1954 beschrieben [34], wird inzwischen als spezielle Verlaufsform der SIH/Gestose angesehen [44]. Die Bezeichnung setzt sich aus den Symptomen zusammen:

- Hämolyse (**h**emolysis)
- erhöhte Leberwerte (**e**levated **l**iver function tests)
- erniedrigte Thrombozytenzahl (**l**ow **p**latelet count)

Klinisch zeigen die Patientinnen die typischen Symptome der drohenden Eklampsie mit Schmerzen im rechten Oberbauch bzw. Epigastrium. Außerdem klagen sie über Kopfschmer-

Tabelle 16-2 Mögliche Komplikationen nach eklamptischem Anfall

zerebral
- Weitere Anfälle
- Koma
- zerebrale Blutung (petechial bis Massenblutung)
- temporäre Erblindung (selten)
- Temperaturerhöhung

Atmung
- temporärer Atemstillstand, später erhöhte Frequenz
- röchelnde Atmung
- Zyanose

Lunge
- Lungenödem und andere Zeichen der Herzinsuffizienz
- Aspiration mit nachfolgender Pneumonie

Niere
- Oligurie, Anurie
- Hämoglobinurie

Leber
- Ruptur (selten)

Tabelle 16-3 Differentialdiagnostische Abgrenzung des HELLP-Syndroms, der thrombotischen thrombozytopenischen Purpura und der akuten Schwangerschaftsfettleber von der Präeklampsie/Eklampsie (hervorgehoben die jeweils charakteristischen Symptome)

Präeklampsie/Eklampsie	HELLP-Syndrom	thrombotische thrombozytopenische Purpura	Schwangerschaftsfettleber
Schmerzen im Epigastrium/ rechten Oberbauch	Schmerzen im Epigastrium/ rechten Oberbauch		Schmerzen im rechten Oberbauch
Hämolyse	**Hämolyse**	**hämolytische Anämie**	Hämolyse
Thrombozytopenie	**Thrombozytopenie**	**thrombozytopenische Purpura**	disseminierte intravasale Gerinnung
pathologische Leberwerte	**pathologische Leberwerte**		**pathologische Leberwerte, v. a. Bilirubin-Anstieg Ikterus**
ZNS-Symptomatik mit Anfällen	Kopfschmerzen bis zu Grand-mal-Anfällen	**neurologische Symptomatik, Anfälle möglich**	Coma hepaticum
Blutdruck erhöht	Blutdruck mäßig erhöht	Blutdruck mäßig erhöht, bei Kombination mit Präeklampsie/Eklampsie erhöht	Blutdruck unauffällig, bei Kombination mit Präeklampsie/Eklampsie erhöht
Proteinurie	pathologische Nierenwerte	**Nierenschädigung**	
		Fieber	
			Leukozytose Hypoglykämie

zen und Übelkeit. Es kann zu Anfällen mit Grand-mal-Charakter kommen [41]. Der Blutdruck ist nicht immer wesentlich erhöht. Laborchemisch finden sich als Zeichen einer mikroangiopathischen hämolytischen Anämie im peripheren Blutausstrich Stachelzellen (burr cells, Abb. 16-3) sowie Schistozyten. Schistozyten sind kleine unregelmäßig geformte Fragmente roter Blutzellen. Von den Leberwerten sind die SGOT, SGPT und das Bilirubin erhöht. Die Thrombozyten sind erniedrigt (häufig auch bei den Neugeborenen [41]), gleichzeitig das Fibrinogen.

Die Behandlung erfolgt wie bei der drohenden Eklampsie. Bei rechtzeitiger Therapie bzw. Entbindung ist die Prognose für Mutter und Feten gut. Wird die Schwangerschaft fortgesetzt, besteht die Gefahr des weiteren Thrombozytenabfalls; die Gabe von Betamethason kann versucht werden [41].

3.2.2 Spontane Leberruptur

Diese Komplikation als Folge einer Eklampsie stellt ein außerordentlich seltenes Ereignis dar, das in Form von Kasuistiken in der Literatur veröffentlicht wurde (z. B. [26]).

3.3 Laborparameter

In Tabelle 16-4 sind die Veränderungen verschiedener Laborparameter zusammengefaßt. Der Anstieg des Hämatokrits ist ein Hinweis für eine weitere Verringerung des intrazellulären Volumens mit einer gleichzeitigen relativen Vermehrung der extrazellulären Flüssigkeit; damit ver-

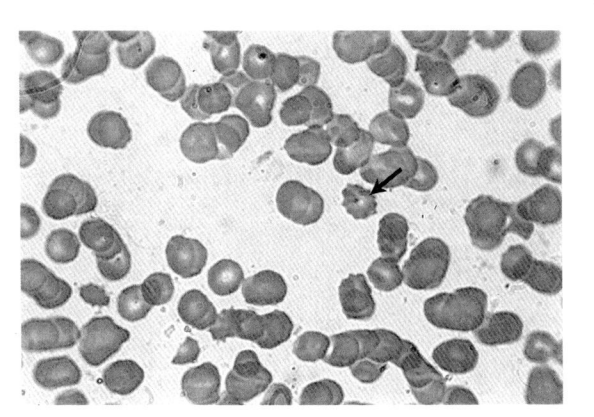

Abb. 16-3 Stachelzellen (sogenannte burr cells) im Blutausstrich einer Patientin mit HELLP-Syndrom (1100fache Vergrößerung).

Tabelle 16-4 Veränderung der Laborwerte als Zeichen der Verschlechterung

Hämatokrit	Anstieg (über 36% nach der 32. Woche)
Harnsäure	Anstieg (über 5,3 mg/dl nach der 32. Woche)
Kreatinin i. S.	Anstieg
SGOT	deutlicher Anstieg
Bilirubin i. S.	Anstieg
Gerinnungsparameter	Thrombozytenabfall, Fibrinogenabfall, Anstieg der Fibrinspaltprodukte, Faktor-VIII-Abfall, Antithrombin-III-Abfall

schlechtert sich die intrauterine Situation des Feten über eine verringerte Plazentaperfusion (siehe auch Band 5, Kapitel 3).

Auf die Korrelation zwischen Harnsäureanstieg im Serum und Schwere der SIH/Gestose wurde in Band 5, Kapitel 3 bereits eingegangen. Gleiches gilt für den Anstieg des Kreatinins im Serum sowie die Abnahme der Kreatinin-Clearance. Bei den Gerinnungsparametern werden gefunden: Thrombozytopenie, Verbrauch von Faktor VIII, Abfall von Fibrinogen, Vermehrung der löslichen Fibrinogen-Fibrin-Spaltprodukte sowie eine Verlängerung der Thrombinzeit, Zeichen einer geringgradig ausgebildeten disseminierten intravasalen Koagulation [30, 32]. In vielen Fällen sind die Veränderungen nur diskret. Als Ursache des Thrombozytenverbrauchs sind Aggregation und Adhäsion an Defekten des Gefäßendothels vorstellbar. Nach neueren Ansichten handelt es sich bei dieser Koagulopathie um eine Hyperkoagulabilität (verstärkte Gerinnungstendenz), der eine Störung der Prostaglandinsynthese zugrunde liegen soll [17, 28, 43, 45].

Aufgrund dieses pathophysiologischen Verständnisses wird eine Therapie mit Heparin einhellig abgelehnt [17, 32].

Bedingt durch die Gefäßwandläsionen kommt es bei Präeklampsie und Eklampsie zusätzlich zur Zerstörung von Erythrozyten (mikroangiopathische Hämolyse). Im peripheren Blutausstrich finden sich Erythrozytenfragmente (Schistozyten), Echinozyten (siehe auch Abb. 16-3) sowie in geringer Menge Sphärozyten [6].

Der Abfall des Plasmaproteinspiegels kann auch zu einer Verringerung des Antithrombin III, eines Kofaktors von Heparin, führen [20].

4 Therapie der Präeklampsie und Eklampsie

Das vorrangige Therapiekonzept ist die Vermeidung eines eklamptischen Anfalls durch vorzeitige Sedierung der Patientin (Tab. 16-5). Diese wird in der Regel nicht gleichzeitig zu einer ausreichenden Blutdrucksenkung führen, so daß eine antihypertensive Therapie zusätzlich notwendig ist. Da die Behandlung der Mutter gleichzeitig den Feten betrifft, muß zum einen vor Beginn der Therapie der Zustand des Feten berücksichtigt, zum anderen die Auswirkung der Behandlung auf den Feten bedacht werden. Es ist daher zwingend notwendig, daß während der mütterlichen Behandlung

Tabelle 16-5 Behandlung der Präeklampsie und Eklampsie

Voraussetzung: ständige Überwachung der fetalen Herzfrequenz

1. *Sedierung*
– initial: Diazepam i. v.
– oder sofort beginnen mit: Magnesiumascorbat i. v., später Infusion
– oder Magnesiumsulfat i. v., später i. m. oder Infusion
– oder Clomethiazol – Infusion

2. *Blutdrucksenkung*
– Hydralazin i. v., später Infusion (cave diastolischer Blutdruck unter 90 mmHg)
  u. U. zusätzlich β1-Blocker i. v.
– (oder Diazoxid i. v.)
– (oder Natriumnitroprussid i. v.)

3. unter Bilanzierung der Ein- und Ausfuhr und Kontrolle des zentralvenösen Druckes (cave Lungenödem):
– *Infusion* mit Plasmaexpandern oder Eiweißlösungen
– bei Indikation: *β-Sympathomimetikum*
– bei Indikation: *Kortikosteroide*
– bei drohendem Lungenödem: *Diuretikum*

4. *Entbindung* baldmöglichst
(spontan oder operativ entsprechend der geburtshilflichen Situation)

eine kontinuierliche kardiotokographische Überwachung gewährleistet ist.

4.1 Sedativa

Initial kann eine Sedierung durch Diazepam erfolgen, anschließend durch Magnesium oder Clomethiazol.

Diazepam

Die intravenöse Gabe von Diazepam als Anfallsprophylaxe kann kurzfristig erwogen werden (2,5 mg/min i.v., maximal 10 mg [7]). Einen Ersatz der Behandlung mit Magnesium oder Clomethiazol stellt Diazepam jedoch nicht dar.

Magnesium

Das Magnesium führt als Kalziumantagonist zu einer Hemmung neuromuskulärer Übertragungen, zu einer Relaxierung der glatten und quergestreiften Muskulatur sowie zu einer zentralen Dämpfung. Magnesium wird entweder als Sulfat ($MgSO_4 \cdot 7\,H_2O$) oder als Magnesiumascorbat appliziert. In 1 g Magnesiumsulfat ist genausoviel Magnesium enthalten wie in 1,5 g Magnesiumascorbat [22].

Die Gefahr der Magnesiumtherapie besteht bei Überdosierung in der Atemdepression sowie im Herzstillstand. Eine Bolusinjektion ist daher zu vermeiden. Als Antidot wird Kalziumglukonat verwendet (z. B. Calcium-Sandoz® 20prozentig, 10 ml langsam i.v.).

Voraussetzungen für eine parenterale Magnesiumtherapie (Tab. 16-6) sind eine Atemfrequenz über 12 Züge/Minute, Nachweisbarkeit der Achilles- und Patellarsehnenreflexe sowie eine Urinausscheidung von mindestens 25 ml pro Stunde.

Bei zusätzlicher Gabe von Muskelrelaxanzien (z. B. bei Narkose wegen Sectio caesarea) ist der Synergismus der Substanzen zu berücksichtigen. Im CTG kann es zur Verringerung der Oszillationen kommen.

Initial wird Magnesiumsulfat oder -ascorbat intravenös verabreicht (Tab. 16-7). Nur ein einziger Autor empfiehlt in der Fortsetzung die intramuskuläre Applikation [32]. Er hat damit 245 eklamptische Patientinnen erfolgreich behandelt [31].

Die therapeutische Wirksamkeit ist bei Spiegeln zwischen 4,8 bis 8,4 mg/dl erreicht [32]. Die therapeutische Breite ist relativ groß. Atemdepression und Herzstillstand sind erst beim Zwei- bis Dreifachen der zur Behandlung notwendigen Dosis zu befürchten [22].

Während der Behandlung müssen die Parame-

Tabelle 16-6 Voraussetzungen der Magnesiumsulfat-Therapie [48]

– niemals als Bolusinjektion
– Atmung mehr als 12 Züge/min
– Urinausscheidung nicht unter 25 ml/h
– Reflexe stündlich kontrollieren; wenn fehlend: $MgSO_4$ verringern oder aussetzen

Tabelle 16-7 Magnesiumtherapie bei Präeklampsie und Eklampsie

Initial (Aufsättigung)

Magnesiumsulfat ($MgSO_4 \cdot H_2O$)

– 4 g $MgSO_4$	langsam i. v. über 10 min [48]
– 4 g $MgSO_4$	in 50 % Lösung i. v. über 15 min [38]
– 4 g $MgSO_4$	in 20 % Lösung i. v. (1 g/min) [32]
– 1–2 g $MgSO_4$	(Mg 5-Sulfat®*) i. v. in 5–10 min [5]

oder

Magnesiumascorbat

– 6 g Magnesiumascorbat (Magnorbin®**) i. v. über 10–20 min [22]
– 2–4 g Magnesiumascorbat i. v. über 5–8 min [7]

anschließend

Magnesiumsulfat

– 1 g	$MgSO_4$/Stunde als Infusion [48]
– 2–3 g	$MgSO_4$/Stunde als Infusion [38]
– 5 g	$MgSO_4$ in 50 % Lösung in jede Gesäßhälfte tief i. m., bei weiteren Anfällen: nach 15 min 2–4 g $MgSO_4$ i. v. (1 g/min), sonst anschließend alle 4 Stunden $MgSO_4$ in eine Gesäßhälfte tief i. m. [32]
– 3 g	$MgSO_4$/Stunde i. v. [5]

oder

Magnesiumascorbat

– 1,5 g	Magnesiumascorbat/Stunde als Infusion [22]
– 50 ml	20 % Magnesiumascorbat als Infusion, entsprechend Symptomatik [7]

* *Mg5-Sulfat*
10 ml Amp. 10% enthält 1 g $MgSO_4 \cdot 7\,H_2O$ (entspricht 4,05 mmol)
10 ml Amp. 50% enthält 5 g $MgSO_4 \cdot 7\,H_2O$

** *Magnorbin®*
5 ml Amp. 10 % enthält 0,5 g Magnesiumascorbat
5 ml Amp. 20 % enthält 1,0 g Magnesiumascorbat

ter kontrolliert werden, die auch als Voraussetzung für den Beginn der Therapie gelten: Atemfrequenz, Nachweisbarkeit der Reflexe und Urinausscheidung.

In einer Studie [38] wurden die Serumspiegel von Magnesium nach intravenöser und intramuskulärer Initialbehandlung verglichen. In den ersten drei Stunden sind die Magnesiumspiegel nach intramuskulärer Gabe signifikant höher als nach intravenöser Applikation. Klinisch haben jedoch beide Methoden gleich gute Ergebnisse erbracht.

Clomethiazol

Clomethiazol ist eine vom Vitamin-B_1-Molekül abgeleitete Substanz, die 1957 beschrieben wurde [4]. Die Wirkung als Sedativum, Antikonvulsivum und Hypnotikum wird durch den Einfluß auf Hirnkortex und Formatio reticularis erklärt. Die Substanz wird zu 96% über den Urin wieder ausgeschieden. Sie ist plazentagängig [42].

Die schwerwiegendste Nebenwirkung ist die Atemdepression; wegen der fast ausschließlichen Ausscheidung durch die Niere ist bei Oligurie Vorsicht geboten [29]. Weniger schwerwiegend sind die weiteren Nebeneffekte: verstopfte Nase, Hypothermie, Phlebitis am Injektionsort.

Behandlungsziel ist die schläfrig benommene Patientin, die durch Anruf erweckbar bleibt. Clomethiazol wird in Infusionsflaschen mit 500 ml 0,8prozentiger Lösung angeboten (Distraneurin®: 100 ml enthalten 800 mg Clomethiazoldisilat). Initial werden unterschiedliche Dosierungen empfohlen (Tab. 16-8). Nach eigenen Erfahrungen ist die Infusion im Strahl anfangs in manchen Fällen notwendig. Die Erhaltungsdosis ist vom Wachheitsgrad der Patientin sowie von der Nierenfunktion abhängig. In einer über zehn Jahre geführten Studie [21] traten bei 121 Patientinnen, die mit Clomethiazol behandelt worden waren, keine wesentlichen Probleme auf; die perinatale Mortalität war mit 4,6% günstig.

Post partum sollte die Behandlung mit Clomethiazol ebenso wie mit Magnesium 24 bis 48 Stunden fortgesetzt werden.

4.2 Antihypertensiva

Die Blutdruckerhöhung birgt die Gefahr der Hirnblutung, die eine der Haupttodesursachen der Mutter darstellt. Andererseits ist mit einer zu raschen und tiefen Senkung des Blutdrucks die Gefahr der schweren intrauterinen Asphyxie bis zum Fruchttod verbunden. Der diastolische Wert sollte 90 mm Hg nicht unterschreiten.

Empfehlenswert ist die Verwendung von *Dihydralazin,* das durch direkten Einfluß auf die glatte Muskulatur der Arteriolen den peripheren Widerstand senkt. Zur parenteralen Applikation stehen Ampullen mit 25 mg (Nepresol®) zur Verfügung.

Initial werden 5 mg i.v. verabreicht. Wegen der erst nach Minuten einsetzenden Wirkung besteht die Gefahr der Überdosierung und damit der Gefährdung des Feten. Zur kontinuierlichen Behandlung empfiehlt sich die Infusion (50 mg Dihydralazin in 500 ml; *keine Glukoselösung, keine Glasflaschen* wegen Verringerung der Wirksamkeit).

Bei tachykarden Reaktionen kann mit kleinen Dosen von kardioselektiven *Beta-1-Blockern* kombiniert werden [9].

Die Gabe von *Diazoxid* (Hypertonalum®-Ampullen, 300 mg) birgt die Gefahr der zu starken Blutdrucksenkung; empfohlen werden 30 bis 60 mg alle 60 Sekunden oder 150 mg als Bolus.

Eine zweite Alternative stellt *Natriumnitroprussid* dar (nipruss®-Ampullen mit 52,75 mg in 5 ml), jedoch besteht auch hier die Gefahr der zu starken Blutdrucksenkung.

Es wird empfohlen, sich ausschließlich auf Dihydralazin zu verlassen [32]. Auch wir haben mit dieser Substanz beste Erfahrungen ohne Notwendigkeit, auf andere Medikamente zurückgreifen zu müssen.

4.3 Beendigung der Schwangerschaft

Da die Gestose sowie ihre Komplikationen mit der Anwesenheit des Feten in utero kausal verbunden

Tabelle 16-8   Clomethiazol*

initial	
60 Tropfen/min (0,8 %) über 5–10 min	[10, 11]
20–30 Tropfen/min (0,8 %) über 5 min	[23]
100–200 ml (0,8 %) im Strahl	[29]
30 Tropfen/min (1,5 %) über 10 min	[25]
anschließend	
15 Tropfen/min (0,8 %)	[10, 11]
20 Tropfen/min (1,5 %) für ca. 45 min, dann	
8–12 Tropfen/min (1,5 %)	[25]

* Clomethiazol 0,8%ig: Distraneurin®

sind, stellt die Entbindung einen therapeutischen Eingriff dar.

Präeklampsie und Eklampsie verlangen, eine Entbindung baldmöglichst anzustreben. Andererseits kann es mit den modernen Methoden der Überwachung und Therapie der Mutter in manchen Fällen möglich sein, den Zustand des Feten in utero durch Tokolyse und medikamentöse Induktion der Lungenreife zu verbessern. Es wird jedoch nicht akzeptabel sein, eine Gefährdung des mütterlichen Zustands in Kauf zu nehmen. Bei einem Schwangerschaftsalter zwischen 18 und 27 Wochen war durch das abwartende Verhalten lediglich eine hohe mütterliche Morbidität, nicht jedoch eine Verbesserung der perinatalen Mortalität erreicht worden [40].

Bei vorzeitiger Plazentalösung (Abruptio placentae) (Abb. 16-4), die bei SIH/-Gestose gehäuft auftritt [2, 33], wird die Entscheidung zur sofortigen operativen Entbindung leichtfallen. Ob in allen Fällen der operative Weg für Mutter und Feten der beste ist, kann nicht „eklampsiespezifisch" entschieden werden. Diese Entscheidung wird sich nach der geburtshilflichen Situation, die durch Schwangerschaftsalter, Lage des Kindes und Muttermundweite charakterisiert ist, zu richten haben. Generelle Empfehlungen auszusprechen, die den optimalen therapeutischen Weg in jeder speziellen Situation aufzeigen, ist also nicht möglich. Die Überwachung des Feten durch das CTG, eventuell unterstützt durch z. B. Östriol- und HPL-Bestimmungen im Plasma, wird Gefahrenzustände erkennen lassen. Jedoch ist von diesen Untersuchungen kein sicherer Hinweis zu erwarten, wann das von der Insuffizienz bedrohte Verhältnis Mutter – Plazenta – Fetus [14] zu Lasten des Feten dekompensiert.

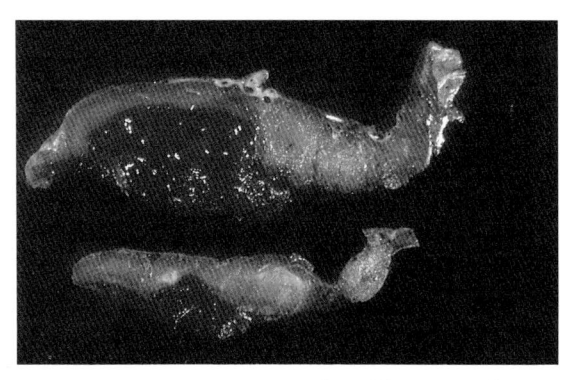

Abb. 16-4 Abruptio placentae bei Eklampsie und Totgeburt (Original: K. Benirschke, San Diego/LaJolla)

4.4 Tokolyse und Induktion der Lungenreife

In die Entscheidung, ob eine Tokolyse bei Präeklampsie eingesetzt werden soll oder eine Induktion der Lungenreife sinnvoll ist, muß das Verständnis über den Wirkmechanismus dieser Medikamente eingehen. Grundsätzlich ist bei Präeklampsie und Eklampsie der intravaskuläre hydrostatische Druck erhöht, der interstitielle Flüssigkeitsgehalt hoch, die Kapillarpermeabilität gesteigert; gleichzeitig ist der kolloidosmotische Druck erniedrigt [1].

Beta-Sympathomimetika verstärken neben der gewünschten uterusrelaxierenden Wirkung und einer Vasodilatation die pathophysiologischen Veränderungen bei SIH/Gestose (Erhöhung des hydrostatischen Druckes, Abfall des kolloidosmotischen Druckes, dadurch Vermehrung des interstitiellen Flüssigkeitsgehalts). Damit entsteht die Gefahr des Lungenödems, die noch durch zusätzliche Gabe von *Glukokortikoiden* unterstützt wird.

Die Gefahr des Lungenödems kann nur dadurch vermieden werden, daß eine genaue Bilanzierung der Ein- und Ausfuhr mit Messung des zentralvenösen Druckes möglich ist [18]. Sind diese Möglichkeiten der Überwachung gegeben, besteht keine Kontraindikation für eine solche Behandlung. Andererseits muß jedoch eine Indikation für dieses Vorgehen gegeben sein. Jenseits von 35 Schwangerschaftswochen sehen wir im allgemeinen keine Notwendigkeit mehr für eine medikamentöse Induktion der Lungenreife [13].

4.5 Infusionstherapie

Unter sorgfältiger Bilanzierung sind Infusionen mit Plasmaexpandern (z. B. Dextran 40) oder Eiweißlösungen (z. B. Humanalbumin 20%ig) sinnvoll (siehe auch Band 5, Kapitel 3).

4.6 Vermeidbare Substanzen

Vermieden werden sollte die Gabe von *Diuretika* und *hyperosmotischen Substanzen*. Lediglich das drohende Lungenödem stellt eine Indikation für diese Therapie dar. Nimmt während der unkomplizierten Gravidität das Plasmavolumen signifikant zu, bleibt dieser Anstieg bei SIH/Gestose aus [19], möglicherweise bedingt durch eine mangelnde adaptative Dilatation des Gefäßsystems. Durch eine Steigerung der Diurese würde diese Kreislaufsituation zusätzlich verschlechtert werden.

Eine *Heparingabe* erscheint nach dem jetzigen pathophysiologischen Verständnis der Gerinnungsstörung bei Präeklampsie/Eklampsie nicht indiziert [32].

Wie dargestellt wurde, nimmt die Zahl der Eklampsien in der westlichen Welt ab. Es soll davor gewarnt werden, neue Therapieverfahren auszuprobieren, wenn bewährte Schemata vorliegen, mit denen der behandelnde Arzt vertraut ist.

5 Prognose der Präeklampsie und Eklampsie

5.1 Prognose der Mutter

Die Eklampsie stellt eine schwerwiegende Komplikation der SIH/Gestose dar. Entsprechend dem medizinischen Standard wird die Letalität der Mutter unterschiedlich hoch sein.

Bei 221 Eklampsiepatientinnen aus São Paulo [46] lag bei pränatal nicht betreuten Schwangeren die Letalität bei 24,9%, während bei den Patientinnen der Universitätsklinik kein mütterlicher Todesfall vorkam. Die durchschnittliche Letalität betrug in dieser Studie 13,9%, in Mexico City 14,9% [27]. Nachdenklich stimmt die Feststellung, daß es in den letzten Jahren nicht möglich war, diese Rate zu senken [27]. Zwischen 25 und 29 Schwangerschaftswochen war die Letalität am höchsten. Dagegen war in einer bereits zitierten Untersuchung aus den USA bei 245 Patientinnen mit Eklampsie nur ein mütterlicher Todesfall zu verzeichnen, der tragischerweise durch eine Überdosierung an Magnesiumsulfat zustandegekommen war [31].

Ebenfalls aus den USA wurde bei 60 Patientinnen mit schwerer SIH-Gestose über keinen mütterlichen Todesfall berichtet [40].

Todesursachen (Tab. 16-9)

Als wesentliche Ursache finden sich zerebrovaskuläre Schäden (parenchymatöse Hirnblutungen). Die Auswertung des Autopsiematerials von 377 Patientinnen, die an den Folgen einer Eklampsie verstorben waren, ergab zerebrale Blutungen oder Hirnerweichungen bei 60% der Patientinnen, die innerhalb von zwei Tagen nach Eklampsie verstarben, während bei längerem Überleben solche Veränderungen nur in 20% nachweisbar waren [37]. Bei Patientinnen, die innerhalb einer Stunde post mortem obduziert worden waren, fand sich kein Fall von Hirnödem; daß bei später obduzierten Patientinnen in jedem Fall ein Hirnödem gefunden wurde, entspricht der allgemeinen Erfahrung bei Obduktionen. Von pathophysiologi-

Tabelle 16-9 Reihenfolge der Todesursachen bei Patientinnen mit Eklampsie

	Govan [16] obduziert	Zugaib [47] klinisch	Zugaib [47] obduziert	Lopez-Llera [27] verstorben	Lopez-Llera [27] verstorben	Lopez-Llera [27] überlebt
	n=110	n=33 *	n=25 *	n=86 *	**	n=498 [+]
– pulmonale bzw. kardiorespiratorische Ursachen	1	1	1	2	2	5
– zerebrovaskuläre Ursachen	2	3	2	1	1	1
– renale Ursachen	–	2	–	4	5	4
– disseminierte intravasale Gerinnungsstörung	–	4	3	3	4	3
– hepatische Ursachen	–	–	–	6	6	–
– Abruptio placentae, Blutung post partum	–	–	–	5	3	2

*Mehrfachnennungen **Einfachnennungen [+]in 22,9 % Komplikationen

scher Bedeutung scheint das Hirnödem für die Eklampsie damit nicht zu sein.

Lungenödem und Pneumonie, häufig auf dem Boden einer Aspiration, sind weitere häufige Todesursachen.

In der Niere kommen vielfältige pathologisch-anatomische Befunde vor, die in der Regel nicht als unmittelbare Todesursache anzusprechen sind. Meistens sieht man die als gestosetypisch beschriebenen Veränderungen in Form von Endothel- und Mesangialzellschwellungen. Tubulusnekrosen sind deutlich seltener. Auch die Rindennekrose wurde in dem oben beschriebenen Autopsiematerial in nur 2% gefunden, bei Fällen von tödlich verlaufender Abruptio placentae dagegen in 50% [37].

In der Leber sind Petechien häufig; subkapsuläre Leberhämatome sind selten so ausgedehnt, daß sie zur Leberruptur führen.

Am Herzen wurden teilweise Hypertrophie und subendokardiale Blutungen nachgewiesen.

20% der oben erwähnten obduzierten Patientinnen zeigten eine fulminante Hämolyse mit Hämoglobinämie, Bilirubinämie und Hämoglobinurie [37].

Bei Patientinnen, die ihre Eklampsie überlebten, standen zerebrovaskuläre Komplikationen an erster Stelle. Im EEG fanden sich innerhalb von 48 Stunden nach eklamptischem Anfall in 75% pathologische Veränderungen, die nach sechs Wochen bei immerhin 23% persistierten [39].

Die Spätprognose von Patientinnen nach Eklampsie wurde bereits in Band 5, Kapitel 3, abgehandelt.

5.2 Prognose des Kindes postpartal

Die perinatale Mortalität von Kindern nach eklamptischen Anfällen der Mutter liegt entsprechend der hohen mütterlichen Letalität in den Ländern mit schlechter medizinischer Versorgung ebenfalls hoch, in den beiden mehrfach zitierten Studien aus Mexiko und Brasilien betrug sie 26,8 bzw. 26,53% [27, 46]. Bei zwei Studien aus den USA betrug die perinatale Mortalität 7,8% [31] bzw. 8,7% bei Schwangerschaften zwischen 18 und 27 Wochen [40].

Ergebnisse von Langzeituntersuchungen von Kindern nach SIH/Eklampsie wurden in Band 5, Kapitel 3, bereits beschrieben.

Literatur

1. Benedetti, T. J., R. Kates, V. Williams: Hemodynamic observations in severe preeclampsia complicated by pulmonary edema. Amer. J. Obstet. Gynec. 152 (1985) 330–334.
2. Benirschke, K., J. Gille: Placental pathology and asphyxia. In: Gluck, L. (ed.): Intrauterine Asphyxia and the Developing Fetal Brain, pp. 117–134. Year Book Medical Publishers, Chicago–London 1977.
3. Brunner, H. R., H. Gavras: Vascular damage in hypertension. Hosp. Pract. 10 (1975) 97.
4. Charronat, R., P. Lechat, J. Chareton: Sur les propriétées pharmacodynamiques d'un dérivé thiazolique (1er note). Thérapie 12 (1957) 68.
5. Conradt, A.: Warum Magnesiumsulfat zur Behandlung der Gestose, Präklampsie/Eklampsie? In: Weidinger, H. (Hrsg.): Magnesium in der Frauenheilkunde, S. 241–253. Münchner Wissenschaftliche Publikationen, München 1985.
6. Cunningham, F. G., T. Lowe, S. Guss, R. Mason: Erythrocyte morphology in women with severe preeclampsia and eclampsia. Amer. J. Obstet. Gynec. 153 (1985) 358–363.
7. Dame, W. R., A. E. Lison, F. K. Beller: Zur Therapie bei schwangerschaftsinduzierter Hypertension, Präklampsie und Eklampsie. In: Kaulhausen, H., J. Schneider (Hrsg.): Schwangerschaftsbedingte Hypertonie, S. 210–215. Thieme, Stuttgart–New York 1983.
8. Davies, A. M.: Epidemiology of the hypertensive disorders of pregnancy. Bull. Wld. Hlth. Org. 57: (1979), 373
9. Deutsche Liga zur Bekämpfung des hohen Blutdruckes (Hrsg.): Hochdruck in der Schwangerschaft. Heidelberg 1984.
10. Duffus, G. M., M. E. Tunstall, R. G. Condie, I. Mac Gillivray: Chlormethiazole in the prevention of eclampsia and the reduction of perinatal mortality. J. Obstet. Gynaec. Brit. Cwlth. 76 (1969) 645–651.
11. Duffus, G. M., M. E. Tunstall, I. Mac Gillivray: Intravenous chlormethiazole in pre-eclamptic toxaemia in labour. Lancet I (1968) 335–337.
12. Gant, N. F., S. Chand, R. J. Worley, P. J. Whalley, O. D. Crosby, P. C. MacDonald: A clinical test useful for predicting the development of acute hypertension in pregnancy. Amer. J. Obstet. Gynec. 120 (1974) 1–7.
13. Gille, J.: Diagnostik und Therapie des Atemnotsyndroms. Gynäk. Prax. 8 (1984) 237–244.
14. Gille, J.: Kritische Gedanken zur „Plazentainsuffizienz". Med. Klin. 80 (1985) 148–152.
15. Goodlin, R. C., E. Strieb, S. F. Sun, T. A. Cox, N. E. Williams: Cortical blindness as the initial symptom in severe preeclampsia. Amer. J. Obstet. Gynec. 147 (1983) 841–842.
16. Govan, A. D. T.: The pathogenesis of eclamptic lesions. Path. Microbiol. (Basel) 24 (1961) 561.

17. Graeff, H., R. von Hugo, R. Schröck: Recent aspects of hemostasis, hematology and hemorrheology in preeclampsia-eclampsia. Europ. J. Obstet. Gynaec. 17 (1984) 91–102.
18. Grospietsch, C., W. Kuhn: Tokolyse mit Betastimulatoren. Thieme, Stuttgart–New York 1983.
19. Hays, P. M., D. P. Cruikshank, L. J. Dunn: Plasma volume determination in normal and preeclamptic pregnancies. Amer. J. Obstet. Gynec. 151 (1985) 958–966.
20. Huber, H., R. Brehm: Veränderungen der Antithrombin-III-Konzentration bei Gestose-Patientinnen. Z. Geburtsh. Perinat. 188 (1984) 223–225.
21. Johannesen, P.: Eclampsia and severe cases of preeclampsia treated with chlormethiazole (Heminevrin®) during a 10 year period. Scand. J. clin. Lab. Invest. 44 (1984) 76–78.
22. Kaulhausen, H.: Medikamentöse Blutdrucksenkung bei schwangerschaftsbedingter Hypertonie, schwerer Gestose und Eklampsie – 1983. In: Kaulhausen, H., J. Schneider (Hrsg.): Schwangerschaftsbedingte Hypertonie, S. 185–195. Thieme, Stuttgart–New York 1983.
23. Kristoffersen, M. B.: Chlormethiazole as a main therapeutic agent to preeclamptic/eclamptic patients. Scand. J. clin. Lab. Invest. 44 (1984) 73–75.
24. Liebowitz, H. A., P. E. Hall: Cortical blindness as a complication of eclampsia. Ann. Emerg. Med. 13 (1984) 365.
25. Litschgi, M.: Schwangerschaftshypertonie, Präeklampsie und Eklampsie. Der informierte Arzt 7 (1979) 8–15.
26. Löwenthal, D.: Spontane Leberruptur in der Schwangerschaft. Geburtsh. u. Frauenheilk. 44 (1984) 819–820.
27. Lopez-Llera, M.: Complicated eclampsia. Fifteen years experience in a referral medical center. Amer. J. Obstet. Gynec. 142 (1982) 28–35.
28. Mäkilä, U. M., L. Viinika, O. Ylikorkala: Increased thromboxane A 2 production but normal prostacyclin by the placenta in hypertensive pregnancies. Prostaglandins 27 (1984) 87–95.
29. Neubüser, D., V. Heckeroth: Distraneurin® – eine wesentliche Bereicherung der Therapie bei Präeklampsie und Eklampsie. Geburtsh. u. Frauenheilk. 34 (1974) 558–562.
30. Pritchard, J. A., F. G. Cunningham, R. A. Mason: Coagulation changes in eclampsia: Their frequency and pathogenesis. Amer. J. Obstet. Gynec. 124 (1976) 855–864.
31. Pritchard, J. A., F. G. Cunningham, S. A. Pritchard: The Parkland Memorial Hospital protocol for treatment of eclampsia: evaluation of 245 cases. Amer. J. Obstet. Gynec. 148 (1984) 951–963.
32. Pritchard, J. A., P. C. MacDonald, N. F. Gant: Williams Obstetrics. 17th ed. Appleton-Century-Crofts, Norwalk 1985.
33. Pritchard, J. A., R. Mason, M. Corley, S. Pritchard: Genesis of severe placental abruption. Amer. J. Obstet. Gynec. 108 (1970) 22.
34. Pritchard, J. A., R. Weisman, O. D. Ratnoff, G. J. Vosburgh: Intravascular hemolysis, thrombocytopenia and other hematologic abnormalities associated with severe toxemia of pregnancy. New Engl. J. Med. 250 (1954) 89.
35. Schenker, J. G., D. Navot: Management of EPH gestosis. In: Goecke, C. (ed.): Actual Standing in EPH-Gestosis, pp. 17–22, International Congress Series 657. Excerpta Medica, Amsterdam–New York–Oxford 1985.
36. Seitz, L.: Die pathologischen Vorgänge im Organismus der Mutter während Schwangerschaft und Geburt (pathologische Biologie). In: Stoeckel, W. (Hrsg.): Lehrbuch der Geburtshilfe, S. 529–584. Fischer, Jena 1930.
37. Sheehan, H. L., J. B. Lynch: Pathology of Toxaemia of Pregnancy. Churchill Livingstone, Edinburgh–London 1973.
38. Sibai, B. M., J. M. Graham, J. H. McCubbin: A comparison of intravenous and intramuscular magnesium sulfate regimens in preeclampsia. Amer. J. Obstet. Gynec. 150 (1984) 728–733.
39. Sibai, B. M., J. A. Spinnato, D. L. Watson, J. A. Lewis, G. D. Anderson: Eclampsia. IV. Neurological findings and future outcome. Amer. J. Obstet. Gynec. 152 (1985) 184–192.
40. Sibai, B. M., M. Taslimi, T. N. Abdella, T. F. Brooks, J. A. Spinnato, G. D. Anderson: Maternal and perinatal outcome of conservative management of severe preeclampsia in midtrimester. Amer. J. Obstet. Gynec. 152 (1985) 32–37.
41. Thiagarajah, S., F. J. Bourgeois, G. M. Harbert, M. R. Caudle: Thrombocytopenia in preeclampsia: associated abnormalities and management principles. Amer. J. Obstet. Gynec. 150 (1984) 1–7.
42. Tischler, E.: Intravenous chlormethiazole in the management of severe preeclampsia. Aus. N. Z. J. Obstet. Gynaec. 13 (1973) 137–142.
43. Walsh, S. W., M. J. Behr, N. H. Allen: Placental prostacyclin production in normal and toxemic pregnancies. Amer. J. Obstet. Gynec. 151 (1985) 110–115.
44. Weinstein, L.: Syndrome of hemolysis, elevated liver enzymes, and low platelet count: A severe consequence of hypertension in pregnancy. Amer. J. Obstet. Gynec. 141 (1982) 159–167.
45. Ylikorkala, O., U. M. Mäkilä: Prostacyclin and thromboxane in gynecology and obstetrics. Amer. J. Obstet. Gynec. 152 (1985) 318–329.
46. Zugaib, M., A. C. S. D. Barros, S. Kahhale, R. E. Bittar, B. Neme: Clinical experience with 221 cases of eclampsia. In: Goecke, C. (ed.): Actual Standing in EPH-Gestosis, pp. 157–161, International Congress Series 657. Excerpta Medica, Amsterdam–New York–Oxford 1985.
47. Zugaib, M., A. C. S. D. Barros, S. Kahhale, R. E. Bittar, B. Neme: Maternal mortality in eclampsia: necroscopic aspects. In: Goecke, C. (ed.): Actual Standing in EPH-Gestosis, pp. 379–383, International Congress Series 657. Excerpta Medica, Amsterdam–New York–Oxford 1985.
48. Zuspan, F. P.: Problems encountered in the treatment of pregnancy-induced hypertension. Amer. J. Obstet. Gynec. 131 (1978) 591–597.

17 Amnioninfektionssyndrom

J. Martius

Inhalt

1 Definition 340
2 Häufigkeit und Ätiologie 340
3 Prädisponierende Faktoren 340
4 Symptome und Diagnostik 342
5 Mögliche Komplikationen 343
6 Therapie 343
7 Prophylaxe 344

1 Definition

Unter einem Amnioninfektionssyndrom versteht man eine in der überwiegenden Mehrzahl der Fälle durch Keimaszension aus dem Urogenitaltrakt der Schwangeren hervorgerufene Infektion von Fruchtwasser, Eihäuten, Plazenta und/oder Fetus [5, 7, 10, 13, 18, 25, 28, 45].

Ein Amnioninfektionssyndrom nach Blasensprung bzw. Wehenbeginn wird auch als genital bedingtes Fieber unter der Geburt bezeichnet. Der häufig synonym benutzte Ausdruck Chorioamnionitis sollte der histopathologischen Diagnose der entsprechend untersuchten Plazenta vorbehalten bleiben, da es beim histologischen Nachweis von Leukozyten im Sinne einer Chorioamnionitis keineswegs immer zum klinischen Bild des Amnioninfektionssyndroms kommt [40].

2 Häufigkeit und Ätiologie

Mit dem Auftreten eines Amnioninfektionssyndroms muß in 1 bis 2% aller Geburten gerechnet werden [10, 13]. Die Häufigkeit erhöht sich auf über 20% mit abnehmendem Schwangerschaftsalter, vor allem in Verbindung mit einem vorzeitigen Blasensprung [5, 7, 10, 13, 18, 24, 45].

Die aszendierende Infektion mit Keimen aus dem Urogenitalbereich der Schwangeren spielt bei der Entstehung des Amnioninfektionssyndroms die dominierende Rolle. Der hämatogene und der iatrogene Infektionsweg im Rahmen einer Amniozentese oder einer Fetoskopie sind sehr seltene Ereignisse.

Zu den Keimen, die im Fruchtwasser oder von Plazenten bei Frauen mit einem Amnioninfektionssyndrom isoliert werden konnten, gehören fakultativ anaerobe Bakterien, wie die Streptokokken der serologischen Gruppe B, die Enterokokken, Staphylococcus aureus, Escherichia coli, Pseudomonas spp., Haemophilus influenzae, Gardnerella vaginalis und anaerobe Bakterien, wie die Peptostreptokokken, Peptokokken, Fusobacterium nucleatum und Bacteroides spp. Auch die sexuell übertragenen Keime Chlamydia trachomatis, Mycoplasma hominis und Ureaplasma urealyticum werden mit dem Amnioninfektionssyndrom in Verbindung gebracht (Tab. 17-1) [3, 4, 5, 11, 12, 17, 20, 25, 26, 30, 31, 33, 34, 44, 46, 47].

Es sind dies im wesentlichen Keime, die gleichzeitig in ätiologischem Zusammenhang mit der Endometritis post partum, der Adnexitis, der Neugeboreneninfektion und der bakteriellen Vaginose gebracht werden [5].

Tabelle 17-1 Mikroorganismen, die ursächlich mit dem Amnioninfektionssyndrom in Verbindung gebracht werden

Mikroorganismen
Fakultativ anaerob
Streptokokken der Gruppe B
Enterokokken
Staphylococcus aureus
Escherichia coli
Pseudomonas spp.
Haemophilus influenzae
Gardnerella vaginalis
Mycoplasma hominis
Ureaplasma urealyticum
Anaerob
Peptostreptokokken
Peptokokken
Fusobacterium nucleatum
Bacteroides spp.
Chlamydia trachomatis

3 Prädisponierende Faktoren

Frühgeburtlichkeit und vorzeitiger Blasensprung

Die Rate des Amnioninfektionssyndroms nimmt mit sinkendem Schwangerschaftsalter zu [7, 18]. Auch ein vorzeitiger Blasensprung erhöht das Risiko eines Amnioninfektionssyndroms [18, 24, 40] (Tab. 17-2).

Tabelle 17-2 Prädisponierende Faktoren für das Amnioninfektionssyndrom

- Frühgeburtlichkeit vor der 37. Woche
- vorzeitiger Blasensprung
- protrahierter Geburtsverlauf nach Blasensprung
- Urogenitalinfektionen, z. B. die bakterielle Vaginose und Chlamydia trachomatis
- Manipulationen im Bereich der Zervix, z. B. Cerclage, und die vaginale Untersuchung nach Blasensprung

Heute verdichten sich die Hinweise darauf, daß aszendierende Infektionen im Bereich des Genitale in vielen Fällen die Ursache für die vorzeitige Wehentätigkeit und/oder den vorzeitigen Blasensprung darstellen [4, 17, 20, 25, 26, 31, 32, 35, 36, 37, 41, 44].

Schwangere mit Frühgeburtsbestrebungen, insbesondere in Verbindung mit einem vorzeitigen Blasensprung, haben ein erhöhtes Risiko an einem Amnioninfektionssyndrom zu erkranken.

Protrahierter Geburtsverlauf nach Blasensprung

Ein protrahierter Geburtsverlauf nach Blasensprung, vor allem in Verbindung mit einer regelmäßigen Wehentätigkeit, erhöht das Risiko eines Amnioninfektionssyndroms. Dies gilt insbesondere für Verläufe, bei denen zwischen Blasensprung und Geburt mehr als 24 Stunden vergehen. Interessanterweise scheint diese Korrelation zwischen der Dauer der Geburt bzw. der des Blasensprungs und der Rate des Amnioninfektionssyndroms eindeutig vom Gestationsalter abhängig zu sein. Im Gegensatz zu Schwangerschaften am Termin fand man bei einem Schwangerschaftsalter unter 34 Wochen bzw. 37 Wochen keinen signifikanten Zusammenhang zwischen der Dauer der wehenlosen Latenz nach vorzeitigem Blasensprung oder der des Blasensprungs bis zur Geburt und der Häufigkeit des Amnioninfektionssyndroms [7, 23]. Bei sicher reifem Kind sollten deshalb protrahierte Geburtsverläufe besonders nach Blasensprung und nach Einsetzen einer regelmäßigen Wehentätigkeit im Sinne der Infektionsprophylaxe vermieden werden. Dagegen erscheint es bei einem Schwangerschaftsalter unter 37 Wochen und bei unreifem Kind sowie fehlenden klinischen Zeichen einer aszendierenden Infektion auch nach Blasensprung gerechtfertigt, eine abwartende Haltung einzunehmen, ohne damit das Risiko eines Amnioninfektionssyndroms wesentlich zu erhöhen.

Urogenitalinfektionen

Die Mikrobiologie des Urogenitaltrakts und hier im besonderen die sexuell übertragbaren Erreger (Treponema pallidum, Neisseria gonorrhoeae, Chlamydia trachomatis, Streptokokken der Gruppe B, Mycoplasma hominis, Ureaplasma urealyticum, Zytomegalievirus, Herpes-simplex-Virus und Candida spp.) spielen für die mütterliche und kindliche Infektionsmorbidität und Mortalität eine wichtige Rolle [5].

Allerdings liegen nur wenige Studien vor, die sich mit dem Zusammenhang bestimmter sexuell übertragbarer Erreger und dem Amnioninfektionssyndrom befassen. Bisher gelang es, Mycoplasma hominis, Ureaplasma urealyticum, Chlamydia trachomatis und die Streptokokken der Gruppe B mit dem Amnioninfektionssyndrom zu korrelieren [2, 11, 12, 20, 26, 27, 43].

Die bei der bakteriellen Vaginose häufig und auch in hoher Konzentration im Scheidensekret nachweisbaren Bakterien, z. B. Gardnerella vaginalis, Mycoplasma hominis, Bacteroides spp., Peptostreptokokken, Peptokokken und Mobiluncus spp., entsprechen in auffallender Weise den Keimen, die bei Schwangeren mit Amnioninfektionssyndrom aus dem Fruchtwasser bzw. von den Plazenten isoliert werden können [3, 4, 17, 20, 33, 46]. Im übrigen häufen sich die Hinweise, daß die bakterielle Vaginose – mittlerweile eine der am häufigsten diagnostizierte sexuell übertragene Erkrankung bei Frauen – ursächlich mit der Frühgeburtlichkeit, dem vorzeitigen Blasensprung und der Endometritis post partum korreliert [17, 20, 27].

Beim Nachweis sexuell übertragbarer Erreger bzw. Infektionen, z. B. Chlamydia trachomatis, Mycoplasma hominis, Streptokokken der Gruppe B und der bakteriellen Vaginose, muß möglicherweise mit einem erhöhten Risiko eines Amnioninfektionssyndroms gerechnet werden.

Manipulationen an der Zervix

Jede Manipulation im Bereich der Zervix einer Schwangeren, z. B. die vaginale Untersuchung, die Zervixumschlingung, die interne Ableitung eines Kardiotokogramms und die Amnioskopie, muß als potentieller Risikofaktor für die Entstehung eines Amnioninfektionssyndroms angesehen werden. Die Cerclagerate bei Schwangeren mit histologisch nachgewiesener Chorioamnionitis ist um das Sechsfache erhöht [40]. In 25% aller Zervixumschlingungen wurde eine Chorioamnionitis nachgewiesen.

Die mütterliche Infektionsmorbidität korreliert eindeutig mit der vaginalen Untersuchung nach Blasensprung [9, 42]. Die Angaben in der Literatur über das Infektionsrisiko bei interner Kardiotokographie sind spärlich. Eine Interpretation der Ergebnisse ist auch deshalb schwierig, da die Gruppe der Patienten, bei denen eine interne Kardiotokographie durchgeführt wird, als Risikogruppe bereits eine erhöhte Infektionsrate hat [9]. Die durch geburtshilfliche Intensivüberwachung bedingte Infektionshäufigkeit wird mit weniger als 1% angegeben [39]. Aus dem Gesagten ergibt sich, daß jede Manipulation im Bereich der Zervix – besonders nach Blasensprung – im Sinne einer Infektionsprophylaxe streng indiziert sein muß und die Regeln der Asepsis Beachtung finden.

4 Symptome und Diagnostik

Ein Fieber von 38 °C oder höher bei der Schwangeren in Kombination mit Symptomen wie Tachykardie (über 100/min), Leukozytose (über 15000/mm^3), übelriechendem Fruchtwasser, einer druckdolenten Gebärmutter und einer fetalen Tachykardie (über 160/min) lassen den behandelnden Arzt an ein Amnioninfektionssyndrom denken [10, 13, 28, 45].

Um die Diagnose zu sichern, müssen andere mögliche Infektionen, z. B. der Harnwege, ausgeschlossen werden.

Vor allem bei Frühgeburtlichkeit nach vorzeitigem Blasensprung oder nach protrahiertem Geburtsverlauf bei gesprungener Fruchtblase weisen die genannten Symptome auf die Diagnose Amnioninfektionssyndrom hin.

Im Rahmen der Diagnostik bei Verdacht auf Amnioninfektionssyndrom ist besonders auf die einfache und sehr nützliche Maßnahme der regelmäßigen Temperaturmessung der Schwangeren unter der Geburt hinzuweisen. Für die Früherkennung einer noch nicht klinisch manifesten aufsteigenden Infektion haben sich die Bestimmung des C-reaktiven Proteins bei der Schwangeren [22], die gaschromatographische Analyse des Fruchtwassers zum Nachweis von aus dem Bakterienstoffwechsel stammenden organischen Säuren [16], die mikroskopische Untersuchung eines nach Gram gefärbten Fruchtwasserausstrichs und die direkte Keimisolierung aus dem Fruchtwasser als nützlich erwiesen [6, 8, 19]. Beim C-reaktiven Protein handelt es sich um ein primär aus der Leber stammendes Plasmaprotein, welches bei akut entzündlichen Prozessen in erhöhten Konzentrationen nachgewiesen werden kann. Die Bestimmung des C-reaktiven Proteins im Rahmen der Frühdiagnostik einer aufsteigenden Infektion gilt als eine sehr sensitive, wenn auch nicht spezifische Methode [22].

Wegen der engen Korrelation zwischen einem positiven Keimnachweis im Fruchtwasser und dem Auftreten eines Amnioninfektionssyndroms bzw. einer tokolyserefraktären Frühgeburtlichkeit [8, 19] wird vor allem in der amerikanischen Literatur die Durchführung einer Amniozentese zur Ergänzung der Diagnostik bei Frühgeburtlichkeit mit und ohne vorzeitigem Blasensprung empfohlen [4, 6, 8, 17, 31, 44, 47]. Die Anwendbarkeit dieser Methode wird allerdings dadurch stark eingeschränkt, daß nur in etwa 50% aller Fälle eine Amniozentese technisch möglich ist [8].

Von den Autoren, die zur Durchführung einer Amniozentese bei Frühgeburtlichkeit mit zu erwartender pulmonaler Unreife des Neugeborenen raten, wird empfohlen, sowohl das therapeutische Vorgehen als auch die Verabreichung von Tokolytika und/oder von Steroiden vom Ergebnis der bakteriologischen bzw. mikroskopischen Untersuchung des gewonnenen Fruchtwassers abhängig zu machen. Fällt der Keimnachweis im Fruchtwasser positiv aus, sollte auf eine tokolytische Therapie, auch bei noch fehlenden klinischen Symptomen eines Amnioninfektionssyndroms, verzichtet und bei der Gabe von Steroiden Zurückhaltung geübt werden. Eine antibiotische Therapie ist dann indiziert.

5 Mögliche Komplikationen des Amnioninfektionssyndroms

Für die Mutter

Dank der modernen Antibiotika entwickelt sich ein Amnioninfektionssyndrom nur in seltenen Fällen zu einem lebensbedrohlichen Krankheitsbild für die Mutter. Ein solcher Verlauf ist beim Übergang eines Amnioninfektionssyndroms in eine Sepsis zu befürchten, eventuell mit Ausbildung eines bakteriellen Schocks [13].

Eine Temperaturerhöhung auf über 39 °C, das Auftreten von Schüttelfrösten, eine zunehmende Ateminsuffizienz mit Abfall des pO_2, Bewußtseinstrübungen und dramatische Blutbildveränderungen, wie z. B. eine Leukozytose von über 20000/mm^3 bzw. eine Leukopenie von unter 8000/mm^3 und eine Thrombozytopenie, sind ernste Alarmzeichen, die den behandelnden Arzt an eine Sepsis und einen bakteriellen Schock denken lassen müssen [13, 14, 15]. Kommt es zum Vollbild des bakteriellen Schocks, können im Sinne einer disseminierten intravaskulären Gerinnung lebensbedrohliche Veränderungen des Gerinnungssystems auftreten, die über die Bildung von Mikrothromben zu einer erheblichen Beeinträchtigung der Blutversorgung aller wichtigen Organe führen [15].

Eine weitere Komplikation des Amnioninfektionssyndroms stellt die erhöhte Endometritisrate post partum für die Wöchnerin dar [5].

Für das Neugeborene

Die aszendierende Infektion im Zusammenhang mit einem Amnioninfektionssyndrom führt beim Neugeborenen zu einer deutlich erhöhten Morbidität und Mortalität. So beträgt die perinatale Infektionsletalität nach einem Amnioninfektionssyndrom immerhin 10% [40, 45]. Meist erfolgt dabei die Infektion des Feten über die Aspiration von infiziertem Fruchtwasser. Die Differentialdiagnose zwischen einem Atemnotsyndrom wegen Unreife und einer durch Aspiration von infiziertem Fruchtwasser entstandenen Pneumonie kann den behandelnden Pädiater vor große Schwierigkeiten stellen. Nicht selten kommt es auch zum simultanen Auftreten beider Erkrankungen. Von besonderer Wichtigkeit ist es, daß der Kinderarzt rechtzeitig vom Geburtshelfer über mögliche Risikofaktoren für die Entstehung einer Neugeboreneninfektion, wie z. B. ein vorzeitiger Blasensprung, mütterliche Genitalinfektionen, Fieber unter der Geburt und protrahierter Geburtsverlauf, informiert wird, um notwendige diagnostische und therapeutische Schritte in die Wege leiten zu können.

6 Therapie

Die Diagnose Amnioninfektionssyndrom erfordert in allen Fällen die parenterale Verabreichung von geeigneten Antibiotika in ausreichender Dosierung bei der betroffenen Schwangeren. Auch eine möglichst schnelle Entleerung der Gebärmutter ist anzustreben [5, 10, 13, 45]. Die Wahl des Geburtsmodus muß sich selbstverständlich nach der geburtshilflichen Situation richten. Bei hohem Bishop-Score und fehlenden Zeichen der kindlichen Asphyxie kann unter antibiotischem Schutz die vaginale Entbindung angestrebt werden. Kommt es dagegen bei bestehendem Amnioninfektionssyndrom zum Geburtsstillstand, ohne daß in absehbarer Zeit eine vaginale Entbindung möglich erscheint, muß zum Schutz von Mutter und Kind eine Schnittentbindung durchgeführt werden. Ein trotz intensivmedizinischer Maßnahmen nicht beherrschbares septisches Amnioninfektionssyndrom oder ein daraus resultierender bakterieller Schock kann dazu führen, daß im Sinne einer Herdsanierung die Hysterektomie nicht zu umgehen ist [13].

Die Wahl des geeigneten Antibiotikums für die Behandlung des Amnioninfektionssyndroms richtet sich nach dessen Wirkspektrum und einer möglichst geringen Toxizität für Mutter und Kind. Bewährt haben sich die Penizilline und deren Derivate sowie die Zephalosporine (Tab. 17-3). Antibiotika dieser Substanzklassen erreichen bei ausreichender Dosierung auch therapeutisch wirksame Konzentrationen beim Feten und im Fruchtwasser.

Tabelle 17-3 Beispiele für antibiotische Therapie beim Amnioninfektionssyndrom

Antibiotikum	Dosierung	
Penizilline		
Penicillin G	5 Mega-I. E.	i. v. alle 6 h
Ampicillin	2 g	i. v. alle 6 h
Azlocillin	5 g	i. v. alle 8 h
Mezlocillin	5 g	i. v. alle 8 h
Piperacillin	4 g	i. v. alle 8 h
Zephalosporine		
Cefoxitin	2 g	i. v. alle 8 h
Cefotaxim	2 g	i. v. alle 8 h
Cefamandol	2 g	i. v. alle 8 h

Vor allem bei einem foudroyanten Verlauf eines Amnioninfektionssyndroms mit Übergang in den bakteriellen Schock ist es ratsam, vor Beginn der antibiotischen Therapie eine gezielte mikrobiologische Diagnostik durchzuführen. In Frage kommen die Blutkultur und die Keimbestimmung aus dem Fruchtwasser. Anhand der Ergebnisse der Resistenzprüfung kann die blind begonnene antibiotische Therapie, wenn nötig, angepaßt werden.

Ist es bei der Schwangeren bereits zu einem septischen Amnioninfektionssyndrom oder zu einem bakteriellen Schock gekommen, sollten Antibiotikakombinationen im Sinne einer Omnispektrumtherapie Verwendung finden. Geeignete Kombinationen sind z. B. Cefoxitin und Azlocillin, Cefotaxim und Piperacillin oder Cefotaxim und Metronidazol. Auch die Kombination eines Zephalosporins mit einem Aminoglykosid ist möglich.

Der bakterielle Schock kann nur mit Hilfe intensivmedizinischer Maßnahmen beherrscht werden. Im Vordergrund stehen hier die Volumensubstitution, die Normalisierung der Gerinnung und die rechtzeitige Intubation [15].

7 Prophylaxe

Die prophylaktischen Maßnahmen zur Verhinderung eines Amnioninfektionssyndroms ergeben sich aus der Kenntnis der prädisponierenden Faktoren. Wegen der engen Korrelation zwischen dem Auftreten eines Amnioninfektionssyndroms und der Frühgeburtlichkeit bzw. dem vorzeitigen Blasensprung bei einem Schwangerschaftsalter von weniger als 37 Wochen muß das Ziel darin bestehen, die Frühgeburtenrate zu senken.

Die sich abzeichnende mögliche ätiologische Bedeutung der Urogenitalinfektionen in der Schwangerschaft für die Frühgeburtlichkeit und die peripartale mütterliche und kindliche Infektionsmorbidität machen es notwendig, im Rahmen der Schwangerenberatung für eine rechtzeitige Diagnostik und gegebenenfalls Therapie dieser Erkrankungen zu sorgen.

In diesem Sinne sollte auch bei symptomlosen Schwangeren wenigstens einmal im Rahmen der Schwangerenberatung mit Hilfe eines Nativpräparats, dem KOH-Test, der pH-Wert-Bestimmung und der klinischen Beurteilung des Scheidensekrets eine orientierende Diagnostik der Genitalflora durchgeführt werden. Das erhöhte Risiko einer unbehandelten Chlamydia-trachomatis-Infektion für Mutter und Kind lassen es sinnvoll erscheinen, bei Schwangeren mit erhöhtem Risiko nach diesem Erreger zu suchen und gegebenenfalls zu behandeln.

Eine gezielte mikrobiologische Diagnostik zum Nachweis von Streptokokken der Gruppe B, Mycoplasma hominis und Ureaplasma urealyticum als Routineverfahren in der Schwangerenberatung wird von den meisten Autoren zu diesem Zeitpunkt abgelehnt. Mit endgültigen Empfehlungen zur Diagnose und Therapie von Infektionen in der Schwangerschaft muß allerdings so lange Zurückhaltung geübt werden, bis durch kontrollierte Studien der Nutzen eines solchen Vorgehens bewiesen wurde.

Zur Prophylaxe des Amnioninfektionssyndroms gehört auch, daß bei Geburten mit sicher reifem Kind nach Blasensprung ein Geburtsverlauf von mehr als 20 Stunden vermieden wird.

Nach Blasensprung bei noch fehlender Lungenreife des Feten kann bei sicherem Ausschluß von Infektionszeichen bei Mutter und Kind eine tokolytische Therapie versucht werden.

Inwieweit bei vorzeitigem Blasensprung und zu erwartender pulmonaler Unreife des Feten eine Steroidtherapie von Nutzen ist bzw. das Risiko eines Amnioninfektionssyndroms erhöht, kann anhand der vorliegenden Literatur nicht mit Sicherheit entschieden werden [1, 2, 7, 21, 29, 38]. In jedem Fall sollte nach Auftreten von Entzündungszeichen bei Mutter oder Feten auch bei unreifem Kind auf eine weitere tokolytische Therapie verzichtet und mit einer hochdosierten Antibiotikagabe begonnen werden (Tab. 17-3). Die Frage, ob bei gesprungener Fruchtblase nach Ablauf einer bestimmten Frist (z. B. acht Stunden) prophylaktisch – also auch bei fehlenden Entzündungszeichen – mit einer antibiotischen Behandlung der Schwangeren begonnen werden sollte,

kann wegen des Mangels an kontrollierten Studien nicht eindeutig beantwortet werden. Bei vielen Autoren herrscht allerdings Skepsis gegenüber der prophylaktischen Antibiotikagabe, besonders bei vaginaler Entbindung, in diesen Fällen vor [8]. Bei fehlendem sicherem Nachweis eines positiven Effekts auf die Morbidität von Mutter und Kind wird durch die prophylaktische Antibiotikagabe eine Verschleierung eines septischen Krankheitsbilds beim Neugeborenen und eine zunehmende Resistenzentwicklung befürchtet [6].

Literatur

1. Andreyko, J. L., C. P. Chen, A. T. Shennan, J. E. Milligan: Results of conservative management of premature rupture of the membranes. Amer. J. Obstet. Gynec. 148 (1984) 600.
2. Barrett, J. M., F. H. Boehm: Comparison of aggressive and conservative management of premature rupture of fetal membranes. Amer. J. Obstet. Gynec. 144 (1982) 12.
3. Blanco, J. D., R. S. Gibbs, H. Malherbe, M. Strickland-Cholmley, P. J. St. Clair, Y. S. Castaneda: A controlled study of genital mycoplasmas in amniotic fluid from patients with intra-amniotic infection. J. infect. Dis. 147 (1983) 650.
4. Bobitt, J. R., C. C. Hayslip, J. D. Damato: Amniotic fluid infection as determined by transabdominal amniocentesis in patients with intact membranes in premature labor. Amer. J. Obstet. Gynec. 140 (1981) 947.
5. Brunham, R. C., K. K. Holmes, D. Eschenbach: Sexually transmitted diseases in pregnancy. In: Holmes, K. K. (ed.): Sexually Transmitted Diseases, pp. 782. McGraw-Hill, New York 1984.
6. Garite, T. J.: Premature rupture of the membranes: the enigma of the obstetrician. Amer. J. Obstet. Gynec. 151 (1985) 1001.
7. Garite, T. J., R. K. Freeman: Chorioamnionitis in the preterm gestation. Obstet. and Gynec. 59 (1982) 539.
8. Garite, T. J., R. K. Freeman, M. Linzey, P. Braly: The use of amniocentesis in patients with premature rupture of membranes. Obstet. and Gynec. 54 (1979) 227.
9. Gibbs, R. S.: Clinical risk factors for puerperal infection. Obstet. and Gynec. 55 (1980) 178.
10. Gibbs, R. S.: Chorioamnionitis. In: Monif. G. R. G. (ed.): Infectious Diseases in Obstetrics and Gynecology., pp. 363. Harper & Row. Philadelphia 1982.
11. Gibbs, R. S., J. Forman, P. J. St. Clair, J. B. Baseman: Detection of serum antibody response to Bacteroides bivius by enzyme-linked immunosorbent assay in women with intraamniotic infection. Obstet. and Gynec. 69 (1987) 208.
12. Gibbs, R. S., M. H. Weiner, K. Walmer, P. J. St. Clair: Microbiologic and Serologic studies of Gardnerella vaginalis in intra-amniotic infection. Obstet. and Gynec. 70 (1987) 187.
13. Graeff, H.: Infektionen in der Schwangerschaft, unter der Geburt und im Wochenbett. In: Käser, O., V. Friedberg, K. G. Ober, K. Thomsen, J. Zander (Hrsg.): Gynäkologie und Geburtshilfe, Bd. II, Teil 2, S. 16.13. Thieme, Stuttgart 1981.
14. Graeff, H.: Peripartale Infektionen. Geburtsh. u. Frauenheilk. 42 (1982) 645.
15. Graeff, H.: Der bakterielle Schock. Gynäkologe 17 (1984) 88.
16. Gravett, M. G., D. A. Eschenbach, C. A. Speigel-Brown., K. K. Homes: Rapid diagnosis of amniotic-fluid infection by gas-liquid chromatography. New Engl. J. Med. 306 (1982) 725.
17. Gravett, M. G., D. Hummel, D. A. Eschenbach, K. K. Holmes: Preterm labor associated with subclinical amniotic fluid infection and with bacterial vaginosis. Obstet. and Gynec. 67 (1986) 229.
18. Guzick, D. S., K. Winn: The association of chorioamnionitis with preterm delivery. Obstet. and Gynec. 65 (1985) 11.
19. Hameed, C., N. Tejani, U. L. Verma, F. Archbald: Silent chorioamnionitis as a cause of preterm labor refractory to tocolytic therapy. Amer. J. Obstet. and Gynec. 149 (1984) 726.
20. Hillier, S. L., J. Martius, M. Krohn, N. Kiviat, K. K. Holmes, D. A. Eschenbach: A case-control study of chorioamnionic infection and histologic chorioamnionitis in prematurity. New Engl. J. Med. 319 (1988) 972.
21. Iams, J. D., M. L. Talbert, H. Barrows, L. Sachs: Management of preterm prematurely ruptured membranes: A prospective randomized comparison of observation versus use of steroids and timed delivery. Amer. J. Obstet. Gynec. 151 (1985) 32.
22. Ismail, M. A., M. J. Zinaman, R. I. Lowensohn, A. H. Moawad: The significance of C-reactive protein levels in women with premature rupture of membranes. Amer. J. Obstet. Gynec. 151 (1985) 541.
23. Johnson, J. W. C., N. H. Daikoku, J. R. Niebyl, T. R. B. Johnson, V. A. Khouzami, F. R. Witter: Premature rupture of the membranes and prolonged latency. Obstet. and Gynec. 57 (1981) 547.
24. Kastendieck, E.: Vorzeitiger Blasensprung. In: Martius, G. (Hrsg.): Therapie in Geburtshilfe und Gynäkologie, Bd. 1, S. 97. Thieme, Stuttgart 1988.

25. Martius, G.: Amnioninfektionssyndrom. In: Martius, G. (Hrsg.): Geburtshilflich-perinatologische Operationen, S. 274. Thieme, Stuttgart 1986.
26. Martius, J.: Nachweiß β-hämolysierender Streptokokken der Gruppe B. Gefahren und therapeutische Konsequenzen. In: Künzel, W., H. Gips (Hrsg.): Gießener Gynäkologische Fortbildung 1987, S. 213. Springer, Berlin–Heidelberg–New York 1987.
27. Martius, J., M. A. Krohn, S. L. Hillier, W. E. Stamm, K. K. Holmes, D. A. Eschenbach: Relationships of vaginal Lactobacillus species, cervical Chlamydia trachomatis, and bacterial vaginosis to preterm birth. Obstet. and Gynec. 71 (1988) 89.
28. Martius, J., G. Martius: Fieber sub partu. In: Martius, G. (Hrsg.): Differentialdiagnose in Geburtshilfe und Gynäkologie, Bd. 1, S. 94. Thieme, Stuttgart 1987.
29. Mestwerdt, W., D. Kranzfelder: Die Behandlung des vorzeitigen Blasensprunges. Gynäk. Prax. 8 (1982) 597.
30. Miller, J. M., G. B. Hill, S. I. Welt, M. J. Pupkin: Bacterial colonization of amniotic fluid in the presence of ruptured membranes. Amer. J. Obstet. Gynec. 137 (1980) 451.
31. Miller, J. M., M. J. Pupkin, G. B. Hill: Bacterial colonization of amniotic fluid from intact fetal membranes. Amer. J. Obstet. Gynec. 136 (1980) 796.
32. Minkoff, H.: Prematurity: infection as an etiologic factor. Obstet. and Gynec. 62 (1983) 137.
33. Pankuch, G. A., P. C. Appelbaum, R. P. Lorenz, J. J. Botti, J. Schachter, R. L. Naeye: Placental microbiology and histology and the pathogenesis of chorioamnionitis. Obstet. and Gynec. 64 (1984) 802.
34. Quinn, P. A., J. Butany, J. Taylor, W. Hannah: Chorioamnionitis: Its association with pregnancy outcome and microbial infection. Amer. J. Obstet. Gynec. 156 (1987) 379.
35. Romero, R., M. Emamian, M. Wan, R. Quintero, J. C. Hobbins, M. D. Mitchell: Prostaglandin concentrations in amniotic fluid of women with intra-amniotic infection and preterm labor. Amer. J. Obstet. Gynec. 157 (1987) 1461.
36. Romero, R., N. Kadar, J. C. Hobbins, G. W. Duff: Infection and labor: The detection of endotoxin in amniotic fluid. Amer. J. Obstet. Gynec. 157 (1987) 815.
37. Romero, R., R. Quintero, M. Emamian, M. Wan, C. Grzyboski, J. C. Hobbins, M. D. Mitchell: Arachidonate lipoxygenase metabolites in amniotic fluid of women with intra-amniotic infection and preterm labor. Amer. J. Obstet. Gynec. 157 (1987) 1454.
38. Ruckhäberle, K.-E., C. Vogtmann, B. Viehweg: Risiko und Nutzen intravenöser Tokolyse bei drohender Frühgeburt mit vorzeitigem Blasensprung. Zbl. Gynäk. 103 (1981) 1417.
39. Rüttgers, H.: Technik, Registrierungsprinzipien und Registrierfehler von Kardiotokographen. In: Fischer, W. M. (Hrsg.): Kardiotokographie, S. 339. Thieme, Stuttgart 1973.
40. Russell, P.: Inflammatory lesions of the human placenta. I. Clinical significance of acute chorioamnionitis. Amer. J. Diagn. Gynec. and Obstet. 1 (1979) 127.
41. Sbarra, A. J., G. B. Thomas, C. L. Cetrulo, C. Shakr, A. Chaudhury, B. Paul: Effect of bacterial growth on the bursting pressure of fetal membranes in vitro. Obstet. and Gynec. 70 (1987) 107.
42. Schutte, M. F., P. E. Treffers, G. J. Kloosterman, S. Soepatmi: Management of premature rupture of membranes: The risk of vaginal examination. Amer. J. Obstet. Gynec. 146 (1983) 395.
43. Wager, G. P., D. H. Martin, L. Koutsky, D. A. Eschenbach, J. R. Daling, W. T. Chiang, E. R. Alexander, K. K. Holmes: Puerperal infectious morbidity: Relationship to route of delivery and to antepartum Chlamydia trachomatis infection. Amer. J. Obstet. Gynec. 138 (1980) 1028.
44. Wahbeh, C. J., G. B. Hill, R. D. Eden, S. A. Gall: Intraamniotic bacterial colonization in premature labor. Amer. J. Obstet. Gynec. 148 (1984) 739.
45. Wulf, K.-H.: Regelwidrigkeiten der Plazenta, Eihäute und Nabelschnur. In: Martius, G. (Hrsg.): Lehrbuch der Geburtshilfe. S. 276. Thieme, Stuttgart 1988.
46. Yoder, P. R., R. S. Gibbs, J. D. Blanco, Y. S. Castaneda, P. J. St. Clair: A prospective, controlled study of maternal and perinatal outcome after intra-amniotic infection at term. Amer. J. Obstet.Gynec. 145 (1983) 695.
47. Zlatnik, F. J., D. P. Cruikshank, C. R. Petzold, R. P. Galask: Amniocentesis in the identification of inapparent infection in preterm patients with premature rupture of the membranes. J. reprod. Med. 29 (1984) 656.

18 Behandlung der diabetischen Schwangeren unter der Geburt

A. Feige

Inhalt

1 Behandlung bei diätetisch eingestelltem Diabetes mellitus 348

2 Behandlung bei insulinpflichtigem Diabetes mellitus 348

1 Behandlung bei diätetisch eingestelltem Diabetes mellitus

Eine Patientin, deren Diabetes bislang diätetisch behandelt wurde und deren mittleres Blutzuckertagesprofil ohne Insulintherapie nüchtern unter 100 mg </dl lag, erhält auf dem Kreißsaal die für sie berechnete Kohlenhydratmenge in Form von Glukoseinfusionen. Bekommt eine Patientin z. B. eine Diabetesdiät, die aus 16 Broteinheiten (BE) entsprechend 192 g Kohlenhydraten besteht, so wird sie unter der Geburt auf Glukoseinfusion folgender Zusammensetzung umgestellt:

$$\begin{array}{rl} 3 \times 500 \text{ ml } 10\%\text{ige Glukose} = & 150 \text{ g KH} \\ 3 \times 35 \text{ ml } 40\%\text{ige Glukose} = & \underline{42 \text{ g KH}} \\ \text{Summe} & 192 \text{ g KH} \end{array}$$

Jede Infusion enthält also ein Gemisch aus 10prozentiger und 40prozentiger Glukose und wird über acht Stunden infundiert. Sollte die Patientin innerhalb von 24 Stunden spontan entbinden, kann sie die auf 24 Stunden berechnete und nicht intravenös applizierte Glukosemenge in Form ihrer üblichen Diabetesdiät oral einnehmen.

2 Behandlung bei insulinpflichtigem Diabetes mellitus

Neben der oben angegebenen Umstellung auf intravenöse Glukosegabe sollte eine insulinbedürftige Patientin sub partu immer auf Altinsulin umgesetzt werden. Die Umstellung von Depot- oder Intermediär- auf Altinsulin erfolgt im Verhältnis 1:1,5. Eine Patientin mit einem Insulinbedarf von z. B.:

- 20 I.E. Verzögerungsinsulin morgens
- 12 I.E. Altinsulin mittags
- 12 I.E. Verzögerungsinsulin abends

erhält also 60 I.E. Altinsulin pro 24 Stunden.

Der oben angegebenen Glukosemenge werden also pro acht Stunden 20 I.E. Altinsulin zugegeben. Um kleine Schwankungen des Blutzuckerspiegels besser ausgleichen zu können, halten wir immer 500 ml fünfprozentige Glukose im Bypass bereit.

Nach Expression der Plazenta wird zur Vermeidung von Hypoglykämien das Insulin-Glukosegemisch durch alleinige Glukosegabe ersetzt. Falls die Patientin spontan entbunden wird und nicht mehr nüchtern zu sein braucht, kann sie ihre fehlenden Kohlenhydrate an dem Tag auch in Form ihrer üblichen Diät zuführen. Insulin braucht am Tag 1 der Entbindung meist nicht zugeführt zu werden. In den folgenden Tagen wird der Insulinbedarf wieder zunehmen und nach etwa drei bis vier Tagen den Ausgangsbedarf vor Eintritt der Schwangerschaft wieder erreicht haben.

Bei allen Diabetikerinnen sollte am Tag der Entbindung Natrium und Kalium bestimmt werden, eventuelle Hypokaliämien sollten ausgeglichen werden.

Blutzuckerkontrollen sollten am Tag der Entbindung zwei- bis vierstündlich erfolgen, je nach Güte der Einstellung. Den Einsatz einer glukosegesteuerten Insulinpumpe („künstliches Pankreas") unter der Geburt halten wir für nicht erforderlich (siehe auch Band 5).

Literatur

1. Feige, A.: Diabetes mellitus und Schwangerschaft. In: Künzel, W., K.-H. Wulf (Hrsg.): Die gestörte Schwangerschaft. Klinik der Frauenheilkunde und Geburtshilfe, 2. Aufl. (Reihenhrsg.: K.-H. Wulf, H. Schmidt-Matthiesen). Urban & Schwarzenberg, München–Wien–Baltimore 1986.

2. Mitzkat, H.-J.: Prä- und postoperative Störungen des Kohlenhydratstoffwechsels. In: Pichlmayr, R. (Hrsg.): Postoperative Komplikationen, S. 274. Springer, Berlin–New York–Heidelberg 1976.

19 Nabelschnurvorfall

E. Kastendieck

Inhalt

1 Einleitung und Definition 350
2 Pathogenese 350
2.1 Pathogenese des Nabelschnur-
    vorfalls 350
2.2 Pathophysiologie der intrauterinen
    Hypoxie bei Nabelschnurvorfall 350
3 Diagnose 352
4 Prophylaxe 352
5 Therapie 353
5.1 Sofortmaßnahmen 353
5.2 Entbindungsmodus 353

1 Einleitung und Definition

Der Nabelschnurvorfall ist ein sehr seltener geburtshilflicher Notfall mit Gefahr der kindlichen Hirnschädigung und des intrauterinen Fruchttods durch Unterbrechung der Nabelschnurdurchblutung. Die Häufigkeit im Gesamtgeburtengut beträgt nach neueren Untersuchungen 0,2% [15, 22] bis 0,4% [9] und ist vor allem abhängig von der Lage des Kindes und von der Schwangerschaftsdauer. Bei über 2500 g schweren Kindern mit Schädellage beträgt sie nur 0,1%, bei Beckenendlage 2,5% und bei Querlage steigt die Häufigkeit des Nabelschnurvorfalls auf 10% an [9]. Bei den sehr untergewichtigen Frühgeburten ist die Gefahr des Nabelschnurvorfalls deutlich erhöht: Bei Frühgeburten mit einem Geburtsgewicht von 1000 bis 1500 g beträgt die Inzidenz des Nabelschnurvorfalls bei Schädellage 2% und bei Beckenendlage 10% [9]. Die kindliche perinatale Mortalität verringerte sich in den letzten Jahrzehnten bei Kindern mit einem Geburtsgewicht von über 1000 g auf 10% [9].

Ein *Vorliegen* oder *Vorfall* der Nabelschnur besteht, wenn die Nabelschnur neben bzw. vor dem vorangehenden Kindsteil liegt. Prognose und Therapie dieser Geburtskomplikation werden entscheidend von dem Zustand der Vorblase bestimmt. Entsprechend unterscheidet man das Vorliegen der Nabelschnur bei noch intakter Fruchtblase von dem Nabelschnurvorfall, wenn die Vorblase rupturiert ist. Befindet sich die vorgefallene Nabelschnurschlinge intrauterin neben dem vorangehenden Teil, so spricht man von einem *okkulten* Nabelschnurvorfall. Ein *manifester* Nabelschnurvorfall liegt vor, wenn die Nabelschnur vor dem vorangehenden Teil zu tasten oder sichtbar ist.

2 Pathogenese

2.1 Pathogenese des Nabelschnurvorfalls

Voraussetzung für die Entstehung eines Nabelschnurvorfalls ist, daß das untere Uterinsegment durch den vorangehenden Kindsteil ungenügend abgedichtet ist. Die Gefahr des Vorfalls besteht besonders dann, wenn zum Zeitpunkt des Blasensprungs der vorangehende Teil zum Beckeneingang noch keine feste Beziehung aufgenommen hat (80% der Fälle [6, 8]). Bei unzureichender Abdichtung des Geburtskanals entleert sich schwallartig Fruchtwasser in die Vagina und schwemmt die Nabelschnur durch die Lücke zwischen vorangehendem Teil und Geburtsweg aus dem Cavum uteri heraus. Zahlreiche Faktoren begünstigen das Auftreten dieser Nabelschnurkomplikation. Im Einzelfall liegt oft ein multifaktorieller Entstehungsmechanismus vor.

Formalgenetisch kann man *fetale* (Lageanomalie, Frühgeburtlichkeit, Mehrlingsschwangerschaft, Armvorfall) und *maternale* Faktoren (Multiparität, enges Becken) sowie *intrauterine* disponierende (vorzeitiger Blasensprung, Hydramnion, lange Nabelschnur, Placenta praevia partialis et marginalis, tiefer Plazentasitz) und *iatrogene* Ursachen (Blasensprengung und andere geburtshilfliche Manipulationen bei hochstehendem vorangehendem Teil) unterscheiden.

Klinisch hat die Gewichtung der verschiedenen Ursachen als Risikofaktor eine größere Bedeutung. Vergleicht man die Häufigkeit disponierender Faktoren beim Nabelschnurvorfall mit der Inzidenz im Gesamtgeburtengut, so kann das Risiko des Nabelschnurvorfalls bei verschiedenen geburtshilflichen Komplikationen abgeschätzt werden (Tab. 19-1) [9]. Die größte Gefahr eines Nabelschnurvorfalls besteht bei Fuß- und Knielage, Querlage, Steißfußlage, Frühgeburt unter 1500 g, Mehrlingsgravidität und bei tiefem Plazentasitz bzw. Placenta praevia marginalis.

2.2 Pathophysiologie der intrauterinen Hypoxie bei Nabelschnurvorfall

Die beim Nabelschnurvorfall drohende Verminderung der umbilikalen Durchblutung entsteht durch:

– Kompression der Nabelschnurgefäße zwischen vorangehendem Teil und den Wänden des Geburtskanals

Tabelle 19-1 Häufigkeit zum Nabelschnurvorfall disponierender Risikofaktoren bei Nabelschnurvorfall und im Gesamtgeburtengut. Die Mittelwerte wurden aus einer Sammelstatistik von 1984 berechnet [9]. Der Quotient aus beiden Häufigkeiten ist ein Maß für die kausalgenetische Beziehung und erlaubt eine Gewichtung als Risikofaktor.
Beispiel: Die Fuß-, Knie-Lage ist beim Nabelschnurvorfall zirka 30mal (19 % : 0,6 %) häufiger als im Gesamtgeburtengut, der vorzeitige Blasensprung hingegen nur ca. zweimal häufiger (34 % : 18 %)

Risikofaktoren	Häufigkeit beim Nabelschnurvorfall	Häufigkeit im Gesamtgeburtengut	Häufigkeit bei Nabelschnurvorfall / Häufigkeit im Gesamtgeburtengut
Fuß-, Knielage	19 %	0,6 %	30
Querlage	10 %	0,5 %	20
Steißfußlage	9 %	0,6 %	15
Frühgeburt unter 1 500 g	18 %	1,5 %	12
Mehrlingsgravidität	11 %	1,0 %	10
Placenta praevia, tiefer Plazentasitz	4 %	0,4 %	10
Hydramnion	6 %	1,0 %	6
Stirn-, Gesichtslage	2 %	0,5 %	4
Frühgeburt 1 500 – 2 500 g	19 %	7,0 %	3
Reine Beckenendlage	5 %	2,5 %	2
Multiparität	23 %	10,0 %	2
Vorzeitiger Blasensprung	34 %	18,0 %	2
Lange Nabelschnur (größer als 70 cm)	10 %	5,0 %	2
Enges Becken	14 %	11,0 %	1,5
Blasensprengung	13 %	?	?

(Abnehmende Bedeutung als Risikofaktor ↓)

– Konstriktion der Nabelschnurgefäße infolge Kälteeinwirkung und Hypoxieschock
– iatrogen bedingte Kompression beim Hochschieben des vorangehenden Teils

Bei leichter bis mittelgradiger Verminderung der Nabelschnurdurchblutung verringert sich der plazentare Sauerstofftransfer nur geringfügig, da durch eine Vergrößerung der arteriovenösen Sauerstoffkonzentrationsdifferenz zwischen A. und V. umbilicalis die fetale Sauerstoffaufnahme fast konstant gehalten werden kann. Erst bei einer Reduktion der umbilikalen Durchblutung unter 100 ml/min·kg Fetalgewicht nimmt der plazentare Sauerstofftransfer steil ab [13]. Bei vollständiger Unterbrechung der Nabelschnurdurchblutung sinkt der Sauerstoffgehalt im fetalarteriellen Blut in ein bis zwei Minuten auf nahezu Null [13]. Der pH-Wert nimmt bei desoxygeniertem Blut in einer Minute um 0,04 ab, das Basendefizit und die Milchsäurekonzentration um zirka 1 mmol/l · min zu [18]. Die Anoxie ist an der mit einer Herzfrequenz von 60 bis 80 Schlägen pro Minute persistierenden Dauerdezeleration mit vollständigem Oszillationsverlust zu erkennen. In der überwiegenden Mehrzahl der Fälle ist aufgrund der Sofortmaßnahmen nicht mit einem absoluten Sauerstoffmangel, sondern mit einer unterschiedlich ausgeprägten schweren Hypoxie zu rechnen. Bei einer Verminderung des Sauerstoffgehalts auf ein Volumenprozent (= 10% des normalen arteriellen Sauerstoffgehalts) kann ohne vorausgegangene Hypoxieperioden eine Hypoxiedauer von 25 bis 30 Minuten vom Kind ohne bleibenden Hirnschaden toleriert werden [18]. Nachuntersuchungen von Kindern ein Jahr nach Nabelschnurvorfall lassen auf eine günstige Entwicklungsprognose schließen. Signifikant gehäufte Spätschäden waren nicht nachweisbar, obgleich ein großer Teil der Kinder eine schwere peripartale Asphyxie aufwies [6, 20].

3 Diagnose

Die kindliche Prognose ist abhängig von dem Zeitintervall zwischen Nabelschnurvorfall und Therapiebeginn [2, 5, 12]. Die Früherkennung eines Nabelschnurvorfalls ist daher von wesentlicher Bedeutung, um die perinatale Mortalität und die Gefahr zerebraler Spätschäden niedrig zu halten [5, 16, 21]. Begleitsymptome sind frühe und variable Dezelerationen und die akute Bradykardie (siehe auch Kapitel 14 und Kapitel 5, Abschnitt 2.2.4.1). Die Frühdiagnose des Nabelschnurvorfalls wird durch kontinuierliche CTG-Überwachung und eine großzügige Indikation zur vaginalen Untersuchung erleichtert [2, 17]. Die vaginale Untersuchung zur Früherkennung bzw. Ausschluß eines Nabelschnurvorfalls ist indiziert, wenn nach Blasensprung Dezelerationen auftreten oder wenn zum Nabelschnurvorfall disponierende Faktoren vorliegen (besonders Lageanomalie, Frühgeburt, hochstehender Kopf).

Bei der vaginalen Untersuchung ist auf das Pulsieren der Nabelschnurarterien zu achten. Fehlende Pulsationen oder auskultatorisch nicht wahrnehmbare Herztöne berechtigen jedoch nicht die Diagnose eines intrauterinen Fruchttods. Die fetale Herzaktion läßt sich im Zweifelsfall sicher sonographisch nachweisen.

4 Prophylaxe

Vor Geburtsbeginn

Die prophylaktischen Maßnahmen zur Verhinderung des Nabelschnurvorfalls sind begrenzt. Bei vorzeitigem Blasensprung ist die sofortige stationäre Aufnahme anzuraten. Der notfallmäßige Krankentransport im Liegen erscheint als überzogene Vorsichtsmaßnahme, da vor Einsetzen regelmäßiger Wehen das Risiko eines Nabelschnurvorfalls und die Kompressionsgefahr beim wehenlosen Uterus gering ist [9]. Nach Aufnahme in der Geburtsklinik sollte bei gesprungener Fruchtblase und Vorliegen disponierender Faktoren vaginal untersucht und die fetale Herzfrequenz zunächst kontinuierlich registriert werden. Bei unzureichender Abdichtung des inneren Muttermunds durch den vorangehenden Teil sind die üblichen Vorbereitungen (Dusche, Einlauf) zurückzustellen.

Bei Fuß-, Knie- und Steiß-Fußlagen ist wegen des hohen Risikos des Nabelschnurvorfalls (11% bei über 2500 g schweren Kindern [12]) auch bei intakter Fruchtblase und wehenlosem Uterus die präpartale Hospitalisierung zu empfehlen, wenn der Muttermund eine Öffnungstendenz aufweist. Mit der Verbesserung der sonographischen Untersuchungstechniken ist es sinnvoll, bei Lageanomalien und hochstehendem Kopf vor dem Geburtstermin ein Vorliegen der Nabelschnur mittels Ultraschall auszuschließen [14].

Während der Geburt

Bei Vorliegen einer Nabelschnurschlinge kann bei noch nicht tief und fest im Beckeneingang stehendem vorangehendem Teil durch Beckenhochlagerung und Lagerung auf die der Nabelschnur entgegengesetzte Seite das Rückgleiten der Nabelschnur angestrebt werden. Bei Beckenendlagen, insbesondere Fuß-, Knie- und Steiß-Fußlagen, kann dieses Vorgehen wegen der unzureichenden Abdichtung des unteren Uterinsegments nicht empfohlen werden. Beim Vorliegen der Nabelschnur sind alle Maßnahmen, die eine frühzeitige Amnionruptur begünstigen, zu vermeiden. Beim Vorhandensein von zum Nabelschnurvorfall disponierenden Faktoren ist die Indikation zur Amniotomie sehr streng zu stellen. Andererseits scheint es in der späten Eröffnungsperiode bei hochstehendem vorangehendem Teil und sich prall vorwölbender Fruchtblase günstiger zu sein, die Amniotomie mit vorsichtigem Ablassen des Fruchtwassers durchzuführen, um eine schwallartige Entleerung des Fruchtwassers mit der Gefahr des Herausschwimmens der Nabelschnurschlinge zu vermeiden.

In älteren Veröffentlichungen wird die geburtshilfliche Manipulation als ätiopathogenetischer Faktor des Nabelschnurvorfalls herausgestellt. In der modernen Geburtshilfe sind es vaginale Untersuchungen, Amnioskopie, Anlegen des internen CTG, Muttermundsdehnung und Fetalblutanalysen, die durch Hochschieben des vorangehenden Teils die Entstehung des Nabelschnurvorfalls begünstigen können. Die Vermeidung forcierter vaginaler Manipulationen und eines nicht indizierten aktiven Vorgehens kann möglicherweise die Nabelschnurvorfallfrequenz verringern helfen [9, 15].

5 Therapie

Bei der Behandlung des Nabelschnurvorfalls sind *Sofortmaßnahmen* zur Behebung bzw. zur Vermeidung einer akuten fetalen Hypoxie und der *definitive Entbindungsmodus* zu unterscheiden. Das Vorgehen richtet sich nach der geburtshilflichen Situation zum Zeitpunkt des Nabelschnurvorfalls. Bei unmittelbar bevorstehender bzw. in wenigen Minuten möglicher vaginaler Entbindung kann auf Sofortmaßnahmen verzichtet und die Geburt spontan oder vaginal operativ beendet werden.

5.1 Sofortmaßnahmen

Das Ziel der sofort nach Diagnosestellung einsetzenden Maßnahmen ist es, bestehende oder mögliche Kompression der Nabelschnur bis zur Entbindung aufzuheben und die fetale Oxygenation zu verbessern (intrauterine Reanimation). Folgendes Vorgehen wird allgemein empfohlen [6, 9, 10, 21, 24]:

- *Beckenhochlagerung:* Zur Prophylaxe eines Vena cava-Kompressions-Syndroms sollte dabei eine linke Seitenlagerung eingenommen werden.
- *manuelles Hochschieben des vorangehenden Teils bis zur Entbindung:* Die kindlichen Mortalitätsziffern sind geringer, wenn durch Hochschieben des vorangehenden Teils eine Dekompression der Nabelschnurgefäße erzielt wird [3, 6]. Ist aus personell-organisatorischen Gründen eine Eilentbindung nicht möglich, wird zur Elevation des vorangehenden Teils eine maximale Auffüllung der Harnblase mit 0,9prozentiger NaCl-Lösung empfohlen [4, 11, 23].
- *Feststellung des geburtshilflichen Befundes*
- *Akuttokolyse mit Beta-Mimetika* [7, 9, 10, 11, 25]: Durch die medikamentöse Wehenhemmung (initial 25 µg Partusisten i.v.) wird die wehenbedingte Kompression der Nabelschnurgefäße aufgehoben, der plazentare Sauerstofftransfer und die fetale Oxygenation verbessert. Bei erfolgreicher intrauteriner Reanimation kann die für Mutter und Kind gefährliche Notoperation vermieden werden.
- eventuell *Sauerstoffatmung der Mutter,* um die intrauterine Reanimation des Feten zu beschleunigen. Diese adjuvante Reanimationsmaßnahme ist nur dann sinnvoll, wenn die umbilikale Zirkulationsstörung behoben ist.
- *fetale Herzfrequenzkontrolle,* möglichst kontinuierlich kardiotokographisch.
- *kein Repositionsversuch der Nabelschnur in den Uterus,* zumindest nicht während einer Hypoxiephase des Feten [9, 16, 19, 21]. Durch Manipulationen der Nabelschnur kann es zusätzlich zu Kompression und Konstriktion der Nabelschnurgefäße kommen. Selbst nach der nur gelegentlich erfolgreichen Reposition ist das Rezidivrisiko mit ca. 30 bis 40% hoch [1, 19]. Die zeitliche Verzögerung bis zur Entbindung erhöht das kindliche Risiko [19]. Nur bei sehr günstigem geburtshilflichem Befund scheint nach erfolgreicher intrauteriner Reanimation ein Repositionsversuch in Sectiobereitschaft gerechtfertigt [7].
- Immer indiziert ist die *Reposition der vor der Vulva* gelegenen Nabelschnurschlinge in die *Vagina,* um eine kälteinduzierte Konstriktion der Umbilikalgefäße zu vermeiden [11].

5.2 Entbindungsmodus

Nach Diagnosestellung und Durchführung der Sofortmaßnahmen (siehe Abschnitt 5.1) ist die sofortige Geburtsbeendigung anzustreben. Durch zahlreiche Untersuchungen ist belegt, daß die Häufigkeit des Fünf-Minuten-Apgar-Wertes [4, 12] und die perinatale kindliche Mortalität mit zunehmendem Zeitintervall zwischen Diagnose und Entbindung ansteigen [2, 5, 12, 19, 20]. Zwar erscheint bei Anwendung von Tokolytika der Zeitfaktor für die kindliche Prognose von geringerer Bedeutung [4], dennoch ist auch nach Akuttokolyse die rasche Geburtsbeendigung indiziert, da im Einzelfall Reanimationsversager möglich sind [9, 11].

Bei unvollständigem Muttermund gilt die abdominale Schnittentbindung als das Entbindungsverfahren der Wahl. Auch in neueren Publikationen (Untersuchungszeitraum 1970 bis 1983) ist die kindliche Prognose deutlich günstiger bei Geburtsbeendigung durch Sectio. Die kindliche Mortalität der Sectiokinder betrug 1% gegenüber 11% bei vaginaler Entbindung (Literaturzusammenstellung bei [9]).

Auch bei (fast) vollständigem Muttermund ist die Sectio der vaginalen Entbindung vorzuziehen, wenn die Geburt vaginal nicht schnell und schonend für Mutter und Kind beendet werden kann. Die kindliche Mortalität bei Geburtsbeendigung durch abdominale Schnittentbindung ist selbst bei vollständigem oder fast vollständigem Muttermund dreifach niedriger als bei vaginaler Entbindung (Literaturzusammenstellung bei [9]). Die Gefahr geburtstraumatischer Schädigung von Mutter und Kind bei forcierter vaginaler Notentbindung ist zu groß und läßt bei Nabelschnurvorfall eine vaginale Geburt nur unter besonderen Voraussetzungen rechtfertigen:

- Nabelschnurvorfall beim zweiten Zwilling
- sehr günstige geburtsmechanische Voraussetzungen für eine vaginale Entbindung, d. h., wenn die Geburt in wenigen Minuten für Mutter und Kind in schonender Weise beendet werden kann
- bei trotz intrauteriner Reanimation persistierender fetaler Hypoxie, wenn aus personell-organisatorischen Gründen eine Notsectio nicht möglich ist.

Von den vaginalen operativen Entbindungsverfahren bei Nabelschnurvorfall ist die *Wendung mit ganzer Extraktion* mit einer sehr hohen kindlichen Mortalität von 40% belastet (Literaturzusammenstellung bei [9]). Die Wendung und ganze Extraktion ist beim lebensfähigen Kind aus kindlicher Indikation nur beim zweiten Zwilling gerechtfertigt. In neueren Untersuchungen ist die kindliche Mortalität bei der vaginal-operativen Entbindung durch Forzeps- und Vakuumextraktion niedriger (0 bis 10% [1, 9, 17]) geworden als in älteren Publikationen angegeben (ca. 20%, Literaturzusammenstellung bei [9]). Dennoch ist die *abdominale Schnittentbindung* bei Nabelschnurvorfall im allgemeinen als das günstigste Entbindungsverfahren anzusehen. Für den erfahrenen Geburtshelfer ist jedoch Raum für individuelle Entscheidungen zugunsten der vaginalen Entbindung bei günstigen Voraussetzungen. Durch frühzeitige Diagnosestellung mit Hilfe der Kardiotokographie und großzügiger Indikation zur vaginalen Untersuchung, Behebung der akuten Hypoxie durch Akuttokolyse, bei großzügiger Indikation zur Sectio und dank der Verbesserung der postpartalen Versorgung der Frühgeburten kann die kindliche perinatale Mortalität bei Nabelschnurvorfall bis nahe an die kindliche Gesamtmortalität gesenkt werden [2, 4, 9].

Literatur

1. Altaras, M., G. Potashnik, N. Ben-Adereth, H. Leventhal: The use of vacuum extraction in cases of cord prolapse during labor. Amer. J. Obstet. Gynec. 118 (1974) 824.
2. Bock, J. E., J. Wiesel: Prolapse of the umbilical cord. Acta obstet. gynaec. scand. 51 (1972) 303.
3. Brant, H. A., B. V. Lewis: Prolapse of the umbilical cord. Lancet II (1966) 1443.
4. Caspi, E., Y. Lotan, P. Schreyer: Prolapse of the cord: Reduction of perinatal mortality by bladder instillation and cesarean section. Israel J. med. Sci. (1983) 541.
5. Clark, D. O., W. Copeland, J. C. Ullery: Prolapse of the umbilical cord. A study of 117 cases. Amer. J. Obstet. Gynec. 101 (1968) 84.
6. Cushner, I. M.: Prolapse of the umbilical cord, including a late follow-up of fetal survivors. Amer. J. Obstet. Gynec. 81 (1961) 666.
7. Gauwerky, J., H. Rüttgers: Eine Möglichkeit zur Behandlung des Nabelschnurvorfalls. Ein Fallbericht. Z. Geburtsh. Perinat. 186 (1982) 108.
8. Heinisch, H. M.: Zur Ätiologie und Pathogenese des Nabelschnurvorfalls nach den Erfahrungen an der Universitäts-Frauenklinik Basel von 1900 bis 1954. (eine Analyse von 504 Fällen.) Gynaecologia 141 (1956) 136.
9. Kastendieck, E.: Nabelschnurvorfall. Gynäkologe 17 (1984) 96.
10. Kastendieck, E.: Akuttokolyse während der Geburt. Pathophysiologie und Klinik der intrauterinen Reanimation. Gynäkologe 17 (1984) 265.
11. Katz, Z., M. Lancet, R. Borenstein: Management of labor with umbilical cord prolapse. Amer. J. Obstet. Gynec. 142 (1982) 239.
12. Kouam, L., E. C. Miller: Einige neue Aspekte zum Nabelschnurvorfall. Zbl. Gynäk. 102 (1980) 724.
13. Künzel, W., L. Mann, A. Bhakthavathsalan, J. Airomlooi: Cardiovascular, metabolic and fetal brain function

observation following total cord occlusion. J. perinat. Med. 8 (1980) 73.
14. Lange, I. R., F. A. Manning, I. Morrison, P. F. Chamberlain, C. R. Harman: Cord prolapse: Is antenatal diagnosis possible? Amer. J. Obstet. Gynec. 151 (1985) 1083.
15. Levy, H., P. R. Meier, E. L. Makowski: Umbilical cord prolapse. Obstet. and Gynec. 64 (1984) 499.
16. MacLaverty, M. P., E. A. Scioscia: Prolapse of the umbilical cord: A study of 110 cases. Amer. J. Obstet. Gynec. 83 (1962) 241.
17. Migliorini, G. D., R. J. Pepperell: Prolapse of the umbilical cord: A study of 69 cases. Med. J. Aust. 2 (1977) 522.
18. Myers, R. E.: Experimental models of perinatal brain damage: Relevance to human pathology. In: Gluck, L. (Hrsg.): Intrauterine asphyxia and the developing fetal brain. Year Book Medical, Chicago – London 1977.
19. Myles, T. J. M.: Prolapse of the umbilical cord. Brit. J. Obstet. Gynaec. 66 (1959) 301.
20. Niswander, K. R., E. A. Friedman, D. B. Hoover, H. Pietrowski, M. Westphal: Fetal morbidity following potentially anoxigenic obstetric conditions. III. Prolapse of the umbilical cord. Amer. J. Obstet. Gynec. 95 (1966) 853.
21. Savage, E. W., S. G. Kohl, R. M. Wynn: Prolapse of the umbilical cord. Obstet. and Gynec. 36 (1970) 502.
22. Stranz, G., K. Egashira: Der Nabelschnurvorfall – eine intrapartale Notsituation. Zbl. Gynäk. 106 (1984) 1419.
23. Vago, T.: Prolapse of the umbilical cord: A method of management. Amer. J. Obstet. Gynec. 107 (1970) 967.
24. Yeh, S. Y., E. H. Hon: Nabelschnurkomplikationen unter der Geburt. Gynäkologe 1 (1968) 71.
25. Zacharias, K., H. P. Wilken: Ergebnisse der Geburtsleitung beim Nabelschnurvorfall an der Universitäts-Frauenklinik Rostock in den Jahren 1958 bis 1973. Zbl. Gynäk. 97 (1975) 1380.

20 Inversio uteri puerperalis

E. Kastendieck

Inhalt

1 Häufigkeit und Einteilung 358

2 Ätiologie und Pathogenese 358

3 Klinik und Diagnosestellung 359

4 Therapie 359
4.1 Konservative Repositionsverfahren .. 359
4.2 Operative Repositionsverfahren 362

5 Prophylaxe 362

1 Häufigkeit und Einteilung

Die puerperale Uterusinversion ist eine seltene, aber gefährliche Komplikation der Nachgeburtsperiode und des Wochenbetts. Die Häufigkeit wird mit ca. 1:20000 angegeben [2, 6, 14, 20, 32].

Das Leben der Mutter ist durch peritonealen und hämorrhagischen Schock sowie durch Infektion bedroht. Mit den modernen intensivmedizinischen Behandlungsmöglichkeiten sollte die Mortalität jedoch deutlich geringer sein als die im Zeitraum 1940 bis 1950 ermittelte Sterblichkeit von 20% [2].

Die Prognose späterer Schwangerschaften und Geburten nach vorausgegangener Uterusinversion ist günstig [9, 23], wenn auch Plazentalösungsstörungen, atonische Nachblutungen und Rezidive häufiger sind [20, 23]. Die Inversio uteri wird nach dem Ausmaß der Gebärmutterumstülpung in folgende Grade unterschieden [14, 25]:
- *Inversio uteri incompleta:* Die partielle oder inkomplette Inversion umfaßt alle Umstülpungen von der Eindellung des Fundus bis zum teilweisen Vorfall des Corpus uteri durch den Muttermund.
- *Inversio uteri completa:* Bei der kompletten Inversion ist der Uterus vollständig durch den Muttermund in die Scheide gestülpt.
- *Inversio uteri et vaginae:* Eine Totalinversion liegt vor, wenn der invertierte Uterus außerhalb des Introitus vaginae prolabiert ist und eine Umstülpung der Scheide besteht.

Prognose und Therapie werden wesentlich durch die Zeitdauer zwischen Eintritt der Inversio und Behandlungsbeginn bestimmt [2, 10, 17, 29].

Ca. 30 Minuten nach Inversio bildet sich ein isthmozervikaler Kontraktionsring aus, der die Zurückstülpung der invertierten Gebärmutter erschwert. Dementsprechend werden akute, subakute und chronische Inversionsformen unterschieden [15]:
- Bei der *akuten Inversio uteri* ist ein zervikaler Kontraktionsring noch nicht vorhanden.
- Die *subakute Inversio* weist einen festen Schnürring im Bereich des Muttermunds auf.
- Die *chronische Inversio* wird erst nach Wochen erkannt und ist durch einen irreversiblen zervikalen Kontraktionsring und Stauung, Infektion und Nekrosen im Bereich des invertierten Korpus gekennzeichnet.

2 Ätiologie und Pathogenese

Als Ursachen der puerperalen Uterusinversion werden konstitutionelle und geburtshilfliche Besonderheiten angesehen, die ohne äußere Einwirkungen eine sogenannte *spontane Inversio uteri* hervorrufen können. Folgende ätiologische Faktoren werden genannt [1, 3, 5, 8, 29, 33]:
- Anomalien der myometranen Erregungsbildung und -leitung
- pathologisch-anatomische Veränderungen der Uterusmuskulatur (Myome, Narben)
- Status nach Sectio [25]
- Überdehnung und Erschlaffung der Gebärmutter
- fundale Implantation der Plazenta
- Placenta adhaerens und accreta [6, 17, 27, 29]
- Mitpressen, Husten oder Erbrechen mit ausgeprägtem intraabdominellem Druckanstieg

Für eine individuelle Disposition spricht auch das relativ hohe Rezidivrisiko der Inversio bei nachfolgenden Geburten (eigene Kasuistik; ca. 30% nach [21]). In der Mehrzahl der Fälle wird die Inversio außer den genannten begünstigenden Faktoren auf eine unsachgemäße Leitung der Nachgeburtsperiode zurückgeführt [5, 8].

Voraussetzung für die Entstehung einer *iatrogenen Inversio* ist eine Atonie des Uterus mit schlaffem unterem Segment und dilatiertem Muttermund [8]. Begünstigend ist eine im Fundus uteri implantierte und festhaftende Plazenta [8, 17, 20, 28]. Unter diesen Bedingungen kann bei einem zu frühen Versuch der Plazentaentwicklung ein Zug an der Nabelschnur und/oder ein Druck auf den Fundus die Inversion provozieren [5, 8, 17].

Ist es zu einer Einstülpung des Fundus in das Kavum gekommen, werden Uteruskontraktionen ausgelöst, die den invertierten Fundus bei dilatierter Zervix nach außen drängen.

3 Klinik und Diagnosestellung

Symptome

Die Symptome der akuten und subakuten Inversio uteri sind *Schmerz, Schock und Blutung* in der Plazentarperiode [1, 8, 18]. Schocksymptome und foudroyante Blutung können zu einer äußerst dramatischen Notsituation führen; das klinische Bild kann sich aber auch zunächst symptomarm entwickeln [7].

Die Intensität der Symptome ist abhängig vom Schweregrad und der Schnelligkeit der Gebärmutterumstülpung [6, 8]. Die Blutung ist oft schwerer als der Schockzustand vermuten läßt. Außer durch Blutung ist der Schock bedingt durch Zug am pelvinen Peritoneum und Zerrung der in den Invasionstrichter gezogenen Ligamente und Adnexorgane (peritonealer Schock).

Die Blutungsstärke ist abhängig vom Kontraktionszustand des Uterus, dem Grad der Plazentaablösung [29] und der Stauung uteriner Gefäße durch den zervikalen Einschnürungsring. Sekundäre Gerinnungsstörungen durch Schock, Verlust- und Verbrauchskoagulopathie mit Hyperfibrinolyse können die Blutungen bedrohlich verstärken [6].

Diagnosestellung

Die Diagnose ist bei vor der Vulva prolabiertem invertiertem Uterus (Inversio uteri et vaginae) leicht zu stellen.

Bei der kompletten Inversio findet sich bei der bimanuellen Palpation ein die Vagina ausfüllender Tumor. Der Fundus uteri ist durch die Bauchdecke nicht zu tasten. Die Spekulumeinstellung zeigt anstelle des Muttermunds einen blau-rötlichen, blutenden Tumor, der dem venös gestauten und ödematös verdickten invertierten Korpus entspricht. Die Plazenta kann gelöst oder noch an der umgestülpten Uterusinnenwand haften. Differentialdiagnostisch kommt ein prolabiertes submuköses Myom in Betracht [6, 7, 17]. Liegt eine partielle oder inkomplette Inversio vor, ist die Diagnose nicht ohne weiteres offensichtlich, da die Eindellung oder das Fehlen des Fundus kein markanter Befund ist [6, 25]. Erst die manuelle Austastung der Gebärmutter sichert die Diagnose.

An eine Inversio sollte gedacht werden, wenn vor Geburt der Plazenta Schmerzen, Druck nach unten und Blutungen auftreten, oft im Zusammenhang mit einem Extraktions- bzw. Expressionsversuch der Plazenta. Nach Geburt der Plazenta sind es verstärkte Blutungen mit oder ohne Schocksymptome, die an eine Inversio denken lassen sollten. In diesen Fällen sind eine bimanuelle Tastuntersuchung, eventuell mit intrauteriner Austastung und eine Spekulumeinstellung erforderlich. Zur Diagnosestellung gehört die für die Therapie wichtige Feststellung des Stadiums der Inversion, d. h. wieweit sich ein isthmozervikaler Kontraktionsring ausgebildet hat.

4 Therapie

Die Behandlung der *akuten und subakuten* Puerperalinversion besteht in einem vaginalen Repositionsversuch. Die Rückstülpung der Gebärmutter sollte so schnell wie möglich erfolgen, da der in kurzer Zeit sich ausbildende zervikale Kontraktionsring die Reposition erschwert [5, 8, 14, 17, 20, 27, 29, 32]. Die Gefahr des hämorrhagischen und peritonealen Schocks und das Infektionsrisiko steigen mit zunehmender Dauer an. Die Prognose ist entscheidend von einem sofortigen Therapiebeginn abhängig [2].

Unmittelbar nach Diagnosestellung sollten die Anästhesisten hinzugerufen, die Schockprophylaxe bzw. -therapie mit intravenöser Volumensubstitution eingeleitet, Blutkonserven bereitgestellt und mit einer Antibiotikaprophylaxe begonnen werden.

Gelingt die manuelle Reposition nicht, wird eine operative Korrektur notwendig. Ein *primär* operatives Vorgehen ist nur bei der chronischen Uterusinversion die Methode der Wahl.

4.1 Konservative Repositionsverfahren

Die vaginale Repositionstechnik ist abhängig von dem Grad und dem Stadium der Inversio uteri.

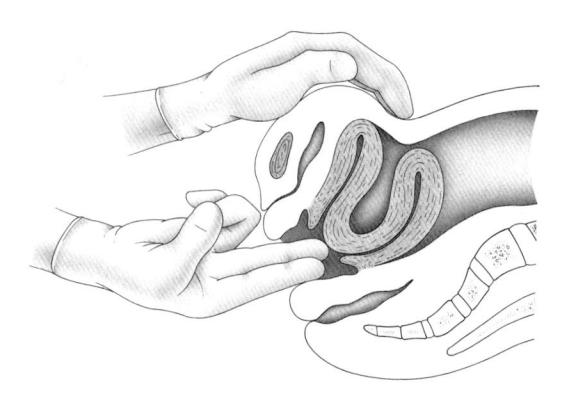

Abb. 20-1 Manuelle Reposition bei inkompletter Inversio uteri (nach Martius [18]).

Bei der *inkompletten Inversio uteri* wird wie bei uteriner Nachtastung mit der in die Gebärmutter eingeführten Hand der invertierte Korpusanteil digital in die normale Lage zurückgedrängt (Abb. 20-1). Die Reposition kann durch Relaxierung des Uterusmuskels mit intravenöser Gabe eines Tokolytikums (z. B. Partusisten® 30 bis 50 µg) erleichtert werden. Die Korrektur der *kompletten Inversio uteri* ist durch die Entstehung des zervikalen Inversionsrings aufwendiger und schwieriger. Die Reposition durch langsames Hochdrängen des umgestülpten Uterus nach kranial gelingt, wenn das Volumen des gestauten Corpus uteri verkleinert, der zervikale Inversionsring erweitert werden kann und die Uterusmuskulatur ausreichend relaxiert ist.

Vaginale Repositionsverfahren

Die bewährteste Methode ist die *manuelle Reposition nach Johnson* (Abb. 20-2) [12].

Der invertierte Uterus wird so mit der Hand umfaßt, daß der Fundus auf der Handfläche liegt. Durch manuelle Kompression wird das Corpus uteri verkleinert [30] und in die Vagina reponiert. Die Fingerspitzen der in die Scheide eingeführten Hand drängen dann den isthmozervikalen Kontraktionsring nach kranial, so daß der Uterus einschließlich des Inversionsrings langsam aus dem kleinen Becken bis Nabelhöhe gehoben wird. Durch die starke Elevation werden sämtliche uterinen Ligamente angespannt. Die parazervikalen Bänder erweitern den Inkarzerationsring, während die Ligg. rotunda und die Adnexligamente das invertierte Korpus nach oben ziehen und innerhalb weniger Minuten wieder in die normale Lage zurückstülpen.

Die Reposition kann dadurch unterstützt werden, daß während des Vordrängens mit der Hand Druck auf den Fundus ausgeübt wird, bis er durch den Inversionsring zurückgleitet [5]. In dieser Phase kann der Druck auf den Fundus auch mit den Fingern [10, 14] oder mit einem Stieltupfer ausgeübt werden [8].

Nach erfolgreicher Reinversion verbleibt die Hand im Cavum uteri bis durch intravenöse Gabe von Kontraktionsmitteln eine ausreichende Tonisierung des Uterus erzielt wird [10].

Ein weiteres vaginales Repositionsverfahren ist die *Methode von O'Sullivan* [22].

Nach Abdichtung des Introitus vaginae werden 2 bis 3 l warmer Infusionslösung unter Druck in die Vagina geleitet. Der vollständige Verschluß des Scheideneingangs wird erreicht, indem ein Assistent die Labien gegen den in die Scheide eingeführten Vorderarm des Operateurs preßt. Der hydrostatische Druckanstieg bewirkt zunächst eine Dehnung des Scheidengewölbes, eine Dilatation des Inver-

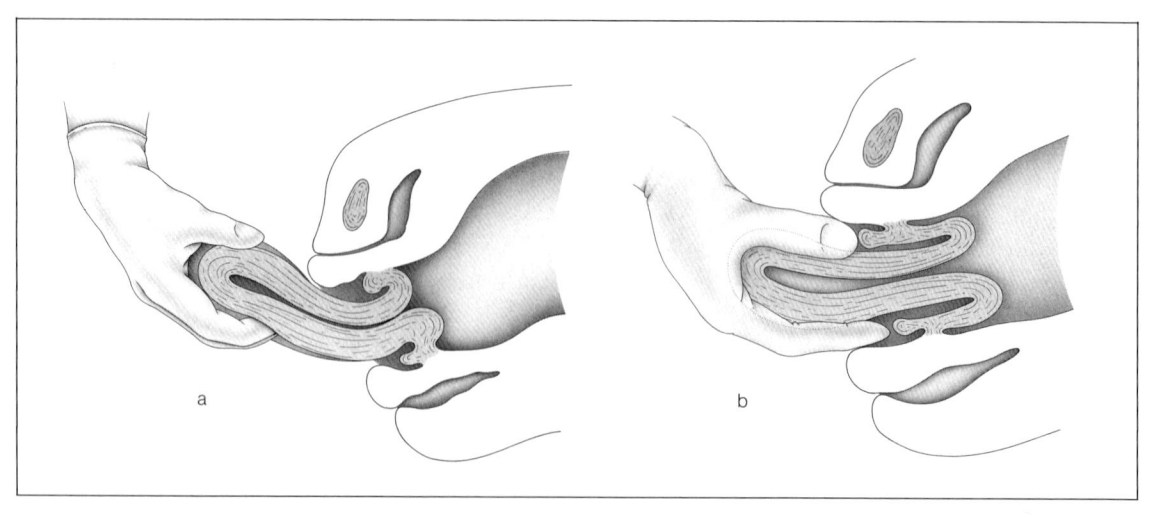

Abb. 20-2 Manuelle Reposition des komplett invertierten Uterus nach Johnson.
a) Fassen des invertierten Fundus uteri   b) Nach Reposition des Uterus in die Vagina werden der Uterus und der zervikale Inversionsring langsam hochgedrängt.

sionsrings und eine Verlagerung des Uterus nach kranial. Es wird dadurch ein ähnlicher Effekt erreicht wie mit dem manuellen Repositionsverfahren nach Johnson. Der erhöhte intravaginale Druck führt dann dazu, daß der Fundus durch den erweiterten zervikalen Ring in die normale Lage zurückgleitet.

In mehreren Publikationen wird bestätigt, daß das Verfahren von O'Sullivan eine zuverlässige Repositionsmethode ist [26, 28, 31]. Andererseits wird aber auch über mißlungene Repositionsversuche berichtet [21].

Nach erfolgreicher vaginaler Reposition ist außer der Gabe von Kontraktionsmitteln und Antibiotika eine Intensivüberwachung mit Überprüfung des Gerinnungsstatus [6] indiziert. Auf eine Uterustamponade sollte wegen der Infektions- und Rezidivgefahr beim Ziehen der Tamponade verzichtet werden [1, 5, 18].

Zusätzliche Maßnahmen

Tokolyse: Läßt sich der zervikale Schnürring nicht überwinden, so hat sich die intravenöse Gabe eines Tokolytikums (z. B. Partusisten®) in einer Dosierung von 50 µg [14] bewährt [4, 5, 14, 16]. Das Tokolytikum wirkt bei der Reposition der Inversio auf zweifache Weise [14]:
- Durch Erschlaffung der spastisch verkürzten isthmozervikalen Muskelfasern wird die Dehnung des Inversionsrings erleichtert.
- Durch Relaxierung des Myometriums läßt sich die atonische Uteruswand durch Druck auf den Fundus leichter durch den Inversionsring zurückstülpen als im kontrahierten Zustand.

Durch den Einsatz der Tokolyse ist auch bei der *subakuten Inversio uteri* mit Ausbildung eines festen isthmozervikalen Kontraktionsringes ein vaginaler Repositionsversuch erfolgversprechend [14, 16].

Bei der intravenösen Injektion von β-Mimetika sind insbesondere bei der Inversio mit der Gefahr des hämorrhagischen und peritonealen Schocks die Nebenwirkungen auf das Herz-Kreislaufsystem (Blutdruckabfall, Tachykardie, Arrhythmie) zu beachten. Prophylaktisch sind daher vor dem Repositionsversuch eine Schnellinfusion mit Plasmaexpander und der Verzicht von Atropingaben bei der Intubationsnarkose zu empfehlen [5, 14]. Wegen der möglichen Verschlechterung des Herz-Kreislaufzustands sollte man die Indikation zur Tokolyse bei der akuten Inversio uteri ohne festen zervikalen Kontraktionsring erst *nach* einem erfolglosen Repositionsversuch stellen. Bei der subakuten Inversio dagegen erscheint die sofortige Gabe von Tokolytika *vor* der manuellen Rückstülpung sinnvoll.

Anästhesie: Die Notwendigkeit einer Allgemeinanästhesie bei der vaginalen manuellen Reposition wird unterschiedlich beurteilt. Einige amerikanische Autoren glauben bei sofortiger Therapie einer akuten Inversio auf sie verzichten zu können [10, 24, 32]. Im deutschsprachigen Raum wird mehrheitlich eine Allgemeinnarkose befürwortet [5, 8, 14, 20]. Die durch Inhalationsnarkotika induzierte Uterusrelaxierung wird als günstiger Nebeneffekt bewertet. Bei bestehender Periduralanästhesie ist hingegen ein Repositionsversuch ohne Allgemeinnarkose zu befürworten.

Manuelle Plazentalösung: Die Frage, ob eine noch haftende Plazenta vor oder nach der Reposition gelöst werden soll, scheint heute entschieden. In den letzten Jahren wird die Lösung der Plazenta *vor* Reposition empfohlen, um die Rückstülpung zu erleichtern. Die Gefahr einer vorübergehend stärkeren Blutung wird dabei hingenommen [5, 16, 17, 19, 20, 27].

Die wichtigsten Behandlungsmaßnahmen bei akuter bzw. subakuter Inversio uteri sind in chronologischer Reihenfolge in Tabelle 20-1 zusammengefaßt.

Tabelle 20-1 Maßnahmen bei vaginaler manueller Reposition bei akuter und subakuter Inversio uteri completa

- Volumensubstitution durch Schnellinfusion von Plasmaexpander
- Bereitstellung von Blutkonserven
- Intubationsnarkose
- Lokale Desinfektion
- Entleerung der Harnblase
- Entfernung der Plazenta und Eihäute
- i. v.-Tokolyse (z. B. Partusisten® 30–50 µg) bei engem zervikalen Kontraktionsring
- manuelle Kompression des Corpus uteri
- manuelle Reposition nach Johnson mit Druck auf den Fundus uteri
- i. v.-Gabe von Kontraktionsmitteln
- Belassen der Hand in utero bis Tonisierung des Uterus
- Spekulumeinstellung, eventuell Scheidentamponade
- Antibiotikaprophylaxe
- Intensivüberwachung, Gerinnungsanalyse
- Entfernen der Scheidentamponade 12–24 h nach Reposition

4.2 Operative Repositionsverfahren

Bei der akuten und subakuten Inversio ist eine operative Korrektur nur dann indiziert, wenn der konservative Repositionsversuch erfolglos war. In den heute extrem seltenen Fällen einer chronischen puerperalen Inversion mit irreversibel konstringiertem zervikalem Schnürring ist wohl fast immer ein primär operatives Vorgehen erforderlich. Bei gangränösen und infektiösen Veränderungen erscheint die Hysterektomie unumgänglich.

Die operative Korrektur kann auf vaginalem oder abdominalem Weg erfolgen.

Bei einer *vaginalen Operation* besteht wegen der veränderten Topographie, den stauungsbedingten Gewebsveränderungen und der durch Inversionstumor und Blutung eingeschränkten Übersicht die Gefahr von Nebenverletzungen [18]. Unter günstigen Bedingungen kann der zervikale Schnürring vaginal sowohl von dorsal als auch von ventral durchtrennt werden (Abb. 20-3).

Nach Küstner-Piccoli wird die Bauchhöhle durch hintere Kolpozoeliotomie quer eröffnet und der Zeigefinger in den Inversionstrichter eingeführt, um unter digitaler Kontrolle den isthmozervikalen Kontraktionsring und Teil der hinteren Uteruswand in Längsrichtung zu spalten. Nach Reposition wird die hintere Muttermundslippe gefaßt, vorgezogen und zunächst die Hysterotomie- und dann die Kolpotomiewunde durch extramuköse Einzelknopfnähte vereinigt [6, 8, 13].

Die von Kehrer-Spinelli empfohlene Technik besteht in einer Querinzision der vorderen Scheidenwand direkt oberhalb des zervikalen Kontraktionsrings und Eröffnen der Excavatio vesicouterina nach Abschieben der Harnblase. Nach Spaltung des vorderen Inversionsrings und der vorderen Uteruswand werden Korpus und Zervix reponiert und die Wundränder durch Nähte versorgt [8, 13]. Ist der Schnürring von der Vagina nicht/oder nur schwer zu erreichen, ist dem abdominalen Verfahren nach Huntington [11] der Vorzug zu geben [3]. Nach Laparotomie stellt sich der mit Serosa überzogene Inversionstrichter mit unterschiedlich weit in den Trichter hineingezogenen Ligg. rotunda und Adnexorganen dar. Der ringförmige Trichterrand wird von dem nicht umgestülpten Teil der Zervix gebildet. Mit Klemmen oder Kugelzangen wird der Uterus rechts und links 2 cm unterhalb des Inversionsrings gefaßt und unter gleichmäßigem, vorsichtigen Zug nach kranial und schrittweise Tiefersetzen der Kugelzangen langsam reponiert. Die Reposition kann durch gleichzeitiges manuelles Hochdrängen des Fundus von der Vagina her erleichtert werden [17]. Möglicherweise ist dabei auch die Gabe eines Tokolytikums hilfreich.

Gelingt die Reposition durch einfaches Hochziehen der Uteruswandung nicht, wird die hintere Zirkumferenz des Inversionsrings median inzidiert. Falls erforderlich kann die Uterushinterwand weiter durchtrennt werden, um mit dem Finger von der Uterusinnenseite her die Zurückstülpung zu unterstützen [13].

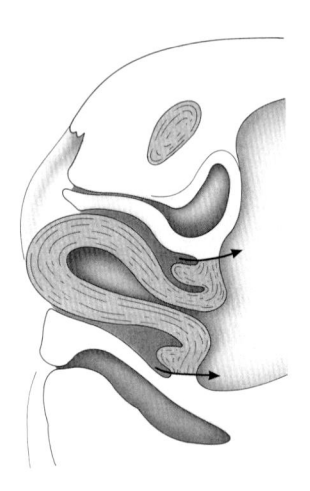

Abb. 20-3 Operative Korrektur der Inversio uteri. Die Bauchhöhle wird entweder durch vordere Kolpozöliotomie (Verfahren nach Kehrer-Spinelli) oder durch hintere Kolpozöliotomie (Verfahren nach Küstner-Piccoli) geöffnet.

5 Prophylaxe

Um keine iatrogene Inversio uteri zu provozieren, sollte bei noch nicht gelöster Plazenta der Zug an der Nabelschnur (cord traction) und der Druck auf den Fundus (Crede-Handgriff) vermieden werden, solange der Uterus relaxiert ist [8, 17]. Besondere Vorsicht ist bei der im Fundus implantierten, festhaftenden Plazenta geboten. Auch nach vorausgegangenen Schnittentbindungen ist das Inversionsrisiko erhöht [27]. Wegen des relativ hohen Wiederholungsrisikos [21] ist bei nachfolgenden Geburten die Indikation zur manuellen Lösung großzügig zu stellen.

Literatur

1. Bach, H. G.: Uterusruptur und andere Geburtsstörungen. In: Schwalm-Döderlein (Hrsg.) Klinik der Frauenheilkunde und Geburtshilfe, 1. Aufl., Bd. 3, S. 317. Urban & Schwarzenberg, Berlin–München 1965.
2. Bell, J. E., G. F. Wilson, L. A. Wilson, S. C. Charleston: Puerperal inversion of the uterus. Amer. J. Obstet. Gynec. 66 (1953) 767.
3. Berndt, J., H. Radzuweit: Zur Genese, Diagnose und Therapie der puerperalen Inversio uteri. Geburtsh. u. Frauenheilk. 28 (1968) 782.
4. Clark, S. L.: Use of ritodrine in uterine inversion. Amer. J. Obstet. Gynec. 151 (1985) 705.
5. Concin, H., J. Eberhard: Die akute Inversio uteri puerperalis. Z. Geburtsh. Perinat. 182 (1978) 389.
6. Dapunt, O., P. Schwarz: Inkomplette puerperale Uterusinversion mit konsekutiver Hypofibrinogenämie. Wien. klin. Wschr. 76 (1964) 588.
7. Dolff, J. J. C., H. Tillmanns: Ein Beitrag zur Inversio uteri puerperalis. Zbl. Gynäk. 93 (1971) 369.
8. Dyroff, R., J. Thomas: Die Inversio uteri und ein neues Verfahren zu ihrer Behandlung. Geburtsh. u. Frauenheilk. 15 (1955) 126.
9. Fink, W.: Die Uterusinversion und der Verlauf weiterer Geburten. Zbl. Gynäk. 91 (1969) 1374.
10. Harris, B. A.: Acute puerperal inversion of the uterus. Clin. Obstet. Gynec. 27 (1984) 134.
11. Huntington, J. L., F. C. Irving, F. S. Kellogg: Abdominal reposition in acute inversion of the puerperal uterus. Amer. J. Obstet. Gynec. 15 (1928) 34.
12. Johnson, A. B., F. Rockaway: A new concept in the replacement of the inverted uterus and a report of nine cases. Amer. J. Obstet. Gynec. 57 (1949) 557.
13. Käser, O., F. A. Iklé, H. A. Hirsch: Atlas der gynäkologischen Operationen. Thieme, Stuttgart–New York 1983.
14. Kastendieck, E., V. Lehmann: Manuelle Reposition bei Inversio uteri puerperalis nach i. v. Injektion des Tokolytikums Th 1165a. Z. Geburtsh. Perinat. 178 (1974) 444.
15. Kellogg, F. S.: Puerperal inversion of the uterus. Classification for treatment. Amer. J. Obstet. Gynec. 18 (1929) 815.
16. Kovacs, B. W., G. R. DeVore: Management of acute and subacute puerperal uterine inversion with terbutaline sulfate. Amer. J. Obstet. Gynec. 150 (1984) 784.
17. Lee, W. K., M. S. Baggish, M. Lashgari: Acute inversion of the uterus. Obstet. and Gynec. 51 (1978) 144.
18. Martius, G.: Behandlung der Inversio uteri. In: Martius, G. (Hrsg.): Geburtshilflich-perinatologische Operationen, S. 303. Thieme, Stuttgart–New York 1986.
19. Mehra, U., F. Ostapowicz: Acute puerperal inversion of the uterus in a primipara. Obstet. and Gynec. 47 (1976) 30S–32S.
20. Meinert, J.: Die Inversio uteri puerperalis. Geburtsh. u. Frauenheilk. 44 (1984) 260.
21. O'Connor, M. C.: Recurrent post partum uterine inversion. Brit J. Obstet. Gynaec. 84 (1977) 789.
22. O'Sullivan, J. V.: Acute inversion of the uterus. Brit. med. J. II (1945) 282.
23. Philipp, E., W. Luh: Zur Prognose der puerperalen Inversio uteri. Zeitschr. f. Geburtsh. 173 (1970) 339.
24. Platt, L. D., M. L. Druzin: Acute puerperal inversion of the uterus. Amer. J. Obstet. Gynec. 141 (1981) 187.
25. Richter, K.: Lageanomalien. In: Käser, O., V. Friedberg, K. G. Ober, K. Thomsen, J. Zander (Hrsg.): Gynäkologie und Geburtshilfe, Bd. III, Teil 1, S. 14.19. Thieme, Stuttgart–New York 1985.
26. Robinson, M.: Acute inversion of the uterus treated by O'Sullivan's method. Med. J. Aust. 1 (1969) 120.
27. Rodriguez, M. H., R. Wang, St. L. Clark, J. P. Phelan: Previous cesarean birth: Management considerations in the patient with acute puerperal uterine inversion. Amer. J. Obstet. Gynec. 150 (1984) 433.
28. Sher, G.: Correction of post partum uterine inversion by the application of intravaginal hydrostatic pressure. Amer. J. Obstet. Gynec. 134 (1979) 601.
29. Skarra, O., K. Leikanger: Acute spontaneous puerperal inversion of the uterus. Acta obstet. gynaec. scand. 59 (1980) 557.
30. Walch, E.: Zur Therapie der Inversio uteri puerperalis. Geburtsh. u. Frauenheilk. 17 (1957) 1034.
31. Watkins, R. A.: A technique for hydrostatic replacement of the inverted puerperal uterus. Med. J. Aust. 1 (1969) 121.
32. Watson, P., N. Bush, W. A. Bowes: Management of acute and subacute puerperal inversion of the uterus. Obstet. and Gynec. 55 (1980) 12.
33. Weigt, H.: Zur spontanen Inversio uteri puerperalis. Zbl. Gynäk. 91 (1969) 1372.

21 Armvorfall

E. Kastendieck

Inhalt

1 Definitionen und Häufigkeit 366
2 Ätiologie 366
3 Diagnose 367
4 Prognose, Verlauf, Komplikationen . . . 367
5 Therapie 367

1 Definitionen und Häufigkeit

Ein Vorliegen oder Vorfall des Armes bei Schädellage besteht, wenn Hand oder Arm vor oder neben dem Kopf des Kindes zu tasten sind. Wie beim Vorliegen oder Vorfall der Nabelschnur unterscheidet man ein *Vorliegen* bei stehender Fruchtblase von dem *Vorfall* des Armes, wenn die Fruchtblase gesprungen ist. Prognostisch und therapeutisch wichtig ist, ob es sich um einen unvollkommenen oder vollkommenen Armvorfall handelt.

Bei *unvollkommenem* Armvorfall ist die Hand neben dem Kopf zu fühlen (Handvorfall), bei *vollkommenem* Armvorfall liegt die Hand oder der Arm vor dem Kopf. (Abb. 21-1).

Der Armvorfall ist bei Querlage mit 20 bis 25% ein häufiges Ereignis [1], bei Schädellage hingegen mit einer Häufigkeit unter 0,1% eine sehr seltene Geburtskomplikation.

2 Ätiologie

Die Ursachen des Armvorliegens bzw. -vorfalls bei Schädellage sind zum Teil identisch mit denen des Nabelschnurvorfalls [1]:
- unzureichende Abdichtung des Beckeneingangs durch hochstehenden Kopf bei Mehrgebärenden, bei Beckenverengungen, Einstellungs- und Haltungsanomalien, Frühgeburten, Mehrlingsgeburten (besonders bei Geburt des zweiten Zwillings),
- Hydramnion und bei geburtshilflichen Eingriffen mit Hochschieben des vorangehenden Teils.

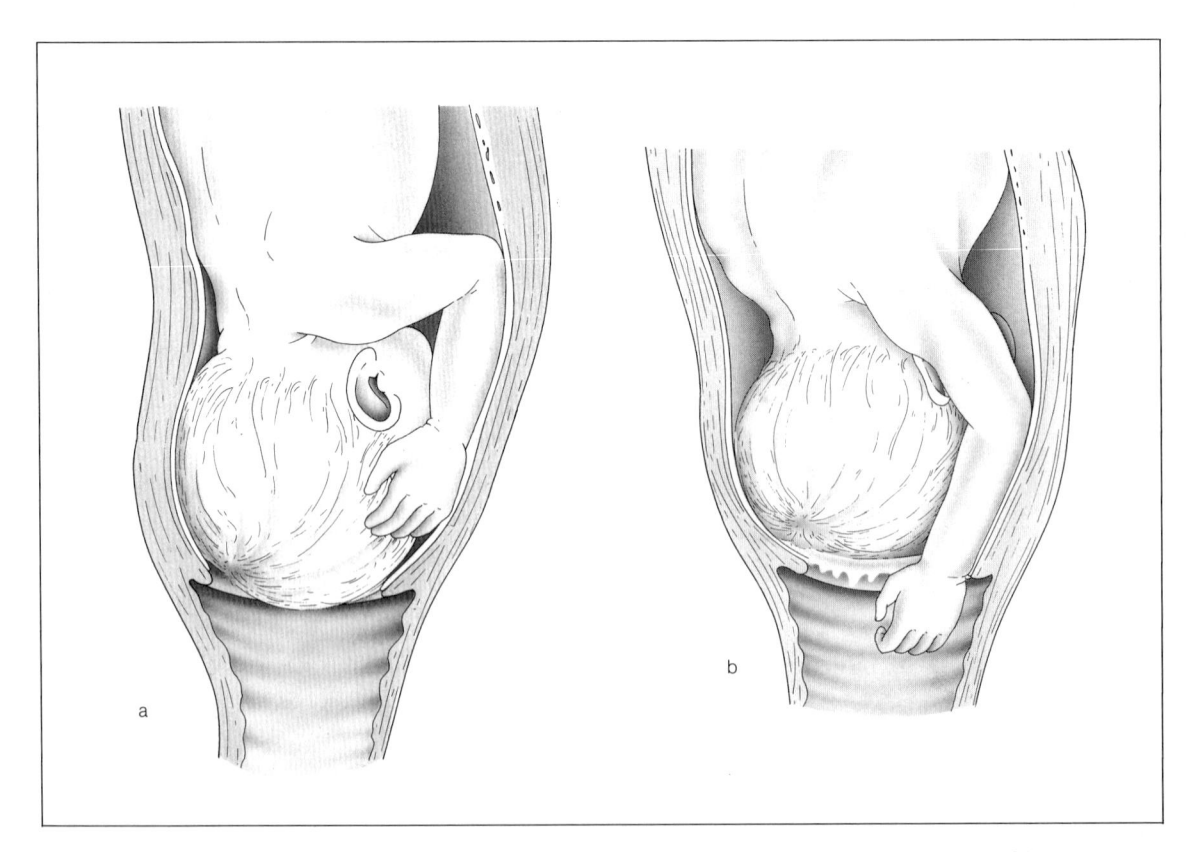

Abb. 21-1 Armvorfall bei Schädellage. a) unvollkommener Armvorfall, b) vollkommener Armvorfall.

3 Diagnose

Vorliegen und Vorfall des Armes werden zumeist durch die vaginale Untersuchung diagnostiziert, oft zufällig bei routinemäßiger Kontrolle des Geburtsfortschritts. Kommt es bei vollkommenem Armvorfall zu einem Geburtsstillstand, so wird spätestens bei der dann indizierten vaginalen Untersuchung der Armvorfall erkannt.

Differentialdiagnostisch ist beim Tastbefund kleiner Teile an das Vorliegen einer Beckenendlage oder einer Querlage zu denken. Der Fußvorfall bei Schädellage ist eine Rarität [4]. Die Unterscheidung zwischen Hand und Fuß mittels Fersen-, Zeh- und Daumenzeichen [3] hat wegen der einfachen und sicheren Lagediagnostik durch die Sonographie an Bedeutung verloren. Auch die differentialdiagnostische Abgrenzung gegenüber der Querlage ist sonographisch leicht möglich.

Der vorliegende oder vorgefallene Arm bei Schädellage kann außer der Tastuntersuchung auch sonographisch dargestellt werden. Bei Tiefertreten des Kopfes und nach Blasensprung verringert sich jedoch die diagnostische Bedeutung der Sonographie. Gerade hinsichtlich der Frage des vollkommenen Armvorfalls ist der vaginale Tastbefund entscheidend.

4 Prognose, Verlauf, Komplikationen

Bei *Schädellage* können Armvorliegen und Armvorfall für den Geburtsverlauf ohne nachteilige Bedeutung sein. Unter ungünstigen Bedingungen kann sich jedoch auch ein unüberwindbares Geburtshindernis entwickeln. Das Vorliegen des Armes und auch der unvollkommene Armvorfall beeinflussen den Geburtsverlauf zunächst nicht. Zumeist gleitet die Hand bei weiterem Geburtsfortschritt zurück. Gelegentlich wird auch eine Hand neben dem Kopf geboren, ohne daß es zu einem protrahierten Verlauf oder Geburtsstillstand kommt.

Eine ernste *Geburtskomplikation* entsteht, wenn nach Blasensprung der Arm oder die Hand *vor* dem Kopf tiefer tritt (vollkommener Armvorfall). Bis auf seltene Ausnahmen (Frühgeburten, hochgradige kindliche Wachstumsretardierung) kommt es dann wegen eines unüberwindbaren Hindernisses zu einem Geburtsstillstand mit der Gefahr der Uterusruptur. Der vorgefallene Arm kann sowohl den Eintritt des Kopfes in das Becken als auch den weiteren Durchtritt verhindern.

Bei unzureichender Abdichtung des Beckeneingangs ist das Kind außerdem durch Nabelschnurvorfall gefährdet. Die Häufigkeit des Nabelschnurvorfalls bei Armvorfall beträgt ca. 20 bis 25% [1].

5 Therapie

Schädellage

Beim *Vorliegen* eines Armes besteht die Behandlung darin, durch Lagerung auf die dem vorliegenden Arm entgegengesetzte Seite das Zurückziehen des Armes zu erleichtern. Aufgrund der Schwerkraft sinkt der Fundus uteri mit dem Steiß des Kindes auf die betreffende Seite. Die entgegengesetzte Schulter des Kindes mit dem vorliegenden Arm wird zur anderen Seite und funduswärts angehoben. Hierdurch wird das Zurückgleiten des vorliegenden Armes unterstützt. Gleichzeitig wird der Kopf auf den Beckeneingang zentriert, wodurch der Beckeneingang abgedichtet wird [3].

Die Blasensprengung ist bei vorliegendem Arm kontraindiziert. Auf forcierte vaginale Untersuchungen und Repositionsversuche sollte wegen der Gefahr der artifiziellen Amnionruptur verzichtet werden.

Das Vorgehen bei *unvollkommenem Armvorfall* (Hand neben dem Kopf bei gesprungener Fruchtblase) ist zunächst wie beim Vorliegen unter intensiver Kontrolle des Geburtsfortschrittes abwartend. Durch Lagerung der Gebärenden auf die dem vorgefallenen Arm entgegengesetzte Seite wird das Zurückgleiten der Hand angestrebt. In vielen Fällen kann bei Fehlen anderer Komplikationen auf diese Weise ein unauffälliger Geburtsverlauf erreicht werden. Kommt es nicht zu einem spontanen Zurückziehen der Hand, ist ein vorsichtiger manueller Repositionsversuch gerechtfertigt. Wegen der Gefahr des Nabelschnurvorfalls sollte dabei das Becken hochgelagert und der kindliche Kopf sowenig wie nötig nach oben geschoben werden.

Bei *vollkommenem Armvorfall* und lebensfähigem Kind wird heute zumeist die Sectio empfohlen [2]. Nur bei sehr günstigen Verhältnissen mit nahezu vollständigem Muttermund, hochstehendem Kopf und ausreichend geräumigem Becken kann in Periduralanästhesie oder Allgemeinnarkose eine Reposition versucht werden. Dabei geht die Hand des Geburtshelfers, die der Seite des vorgefallenen Armes entspricht, ganz in die Vagina ein. Sie drängt den Arm am kindlichen Kopf vorbei, zumindest bis in Höhe des Halses [2]. Bei der nächsten Wehe wird der Kopf durch Druck von außen in das kleine Becken gedrängt, während die innere Hand langsam zurückgezogen wird.

Querlage

Jeder Repositionsversuch kann einen Nabelschnurvorfall verursachen, der immer nach erfolgter Manipulation auszuschließen ist.

Nach mißlungener Reposition ist bei lebensfähigem Kind die abdominale Schnittentbindung indiziert. Eine innere Wendung aus Kopflage auf den Fuß ist wegen des hohen Risikos für Mutter (Uterusruptur) und Kind (Hypoxie) heute nicht mehr gerechtfertigt [1, 2]. Allein beim zweiten Zwilling mit Armvorfall gilt die Wendungsoperation als geeignetes Entbindungsverfahren.

Die Therapie bei Querlage mit Armvorfall besteht bei lebensfähigem Kind immer in der abdominalen Schnittentbindung. Nur beim zweiten Zwilling ist bei Querlage mit Armvorfall die innere Wendung gerechtfertigt.

Intrauteriner Fruchttod

Bei intrauterinem Fruchttod und Geburtsstillstand wegen Armvorfalls sollte zunächst versucht werden, den Arm zu reponieren. Gelingt dieses nicht, ist bei günstigem geburtshilflichem Befund ein vaginal operativer Entbindungsversuch mit Vakuumextraktion gerechtfertigt. Ist auch dieses nicht ohne Gefährdung der Mutter möglich, kann durch Perforation des Kopfes die Entbindung auf vaginalem Wege zu Ende geführt werden.

Literatur

1. Käser, O., R. Richter: Geburt aus Kopflagen. In: Käser, O., V. Friedberg, K. G. Ober, K. Thomsen, J. Zander (Hrsg.): Gynäkologie und Geburtshilfe, Bd. II, Teil 1, S. 12.17. Thieme, Stuttgart–New York 1981.
2. Martius, G.: Operatives Vorgehen beim Vorliegen und Vorfall kleiner Teile. In: Martius, G. (Hrsg.): Geburtshilflich-Perinatologische Operationen. Thieme, Stuttgart–New York 1968.
3. Pschyrembel, W. J., W. Dudenhausen: Praktische Geburtshilfe. DeGruyter, Berlin–New York 1986.
4. Schneeweiß, W. D. N.: Doppelter Fußvorfall bei Schädellage (Fallbericht): Geburtsh. u. Frauenheilk. 40 (1980) 1034.

22 Uterusruptur

W. Künzel

Inhalt

1 Einleitung 370

2 Ätiologie 370

3 Klinik und Diagnose 370

4 Mütterliche und kindliche Mortalität 371

5 Therapie 371

1 Einleitung

Die Ruptur des Uterus ist ein Ereignis, das mit einer hohen Morbidität und Mortalität von Mutter und Kind einhergeht. Sie kann zu jedem Zeitpunkt der Schwangerschaft eintreten [7, 9, 15, 26]. Es gibt zahlreiche Berichte über Uterusrupturen zwischen der 15. und 24. Schwangerschaftswoche bei induziertem Abort [5, 11]. Besonders häufig tritt jedoch die Ruptur im Zusammenhang mit der Geburt auf. Die Häufigkeit wird in einzelnen Kliniken zwischen 0,4 und 1,7% angegeben [18, 23, 27]. Die Uterusruptur stellt in den meisten Fällen ein dramatisches Ereignis dar, das mit einer starken Blutung einhergeht. In vielen Fällen erscheint sie jedoch auch als stille oder gedeckte Ruptur.

2 Ätiologie

Die Ruptur des Uterus kann durch zahlreiche Faktoren verschiedener Art verursacht werden (Tab. 22-1). So treten Rupturen nach traumatischen Ereignissen auf, z. B. instrumentelle Perforation oder Unfall. Sie entstehen auch aufgrund geburtshilflicher Maßnahmen wie Oxytocinüberdosierung, durch intrauterine Manipulationen oder operative Interventionen, bei zu später Entscheidung zur Sectio und bei zephalopelvinem Mißverhältnis. Die Ruptur wird häufig auch nach vorausgegangenen Uterusoperationen (in ca. 2 bis 7% der Fälle) beobachtet. Während in den Ländern der dritten Welt über spontane Uterusrupturen häufiger berichtet wird (80,8% [23]), wird in Europa und USA die Ruptur im wesentlichen nach erfolgtem Kaiserschnitt gesehen (61,3% [20]). Die Ruptur des Uterus, bei dem keine Uterusoperationen vorausgegangen sind, ist ein sehr viel dramatischeres Ereignis als bei vorausgegangenen Operationen [10].

Häufig sind es Mehrgebärende, bei denen die Ruptur erfolgt. Abruptio placentae oder eine Placenta percreta [13, 23, 24, 27] sowie erfolgte Tubenimplantation [25] sind seltene Gründe für die Ruptur.

Als Ursache für die spontane Ruptur des Uterus wird auch die vorausgegangene Exposition mit Diethylstilbestrol beschrieben [28].

Tabelle 22-1 Ursachen der Uterusruptur (Literaturzusammenstellung)

Traumatische Ruptur
Instrumentelle Perforation
Intrauterine Manipulation
Unfall [1, 20, 23]

Spontane Ruptur
Nach Uterusoperationen
– Sectio caesarea [13, 20, 23, 27]
– Tubenimplantation [25]
Ohne Uterusoperationen
– Multiparität [14, 22]
– Oxytocinüberstimulation [20, 22]
– zephalopelvine Disproportion [20, 22, 23]
– Placenta percreta [1, 3, 4, 21]
– Diethylstilbestrol [28]
– Prostaglandin E2 [6]

3 Klinik und Diagnose

Die typischen Zeichen der drohenden Uterusruptur sind die extreme Schmerzhaftigkeit des Uterus, die Druckschmerzhaftigkeit im unteren Uterinsegment und das Hochsteigen der Bandl-Furche bei protrahiertem Geburtsverlauf. Nach erfolgter Ruptur besteht häufig Wehenlosigkeit und Schmerzfreiheit. In Abhängigkeit vom Ausmaß der Blutung tritt eine allgemeine Verschlechterung des maternalen Befindens mit Blutdruckabfall und Schock auf. Das Kind verstirbt häufig in utero. Vielfach werden jedoch die klassischen Zeichen der Uterusruptur, der Rupturschmerz und das Sistieren der Wehentätigkeit, nicht beobachtet [2, 8, 12].

Bei einer Beschreibung der Symptomatik in fünf Fällen von spontan aufgetretener Ruptur traten Schmerzen im Abdomen und Dolenz des Uterus nur in einem Fall auf [14]. Demgegenüber wurde der Schock immer beobachtet, die vaginale Blutung in vier Fällen und Alterationen der fetalen Herzfrequenz in drei von vier Fällen bei lebendem Fetus.

Da die einzelnen Symptome in zeitlich sehr unterschiedlicher Reihenfolge auftreten können, wird oft an die richtige Diagnose sehr spät gedacht. Es ist deshalb wichtig, bei Auftreten einer maternalen Schocksymptomatik und Wehentätigkeit nicht nur an Fruchtwasserembolie oder Gerinnungsstörung zu denken, sondern die Uterusruptur in die Differentialdiagnose miteinzubeziehen [24].

4 Mütterliche und kindliche Mortalität

Die mütterliche und kindliche Mortalität nach Uterusruptur, insbesondere bei spontaner Uterusruptur ohne vorausgegangene Operation, ist hoch. Die Mortalität ist vor allem in den Ländern der dritten Welt erhöht. Sie beträgt beispielsweise in Ost-Libyen 8,2% [23] und variiert zwischen 0 und 9,4% [19, 20, 22, 23, 29]. Die kindliche Mortalität beträgt 35 bis 89% [10, 19, 20, 22, 23].

5 Therapie

In Abhängigkeit von der Verletzung des Uterus oder dem Zustand der Patientin wird man sich entscheiden müssen, wie im einzelnen Fall vorzugehen ist. Bei vorausgegangenen Uterusoperationen, beispielsweise nach Sectio, ist in den meisten Fällen die Uteruswunde durch eine Naht einfach zu versorgen [10, 19, 23, 29]. Das gilt insbesondere für jene Fälle, bei denen eine stille Ruptur erfolgte oder die Ruptur durch das Peritoneum noch abgedeckt war [16]. In Fällen von Placenta percreta als Ursache der Uterusruptur oder stark unübersichtlichen Wundverhältnissen ist die Exstirpation des Uterus die Methode der Wahl. Zugaib und Mitarbeiter berichten über 42 Fälle von Uterusruptur, wo in 57,1% die einfache Naht erfolgte, in 38,1% die Naht mit einer Tubenligatur verbunden wurde, und nur in 4,8% die totale Hysterektomie erfolgen mußte [29, 30].

Literatur

1. Berchuk, A., R. J. Sokol: Previous cesarean section, placenta increta, and uterine rupture in second-trimester abortion. Amer. J. Obstet. Gynec. 145 (1983) 766–767.
2. Bernaschek, G.: Verdacht auf Uterusruptur auch durch externes Routine-Kardiotokogramm? Z. Geburtsh. Perinat. 185 (1981) 296–297.
3. Bevan, J. R., N. J. E. Marley, E. N. Ozumba: Uterine rupture, placenta percreta and curettage in early pregnancy. Case report. Brit. J. Obstet. Gynaec. 92 (1985) 642–644.
4. Bezdek, J.: Placenta percreta causing uterine rupture. Case report. Brit. J. Obstet. Gynaec. 92 (1985) 853–855.
5. Biale, Y., H. Lewenthal: Uterine rupture during induced mid-trimester abortion. Europ. J. Obstet. Gynaec. 19 (1985) 175–182.
6. Claman, P., R. J. Carpenter, A. Reiter: Uterine rupture with the use of prostaglandin E_2 for induction of labor. Amer. J. Obstet. Gynec. 150 (1984) 889–890.
7. Duflou, J. A., L. C. Odes: Idiopathic uterine rupture in the mid-trimester of pregnancy. A case report. S. Afr. med. J. 65 (1984) 221–222.
8. Endl, J., H. Fröhlich, K. Baumgarten: Fallbericht, spontane Uterusruptur. Interpretation des Kardiotokogramms. Z. Geburtsh. Perinat. 181 (1977) 218–221.
9. Gautier, C., Y. van Belle, L.-J. van Bogaert, F. de Mylder: Rupture uterine. Reflexion à propos d'un cas spontané à mi-grossesse. J. Gynéc. Obstét. 14 (1986) 201–209.
10. Golan, A., O. Sandbank, A. Rubin: Rupture of the pregnant uterus. Obstet. and Gynec. 56 (1980) 549–554.
11. Graham, D.: Uterine rupture occurring during midtrimester abortion. Obstet. Gynec. 59 (Suppl. 1982) 62–64.
12. Gummerus, M., T. Palo: Kardiotokografisch registrierte spontane Uterusruptur. Zbl. Gynäk. 102 (1980) 1194–1197.
13. Hofmann, D., H. Scholz: Die stille Uterusruptur. Med. Klin. 72 (1977) 593–597.
14. Issel, E. P., H. Gstöttner, K. Hahmann: Vielfältigkeit der Symptome bei Uterusruptur. Zbl. Gynäk. 196 (1984) 1536–1543.
15. Karkut, G., V. Jaluvka: Zervikale Zwillingsschwangerschaft. Geburtsh. u. Frauenheilk. 40 (1980) 358–361.

16. Knitza, R., P. Scheidel, H. Hepp: Gedeckte Uterusruptur unter Katheterperiduralanästhesie. Geburtsh. u. Frauenheilk. 40 (1980) 652–653.
17. Lehmann, F.: Traumatische doppelte Uterusruptur durch Unfall. Zbl. Gynäk. 102 (1980) 418–420.
18. Lusanga-Nkwey, T., R. Tandu-Umba et al.: Evolution des ruptures de l'utérus gravide dans les cliniques universitaires de Kinshasa. A propos de 24 observations de 1973 à 1980. J. Gynéc. Obstét. 12 (1983) 755–761.
19. Paydar, M., A. Hassannzadeh: Rupture of the uterus. Int. J. Gynec. Obstet. 15 (1978) 405–409.
20. Plauché, W. C., W. von Almen, R. Muller: Catastrophic uterine rupture. Obstet. and Gynec. 64 (1984) 792–797.
21. Quakernack, K., J. Bordt, H. Nienhaus: Placenta percreta und Ruptur des Uterus. Fallbericht. Geburtsh. u. Frauenheilk. 40 (1980) 520–523.
22. Rahman, J., M. H. Al-Sibai, M. S. Rahman: Rupture of the uterus in labor. Acta obstet. gynaec. scand. 64 (1985) 311–315.
23. Rahman, M. S., R. J. Fothergill: Rupture of the pregnant uterus in Eastern Libya. J. roy. Soc. Med. 72 (1979) 415–420.
24. Riss, P., R. Rudelstorfer: Zur Frage des Risikowandels der Uterusruptur. Z. Geburtsh. Perinat. 186 (1982) 300–302.
25. Scharp, H.: Uterusruptur nach Tubenimplantation. Zbl. Gynäk. 107 (1985) 1139–1140.
26. Supczyński, S.: Ruptured interstitial pregnancy found on the side of amputated uterine adnexa. Gin. pol. 59 (1983) 223–227.
27. Tischendorfer, D.: Die Leitung von Geburts- und Nachgeburtsperiode bei Zustand nach Sectio caesarea. Zbl. Gynäk. 101 (1979) 547–554.
28. Williamson, H. O., G. A. Sowell, H. E. Smith: Spontaneous rupture of gravid uterus in a patient with diethylstilbestrol-type genital changes. Amer. J. Obstet. Gynec. 150 (1984) 158–160.
29. Zugaib, M., L. Nobile, A. J. Salomao et al.: Análise 42 casos de rotura uterina. I. Consideracoes acerca da incidência, epidemiologia e diagnóstico. Obstet. Ginec. lat.-amer. 41 (1983) 281–287.
30. Zugaib, M., L. Nobile, A. J. Salomao et al.: Análise 42 casos de rotura uterina. II. – conduta terapéutica. Obstet. Ginec. lat.-amer. 41 (1983) 370–375.

23 Fruchtwassermenge und Geburtsverlauf

W. Künzel

Inhalt

1 Oligohydramnion 374
1.1 Vorkommen und
    Begleiterkrankungen 374
1.2 Diagnose und Therapie 374

2 Hydramnion 375

2.1 Vorkommen und
    Begleiterkrankungen 375
2.2 Pathophysiologie 375
2.3 Diagnose 376
2.4 Therapie 376

Die Physiologie und Pathophysiologie des Fruchtwassers sowie seiner Entstehung und Zusammensetzung sind in Band 4, Kapitel 23, ausführlich dargestellt. Die vorliegenden Ausführungen konzentrieren sich daher ausschließlich auf die Bedeutung einer verminderten Fruchtwassermenge (Oligohydramnie) und einer vermehrten Fruchtwassermenge (Hydramnie, auch Polyhydramnie genannt) für den Schwangerschaftsverlauf und die Geburt.

1 Oligohydramnion

1.1 Vorkommen und Begleiterkrankungen

Die *Häufigkeit* eines Oligohydramnions wurde an 2815 Fällen untersucht [23]. In 86% der Fälle konnte eine normale, in 8,1% eine verminderte und in 5,9% eine vermehrte Fruchtwassermenge festgestellt werden (Tab. 23-1). Definitionsgemäß bestand ein Oligohydramnion in 5,5%, und in 2,6% lag die Fruchtwassermenge im Bereich der unteren Norm. Ähnliche Befunde wurden auch von anderen Autoren erhoben [17]. Die Fruchtwassermenge ist offenbar eng mit dem *Alter der Patientin* assoziiert. Bei 200 Patienten mit normaler Fruchtwassermenge waren nur drei Frauen älter als 35 Jahre (1,5%), während bei 131 Patienten mit Oligohydramnion 13,7% älter als 35 Jahre waren.

Begleiterkrankungen: Es finden sich häufiger Gestosen bei Oligohydramnie (12,2%). Offenbar besteht hier eine enge Verbindung zwischen der Perfusion des Uterus bzw. der Plazenta und dem Zustand des Feten in utero. Der chronische Sauerstoffmangel bei einer schweren Gestose könnte einen Einfluß auf die Nierenperfusion des Feten haben und damit über eine verminderte Harnproduktion die Entstehung eines Oligohydramnions begünstigen. Damit in Einklang steht auch, daß nur 75% der Patienten mit Oligohydramnion nach der 36. Woche entbunden werden, dagegen 16,9% in der 33. bis 36. Schwangerschaftswoche und 8,1% in der 28. bis 32. Schwangerschaftswoche. In sechs von zehn Fällen dieser Gruppe ist ein intrauteriner Fruchttod aufgetreten. Damit wird auch die Häufigkeit der Wachstumsretardierung, die in 30,6% der Fälle nachweisbar war (9,0% bei normaler Fruchtwassermenge) und die häufigere Indikation zur Sectio bei Oligohydramnion verständlich (42,7% verglichen mit 15,5% bei Patienten mit normaler Fruchtwassermenge) [9, 11, 20]. Eine besondere Beachtung muß den Fehlbildungen bei Vorliegen eines Oligohydramnions geschenkt werden. Bei verminderter Fruchtwassermenge wurden über 8,5% schwere Fehlbildungen berichtet [24].

Die häufigsten Fehlbildungen sind Nierendysgenesien und Nierenagenesien, die sonographisch in der Regel leicht zu erkennen sind.

1.2 Diagnose und Therapie

Das Oligohydramnion ist nur bei extremer Verminderung der Fruchtwassermenge mit klinischen Mitteln zu diagnostizieren. In Grenzsituationen ist durch Ultraschalluntersuchungen die Diagnostik des Oligohydramnions heute sehr viel

Tabelle 23-1 Zusammenhang von Fruchtwassermenge und geburtshilflichen Faktoren (nach Rabe und Mitarbeitern [23])

	Fruchtwassermenge			
	normal %	untere Norm %	vermindert (Oligohydramnion) %	vermehrt (Hydramnion) %
Häufigkeit	86,0	2,6	5,5	5,9
Alter der Patientin				
<35 Jahre	98,5	80,0	88,0	
>35 Jahre	1,5	20,0	13,7	
Gestose	0	11,6	12,2	
Entbindungszeitpunkt				
28.–32. SSW	0,5	8,7	*8,1	
33.–36. SSW	3,0	17,4	16,9	
>36. SSW	96,5	73,9	75,0	
Gewicht des Kindes				
<10. Perzentile	9,0	30,9	30,6	
Entbindungsmodus				
Sectio	15,5	42,0	42,7	
Fehlbildungen	1,0	5,5	13,0	

*intrauteriner Fruchttod in 6 von 10 Fällen

einfacher geworden [14, 15, 17]. Es wird die größte sonographisch meßbare Fruchtwassermenge beurteilt. Fruchtwasserdepots unter 2 cm werden als Oligohydramnion eingestuft, während Fruchtwassermengen in der Grenze von 2 bis 3 cm als unterer Normbereich zu betrachten sind.

Mit diesem semiquantitativen Beurteilungskriterium sind Störungen während der Schwangerschaft früh zu erkennen. Das Oligohydramnion ist sehr häufig mit Mißbildungen assoziiert, was bei der Geburtsleitung zu berücksichtigen ist [2, 13, 18, 23].

2 Hydramnion

2.1 Vorkommen und Begleiterkrankungen

In einer Übersichtsarbeit aus dem Jahr 1970 wurde die Häufigkeit des Hydramnions bei 86000 Schwangerschaften in der Zeit von 1948 bis 1967 ermittelt; sie betrug 0,41% [21]. Diese Häufigkeit wird mit den heute verfügbaren Ultraschalltechniken bestätigt, wobei anhand von 1900 Ultraschalluntersuchungen eine Häufigkeit von 0,33% festgestellt wurde [22].

Der Nachweis eines Hydramnions während der Schwangerschaft und bei Geburt ist wichtig, da bekannt ist, daß das Hydramnion mit einer hohen Mißbildungsrate einhergeht. In früheren Untersuchungen war das Hydramnion in 25% durch einen maternalen Diabetes, in 11,5% mit einer fetalen Erythroblastose und in 8,4% mit Mehrlingsschwangerschaften assoziiert. Von den verbleibenden 55% der Schwangerschaften waren 60% ungeklärter Genese, und 40% waren verbunden mit Mißbildungen. In den heute verfügbaren Statistiken spielt die Erythroblastose und der Diabetes mellitus aufgrund der besseren therapeutischen Möglichkeiten nur noch eine untergeordnete Rolle. Eine Zusammenstellung der von mehreren Autoren mitgeteilten Daten zeigt, daß in 50% der Fälle bei Patientinnen mit Hydramnion unauffällige Neugeborene geboren werden (Tab. 23-2) [3, 12, 22]. In 24,3% der Fälle sind Störungen im zentralen Nervensystem nachweisbar: Anenzephalie, Neuralrohrdefekte, Meningomyelozele und Hydrozephalus. Die Duodenalatresie und die Ösophagusatresie hat mit 9,8% einen relativ hohen Anteil. Weniger häufig sind Störungen des kardiovaskulären Systems (3,6%) und des Urogenitalsystems. Die Palette der verschiedenen Mißbildungen und Störungen als Ursache für das Hydramnion ist vielfältig. So sind mit dem Hydramnion mehrere Krankheitsbilder vergesellschaftet [16]: das Bartter-Syndrom, eine Erkrankung, die mit einer hypokaliämischen Alkalose, einem Hyperaldosteronismus bei normalem Blutdruck und Hyperplasie des juxtaglomerulären Apparats einhergeht [26], aber auch fetale Zysten [25], die Triploidie [7], zystische adenomatoide Mißbildungen der Lunge [8] und die Stein-Erkrankung, eine myotone Dystrophie, die die glatten und gestreiften Muskeln betrifft und gastrointestinale Störungen verursacht. Jedoch sind für die Entstehung des Hydramnions auch Virusinfektionen ursächlich verantwortlich [6].

2.2 Pathophysiologie

Das Hydramnion kommt möglicherweise durch eine Störung der Sekretion und Resorption der Amnionflüssigkeit zustande. Bei idiopathischem Hydramnion sind morphologische Veränderungen nachgewiesen. Die Amnionzellen zeigen stark verlängerte Mikrozotten. Im Bereich der Plasmamembran aller Amniontrophoblasten und Deziduazellen herrscht eine sehr intensive pinozytotische Aktivität. Eihaut und Choriontrophoblast

Tabelle 23-2 Fetale Fehlbildungen und Störungen bei Kindern von Patientinnen mit Hydramnion (Zusammenstellung der Daten von Brusis und Mitarbeitern [3], Henrion und Mitarbeitern [12] und Quinlan und Mitarbeitern [22])

	n	%
unauffällige Neugeborene	41	50,0
Mißbildungen des zentralen Nervensystems	20	24,3
kardiopulmonale Störungen	3	3,6
intestinale Störungen	8	9,8
urogenitale Störungen	1	1,2
plazentare Störungen	1	1,2
andere Mißbildungen bzw. Störungen	8	9,8
Gesamt	82	100

sind von zahlreichen, stark dilatierten Interzellularkanälen durchzogen, die von Mikrozotten eingefaßt sind [19].

Störungen im Schluckmechanismus und in der Ausscheidungsrate sind offenbar für die Entstehung des Hydramnions von untergeordneter Bedeutung. Eine Untersuchung des Schluckmechanismus ergab eine Aufnahmerate von 189 ml/die und eine mittlere Ausscheidungsrate von 23,6 ml/h bei ungestörten Schwangerschaften, jedoch stellten sich keine signifikanten Differenzen zu Patienten, bei denen ein Hydramnion und ein Oligohydramnion bestand, heraus [1]. Möglicherweise sind die unterschiedlichen Befunde in diesen Fällen auf die nicht einheitliche Ursache des Hydramnions und Oligohydramnions zurückzuführen.

2.3 Diagnose

Die Selektion von Patienten mit Hydramnion ist durch die routinemäßige Kontrolle des Symphysen-Fundusabstands bzw. Leibesumfangs möglich. Ein Abweichen dieser Parameter von der Normkurve gibt in der Regel den ersten Hinweis und sollte zu einer näheren Abklärung der fetalen Entwicklung veranlassen. Der Nachweis der vermehrten Fruchtwassermenge ist zu erbringen, wenn die Fruchtwasserdepots während der Gravidität das übliche Maß der Thoraxbreite überschreiten. Hilfreich ist auch die Bestimmung des gesamten intrauterinen Volumens (Abb. 23-1) [9]. Jedoch wird diese diffizile Bestimmungsmethode vorerst nur den Ultraschallzentren vorbehalten sein. Die Bestimmung der AFP-Konzentration kann in Fällen von Hydramnion hilfreich in der Diagnostik fetaler Mißbildungen sein. Doch ist die AFP-Konzentration nicht in allen Fällen fetaler Mißbildungen erhöht [3, 12].

2.4 Therapie

Die Therapie des Hydramnions setzt eine gezielte Diagnostik und den Ausschluß von Mißbildungen voraus, denn Mißbildungen sind in etwa

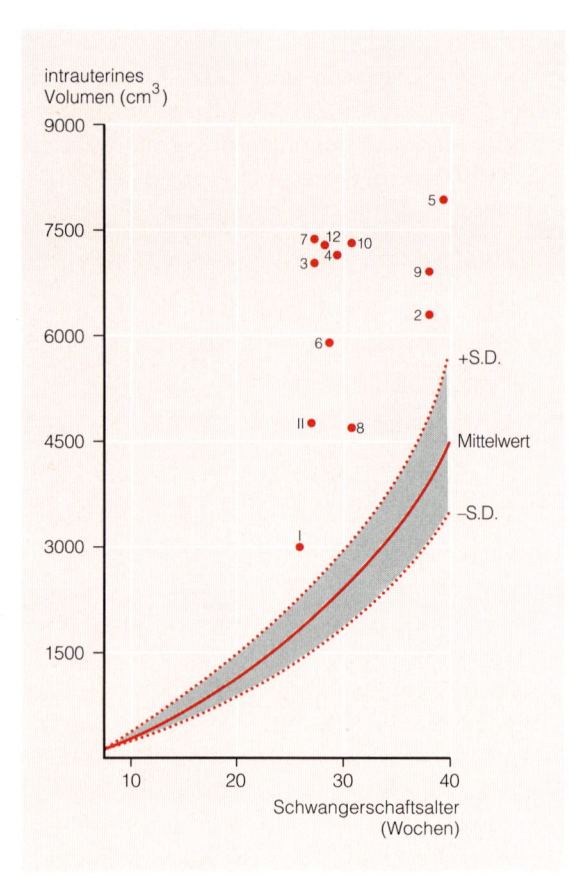

Abbildung 23-1 Das gesamte intrauterine Volumen von zwölf Schwangerschaften mit dem sonographischen Hinweis auf ein Hydramnion. Das gemessene Volumen ist zum Schwangerschaftsalter in Beziehung gesetzt (nach Quinlan und Mitarbeitern [22]).

50% der Fälle zu erwarten. Bei Vorliegen eines idiopathischen Hydramnions ist der Therapieansatz mit Indomethacin 3 mg/kg/die vertretbar [4]. Umfangreiche Studien liegen dazu allerdings noch nicht vor. Bisher hat sich die Punktion der Amnionhöhle und Ablassen des Fruchtwassers bewährt [10]. Damit wird das Beschwerdebild der Patientin, die unter der enormen Vergrößerung des Uterus leidet, verbessert. Häufig sind bei Vorliegen eines Hydramnions Lage-, Haltungs- und Einstellungsanomalien vorhanden. Das Management der Geburt und die Versorgung des Neugeborenen sollte dem Schwerebild der Erkrankung des Feten, das zu erwarten ist, angepaßt werden.

Literatur

1. Abramovich, D. R., A. Garden, L. Jandial, K. R. Page: Fetal swallowing and voiding in relation to hydramnios. Obstet. and Gynec. 54 (1979) 15–20.
2. Bastide, A., F. Manning, C. Harman, I. Lange, I. Morrison: Ultrasound evaluation of amniotic fluid: Outcome of pregnancies with severe oligohydramnios. Amer. J. Obstet. Gynec. 154 (1986) 895–900.
3. Brusis, E., H. K. Rjosk, E. Kuss: Wertigkeit der Alpha-1-Fetoprotein-Bestimmung im Fruchtwasser für die Diagnose fetaler Mißbildungen bei Patientinnen mit Hydramnion. Geburtsh. u. Frauenheilk. 40 (1980) 818–82.
4. Cabrol, D., M. Uzan, C. Sureau: Behandlung des Hydramnions mit Indometacin (Indometacin = Amuno). Rev. franç. Gynéc. 78 (1983) 643–645.
5. Chamberlain, P. F., F. A. Manning, I. Morrison, C. R. Harman, I. L. Lange: Ultrasound evaluation of amniotic fluid volume. I. The relationship of marginal and decreased amniotic fluid volumes to perinatal outcome. Amer. J. Obstet. Gynec. 150 (1984) 245.
6. Degani, S., I. Samberg, R. Gonen et al.: Ultrasonic detection of fetal ascites associated with polyhydramnios. Europ. J. Obstet. Gynaec. 13 (1982) 349–353.
7. Dognin, C., J. C. Monnier, B. Lanciaux et al.: Prééclampsie et hydramnios subaigu révélateurs d'une triploidie fetale. Diagnostic in utero à la 28e semaine. J. Gynéc. Obstét. 12 (1983) 625–631.
8. Glaves, J., J. L. Baker: Spontaneous resolution of maternal hydramnios in congenital cystic adenomatoid malformation of the lung. Antenatal ultrasound features. Case report. Brit. J. Obstet. Gynaec. 90 (1983) 1065–1068.
9. Gohari, P., R. L. Berkowitz, J. C. Hobbins: Prediction of intrauterine growth retardation by determination of total intrauterine volume. Amer. J. Obstet. Gynec. 127 (1977) 255.
10. Greiner, U., W. Krause: Die klinische Bedeutung des Hydramnions aus der Sicht der modernen Geburtsmedizin. Zbl. Gynäk. 98 (1976) 736–742.
11. Gross, T. L., R. J. Sokol, M. V. Wilson, R. F. Zador: Using ultrasound and amniotic fluid determinations to diagnose intrauterine growth retardation before birth: A clinical model. Amer. J. Obstet. Gynec. 143 (1982) 265.
12. Henrion, R., E. Herbinet, L. Cédard, E. Dallot, A. Sender, J. L. Rouvillois: Hydramnios et malformations foetales. Intérêt du dosage de l'alpha-foetoprotéine et de la bilirubine amniotique au cours du dernier trimester de la grossesse. J. Gynéc. Obstét. 7 (1978) 1207–1219.
13. Hill, L. M., R. Breckle, K. R. Wolfgram, P. L. O'Brien: Oligohydramnios: Ultrasonically detected incidence and subsequent fetal outcome. Amer. J. Obstet. Gynec. 147 (1983) 407.
14. Hoddick, W. K., P. W. Callen, R. A. Filly, R. K. Creasy: Ultrasonographic determination of qualitative amniotic fluid volume in intrauterine growth retardation: Reassessment of the 1 cm rule. Amer. J. Obstet. Gynec. 149 (1984) 758.
15. Issel, E. P., K. Hahmann: Die Beurteilung der Fruchtwassermenge im Rahmen der Ultraschalldiagnostik der intrauterinen Retardierung. Zbl. Gynäk. 104 (1982) 1473–1483.
16. Lopes, P., A. Mouzard, J. M. Mussini et al.: Hydramnios révélateur d'une dystrophie myotonique congénitale. J. Gynéc. Obstét. 9 (1980) 373–376.
17. Manning, F. A., L. M. Hill, L. D. Platt: Qualitative amniotic fluid volume determination by ultrasound: Antepartum detection of intrauterine growth retardation. Amer. J. Obstet. Gynec. 139 (1981) 254.
18. Mercer, L. J., L. G. Brown, R. E. Petres, R. H. Mess: A survey of pregnancies complicated by decreased amniotic fluid. Amer. J. Obstet. Gynec. 149 (1984) 355.
19. Minh, H., D. Douvin, A. Smadja et al.: Optische und ultrastrukturelle Untersuchung der Membran bei Hydramnion. Rev. franç. Gynéc. 76 (1981) 551–561.
20. Philipson, E. H., R. J. Sokol, T. Williams: Oligodramnios: Clinical associations and predictive value for intrauterine growth retardation. Amer. J. Obstet. Gynec. 146 (1983) 271–278.
21. Queenan, J. T., E. C. Gadow: Polyhydramnios: Chronic versus acute. Amer. J. Obstet. Gynec. 108 (1970) 349.
22. Quinlan, R. W., A. C. Cruz, M. Martin: Hydramnios: Ultrasound diagnosis and its impact on perinatal management and pregnancy outcome. Amer. J. Obstet. Gynec. 145 (1983) 306.
23. Rabe, D., H. J. Hendrik, W. Leucht, R. Boos, W. Schmidt: Sonographische Beurteilung der Fruchtwassermenge. II. Oligohydramnion – Bedeutung für den Schwangerschafts- und Geburtsverlauf. Geburtsh. u. Frauenheilk. 46 (1986) 422–426.
24. Schmidt, W., F. Kubli, T. Schroeder: Ultrasonographische Befunde beim „Potter-Syndrom". Geburtsh. u. Frauenheilk. 41 (1981) 374.
25. Seeds, J. W., R. C. Cefalo, W. N. P. Herbert, W. A. Bowes: Hydramnios and maternal renal failure: Relief with fetal therapy. Obstet. and Gynec. 64 (1984) 265–295.
26. Sieck, U. V., A. Ohlsson: Fetal polyuria and hydramnios associated Bartter's syndrome. Obstet. and Gynec. 63 (1984) 225–245.

Maßnahmen zur Geburtserleichterung

24 Psychosomatische Geburtsvorbereitung

M. Stauber

Inhalt

1 Geburtsschmerz und Geburtsangst ... 382

2 Methoden der Geburtsvorbereitung .. 382
2.1 Die englische Geburtsvorbereitung .. 382
2.2 Die russische bzw. französische Geburtsvorbereitung 384
2.3 Sonderformen der Geburtsvorbereitung 384
2.4 Suggestive Methoden der Geburtsvorbereitung 385

2.5 Erweiterte psychosomatische Geburtsvorbereitung 386

3 Kontraindikationen der Geburtsvorbereitung 388

4 Rahmenbedingungen für den psychosomatischen Arbeitsansatz bei der Geburtsvorbereitung 388

1 Geburtsschmerz und Geburtsangst

Dem Geburtsschmerz schenkte man unter allen Phänomenen, die mit der Geburt zusammenhängen, von jeher das größte Interesse. Zwischen folgenden beiden Extremen lagen die Ansichten:

– Der Schmerz gehöre wesensmäßig zur Geburt und solle nicht behandelt werden, nachdem es bereits in der Genesis heißt: „Du sollst dein Kind unter Schmerzen gebären".
– Der Schmerz sei eine sinnlose und deshalb überflüssige Begleiterscheinung der Geburt und bedarf der ärztlichen Behandlung.

Der Geburtsschmerz setzt sich aus einem Kontraktions- und einem Dehnungsschmerz zusammen. Er ist in Dauer und Intensität bei den Schwangeren sehr unterschiedlich ausgeprägt. Das hängt einmal damit zusammen, daß die Geburt – auch wenn sie spontan beendet wird – in ihrem Ablauf sehr verschieden sein kann. Zum anderen wird die Schmerzreaktion von der emotionalen Verfassung der Gebärenden in starkem Maße mitbestimmt. Vor allem der Angst wird als Begründung der psychologischen Vorbereitungsmethoden zur Geburt eine zentrale Rolle zuerkannt. So beschreibt Erbslöh [5] die zu den Wehen parallel verlaufende Angst in folgender Weise:

„Die Angst unter der Geburt ist im Einzelfall während des Geburtsverlaufs unterschiedlich stark, je nach der geburtshilflichen Situation. Sie steigt und fällt einmal wehensynchron, indem sie bei Einsetzen der Wehe ansteigt, auf dem Höhepunkt der Wehe einen Gipfel erreicht und danach wieder nachläßt. Unabhängig davon steigt sie im allgemeinen mit der Geburtsdauer an. Die Art der auftretenden Reaktion ist sowohl persönlichkeits- als auch situationsbedingt."

2 Methoden der Geburtsvorbereitung

Vor allem zwei Methoden der psychologischen Geburtsvorbereitung haben weltweite Anwendung gefunden:

– die englische Methode nach Dick-Read [3] („natural childbirth"), die bereits 1933 beschrieben wurde
– das psychoprophylaktische Verfahren, das aus Rußland kommt [17, 34], jedoch vor allem über Paris unter dem Namen Lamaze („l'accouchement sans douleur") bekannt wurde [12]

Beide Methoden stützen sich im weitesten Sinne auf die Überlegung, daß die Geburtsschmerzen auch eine Funktion der Angst darstellen. Beide Methoden beinhalten deshalb didaktische, physiotherapeutische und psychotherapeutische Maßnahmen, wobei sich allerdings die psychotherapeutische Beeinflussung ganz im Rahmen der Aufklärungskurse und des Körpertrainings abspielt [1].

2.1 Die englische Geburtsvorbereitung

Der Kreislauf Angst – Spannung – Schmerz dient vor allem bei der Geburtsvorbereitung nach Dick-Read als brauchbare Arbeitshypothese [3]. Es fehlen dieser Arbeitshypothese allerdings zugrundeliegende Differenzierungen, wie z. B. die Art der Angst (bewußte, unbewußte Ängste; reale oder neurotische Ängste). Durch deutsche Beiträge wurden hier Ergänzungen für einen tieferen Sinn der psychosomatischen Geburtsvorbereitung gebracht (z. B. [6, 11, 13, 14, 15, 19, 20, 21, 22, 24, 25, 28, 29, 30]). Die ursprüngliche Grundannahme von Dick-Read, daß die Geburt von Natur aus schmerzfrei sei, ließ sich nicht bestätigen, seine Ausführungen über die Schmerzverstärkung wurden aber zu einem sehr brauchbaren pathogenetischem Konzept [3]. So lassen sich psychogene Gebärstörungen im Verlauf der Eröffnungsperiode mit dem Angst-Spannungs-Schmerz-Syndrom für den Geburtshelfer faßbarer verstehen und in den verschiedenen Phasen verschieden beeinflussen.

Die Wehen werden oft angstvoll erlebt, was dann mit Spannung verbunden ist. Diese Spannung führt:

– auf muskulärem Weg zu einer Verkrampfung
– auf vegetativem Weg zu Atmungsstörungen und Vasokonstriktion
– affektiv zu einer Überempfindlichkeit

Der dadurch verstärkt auftretende Schmerz bedingt eine verzögerte und damit oft komplizierte Geburt.

Wie aus Abbildung 24-1 deutlich wird, gibt es drei Möglichkeiten des ärztlichen Eingreifens in diesen Angst-Spannungs-Schmerz-Kreislauf.

Die einfachste Methode ist der *Ansatz am Schmerz direkt*. Mit Analgetika oder Leitungsanästhesien lassen sich hier mehr oder weniger gute Erfolge erzielen. Es sind jedoch dabei Grenzen durch Nebenwirkungen für die Mutter und vor allem für das Kind gesetzt. Besonders problematisiert wurde in den letzten Jahren der noch in den siebziger Jahren häufig geübte „Durchtrittsrausch". Diese Allgemeinnarkose hat einen großen Nachteil für die Mutter, da sie die Geburt selbst nicht bewußt miterleben kann. Das Geburtserleben mit dem triumphalen Gefühl, es geschafft zu haben, wird dabei ohne wichtigen Grund unterbunden. Die ersten Momente der Mutterschaft, die auch eine sehr sensible Phase für die Anbahnung der Mutter-Kind-Beziehung darstellen, können nicht gespürt werden [2, 10].

Die zweite Möglichkeit des Eingreifens in den Angst-Spannungs-Schmerz-Kreislauf ist der *Ansatz vorwiegend an der Spannung*, z. B. durch Gabe von Psychopharmaka. Durch den Einsatz mäßiger Dosen von Diazepam (bis 20 mg) ist eine deutlich kürzere Eröffnungsperiode zu verzeichnen; auch mit Pethidin hat man einen ähnlichen, wenn auch geringeren Effekt erzielen können [7]. Die Nebenwirkungen dieser Präparate, wie z. B. lange Halbwertszeit und Atemdepression, setzen einer solchen „medikamentösen Psychoprophylaxe", wie Husslein sie nannte, eine frühe Grenze [7]. Es hat sich aber gezeigt, daß diese Methode doch sinnvoller erscheint als die ideologische Ablehnung jeglicher Schmerzerleichterung durch die Patientin. Bei einem rigiden Muttermund endet diese Ablehnung nicht selten in einem unkontrollierten, angstvollen und verkrampften Schreien.

Schließlich bleibt der bereits frühe Ansatz in einer Aufarbeitung der Angst durch eine geeignete psychologische Geburtsvorbereitungsmethode, wie Dick-Read sie beschrieben hat. In geeigneten Einzelfällen ist es für die Patientin von Vorteil, die individuellen Ängste aufzuarbeiten [3]. Es handelt sich hierbei besonders um Geburtsängste, die sich auf mögliche Komplikationen von Mutter und Kind beziehen. Die Angst der eigenen Verletzung bis hin zur Todesangst ist nicht selten zu finden. Auch die Angst vor einem körperlich oder geistig geschädigten Kind beherrscht die Phantasien der Frauen im letzten Schwangerschaftsdrittel [29, 30, 31].

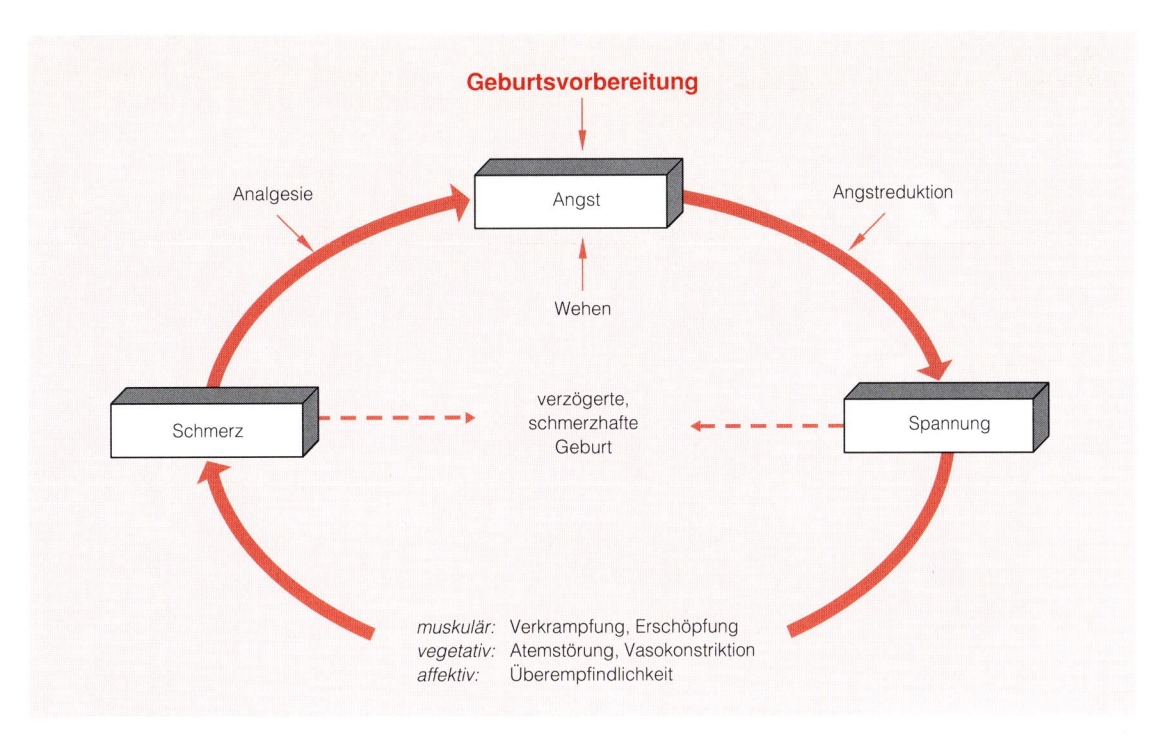

Abb. 24-1 Gebärstörungen: Angst-Spannungs-Schmerz-Kreislauf.

2.2 Die russische bzw. französische Geburtsvorbereitung

Die russische bzw. französische Methode, die vor allem unter dem Namen Lamaze [12] bekannt geworden ist, umfaßt im klassischen Sinne folgende Behandlungsschritte:

- Einführend werden allgemeine Gesichtspunkte der Psychoprophylaxe dargelegt, wie z. B. die Abhängigkeit des Erfolgs von der Ausbildung und dem Können der zu erlernenden Übungen einerseits und der menschlichen und pflegerischen Qualitäten des geburtshilflichen Personals andererseits.
- Es folgt eine individuelle Anamnese über psychische Traumata, Geburtsängste und Einstellungen zu Schwangerschaft und Geburt. Die positiven Seiten von Schwangerschaft und Geburt werden dabei akzentuiert, um die Motivation zu einer glückvollen Geburt zu verstärken. Diese Gespräche werden dem Alter, dem Bildungsgrad und dem Beruf der jeweiligen Frau angepaßt.
- Dieser individuellen Vorbereitung folgen Gruppensitzungen. Dabei werden zuerst die Phasen der Geburt erörtert. Es wird auch als ein Vorurteil bezeichnet, von vornherein die Geburt als schmerzhaft erleben zu müssen. Parallel in den Sitzungen des letzten Schwangerschaftsmonats werden schmerzerleichternde Verfahren erlernt, so z. B. die rhythmische Atmung, die während der Wehen vertieft werden soll, weiterhin eine leichte Massage des Unterleibs im Rhythmus der Atmung und schließlich ein Druck auf die Spinae iliacae anteriores superiores und auf die Mm. rhomboides.
- In einer weiteren Sitzung wird die Austreibungsperiode geübt. Die Schwangeren werden darüber aufgeklärt, wie sie sich in dieser Phase hinlegen sollen und wie sie am besten aktiv mitarbeiten können.

Im klassischen Sinne werden diese Kurse in ca. sechs Sitzungen abgehalten. Es gibt auch sogenannte Notvorbereitungen für unvorbereitete Frauen. Sie stützen sich auf einen guten Kontakt mit dem Pflegepersonal, auf die Schaffung einer Vertrauensbasis und auf eine kurze Aufklärung über das Verhalten während der Geburt [1]. Um die Gebärende zu ermutigen, wird auch vorgeschlagen, sie in Kontakt mit Frauen zu bringen, die bereits erfolgreich nach der psychoprophylaktischen Methode geboren haben.

Im Rahmen dieser Methode wird auch auf eine Ausbildung des Personals – Ärzte, Hebammen, Schwestern – hingewiesen. Besonders betont wird dabei die Notwendigkeit einer ruhigen und freundlichen Atmosphäre in den Kreißsälen. Vom Moment ihrer Aufnahme an bis nach Beendigung der Geburt soll keine Frau sich selbst überlassen bleiben. Für die Eröffnungsperiode werden Atemübungen empfohlen, die kurz vor der Austreibungsperiode durch Streichmassage des Abdomens ergänzt werden sollen. Bei verzögerter Eröffnung des Muttermunds wird der Druck auf die Spinae iliacae anteriores superiores und auf die Lendenmuskulatur vorgenommen. Auch teilweise suggestive Maßnahmen, wie Glukoseinjektionen und Sauerstoffmaske, gehören in das Repertoire der psychoprophylaktischen Methode.

Bei einer Literaturrecherche fallen immer wieder Arbeiten auf, die kontroverse Diskussionen zwischen der englischen und russischen bzw. französischen Methode wiedergeben. So lautet ein Arbeitstitel [35]: „Lamaze contra Read" und ein anderer [16]: „Zur Kritik der sowjetrussischen Methode der psychoprophylaktischen Geburtsleitung". Im Inhalt werden die schwer nachweisbaren Wirkungsmechanismen dieser Methoden aufgegriffen. Es fehlt auch nicht an Kritik in bezug auf die Exaktheit und die fehlende gleichbleibende Vorgehensweise dieser Methoden. Dieser Streit scheint jedoch am Ziel dieser psychosomatischen Geburtsvorbereitungsprogramme vorbeizugehen. Es besteht kein Zweifel, daß wenigstens drei Viertel der Frauen, die sich einer psychosomatischen Geburtsvorbereitung unterziehen, eine mehr oder weniger gute Schmerzerleichterung unter der Geburt erzielen [4, 8, 27]. Es ist auch dabei positiv anzumerken, daß es neben dem analgetischen Effekt vor allem das ausgeprägte Geburtserleben ist, das die sensible Phase in der Mutter-Kind-Beziehung günstig anbahnen kann.

2.3 Sonderformen der Geburtsvorbereitung

Im deutschsprachigen Raum wurde an der Universitätsfrauenklinik in Tübingen die englische Methode der Geburtsvorbereitung um das sogenannte „Tübinger Badegespräch" erweitert. Dies bedeutete eine Kurzschulung mit dem Ziel, eine ruhigere, angstfreie und entspanntere Geburt zu erreichen.

Eine Reihe wertvoller Neuerungen im Bereich der gymnastischen Geburtsvorbereitungen, z. B. Schwimmübungen, ergänzte das Spektrum der „erweiterten Psychoprophylaxe". Eine Fülle von Literatur ist hierzu in den meist nichtmedizinischen Büchern über Schwangerschaft und Geburt zu finden. Es soll in diesem Rahmen nicht speziell darauf eingegangen werden.

2.4 Suggestive Methoden der Geburtsvorbereitung

Neuartig war die Einführung des autogenen Trainings nach I. H. Schultz in die Geburtshilfe im Jahre 1966 [21]. Diese Methode der konzentrativen Selbstentspannung wurde in ein schrittweise sich entwickelndes Geburtsvorbereitungsprogramm einbezogen.

Das autogene Training baut auf einer vegetativen Selbstumschaltung auf, deren schmerzerleichternde Wirkung gut nachweisbar ist. Da es sich bei dieser Methode um eine Art Selbsthypnose handelt, erinnert man sich unwillkürlich an die schon vor ca. einem Jahrhundert eingesetzte hypnotische Schmerzausschaltung bei der Geburt.

Schon 1860 hat Liebault mit Erfolg die hypnotische Analgesie nach der Schule der Salpetriere vorgenommen [1]. Hier wurden die verschiedenartigsten Formen von Analgesie beschrieben, so z. B. ein bewußtes Erleben der Wehen ohne die geringste Schmerzempfindung oder eine Herabsetzung des Schmerzes oder ein Spüren des Wehenschmerzes ohne unruhig und verkrampft zu werden. Da dieses Verfahren der Fremdhypnose aufgrund schwer überwindbarer organisatorischer Probleme nicht dauerhaft in die Geburtsvor-

Tabelle 24-1 Autogenes Training (AT) in der Geburtsvorbereitung (nach Prill [23])

Stunde	Aufklärung Gruppengespräch	Gymnastik Atemübungen	Entspannungsübungen und autogenes Training (AT)
1	– Sinn und Zweck der psychosomatischen Geburtsvorbereitung – Anatomie und Physiologie der Schwangerschaft und Entwicklung des Feten	– Stoffwechselgymnastik – Lockerungsübungen	– Erleben von muskulärer Entspannung – Konzentration auf sich selbst – Erfühlen des Armes
2	– Ergänzende Gespräche über Anatomie und Physiologie der Schwangerschaft – Möglichkeiten des Geburtsbeginns und Verhalten zu Hause	– Geburtsvorbereitungsgymnastik – Lockerungsübungen der Rückenmuskulatur	– Konzentrationsübungen auf sich selbst – Schwereübungen des Armes (AT) – Besprechung
3	– Besprechung der Eröffnungsperiode – der Kreißsaal aus der Sicht der Gebärenden – die geburtsmedizinischen Einrichtungen	– Wiederholung der Geburtsvorbereitungsgymnastik – Erlebnis des Körpergefühls aus der Entspannung	– Wiederholung: Schwereübung ganzer Körper, Besprechung von Übungsschwierigkeiten im AT
4	– Aufklärung – Besprechung der Preßperiode – Geburts- und Nachgeburtsperiode	– Wiederholung der Haltungsübungen zur Preßperiode – Brust- und Bauchatmung	– Wiederholung mit Verkürzung der Umschaltphase, Wärmeübung (AT) – Besprechung von Übungsschwierigkeiten
5	– Physiologie und Psychologie der Atmung – Gruppengespräch über Ängste und Befürchtungen	– gymnastische Wiederholung der Std. 1–4 – willkürliche Brust- und Bauchatmung	– Intensivierung der Gesamtentspannung, innere Atmungseinstellung – „Verarbeitung" von Wehen durch Entspannung
6	– Zusammenfassung und Vertiefung der Aufklärung – „Merksätze" – Erkennen des positiven Geburtserlebnisses	– Wiederholende Einübung der Atmungsformen in Beziehung zum Geburtsfortschritt	– Wiederholung: innere Atmungseinstellung, Anleitung zu Vorsatzbildungen – das AT in Beziehung zu den Geburtsphasen

bereitung einging, erhoffte man sich durch die leichte Erlernbarkeit des autogenen Trainings mehr Effekt. Verschiedene Autoren [18, 21] wiesen auch darauf hin, daß das autogene Training nicht isoliert, sondern in einem Übungsprogramm mit Gruppengesprächen, Atemübungen und Aufklärungen eingebettet sein sollte. Eine zusammenfassende Übersicht zur Geburtsvorbereitung unter Einbeziehung des autogenen Trainings ist bei Prill [23] zu finden und soll in Tabelle 24-1 aufgezeigt werden.

Wie bereits im Zusammenhang mit der englischen und russischen Methode der Geburtsvorbereitung angedeutet wurde, hat jede der aufgezeigten Methoden gute Erfolge, wenn sie richtig erlernt wird und wenn sich die Schwangere mit ihr identifizieren kann. Aus dieser Erfahrung kann man rückschließen, daß alle geburtsvorbereitenden Methoden – so auch die englische und russische Methode – suggestive Aspekte beinhalten. Der Streit um die richtige Methode ist deshalb ohne große Hilfe für die Praxis in der Geburtshilfe. Man sollte hier vor allem berücksichtigen, daß jede Frau anders ist und somit eigentlich ihre individuelle Geburtsvorbereitung braucht. So hilft auch ein reines Methodendenken nicht weiter. Es wird deshalb in Abschnitt 4 auf eine individuelle Geburtsvorbereitung hingewiesen, die umfassender ist, und in neueren Arbeiten anklingt (z. B. [9, 25, 29, 30]). Zuvor soll jedoch noch eine zusammenfassende Gegenüberstellung der bisher erwähnten geburtshilflichen Vorbereitungsverfahren in Tabelle 24-2 aufgezeigt werden.

2.5 Erweiterte psychosomatische Geburtsvorbereitung

Die bisher beschriebenen geburtsvorbereitenden Methoden haben ihren Ursprung vor der Einführung bahnbrechender technischer Neuerungen in die Geburtsmedizin. In den Jahren zwischen 1965 und 1975 wurde der Ausdruck „perinatale Medizin" zum Symbol für einen neuen Schwerpunkt in der Geburtshilfe. Die Mütter- und Säuglingssterblichkeit ließen sich durch die neuen Überwachungsmethoden (Mikroblutuntersuchung, Kardiotokographie, Ultraschall, Amnioskopie usw.) entscheidend senken.

Obwohl diese sicherer gewordene Geburtsmedizin für die Mutter auch einen positiven emotionalen Aspekt im Sinne einer Angstreduktion bedeuten konnte, waren doch viele Schwangere sehr unzufrieden über die weitgehende Zurückdrän-

Tabelle 24-2 Geburtserleichternde Programme (Gegenüberstellung in Anlehnung an Krebs [11])

Methoden:	„englische"	„russische" „französische"	Hypnose	autogenes Training
Entstehung	1933	1949/1952	1860	1966
Vertreter	Dick-Read (Römer, Lukas)	Nikolajew, Velvovski, Platonow Lamaze	Libault Hirsch	Prill, Poettgen
Stichwort	„natürliche Geburt"	„Psychoprophylaxe"	„Fremdsuggestion"	„konzentrative Selbstentspannung"
Aufklärung über Geburtsverlauf	ausgeprägt	vorhanden	nebensächlich	ausgeprägt
Verfahrensdidaktik	gering	stark	stark	stark
Gymnastik	nebensächlich	nebensächlich	nebensächlich	additiv
Atemschulung	ausgeprägt	ausgeprägt	nebensächlich	vorhanden
Entspannung	eher aktiv	nebensächlich	passiv	eher passiv
Suggestive Einwirkung	indirekt vorhanden	stark vorhanden	Fremdsuggestion	Eigensuggestion
Inhalt der Suggestion	Unterbrechung des Angst-Spannungs-Schmerz-Kreislaufs	Bildung eines „zerebralen Geburtszentrums"	positives Geburtserleben	positives Geburtserleben
Integration in eine erweiterte psychosomatische Geburtsvorbereitung für eine individuelle Geburt	günstig	günstig	nicht günstig	günstig

gung psychosomatischer Gesichtspunkte bei der Geburt. Verstärkt wurde dies auch noch durch die in den geburtshilflichen Kliniken bevorzugte Anwendung anästhesiologischer Methoden zur Geburtserleichterung.

Die erste Kritik einer fehlenden emotionalen Ausgewogenheit beim Geburtserleben kam von den Frauen selbst. Der an apparativen Techniken orientierten Geburtsmedizin wurde vorgeworfen, daß sie auf wesentliche emotionale Werte der werdenden Mutter und des Vaters keinen Wert lege, die Eltern ungenügend informiere, sie an medizinischen Entscheidungen nicht beteilige. Das eigene intime Geburtserlebnis als ein seltenes, sehr wichtiges Lebensereignis sollte nicht einer kühlen Klinikorganisation zum Opfer fallen. So läßt sich, von den Frauen selbst ausgehend und von der Richtung der psychosomatischen Geburtshilfe unterstützt, nach 1975 eine erneute Veränderung der Geburtshilfe beobachten [26, 32, 33].

Das Ziel einer psychosomatisch orientierten Geburtshilfe ist die Verbindung von Sicherheit und emotionaler Ausgewogenheit. Durch die geforderte Basis einer sicheren Geburt schließen sich auch einige Tendenzen aus, die im Rahmen so mancher Überpsychologisierungen auftraten, wie z. B. der erneute Ruf nach der Hausgeburt. Es geht aber auch hierdurch hervor, daß durch die sicherheitsgebenden Apparate die Geburtsvorbereitung umfassender geworden ist. Da der Einsatz einer sinnvollen Geburtsüberwachung unerläßlich ist, sollten diese neuen Verfahren auch angesprochen werden.

Die regelmäßig gewordene Schwangerenvorsorge leistet ebenfalls einen relevanten Beitrag in der individuellen Geburtsvorbereitung. Im Rahmen einer vertrauensvollen Arzt-Patientin-Beziehung lassen sich eine Reihe von psychischen Problemen auffangen, die im Laufe der Schwangerschaft auftreten und die Geburt negativ beeinflussen können. Gemeint sind hier z. B. die realen und neurotischen Ängste, die im Zusammenhang mit der Geburt phantasiert werden. Durch ein sogenanntes „Holding", „tender, loving care", eine vermehrte Bereitschaft auf emotionelle Probleme in der Schwangerenvorsorge einzugehen, wird ein zentraler geburtsvorbereitender Effekt erzielt. Auch die Hilfe bei sozialen Problemen muß als eine wichtige „psychoprophylaktische" Maßnahme angesehen werden.

Der Frauenarzt selbst hat also bereits eine wichtige Funktion bei der Geburtsvorbereitung. Er wird neben der individuellen Beratung meist auch den Weg einer Informationsveranstaltung für schwangere Frauen wählen, um die vielen Fragen zur modernen Geburtshilfe systematischer beantworten zu können. Es lohnt sich hierbei, an der Geburt beteiligte Berufsgruppen, wie Hebammen, Krankengymnastinnen und Kinderärzte, zusätzliche Informationen vermitteln zu lassen.

An dieser Stelle taucht natürlich die Frage auf, ob es sinnvoll ist, daß berufsfremde Personen Geburtsvorbereitungskurse leiten. Zeitungsanzeigen über Vorbereitungskurse zur Geburt weisen auf Gruppenleiter, die im Lehrberuf stehen oder ausgebildete Psychologen oder Soziologen sind, hin. Obwohl das Interesse und der Einfluß berufsfremder Personen belebend sein kann, so ist doch eine solide praktische Erfahrung in der Geburtsmedizin für die korrekte Beantwortung der zahlreichen Fachfragen unverzichtbar. Die deutsche Gesellschaft für psychosomatische Geburtshilfe

Tabelle 24-3 Erweiterte psychosomatische Geburtsvorbereitung (nach [26])

Geburtshelfer
- paarweise Vorbereitung in Gruppen Physiologie und Psychologie der Schwangerschaft, Noxen (Nikotin, Medikamente, Streß)
- Angstabbau durch Aufklärung über den natürlichen Geburtsablauf, dabei Vorstellung der apparativ-technischen Überwachungsmethoden lediglich als Sicherheit bringende Hilfsmittel, Operationen, Schmerzerleichterung, ambulante Geburt, Geburtserleben, Partneranwesenheit, Beziehung zum Kind. Besichtigung der für die Geburt ausgewählten Klinik
- Wochenbett: Mutter-Kind-Beziehung, Stillen, Signale und Entwicklungsschritte des Säuglings
- Informationsveranstaltung über „hauseigene Geburtshilfe"
- ergänzende individuelle Beratung während der Schwangerenvorsorge

Hebamme
- Körperarbeit mit Erfahrung der eigenen Leiblichkeit
- individuelle Atmung

Krankengymnastinnen
- Entspannungsübungen, Gymnastik
- Akzent auf „individueller Geburt", nicht auf Methoden
- Säuglingskurs, Körperpflege, Stillhilfen, soziale Hilfen, Mutterschutzgesetz

Kinderarzt
- körperliche und seelische Entwicklung des Kindes, Vorsorgeuntersuchungen, Impfungen, Ernährung des Säuglings und Kleinkindes

und Gynäkologie hat deshalb empfohlen, daß die Durchführung von Geburtsvorbereitungskursen von den Personen erfolgen soll, die auf diesem Gebiet auch tätig sind, d. h. also Frauenärzte, Hebammen, Physiotherapeuten und Pädiater.

In einer zusammenfassenden Darstellung soll Tabelle 24-3 die wichtigsten Punkte einer modernen psychosomatischen Geburtsvorbereitung aufzeigen [26].

3 Kontraindikationen der Geburtsvorbereitung

Kontraindikationen der Geburtsvorbereitung gibt es nur für den Einzelaspekt der Schwangerengymnastik, und hier auch nur wieder für belastende Übungen. Der Arzt, der die Schwangerschaft betreut, wird seine Patientinnen gezielt darauf aufmerksam machen, wenn z. B. vorzeitige Wehen bestehen. Auch das Vorliegen einer Placenta praevia, einer schweren Gestose oder auch anamnestische Hinweise auf eine habituelle Abort- oder Frühgeburtsneigung verbieten ein schematisches physiotherapeutisches Vorgehen.

4 Rahmenbedingungen für den psychosomatischen Arbeitsansatz bei der Geburtsvorbereitung

Eine psychosomatische Geburtsvorbereitung wird in ihrer Wirkung wenig effektiv sein, wenn das „emotionale Klima" im Kreißsaal nicht für eine patientenorientierte Betreuung vorhanden ist. Eine Kreißsaalbegehung vor der Geburt erleichtert es mancher Mutter, die Distanz zu den fremden medizinischen Einrichtungen abzubauen. Wichtiger allerdings scheint noch die Kommunikation zwischen Ärzten und Hebammen zu sein. Unstimmigkeiten zwischen dem Kreißsaalpersonal wirken sich immer negativ auf die Mütter aus, ja sie werden oft sogar auf deren Rücken ausgetragen. Eine gemeinsame Linie, ein roter Faden, der sich durch die Anordnungen zieht, ist notwendig und hilft Unsicherheiten bei der Patientin zu vermeiden. Wichtig für ein psychosomatisches Vorgehen ist aber trotz des roten Fadens auch noch ein Spielraum für ein individuelles Entgegenkommen. Die psychosomatische Geburtshilfe empfiehlt so z. B. eine individuell angepaßte Schmerzerleichterung während der Eröffnungsperiode. Der Wunsch der Patientin sollte berücksichtigt werden, zumal viele Frauen sehr differenzierte Vorstellungen zu diesem Punkt haben.

Weiterhin hat sich gezeigt, daß die Anwesenheit einer Vertrauensperson bei der Geburt (meistens der Vater des Kindes) eine „schmerzmittelsparende Funktion" hat. Als besonders wichtig erscheint auch eine vertrauensvolle Zuwendung während der Geburt durch die Hebamme und den Arzt. Der Hebamme kommt hier vor allem die Funktion des ständigen Ansprechpartners zu. Beim Arzt liegt der Hauptakzent auf dem Garanten für eine sichere Geburt.

Wenn es gelingt, der einzelnen Mutter zu ihrem sicheren und glückvollen Schwangerschafts- und Geburtserleben zu verhelfen, dann war die psychosomatische Betreuung effektiv. Je nach Patientin werden die einzelnen Schritte der Vorbereitung (Arzt-Patientin-Beziehung, Informationsveranstaltung, Entspannungsübungen, Atemgymnastik, Geburtsleitung usw.) anders aussehen. Diese „individuelle Geburtshilfe" birgt einen weiteren Vorteil in sich. Er besteht in der gebahnten Bereitschaft der Mutter, mehr „psychische Energie" in die Mutter-Kind-Beziehung einzubringen. Und gerade durch eine gelungene frühe Mutter-Kind-Beziehung werden die Weichen für eine gesunde psychische und organische Entwicklung des Kindes gestellt.

Literatur

1. Chertok, L.: Über die Entwicklung der psychologischen Analgesie in der Geburtshilfe, Psyche (Stuttg.) 11 (1957) 543–557.
2. Deutsch, H.: Psychologie der Frau, Bd. 2, Huber, Bern–Stuttgart 1954.
3. Dick-Read, G.: Mutterwerden ohne Schmerz. Hoffmann und Campe, Hamburg 1950.
4. Enkin, M. W., S. L. Smith, S. W. Dermer, J. O. Emmet: An adequately controlled study of the effectiveness of PPM training. In: Psychosomatic Medicine in Obstetrics. and Gynaecology, 3rd International Congress, London, pp. 62–67. Karger, Basel 1972.
5. Erbslöh, J.: Phänomenologie akuter Angstzustände unter der Geburt. Med. Welt 38 (1968) 1–15.
6. Hertz, D. G., H. Molinski: Psychosomatik der Frau. Springer, Berlin–Heidelberg–New York 1980.
7. Husslein, H.: Drug psychoprophylaxis during labour. In: Psychosomatic Medicine in Obstetrics and Gynaecology, 3rd International Congress, London, pp. 229–234, Karger, Basel 1972.
8. Huttel, F. A.: Eine quantitative Auswertung psychoprophylaktischer Geburtsvorbereitung. Inauguraldissertation, Hamburg 1973.
9. Kentenich, H., M. Stauber: Die individuelle Geburt – Ergebnisse aus einer Longitudinaluntersuchung. Geburtsh. u. Frauenheilk. 45 (1985) 153–160.
10. Klaus, H. M., J. H. Kenell: Auswirkungen früher Kontakte zwischen Mutter und Neugeborenem auf die spätere Mutter-Kind-Beziehung. In: Biermann, G. (Hrsg.): Jahrbuch der Psychohygiene. Reinhardt, München 1974.
11. Krebs, G.: Die Geburtsvorbereitung nach G. Dick-Read und ihre Weiterentwicklung bis in die Gegenwart. In: Prill, H. J., D. Langen: Der psychosomatische Weg zur gynäkologischen Praxis, S. 111–115. Schattauer, Stuttgart–New York 1983.
12. Lamaze, F., P. Vellay: L'accouchement sans douleur par la methode psychophysique. Gazette Medicale de France 23 (1952) 1445–1460.
13. Lukas, K. H.: Die psychologische Geburtserleichterung. Schattauer, Stuttgart–New York 1968.
14. Lukas, K. H.: Psychologische Aspekte der Geburtshilfe. Dtsch. Ärztebl. 10 (1972) 555.
15. Molinski, H.: Die unbewußte Angst vor dem Kind. Kindler, München 1972.
16. Müller, C.: Ist der Geburtsschmerz ein bedingter Reflex nach Pawlow? Schweiz. Rundschau Med. Prax. 9 (1958) 1.
17. Nikolajew, A. P.: zitiert nach F. A. Huttel: Eine quantitative Auswertung psychoprophylaktischer Geburtsvorbereitung. Inauguraldissertation, Hamburg 1973.
18. Poettgen, H.: Die Integration des autogenen Trainings in die geburtshilfliche Psychoprophylaxe. Geburtsh. u. Frauenheilk. 31 (1971) 150.
19. Prill, H. J.: Zur psychischen Reifung der Schwangeren. Gynaecologia 144 (1957) 231–242.
20. Prill, H. J.: Forderungen der Kreißenden an eine psychologische Geburtsleitung. Vortrag auf dem 2. Internationalen Kongreß für psychosomatische Geburtshilfe und Gynäkologie, Wien 1965 (nicht veröffentlicht).
21. Prill, H. J.: Schmerzbeeinflussung durch autogenes Training in der Geburtshilfe. Psychother. and Psychosom. 14 (1966) 429.
22. Prill, H. J.: Zur Kritik der Lehre Pawlows und der aus ihr entwickelten Psychoprophylaxie. Materia Medica Nordmark 20 (1968) 9.
23. Prill, H. J.: Das autogene Training in Gynäkologie und Geburtshilfe. In: Prill, H. J., D. Langen (Hrsg.): Der psychosomatische Weg zur gynäkologischen Praxis, S. 116–122. Schattauer, Stuttgart–New York 1983.
24. Richter, D.: Geburtsvorbereitung – eine präventiv psychologische Aufgabe familienorientierter Geburtshilfe. Therapiewoche 30 (1980) 612.
25. Richter, D.: Was bedeutet umfassende Geburtsvorbereitung? In: Prill, H. J., D. Langen (Hrsg.): Der psychosomatische Weg zur gynäkologischen Praxis, S. 123–126. Schattauer, Stuttgart–New York 1983.
26. Richter, D., M. Stauber: Psychosomatik in Gynäkologie und Geburtshilfe. In: Uexküll, T. v. et al.: Psychosomatische Medizin, 3. Aufl., S. 910–936. Urban & Schwarzenberg, München–Wien–Baltimore 1986.
27. Ruppin, E., S. Bäßmann, C. Dreesen, J. Ruppin, H. Chelius, H. Meier: Testpsychologische Untersuchungen über den Effekt der Psychoprophylaxe nach Read. Deutscher Kongreß für Perinatale Medizin 1977 (nicht veröffentlicht).
28. Stauber, M.: Psychosomatische Aspekte der perinatalen Medizin. Habilitationsvortrag, Berlin 1977.
29. Stauber, M.: Psychosomatische Aspekte in der Geburtshilfe. Dtsch. Ärztebl. (1979) 797.
30. Stauber, M.: Psychohygienische Aspekte in der perinatalen Medizin. Fortschr. Med. 21 (1979) 1013.
31. Stauber, M.: Psychohygienische Forderungen an die heutige Geburtshilfe. In: Hillemanns, H.-G., H. Steiner, D. Richter (Hrsg.): Die humane, familienorientierte und sichere Geburt. Thieme, Stuttgart–New York 1983.
32. Stauber, M.: Derzeitiger Stand einer sicheren, psychosomatisch orientierten Geburtshilfe. Frauenarzt 3 (1985) 47–50.
33. Stauber, M., P. Diederichs: Psychosomatische Probleme in der Geburtshilfe und Gynäkologie. Springer, Heidelberg 1987.
33a. Stauber, M.: Theorie und Praxis der Geburtsvorbereitung. Gynäkologe 22 (1989) 84–89.
34. Velvovsky, I., K. Platonow, V. Ploticher, E. Shugom: Painless Childbirth through Psychoprophylaxis, p. 334. Foreign Languages Publishing House, Moscow 1960.
35. Winzeler, H.: Lamaze contra Read – Zur Diskussion über schmerzlose oder natürliche Geburt. Neue Züricher Zeitung, 20. 7. 1958.

25 Geburtshilflich-lokale Anästhesieverfahren

R. Knitza, H. Hepp

Inhalt

1	Infiltration des Dammes 392	2.4	Kontraindikationen und Komplikationen 394
2	Pudendusanästhesie 392		
2.1	Topographie und Zugangswege 392	3	Parazervikalblockade 395
2.2	Indikationen 393	3.1	Topographie und Technik 395
2.3	Zeitpunkt der Pudendusanästhesie und Wahl des Lokalanästhetikums 394	3.2	Indikationen 396
		3.3	Fetale und neonatale Komplikationen 397
		3.4	Kontraindikationen zur Parazervikalblockade 398

1 Infiltration des Dammes

Die ausreichende Infiltration des Dammes mit einem Lokalanästhetikum ermöglicht eine schmerzfreie Durchführung der Episiotomie. Dieses Verfahren kommt in Deutschland bei 27% aller vaginalen Geburten zur Anwendung [42].

Etwa 15 ml des Lokalanästhetikums werden mit einer handelsüblichen Nadel nach Aspiration zum Ausschluß einer intravasalen Lokalisation direkt in das Gewebsareal der geplanten Episiotomie injiziert. Üblicherweise erfolgt die Infiltrationsanästhesie kurz vor der Geburt des vorangehenden Teiles, zu einem Zeitpunkt, zu dem sich kein anderes transvaginales oder rückenmarksnahes Lokalanästhesieverfahren mehr durchführen läßt. Um eine kindliche Verletzung durch die Injektion zu vermeiden, sollte ein zwischen dem vorangehenden Teil und dem Beckenboden eingeführter Finger die Position der Nadel kontrollieren.

In Infiltrationsanästhesie läßt sich sowohl eine Episiotomie als auch ein Dammriß I. und II. Grades schmerzlos versorgen. Das Verfahren ist wegen mangelnder Analgesie und Relaxation nicht geeignet für vaginal-operative Entbindungen.

Schwerwiegende mütterliche oder fetale Komplikationen sind bei korrekter Applikationsweise nicht zu erwarten. Wird eine Infiltrationsanästhesie ergänzend zu einem anderen Analgesieverfahren durchgeführt, z.B. bei unzureichender Schmerzminderung nach Pudendusblock und vorausgegangener Parazervikalanästhesie, muß die Gesamtdosis der bereits verabreichten Lokalanästhetika beachtet werden, da es sonst infolge einer Überdosierung zu typischen Zeichen einer Intoxikation mit Krampfanfällen und Atemstillstand kommen kann [6]. Ergibt sich die klinische Notwendigkeit zu einer zusätzlichen lokalen Infiltrationsanästhesie nach kurz zuvor durchgeführter Leitungsanästhesie, so ist ein Lokalanästhetikum mit geringer Toxizität zu wählen. In diesen Fällen erscheinen Lokalanästhetika vom Estertyp wie Chloroprocain geeignet [81], da durch die im Plasma vorhandene Pseudocholinesterase eine rasche Inaktivierung des Pharmakons durch hydrolytische Spaltung erfolgt. Das Präparat ist derzeit jedoch lediglich in den USA verfügbar und auf dem deutschen Markt noch nicht zugelassen.

2 Pudendusanästhesie

Der Pudendusblock ist das in Deutschland am häufigsten angewandte Leitungsanalgesieverfahren. Er wird bei großen Schwankungen der Anwendungsfrequenz durchschnittlich bei 39% aller vaginalen Geburten durchgeführt [42].

Durch Blockade des N. pudendus kommt es zu einer Analgesie im unteren Scheidendrittel, im Vulvabereich und Dammgebiet. Eine Ausschaltung des M. levator ani erfolgt dabei nicht, da die Levatorfasern wie der M. coccygeus von direkten Ästen des Plexus sacralis (S3, S4) versorgt werden (siehe auch Kapitel 26, Abb. 26-4c). Da auch sensible Äste des N. ilioinguinalis, des N. genitofemoralis und Endäste des N. cutaneus femoris posterior die Vulva und den Damm mitversorgen, kann gelegentlich eine zusätzliche Infiltrationsanästhesie, vor allem beim Versorgen einer großen Episiotomie, notwendig werden.

2.1 Topographie und Zugangswege

Der Nervus pudendus entsteht aus Anteilen des dritten und vierten Sakralnerven und zieht mit gleichnamiger Arterie und Vene durch das Foramen infrapiriforme dorsal um die Spina ischiadica durch das Foramen ischiadicum minus, zwischen zwei Blättern der Fascia obturatorii zum Damm. Bereits im Faszienkanal (Alcock) gehen die Nn. rectalis inferiores (anales) ab und ziehen zur Haut des Anus und zum M. sphincter ani externus. Der Stamm teilt sich in die beiden Endäste Nn. perinei und N. dorsalis clitoridis, welche unter der Symphyse bis zur dorsalen Seite der Klitoris ziehen.

Das Lokalanästhetikum kann über einen transperinealen oder einen transvaginalen Zugang an die Spina ischiadica appliziert werden:

Transperinealer Zugang

Nach Desinfektion der Haut wird am Übergang des lateralen zum medialen Drittel einer gedachten Linie vom Tuber ischiadicum zur Analrosette mit einer feinen Kanüle zunächst eine Hautquaddel gesetzt. Danach wird eine 10 bis 15 cm lange Injektionsnadel in Richtung Spina ischiadica geführt. Das Vorschieben der Nadel erfolgt unter Kontrolle des in die Vagina eingelegten Fingers. Unmittelbar vor Erreichen der Spina ischiadica werden nach Aspiration zum Ausschluß einer intravasalen Injektion 10 bis 15 ml des Lokalanästhetikums injiziert. Während der Injektion sollte die Position der Nadel nicht mehr verändert werden. Anschließend erfolgt die Injektion in entsprechender Weise auf der Gegenseite.

Transvaginaler Zugang

Eine an der Spitze meist abgerundete Führungskanüle, z. B. Iowa-Trompete, Kobak-Nadel, PP-Nadel Woelm (Abb. 25-1), meist mit einer Daumenschlaufe versehen, wird den Fingerkuppen von Zeige- und Mittelfinger dicht anliegend unmittelbar mediodorsal von der Spina ischiadica plaziert (Abb. 25-2). Nach Lokalisation der Injektionsstelle wird die in der Führungshülse befindliche Injektionsnadel vorgeschoben. Ganz eingeführt ragt die Nadel 1 cm über die Führungshülse hinaus und durchstößt beim Vorschieben die Scheidenhaut und das Lig. sacrospinale in latero-

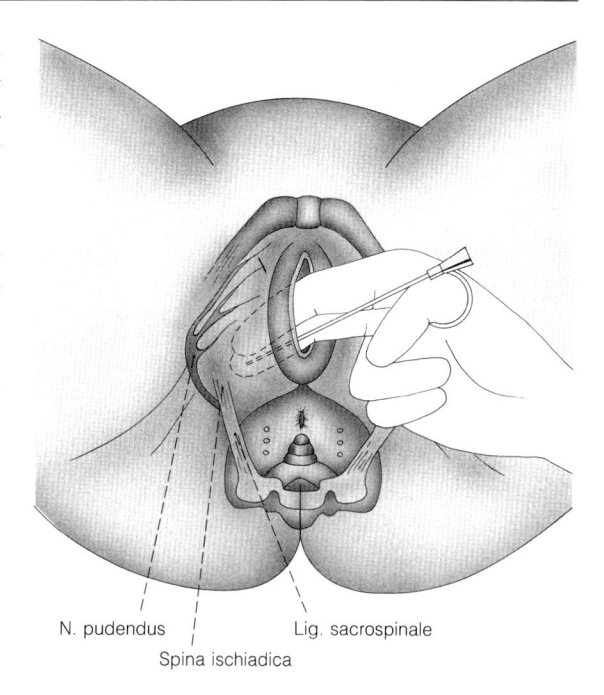

Abb. 25-2
Technik der transvaginalen Pudendusanästhesie.

dorsaler Richtung. Damit kommt die Nadelspitze in unmittelbare Nähe des N. pudendus zu liegen. Nach Aspiration zum Ausschluß einer intravasalen Injektion werden 8 bis 10 ml eines Lokalanästhetikums in das Gewebe injiziert. Vorgegeben durch die Führungshülse beträgt die durchstochene Gewebsstrecke nur ca. 1 cm und ist damit erheblich kürzer als bei transperinealem Zugang.

Die Vorteile des transvaginalen Zugangs, wie niedrige Versagerrate, kürzere Wegstrecke, geringe Schmerzhaftigkeit und kleine Lokalanästhesiemengen, haben dazu geführt, daß trotz einer höheren Infektionsgefahr dieser Zugang wesentlich gebräuchlicher als der transperineale Weg geworden ist.

2.2 Indikationen

Der Pudendusblock gilt als Standardanästhesiemethode zur Spontangeburt bei starker Schmerzhaftigkeit in der Austreibungsperiode infolge Dehnung der Weichteile im mütterlichen Geburtskanal. Diese Analgesietechnik eignet sich gut zur vaginal-operativen Geburtsbeendigung durch Vakuumextraktion. Eine Forzepsentbindung ist mit dem Pudendusblock allenfalls vom Beckenausgang möglich, da bei höherstehendem Kopf

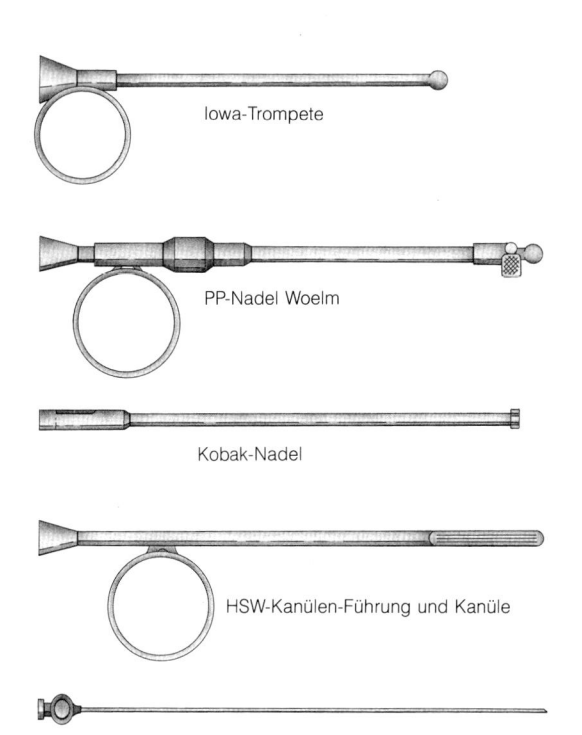

Abb. 25-1 Führungskanülen zur Pudendusanästhesie und Parazervikalblockade.

(Beckenboden oder Beckenmitte) das Einführen der Zangenlöffel sowie der Zug als so außerordentlich schmerzhaft empfunden werden können, daß eine koordinierte Mitarbeit von seiten der Patientin nicht mehr gewährleistet ist. Auch für die Frühgeburt bietet die Pudendusanästhesie neben anderen Verfahren den Vorteil, daß durch eine große Episiotomie eine schonende Entwicklung des kindlichen Köpfchens möglich wird. Bei vaginaler Entbindung aus Beckenendlage und Geminientbindung sollte die Pudendusanästhesie eher eine Ausnahme darstellen. Da gerade bei den verschiedenen Verfahren der Armlösung oder einer Wendung und Extraktion des zweiten Zwillings eine möglichst vollständige Analgesie mit Relaxation des Beckenbodens gegeben sein sollte, muß bei alleiniger Pudendusanästhesie stets die Möglichkeit zur sofortigen Durchführung einer Vollnarkose gewährleistet sein.

2.3 Zeitpunkt der Pudendusanästhesie und Wahl des Lokalanästhetikums

Der Pudendusblock kann im Längsbett durchgeführt werden. Als Zeitpunkt der Anästhesie gilt der Beginn der Preßperiode. Der bereits in der Vulva gut sichtbare kindliche Kopf bietet kein Hindernis für die Durchführung der Analgesie, da es in der Wehenpause meist möglich ist, mit zwei Fingern und der Führungshülse neben dem kindlichen Kopf in die Scheide einzugehen und die Spina ischiadica zu palpieren.

Während die Wirkung weitgehend unabhängig vom angewandten Lokalanästhetikum bereits kurz (ein bis drei Minuten) nach der Injektion eintritt, wird die Wirkdauer wesentlicher von der Art des Lokalanästhetikums und möglicher Zusätze, wie beispielsweise Adrenalin, bestimmt. Für die Pudendusanästhesie sind mittellangwirkende Lokalanästhetika ohne Adrenalinzusatz wie Prilocain, Lidocain und Mepivacain mit einer mittleren Wirkdauer von ein bis zwei Stunden ausreichend. Um eine Gefährdung von Mutter und Kind zu vermeiden, sollten unnötige hohe Konzentrationen und große Volumina vermieden und die Höchstdosen der jeweiligen Lokalanästhetika berücksichtigt werden (Tab. 25-1). Bei Beachtung dieser Kriterien kann der Pudendusblock als ein zuverlässiges, risikoarmes und leicht erlernbares Verfahren zur schmerzfreien Geburtsbeendigung angesehen werden.

2.4 Kontraindikationen und Komplikationen

Abgesehen von den bereits erwähnten eingeschränkten Indikationen zum Pudendusblock als alleinigem Analgesieverfahren bei Forzeps-, Bekkenendlagen- und Geminientbindungen gibt es keine „klassischen" Kontraindikationen für dieses Analgesieverfahren. Eine gewisse Zurückhaltung ist geboten bei Gerinnungsstörungen der Mutter oder PTT-wirksamer Heparinisierung.

Als allgemeine anästhesiologische Kontraindikation gilt eine Allergie gegenüber Lokalanästhetika. Läßt sich hierbei eruieren, ob es sich um eine Überempfindlichkeitsreaktion gegenüber einer Präparategruppe wie Lokalanästhetika vom Estertyp (Procain, Tetracain, Chloroprocain*) oder Amidtyp (Lidocain, Prilocain, Etidocain, Mepivacain, Bupivacain) handelt, so können Präparate der jeweils anderen chemischen Grundstruktur in aller Regel Anwendung finden, da Kreuzallergien selten vorkommen. Fetale und mütterliche Komplikationen infolge toxischer Blutspiegel sind bei richtiger Technik und Beachtung der zulässigen Maximaldosen der jeweiligen Lokalanästhetika nicht zu erwarten. Hinweise für ungünstige Auswirkungen auf perinatale Mortalität und Morbidität, „fetal outcome" und Säure-Basen-Parameter fehlen [40].

Von ca. einem Drittel der Kreißenden wird bei gut sitzendem Pudendusblock der Verlust des

Tabelle 25-1 Relative Toxizität, Maximaldosis und Plazentagängigkeit von drei häufig angewandten Lokalanästhetika (nach Angaben des Herstellers Astra Chemicals)

	Prilocain	Lidocain	Mepivacain
relative Toxizität (Procain = 1)			
– subkutan	0,5	1,9	1,4
– intravenös	1,3	2,1	2,3
Maximaldosis (mg ohne Adrenalin)	400	200	300
Plazentagängigkeit (Verhältnis in V. umbilicalis/mütterliche Vene)	1,0–1,13	0,52–0,6	0,69–0,71

---

* In Deutschland nicht im Handel

Preßreflexes als störend empfunden. [1]. Selten kann daraus eine Verlängerung der Geburtsdauer, ein vermehrter Einsatz von Wehenmittel und eine Steigerung vaginal-operativer Entbindungen resultieren. Es gibt Hinweise dafür, daß diese ungünstigen Auswirkungen von dem verwandten Lokalanästhetikum abhängig sind [43]. An mütterlichen Komplikationen tritt in ca. 5% eine teilweise oder komplette Ausschaltung des N. ischiadicus mit sensorischen und motorischen Ausfällen im Bereich der unteren Extremität ein [4, 75]. Diese Ausfälle bilden sich ausnahmslos schnell zurück.

Lokale Infektionen, meist als Abszeßbildungen in der Fossa ischiorectalis, werden bei ca. 0,08% aller Anwendungen beschrieben und beruhen überwiegend auf einer versehentlichen Rektumpunktion [4, 64, 73, 76] bzw. auf vorangegangenen entzündlichen Veränderungen im Infiltrationsgebiet [82].

Scheidenhämatome können durch Punktionsverletzungen der A. oder V. pudenda nach Pudendusblock auftreten, entstehen jedoch auch geburtstraumatisch und bilden sich im allgemeinen schnell zurück.

3 Parazervikalblockade

Die Parazervikalblockade wurde 1982 in Deutschland in ca. 5% aller vaginalen Entbindungen durchgeführt [42]. Das vor 60 Jahren erstmals beschriebene Verfahren [22, 62] führt durch Injektion des Lokalanästhetikums über das seitliche Scheidengewölbe links und rechts in das parazervikale Gewebe zu einer Schmerzausschaltung in der Eröffnungsperiode. Bis auf Ausnahmen [55, 73] wird übereinstimmend über eine gute analgetische Wirkung und hohe Zuverlässigkeit der Methode berichtet [14, 35, 57, 63, 65, 80, 81]. Dennoch ist die Anwendungsfrequenz dieses Analgesieverfahrens und die Anzahl der deutschen Kliniken, die es anbieten, deutlich rückläufig. 1982 wurde diese Analgesiemethode in 71% aller geburtshilflichen Kliniken nicht mehr praktiziert. Der Grund für diese rückläufige Tendenz ist in erster Linie in Berichten zu sehen, in denen etwa ab 1967 schwere fetale Zwischenfälle wie fetale Bradykardien [12, 38, 78], eine Azidosesteigerung [32, 39] und sogar vereinzelt kindliche Todesfälle unter der Geburt oder in der Neonatalperiode mitgeteilt wurden [5, 17, 28, 38, 41, 52, 66].

3.1 Topographie und Technik

Schmerzen durch uterine Kontraktionen und eine zunehmende Dilatation der Zervix während der Eröffnungsperiode werden von dem parazervikalen Nervenplexus (Plexus hypogastricus inferior et superior) an den lumbalen und unteren thorakalen Grenzstrang des Sympathikus fortgeleitet. Über die Rr. communicantes und die dorsalen Wurzeln von Th11 und Th12 treten sie in das Rückenmark ein.

Bei regelmäßiger und schmerzhafter Wehentätigkeit und einer Muttermundsweite von 3 bis 5 cm bei Mehrgebärenden bzw. 4 bis 6 cm bei Erstgebärenden wird nach Rückenlagerung oder Steinschnittlagerung der Kreißenden die Parazervikalblockade durchgeführt. Zeige- und Mittelfinger einer Hand dirigieren die meist in einer Schutzhülse (Abb. 25-3, siehe auch Abb. 25-1)

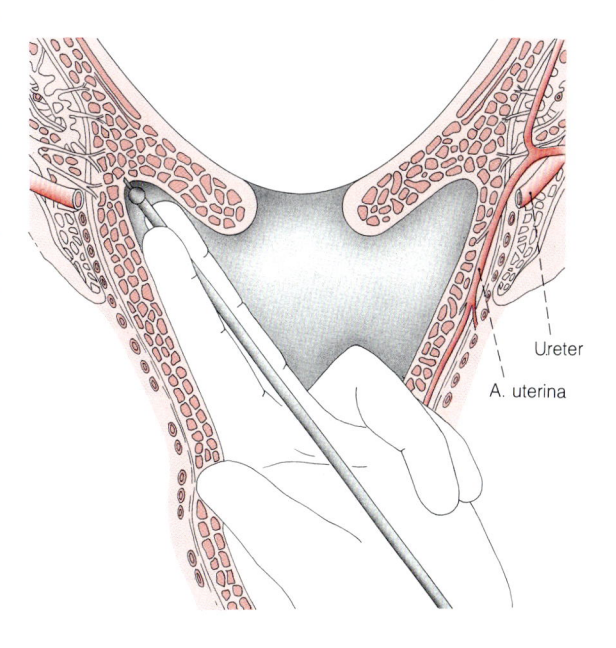

Abb. 25-3 Technik der Parazervikalblockade.

steckende und arretierbare Nadel bis zum lateralen Fornix vaginae. Bei 4 Uhr und 8 Uhr [50] oder auch an vier Stellen (4, 5, 7 und 8 Uhr) [1] wird die Kanüle nach kranial-lateral-dorsal gerichtet, ca. 2 bis 3 mm durch die Mukosa in die Tiefe vorgeschoben. Die Angaben über die optimale Punktionsstelle differieren hierbei in der Literatur erheblich [7, 33, 58]. Nach Aspiration und Ausschluß einer intravasalen Injektion werden ca. 5 ml eines Lokalanästhetikums injiziert bzw. 10 ml in vier kleineren Fraktionen verteilt [34, 36]. Die sehr geringe Injektionstiefe wird weniger wegen einer möglichen Verletzungsgefahr der in der Nähe liegenden Uteringefäße und des Ureters gewählt, als vielmehr wegen der günstigeren Verteilung und langsameren Resorption des Lokalanästhetikums zur Vermeidung kindlicher Komplikationen [9, 33]. Vor Blockade der anderen Seite sollten mindestens fünf bis zehn Minuten vergangen sein und im CTG keine Bradykardien als Folge der Lokalanästhetikuminjektion aufgetreten sein [63, 70]. Dennoch lassen sich auch bei dieser Vorgehensweise fetale Bradykardien nicht mit Sicherheit vermeiden [16].

Zur Verhinderung der z.T. als Folge von Bolusinjektionen angesehenen, schweren fetalen Nebenwirkungen und zur Aufrechterhaltung einer kontinuierlichen Analgesie in der Eröffnungsperiode ohne erneute Punktion wurden Katheter entwickelt, die, parazervikal appliziert, eine kontinuierliche Zufuhr des Lokalanästhetikums ermöglichen [77]. Wegen der technischen Probleme bei der Fixierung des Katheters und einer möglicherweise erhöhten Infektionsgefährdung konnte sich dieses Verfahren jedoch nicht durchsetzen.

Auch Jet-Injektionen mittels Spritzpistolen wurden zur Durchführung von Parazervikalblokkaden erfolgreich angewandt [20, 24, 51]. Wegen der unkontrollierbaren Ausbreitung des Lokalanästhetikums und der möglichen Gefährdung des Feten ist diese Methode jedoch für die Geburtshilfe nicht geeignet.

3.2 Indikationen

Die Indikation zur Parazervikalblockade in der Geburtshilfe muß heute in Anbetracht der Gefährdung des Feten durch diese Anästhesiemethode und effektiver alternativer Verfahren wie der Periduralanästhesie (siehe hierzu Kapitel 26) sehr kritisch gestellt werden [44]. Besteht keine Möglichkeit zur Durchführung einer rückenmarksnahen Leitungsanästhesie oder ist ein derartiges Verfahren kontraindiziert, erscheint nach vorherigem Ausschluß maternaler und fetaler Risiken die Durchführung einer Parazervikalblockade vertretbar (siehe auch Tab. 25-4). Da auch bei niedriger Dosierung des Lokalanästhetikums und korrekter Applikationstechnik sowie größtmöglichem Ausschluß mütterlicher und kindlicher Risikofaktoren ein gewisses Restrisiko bestehenbleibt, sollte dieses Anästhesieverfahren nur noch von erfahrenen und mit der Technik bestens vertrauten Geburtshelfern nach Abwägung von Risiken und Vorteilen durchgeführt werden.

Schwere mütterliche Komplikationen sind nach Parazervikalblockade selten. Es handelt sich überwiegend um systemisch-toxische Reaktionen infolge unvermeidbarer intravasaler Injektionen trotz zuvoriger negativer Blutaspiration [49]. Neben Benommenheit, Tinnitus, Übelkeitsgefühl und Schüttelfrost kann es in schweren Fällen zu Konvulsionen, Atemstillstand und in extrem seltenen Fällen auch zu mütterlichen Todesfällen kommen [8]. Bei ca. 14000 erfaßten Geburten unter Parazervikalblockade wurde 1982 in Deutschland über keinen mütterlichen Todesfall, keinen Atemstillstand, jedoch über zwei Fälle mit generalisierten Krampfanfällen berichtet. Verletzungen der Scheide, Blutungen aus der Injektionsstelle, parametrane Hämatome sowie transitorische neurologische Ausfälle [21, 31, 48] sind sehr selten und lassen sich bei erfahrenen Anwendern weitgehend vermeiden. Die Häufigkeiten mütterlicher Komplikationen sind in Tabelle 25-2 zusammengefaßt. Die mütterliche Komplikationsrate ist gering und vergleichbar mit der bei Pudendusanästhesie [72].

Tabelle 25-2 Häufigkeit mütterlicher Komplikationen bei Parazervikalblockade [1, 54]

– leichte toxische Reaktionen	0,17 %
– schwere toxische Reaktionen	0,03 %
– Verletzungen der Scheide	0,1 %
– Blutungen im Bereich der Injektion	1 %
– parametranes Hämatom	0,03 %

3.3 Fetale und neonatale Komplikationen

Die häufigste Komplikation nach Parazervikalblockade ist eine fetale Bradykardie. Angaben über die Inzidenz schwanken zwischen 0,5 und 70% [3, 46, 53, 74]. Diese große Streubreite läßt sich aus den folgenden Faktoren erklären:

- kontinuierliches CTG-Monitoring oder intermittierende Auskultation
- Definition der Bradykardie
- Art, Konzentration und Volumen des Lokalanästhetikums
- Technik und Erfahrung des Anwenders
- Ausschlußkriterien von präexistenten fetalen und maternalen Risiken

Die fetalen Bradykardien treten im Mittel sechs Minuten (1 bis 15 min) nach der Injektion auf [46]. Naturgemäß kann im Einzelfall keine Voraussage über die Dauer dieser meist reversiblen Herztonalterationen getroffen werden. Die Zeitspanne kann zwischen 90 Sekunden und 32 Minuten betragen [19, 46, 63] und in gravierenden Fällen auch über eine zunehmende fetale Azidose zum intrauterinen Fruchttod führen.

Zwischen der Dosis des applizierten Lokalanästhetikums, der Höhe der fetalen Blutkonzentrationen und der Inzidenz fetaler Bradykardien besteht eine enge Korrelation [33, 48]. Dennoch wurden nach Parazervikalblockaden mit niedriger Gesamtdosis von Lokalanästhetika bei Kindern mit Bradykardien höhere Blutspiegel als bei der Mutter gefunden [2, 25]. Es erscheint unwahrscheinlich, daß es sich hierbei stets um eine mangelhafte Technik mit Fehlinjektion in den Feten, in eine tiefsitzende Plazenta, in das untere Uterussegment, in eine uterine Arterie oder in eine uterine Vene mit retrogradem Fluß handelte [13, 15, 30, 47].

Neben individuellen mütterlichen Faktoren, welche die Aufnahme in die fetale Blutbahn mitbestimmen (wie Blutdruck, Herzminutenvolumen, Körpergewicht und Plazentafunktion), ist eine erhöhte fetale Empfindlichkeit bei somatischer Unreife erwiesen [69].

Eine rein mechanische Kompression uteriner Blutgefäße durch das injizierte Volumen des Lokalanästhetikums mit nachfolgender Minderdurchblutung der Plazenta und sekundärer Herztonalteration [61] ist durch vergleichbare Untersuchungen mit physiologischer Kochsalzlösung widerlegt [30]. In-vitro- und In-vivo-Studien zeigten jedoch, daß Lokalanästhetika wie Lidocain, Bupivacain und Chloroprocain einen vasokonstriktiven Effekt haben [11, 18, 19, 23, 37, 71] und zu einer uterinen Tonussteigerung mit Verminderung des Sauerstoffverbrauchs durch den schwangeren Uterus führen können [27, 45, 56]. Als Folge einer derartigen Verminderung des uterinen Blutflusses und Sauerstoffangebots bei Steigerung des uterinen Tonus bildet sich eine hypoxiebedingte fetale Azidose aus. Diese Verschiebung des pH-Werts begünstigt die Entstehung der protonischen Form des Lokalanästhetikums und erleichtert den Übertritt der freien Base auf den asphyktischen Feten [10, 59, 60, 68]. Hohe Lokalanästhetikumkonzentrationen im Feten und Azidose können dann für unvorhersehbare Zeit über negative Inotropie, Chronotropie und Bathmotropie den Circulus vitiosus unterhalten [36]. Eine Erklärung der gerade bei azidotischen Feten gefundenen hohen Lokalanästhetikaspiegel ist somit allein aufgrund der physikochemischen und pharmakokinetischen Eigenschaften der Lokalanästhetika gegeben. Fetale Präazidose vor Durchführung der Anästhesie, vasokonstriktive Effekte, uterine Tonussteigerung und nicht ausschließlich fehlerhafte Injektionstechniken können somit lokalanästhetikabedingte, toxisch-hypoxische fetale Bradykardien bedingen (Tabelle 25-3).

Zur Vorgehensweise beim Auftreten fetaler Bradykardien nach erfolgter Parazervikalblockade gibt es uneinheitliche Mitteilungen. Einige

Tabelle 25-3 Mögliche Ursachen fetaler Bradykardien nach Parazervikalblockade

- Fehlinjektionen des Lokalanästhetikums in den Feten, die Plazenta, den Uterus oder uterine Gefäße
- rasche Diffusion des Lokalanästhetikums in die A. uterina durch individuelle mütterliche Faktoren
- erhöhte fetale Empfindlichkeit gegenüber Lokalanästhetika bei unreifen, dystrophen oder übertragenen Kindern
- mechanische Kompression uteriner Gefäße durch das injizierte Volumen
- Reflexbradykardie infolge des erhöhten Gewebsdrucks nach Injektion des Lokalanästhetikums
- erhöhter Ionentransfer des Lokalanästhetikums bei Präazidose des Feten mit nachfolgender negativer Chronotropie, Inotropie und Bathmotropie
- lokal vasokonstringierende Effekte
- uterine Tonussteigerung

Untersucher warnen davor, in der akuten Bradykardiephase zu entbinden und raten, die Geburt frühestens nach 30 Minuten zu beenden. Diese Empfehlung resultiert aus der Überlegung, daß es während dieser Zeitspanne meist zu einer Normalisierung der kindlichen Herzfrequenz kommt und via Plazenta und Mutter eine Detoxifikation erfolgen kann [2, 26, 29, 79]. Andere Autoren weisen jedoch darauf hin, daß auch Kinder, die in der bradykarden Phase kurz nach erfolgter Parazervikalblockade geboren wurden, keine Zeichen einer neonatalen Depression aufweisen [12]. Der Nutzen einer Tokolyse mit dem Ziel einer intrauterinen Reanimation und uterinen Relaxation wird ebenfalls kontrovers bewertet. Berichte über beste Erfolge nach Gabe von Beta-Mimetika [53] stehen Mitteilungen gegenüber, in denen sich mit einer Therapie keine Verbesserung der fetalen Herzfrequenzalterationen erzielen ließ [41, 67]. Eine Notfallsectio nach frustranem Reanimationsversuch bietet andererseits auch keine Gewähr für eine erfolgreiche Therapie [17, 41]. Allgemeine Maßnahmen wie Linksseitenlagerung der Schwangeren und Sauerstoffzufuhr werden von allen Untersuchern befürwortet, wenngleich diese Behandlung offenbar nur bei leichten fetalen Bradykardien ausreicht [50].

3.4 Kontraindikationen zur Parazervikalblockade

Aus den angeführten Komplikationen ist zu ersehen, daß die Parazervikalanästhesie zwar für die Mutter in der Eröffnungsperiode ein relativ zuverlässiges Analgesieverfahren darstellt, jedoch mit erheblichen Komplikationen für den Feten verbunden ist. Die Anwendung dieses Anästhesieverfahrens sollte sich daher auf diejenigen Fälle beschränken, in denen alternative adäquate Analgesieverfahren nicht durchgeführt werden können. Die absoluten Kontraindikationen für eine Parazervikalblockade sind in Tabelle 25-4 zusammengefaßt.

Tabelle 25-4 Kontraindikationen zur Parazervikalblockade [6]

- Frühgeburtlichkeit, Übertragung oder Retardierung
- fetale Präazidose oder Anzeichen für „fetal distress"
- mütterliche Risikofaktoren wie Plazentainsuffizienz, Gestose oder Diabetes mellitus
- Geburtsbeendigung in voraussichtlich weniger als einer Stunde
- Unerfahrenheit des die Anästhesie Durchführenden

Literatur

1. Abouleish, E.: Paracervical block. In: Abouleish, E. (ed.): Pain Control in Obstetrics. Harper & Row, New York 1977.
2. Asling, J. H., S. M. Shnider, A. J. Margolis, G. L. Wilkinson, E. L. Way: Paracervical block anesthesia in obstetrics. II. Etiology of fetal bradycardia following paracervical block anesthesia. Amer. J. Obstet. Gynec. 107 (1970) 626.
3. Baskett, T. F., R. M. Carson: Paracervical block with bupivacaine. Canad. med. Ass. J. 110 (1974) 1363.
4. Beck, L., H. Albrecht: Analgesie und Anästhesie in der Geburtshilfe. Thieme, Stuttgart 1982.
5. Beck, L., K. Martin: Hazards associated with paracervical block in obstetrics. Germ. med. Monthly 15 (1969) 81.
6. Beck, L., K. Martin: Über das Risiko beim parazervikalen Block in der Geburtshilfe. Geburtsh. u. Frauenheilk. 29 (1969) 961.
7. Belfrage, P., J. Floberg: Obstetrical paracervical block with chloroprocaine or bupivacaine – a comparison. Acta obstet. gynaec. scand. 62 (1983) 245.
8. Berger, G. S., C. W. Tyler, E. K. Harrod: Maternal deaths associated with paracervical block anesthesia. Amer. J. Obstet. Gynec. 118 (1974) 1142.
9. Bloom, S. L., C. W. Horswill, L. B. Curet: Effects of paracervical blocks on the fetus during labor: A prospective study with the use of direct fetal monitoring. Amer. J. Obstet. Gynec. 111 (1972) 218.
10. Brown, W. U., G. C. Bell, M. H. Alper: Acidosis, local anesthetics, and the newborn. Obstet. and Gynec. 48 (1976) 27.
11. Cibils, L. A.: Response of human uterine arteries to local anesthetics. Amer. J. Obstet. Gynec. 126 (1976) 202.
12. Cibils, L. A., J. J. Santonja-Lucas: Clinical significance of fetal heart rate patterns during labor. III. Effect of paracervical block anesthesia. Amer. J. Obstet. Gynec. 130 (1978) 73.
13. Dodson, W. E., R. E. Hillmann, L. S. Hillmann: Brain tissue levels in a fatal case of neonatal mepivacaine (Carbocaine) poisoning. J. Pediat. 86 (1975) 624.
14. Dolff, C., R. Franke, U. Freiberger, H. Tillmanns: Technische Verbesserung der Parazervikalblockade und kritische Stellungnahme auf Grund unserer Erfahrungen. Geburtsh. u. Frauenheilk. 30 (1970) 427.
15. Dorsten, J. P. van, F. C. Miller: Fetal heart rate changes after accidental intrauterine lidocaine. Obstet. and Gynec. 57 (1981) 257.

16. Dorsten, J. P. van, F. C. Miller, S.-Y. Yeh: Spacing the injection interval with paracervical block: A randomized study. Obstet. and Gynec. 58 (1981) 696.
17. Eisenberg, W.: Kindliche Todesfälle im Zusammenhang mit Parazervikal-Anästhesie. Geburtsh. u. Perinat. 179 (1975) 396.
18. Fishburne, J. I., F. C. Greiss, R. Hopkinson, A. L. Rhyne: Responses of the gravid uterine vasculature to arterial levels of local anesthetic agents. Amer. J. Obstet. Gynec. 133 (1979) 753.
19. Freeman, R. K., N. A. Gutierrez, M. L. Ray, D. Stovall, R. H. Paul, E. H. Hon: Fetal cardiac response to paracervical block anesthesia. Part. I. Amer. J. Obstet. Gynec. 113 (1972) 583.
20. Frymire, L. J., T. A. French: The Syrijet anesthetic gun for paracervical and uterosacral block. Obstet. and Gynec. 44 (1974) 443.
21. Gaylord, T. G., J. W. Pearson: Neuropathy following paracervical block in the obstetric patient. Obstet. and Gynec. 60 (1982) 521.
22. Gellert, P.: Aufhebung der Wehenschmerzen und Wehenüberdruck. Mschr. Geburtsh. Gynäk. 73 (1926) 143.
23. Gibbs, C. P., S. C. Noel: Human uterine artery response to lidocaine. Amer. J. Obstet. Gynec. 126 (1976) 313.
24. Glosemeyer, H., W. Mendling, H. Stockhausen: Die transvaginale Pudendus-Anästhesie mit dem Jet-Injektor. Geburtsh. u. Frauenheilk. 39 (1979) 954.
25. Gordon, H. R.: Fetal bradycardia after paracervical block – Correlation with fetal and maternal blood levels of local anesthetic. New Engl. J. Med. 279 (1968) 910.
26. Greiss, F. C.: Paracervical block (discussion) Amer. J. Obstet. Gynec. 113 (1972) 1083.
27. Greiss, F. C., J. G. Still, S. G. Anderson: Effects of local anesthetic agents on the uterine vasculatures and myometrium. Amer. J. Obstet. Gynec. 124 (1976) 889.
28. Grimes, D. A., W. Cates: Deaths from paracervical anesthesia used for first-trimester abortion. 1972–1975, New Engl. J. Med. 295 (1976) 1397.
29. Hamilton, L. A., W. Gottschalk: Paracervical block: Advantages and disadvantages. Clin. Obstet. Gynec. 17 (1974) 199.
30. Hellmann, L. M.: Electronics in obstetrics and gynaecology. J. Obstet. Gynaec. Brit. Cwlth. 72 (1965) 896.
31. Hibbard, L. T., E. N. Snyder, R. M. McVann: Subgluteal and retropsoal infection in obstetric practice. Obstet. and Gynec. 39 (1972) 137.
32. Hickl, E. J., G. Gennser: Die Einwirkung des Paracervicalblocks auf den Feten. Anaesthesist 21 (1972) 91.
33. Jacobs, R., B. Stalnacke, B. Lindberg, G. Rooth: Human fetal transcutaneous pO_2 during paracervical block. J. perinat. Med. 10 (1982) 209.
34. Jägerhorn, M.: Paracervical block in obstetrics. An improved injection method. Acta obstet. gynaec. scand. 54 (1975) 9.
35. Jensen, F., J. Quist, V. Brocks, N. J. Secher, L. G. Westergaard: Submucous paracervical blockade compared with intramuscular meperidine as analgesia during labor: A double-blind study. Obstet. and Gynec. 64 (1984) 724.
36. Jensen, H.: Fetal systolic time intervals after paracervical block during labor. Acta obstet. gynaec. scand. 59 (1980) 115.
37. Joyce, T. H., N. Aquino, A. Kuchling: The effect of local anesthetics on gravid human artery strips in vitro. Annual ASA Meeting 1976, Abstracts of Scientific papers 539. American Society of Anesthesiologists, Parkridge/Illinois.
38. Jung, H., P. Kopecky, F. K. Klöck: Die fetale Gefährdung durch die „Parazervikalblockaden". Geburtsh. u. Frauenheilk. 29 (1969) 519.
39. Jung, H., P. Kopecky, F. K. Klöck: Erfahrungen bei der Paracervical-Blockade mittels Säure-Basen-Untersuchungen, Tokographie und kontinuierlicher Herzaktivitätsüberwachung. Arch. Gynäk. 207 (1969) 217.
40. Klöck, F. K., G. Lamberty, C. Sticherling: Zur Frage einer eventuellen Gefährdung des Kindes durch die Pudendusanästhesie. In: Jung, H. (Hrsg.): Methoden der pharmakologischen Geburtserleichterung und Uterusrelaxation. (Internationales Symposium Bad Aachen, Juni 1970.) Thieme, Stuttgart 1972.
41. Knitza, R., E. Knitza, M. Bitsch: Kindlicher Todesfall infolge Parazervikalblockade. Gynäk. Prax. 6 (1982) 37.
42. Knitza, R., U. Sans-Scherer, J. Wisser, H. Hepp: Analgesieverfahren bei der Risikogeburt – Ergebnisse einer bundesweiten Befragung. Arch. Gynec. 238 (1985) 355.
43. Langhoff-Roos, J., G. Lindmark: Analgesia and maternal side effects of pudendal block at delivery. Acta obstet. gynaec. scand. 64 (1985) 269.
44. Lanz, E.: Ist die Parazervikalblockade noch vertretbar? Gynäk. Praxis 8 (1984) 29.
45. Lanz, E., D. Caton, H. Schlereth, D. H. Barron: Die Wirkung von Lokalanästhetika auf Durchblutung und O_2-Verbrauch des Uterus von schwangeren Schafen. Anaesthesist 26 (1977) 403.
46. LeFevre, M. L.: Fetal heart rate pattern and postparacervical fetal bradycardia. Obstet. and Gynec. 64 (1984) 343.
47. Le Hew, W. L.: Paracervical block in obstetrics. Amer. J. Obstet. Gynec. 113 (1972) 1079.
48. Levinson, G., S. M. Shnider: Placental transfer of local anesthetics: clinical implications. Clin. Anesth. 10 (1974) 174.
49. Matthiessen, H. v., L. Beck: Komplikationen bei der Mutter nach Leitungsanästhesien unter der Geburt. Geburtsh. u. Frauenheilk. 40 (1980) 216.
50. Matthiessen, H. v., L. Beck: Transvaginale Leitungsanästhesien. In: Beck, L., H. Albrecht (Hrsg.) Analgesie und Anästhesie in der Geburtshilfe. Thieme, Stuttgart 1982.
51. McKenzie, R.: Jet injection of lidocaine for paracervical block. Sixth World Congress of Anesthesiology, Mexico City 1976, p. 114. Exerpta Medica, Amsterdam 1976.
52. Meinrenken, H.: Die Paracervicalblockade in der Geburtshilfe. Arch. Gynäk. 207 (1969) 208.
53. Meinrenken, H.: Transvaginale Leitungsanästhesien und Lokalanästhesien unter der Geburt. In: Stark, G. (Hrsg.): Analgesie und Anästhesie in der Geburtshilfe. Symposium in Neheim-Hüsten 1979. Wissenschaftliche Information Milupa AG. 6 (1980) 139.
54. Meinrenken, H., K. Rüther, H. Stockhausen: Transvaginale Leitungsanästhesien in ihrer praktischen Anwendung. Gynäkologe 9 (1976) 193.
55. Meis, P. J., F. L. S. Reisner, T. F. Payne, C. J. Hobel: Bupivacaine paracervical block: Effects on the fetus and neonate. Obstet. and Gynec. 52 (1978) 545.
56. Miller, F. C., G. Quesnel, R. Petrie et al.: Effect of

paracervical block on uterine activity and fetal heart beat to beat interval differences. Amer. J. Obstet. Gynec. 130 (1978) 289.
57. Nesheim, B. I.: Which local anestetic is best suited for paracervical blocks? Acta obstet. gynaec. scand. 62 (1983) 261.
58. Nesheim, B. I., E. Lindbaek, S. Storm-Mathisen, H. Jenssen: Neurobehavioral response of infants after paracervical block during labor. Acta obstet. gynaec. scand. 58 (1979) 41.
59. Peterson, H.: Uptake and effects of local anesthetics in mother and fetus. Int. Anesth. Clin. 16 (4) (1978) 73.
60. Pickering, B., D. Biehl, R. Meatherall: The effect of foetal acidosis on bupivacaine levels in utero. Canad. Anesth. Soc. J. 28 (1981) 544.
61. Pitkin, R. M., W. B. Goddard: Paracervical and uterosacral block in obstetrics – a controlled, double-blind study. Obstet. and Gynec. 21 (1963) 737.
62. Pribam, E.: Die schmerzlose Geburtsleitung in Lokalanästhesie. Klin. Wschr. 6 (1927) 1282.
63. Puolakka, J., R. Jouppila, P. Jouppila, M. Puukka: Maternal and fetal effects of low-dosage bupivacaine paracervical block. J. perinat. Med. 12 (1984) 75.
64. Qvigstad, E., F. Jerve: Severe infection following pudendal anesthesia. Int. J. Gynec. Obstet. 18 (1980) 385.
65. Read, J. A., F. C. Miller: The bupivacaine paracervical block in labor and its effect on quantitative uterine activity. Obstet. and Gynec. 53 (1979) 166.
66. Rosefsky, J. B., M. E. Petersiel: Perinatal deaths associated with mepivacaine paracervical block anesthesia in labor. New Engl. J. Med. 278 (1968) 530.
67. Santonja-Lucas, J. J., F. Bonilla-Musoles: Anestesia paracervical en obstetricia: Efetos sobre la dinamica uterina y frecuencia cardiaca fetal. Rev. esp. Obstet. Gynec. 33 (1974) 87.
68. Schmidt, B.: Chemie der Lokalanaesthetika. In: Ahnefeld, F. W., H. Bergmann, C. Burri, W. Dick, M. Halmágyi, M. Hossli, E. Rügheimer (Hrsg.): Klinische Anästhesiologie und Intensivtherapie. Springer, Berlin–Heidelberg–New York 1978.
69. Shnider, S. M., J. Gildea: Paracervical block anesthesia in obstetrics. III. Choice of drugs: Fetal bradycardia following administration of lidocaine, mepivacaine and prilocaine. Amer. J. Obstet. Gynec. 116 (1973) 320.
70. Shnider, S. M., G. Levison: Anesthesia for Obstetrics, p. 106. Williams & Wilkins, Baltimore 1979.
71. Silva de Sa, M. F., R. S. Meirelles, J. G. Franco, R. Rodrigues: Constriction of human umbilical artery induced by local anesthetics. Gynec. obstet. Invest. 12 (1981) 123.
72. Smith, E. B., F. W. Henhre, O. W. Hess: Convulsions associated with anesthetic agents during labor and delivery. Anaesth. Analg. 43 (1964) 476.
73. Stockhausen, H.: Parazervikalblockade und Pudendusblock. In: Beck, L., K. Strasser, M. Zindler (Hrsg.): Regionalanästhesie in der Geburtshilfe. Springer, Berlin 1978.
74. Stockhausen, H.: Ist die Parazervikalblockade noch vertretbar? Gynäk. Praxis 8 (1984) 38.
75. Stockhausen, H., A. Chryssikopulos: Erfahrungsbericht über die transvaginale Pudendusanästhesie in der Geburtshilfe bei 5634 Patientinnen. Geburtsh. u. Frauenheilk. 28 (1968) 963.
76. Suancarek, W., O. Chirino, G. Schaefer et al.: Retropsoal and subgluteal abscesses following paracervical and pudendal anesthesia. J. Amer. med. Ass. 237 (1977) 892.
77. Tafeen, C. H., H. L. Freedman, H. Harris: Combined continous paracervical and continuous pudendal nerve block anesthesia in labor. Amer. J. Obstet. Gynec. 100 (1968) 55.
78. Teramo, K.: Effects of obstetrical paracervical blockade on the fetus. Acta obstet. gynec. scand. (Suppl.) 16 (1971) 10.
79. Vasicka, A., R. Robertazzi, M. Raji, J. Scheffs, J. Kosmowski, T. Goei: Fetal bradycardia after paracervical block. Obstet. and Gynec. 38 (1971) 500.
80. Weiss, R. R., H. G. Nathanson, M. R. Therani, N. A. Tejani, S. Haley, L. I. Mann: Paracervical block with 2-chloroprocaine. Anaesth. Analg. 56 (1977) 709.
81. Weiss, R. R., S. Halevy, R. O. Almonte et al.: Comparison of lidocaine and 2-chloroprocaine in paracervical block: clinical effects and drug concentrations in mother and child. Anaesth. Analg. 62 (1983) 168.
82. Wittig, R.: Parametraner Abszeß und Sepsis nach Pudendusblockade. Zbl. Gynäk. 103 (1981) 583.

26 Allgemeinanästhesie, Spinalanästhesie und Periduralanästhesie unter der Geburt

G. Hempelmann, F. Salomon

Inhalt

1	Geschichte der geburtshilflichen Analgesie/Anästhesie 402	3.1	Einflüsse auf den uteroplazentaren Kreislauf 415
		3.2	Einflüsse auf die Uterusaktivität ... 417
2	Technik der geburtshilflichen Analgesie/Anästhesie 403	3.3	Einflüsse auf das Kind 417
2.1	Systemische Medikation für Wehen und Entbindung 404	4	Anästhesiologische Komplikationen in der Geburtshilfe 419
2.1.1	Analgetika 404	4.1	Pulmonale Aspiration 419
2.1.2	Anxiolytika 405	4.2	Hypotension................. 420
2.1.3	Neuroleptika 405	4.3	Neurologische Komplikationen bei Regionalanästhesien 420
2.1.4	Sedativa 405		
2.1.5	Ketamin 406	5	Analgesie/Anästhesie bei geburtshilflichen Komplikationen .. 421
2.1.6	Inhalationsanästhetika 406	5.1	Frühgeburten 421
2.2	Allgemeinanästhesie bei Sectio caesarea 407	5.2	Fehllagen, Mehrlings- schwangerschaft 421
2.3	Regionalanästhesien zur Schmerzdämpfung bei Wehen und Entbindung (zentrale Blockaden) .. 408	5.3	EPH-Gestose/Eklampsie......... 421
		5.4	Drohende Uterusruptur 422
2.3.1	Spinalanästhesie 409	5.5	Blutungen unter der Geburt 422
2.3.2	Periduralanästhesie 411	5.6	Probleme bei schwangerschafts- unabhängigen Erkrankungen 422
2.4	Regionalanästhesie bei Sectio caesarea (zentrale Blockaden) 412	5.6.1	Herzerkrankungen 423
2.4.1	Spinalanästhesie 414	5.6.2	Asthma bronchiale 423
2.4.2	Periduralanästhesie 414	5.6.3	Nierenerkrankungen........... 423
3	Einflüsse von Analgesie/Anästhesie auf die geburtshilfliche Physiologie................. 415	6	Geburtshilfliche Analgesie/ Anästhesie und juristische Haftung 423

1 Geschichte der geburtshilflichen Analgesie/Anästhesie*

Versuche zur Schmerzlinderung sind aus vielen Kulturkreisen und historischen Epochen bekannt. Zur Entwicklung der Anästhesie, wie sie sich heute darstellt, kam es jedoch erst in der Mitte des 19. Jahrhunderts. Viele schon früher bekannte Substanzen fanden erst zu dieser Zeit ihre gezielte Anwendung. Im Bewußtsein der Generationen vorher war kein breiter Raum für die Notwendigkeit, Schmerzen zu vermeiden. Solche Bestrebungen wurden im Gegenteil sogar als Teufelswerk verurteilt. Gerade für den Geburtsschmerz war diese Einstellung weit verbreitet.

1591 wurde die Edle MacAlyane von Edinburgh lebend verbrannt, weil sie die Schmerzen bei der Geburt ihrer zwei Söhne zu lindern versuchte. Die Geburtsschmerzen wurden unter Berufung auf den Satz „und unter Schmerzen sollst du deine Kinder gebären!" (1. Buch Mose 3,16) als gottgewollte Strafe bei der Vertreibung aus dem Paradies verstanden und der Versuch, sie zu beseitigen, dementsprechend als Aufbegehren gegen den göttlichen Willen.

Andererseits gab es zur gleichen Zeit schon veröffentlichte Methoden zur Erleichterung der Geburt. So beschreibt der Apotheker und Arzt Eucharius Rößlin in seinem 1513 herausgegebenen und in mehrere Sprachen übersetzten Buch verschiedene Mixturen zum Einlegen in die Scheide, zum Erhitzen über einer Glut, so daß der Rauch in den Geburtskanal steigt, oder zum Einnehmen (Abb. 26-1).

Im 19. Jahrhundert kamen Inhalationsanästhetika in Gebrauch, Lachgas, Äther und Chloroform. Die zunächst auf Jahrmärkten zur Volksbelustigung eingesetzten Substanzen hielten Einzug in die Geburtshilfe. Wegbereitend für die weitere Verbreitung trotz aller Kritik war die von James Young Simpson am 7. April 1853 erfolgreich durchgeführte Chloroformanästhesie an Königin Victoria von England bei der Geburt ihres achten Kindes.

Nach Propagierung des Kokains als Lokalanästhetikum und für die Spinalanästhesie [3] fanden die lokalen und regionalen Betäubungsverfahren zunehmende Bedeutung in der Geburtshilfe. Nach der ersten Spinalanästhesie zu einer operativen vaginalen Entbindung 1901 konzentrierte sich in der folgenden Zeit die Aufmerksamkeit auf peridurale Verfahren, zunächst in Form der sakralen oder kaudalen Anästhesie. Durch Einlegen einer flexiblen Nadel oder eines Ureterenkatheters in den Sakralkanal eröffneten Hingson und Edwards 1942 und Touhy 1944 die Möglichkeiten für eine Nachinjektion. Mit dieser kontinuierlichen Regionalanästhesie war ein wichtiger Schritt zu heute praktizierten geburtshilflichen Anästhesieverfahren getan.

Gerade die kontinuierliche Periduralanästhesie, heute in der Regel als lumbale Form im Gebrauch, gilt als steuerbare und nebenwirkungsarme Methode zur Verminderung oder Ausschaltung des Geburtsschmerzes und ist auch für die Kaiserschnittentbindung gut geeignet. Ist organisatorisch 24 Stunden eine kompetente anästhesiologische Betreuung für den geburtshilflichen Bereich gewährleistet, so kommt es zu rund 50% Entbindungen unter Periduralanästhesie [23, 27]. Auch bei Kaiserschnittentbindungen kann der Anteil der Leitungsanästhesien in dieser Größenordnung liegen (Tab. 26-1).

Neben der Entwicklung von Techniken zur Schmerzminderung bei der Geburt wurden auch die Einflüsse der verschiedenen Verfahren und Pharmaka auf Mutter und

Tabelle 26-1 Entbindungen mit und ohne Periduralanästhesie am Zentrum für Frauenheilkunde und Geburtshilfe (Frauenklinik) am Klinikum der Justus-Liebig-Universität Gießen aus sieben Jahren (1979–1985). Mehrlingsgeburten zählen jeweils einfach

	Erstgebärende	Mehrfachgebärende	gesamt n	%
mit Periduralanästhesie	2319	1442	3761	47,43
ohne Periduralanästhesie	1453	2715	4168	52,57
gesamt n	3772	4157	7929	100
%	47,57	52,43	100	

* Übersichten bei [20, 30]

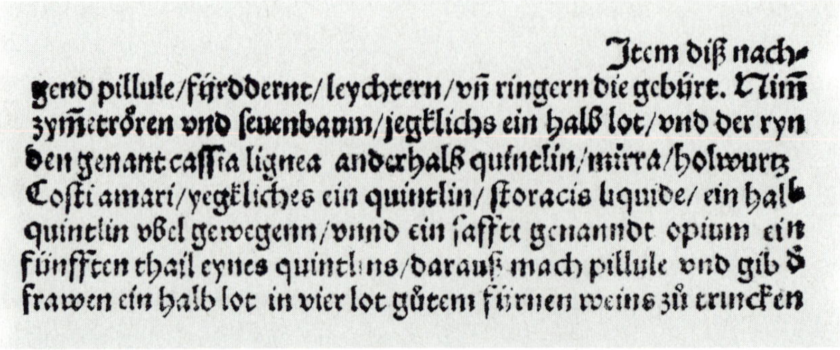
Jtem diß nach-
gend pillule/fürdernt/leychtern/vñ ringern die gebürt. Nim
zymetrören vnd seuenbaum/jegklichs ein halb lot/vnd der ryn
den genant cassia lignea anderhalb quintlin/mirra/holwurtz
Costi amari/yegklichs ein quintlin/storacis liquide/ein hal
quintlin vbel gewegenn/vnnd ein safft genanndt opium ein
fünfften thail eynes quintlins/darauß mach pillule vnd gib d
frawen ein halb lot in vier lot gûtem fürnen weins zû trincken

Abb. 26-1 Rezept zur Geburtserleichterung von E. Rößlin, 1513 [29].

Kind studiert. Im geburtshilflich-neonatologischen Bereich besonders bekannt ist die Anästhesistin Virginia Apgar, die in den fünfziger Jahren dieses Jahrhunderts einen einfachen Index zur Beurteilung des Neugeborenen erarbeitete (siehe auch Kapitel 31, Tab. 31-1). Mit dessen Hilfe wurden unter anderem vergleichende Beobachtungen von Auswirkungen verschiedener Anästhesiemaßnahmen möglich.

Die Kenntnisse über die Plazentagängigkeit der zur Allgemein- wie zur Regionalanästhesie eingesetzten Pharmaka und damit deren unmittelbare Wirkung auf den kindlichen Organismus nahmen ebenso zu wie das Wissen über die Auswirkungen der Narkotika auf die Mutter und ihren Kreislauf und damit die indirekten Einflüsse auf das Kind. Angesichts der Weiterentwicklung der anästhesiologischen Möglichkeiten sind jedoch gerade an diesem Punkt stetige selbstkritische Beobachtungen und Untersuchungen zur weiteren Verbesserung und Risikominderung in der geburtshilflichen Anästhesie notwendig.

2 Technik der geburtshilflichen Analgesie/Anästhesie*

Schmerzen werden ganz unterschiedlich erlebt. Die individuelle Schmerzschwelle unter der Geburt wird durch viele soziale und psychische Umstände beeinflußt, z. B. Einstellung zum Kind und Verhältnis zum Partner. Durch die Gestaltung der äußeren Atmosphäre einer geburtshilflichen Abteilung und durch die Art des persönlichen Umgangs mit der Schwangeren und dem werdenden Vater während der gesamten Schwangerschaft können viele Chancen genutzt oder verspielt werden, um die Geburt zu erleichtern [32].

Selbst bei optimalen Bedingungen kann der Schmerz dennoch erhebliche Ausmaße mit negativem Einfluß auf Mutter und Kind annehmen. Hier ist eine gezielt ausgewählte Analgesie zum Nutzen aller angezeigt. Die Kenntnis der schmerzauslösenden Mechanismen sowie der Schmerzleitung und -verarbeitung ist eine wichtige Voraussetzung für die Schmerzbehandlung [5, 8]. Im Geburtsverlauf entstehen die Schmerzen an verschiedenen Stellen (Abb. 26-2). Während der Eröffnungsphase verursachen die Kontraktionen des Corpus uteri sowie die Dehnung des unteren Uterinsegments und der Cervix uteri Schmerzen, die über viszerale Afferenzen und sympathische Nervenbahnen das Rückenmark bei Th10 bis L1 erreichen. In der Austreibungsphase bleiben die Uteruskontraktionen weiterhin schmerzauslösend, zusätzlich kommen durch Aufdehnung der Scheide und des Beckengewebes sowie durch Druck auf den Plexus lumbosacralis Schmerzen hinzu, die über S2 bis S4 das Rückenmark erreichen. Schmerzen infolge einer Blasenüberdehnung werden über S2 bis S4 geleitet, Schmerzen als Zeichen einer vorzeitigen Plazentalösung sowie einer Uterusruptur über Th10 bis L1. Wichtig in diesem Zusammenhang, weil über dieselben Segmente S2 bis S4 vermittelt, ist der Ferguson-Reflex, der durch die Dehnung des Beckenbodens ausgelöst wird und über die Anspannung der Bauchmuskulatur und des Zwerchfells sowie den Verschluß der Stimmritze ein Mitpressen beim Austritt des Kindes bewirkt.

Die Schmerzausschaltung kann systemisch oder – heute meist bevorzugt – durch regionale Nervenblockaden erfolgen.

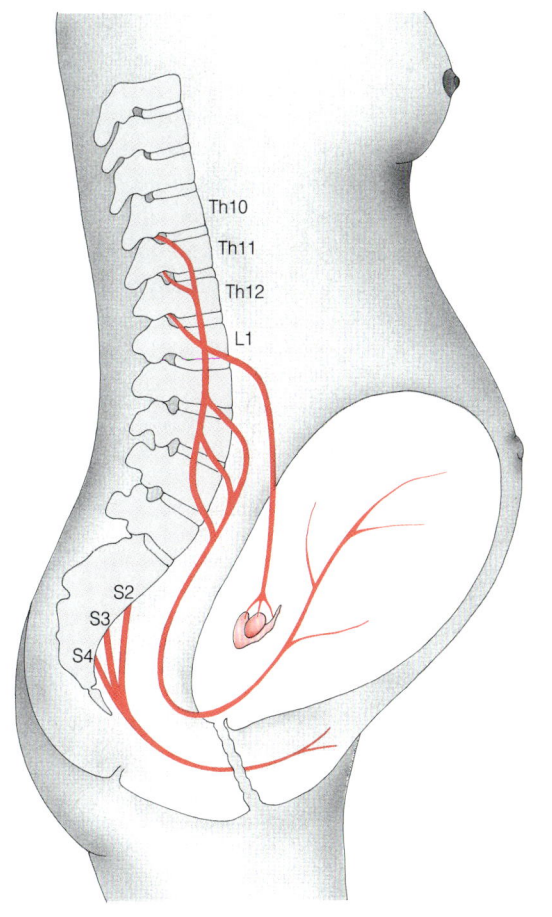

Abb. 26-2 Innervation für den Geburtsschmerz.

---

* Übersichten bei [1, 2, 5, 6, 10, 24, 28]

2.1 Systemische Medikation für Wehen und Entbindung

Jede systemische Medikation hat die Wirkung auf den Feten zu bedenken, denn die Plazenta stellt keine bedeutsame Schranke dar [7]. Die Pharmaka sind meist nur im Tierversuch getestet, dessen Aussagekraft für den Menschen beschränkt ist. Das wesentliche Problem für das Kind besteht in der Atemdepression, welche die meisten in Frage kommenden Substanzen bewirken. Durch verzögerte Metabolisierung und geringere renale Ausscheidung beim Neugeborenen kann sich dieses Problem verstärken. Daher ist eine vorsichtige Zurückhaltung bei der systemischen Gabe von Analgetika, Anxiolytika, Sedativa oder Anästhetika zu empfehlen (Tab. 26-2).

2.1.1 Analgetika

In Frage kommen zentral wirksame Analgetika, von denen das Pethidin aus historischen Gründen in der Geburtshilfe die weiteste Verbreitung gefunden hat. Neben Pethidin kommen von den Opioiden noch Pentazocin, Tramadol, Piritramid und Buprenorphin in Betracht.

Opioide wirken über spezifische Rezeptoren im Zentralnervensystem. Man unterscheidet μ-, κ- und σ-Rezeptoren, die als zuständig für die verschiedenen Wirkungen der Opioide angesehen werden (Abb. 26-3). Jedes Opioid hat einen dieser Rezeptorentypen, auf den es vorzugsweise wirkt,

Tabelle 26-2 Faktoren, welche die Aufnahme von Pharmaka aus dem mütterlichen Blut in den fetalen Kreislauf begünstigen

- kleines Molekulargewicht der Substanz (< 450 d)
- gute Lipoidlöslichkeit
- geringer Ionisationsgrad
- großes Konzentrationsgefälle zwischen Mutter und Kind
- hohe Plazentadurchblutung
- niedrige Eiweißbindung im mütterlichen Blut
- geringe Dicke der Plazentamembran
- große Diffusionsoberfläche der Plazenta
- geringer plazentarer Abbau der Substanz

Mathematische Beziehung:

$$\frac{Q}{t} = K \frac{A\,(C_m - C_f)}{D}$$

$\dfrac{Q}{t}$: Diffusionsgröße

K Diffusionskonstante
A Diffusionsoberfläche
C_m Konzentration im mütterlichen Blut
C_f Konzentration im fetalen Blut
D Membrandicke

wobei es auch zu schwächeren Interaktionen mit den jeweils anderen kommt. Alle Rezeptortypen finden sich auch in der Substantia gelatinosa des Rückenmarks, eine wichtige anatomische Voraussetzung für die lokale rückenmarksnahe Opiatanalgesie [17].

Opioide, i. m. oder i. v. verabreicht, bewirken

Rezeptortyp	hauptsächliche Lokalisation	Wirkungen	charakterisierende Substanz	Struktur
μ	Hirnstamm	– Analgesie – Atemdepression – Bradykardie – Miosis	Morphin	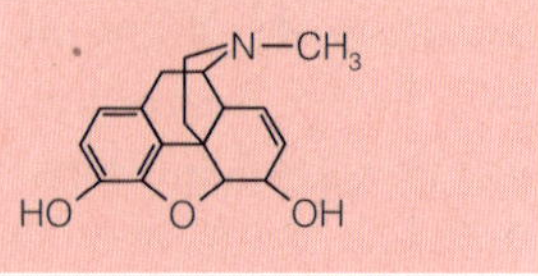
κ	Großhirnrinde	– Analgesie – Vigilanzminderung – Schlaf	Ketocyclazocin	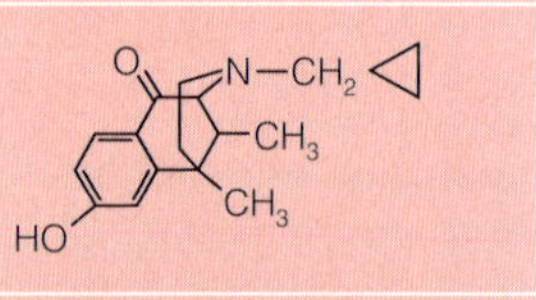
σ	Corpus striatum Hippocampus	– Dysphorie – Nausea – Kreislaufstimulation	SKF 10047 (N-Allyl-Normetazocin)	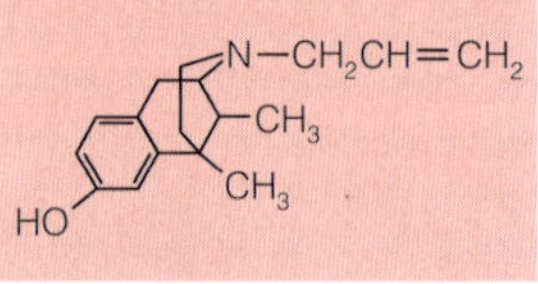

Abb. 26-3 Opioidrezeptorentypen und die Substanzen, die zu ihrer Charakterisierung dienen.

eine Analgesie, eine Schläfrigkeit und eine Aufhellung der Stimmungslage. Atemwegswiderstandserhöhungen über eine Tonussteigerung der Bronchialmuskulatur können bei vorbelasteten Personen zu einem Asthmaanfall führen. Zentral bedingte Atemdepressionen stellen die Hauptgefahr, auch für das Kind, dar. Opioide haben geringe Wirkungen auf das Herz-Kreislaufsystem: Herzfrequenzabnahme über eine Vagusaktivierung und Sympathikusblockade, negative Inotropie. Der Tonus des Magen-Darmtraktes wird leicht gesteigert, die Passage stark verzögert. Opioide werden in der Leber durch Desalkylierung und Glukuronidierung abgebaut. Die Wirkdauer bei Leberinsuffizienz ist daher verlängert. Dieser Faktor ist für die Nachwirkungen im Neugeborenen mit noch nicht voll ausgebildeter Leberfunktion zu beachten.

Pethidin und Pentazocin gehören zu den schwächeren Vertretern dieser Stoffklasse. Die therapeutische Breite ist bei beiden sehr gering. Die diaplazentare Passage erfolgt rasch und wird durch eine fetale Azidose begünstigt, durch die es zu Konzentrationserhöhungen von schwachen Basen im kindlichen Organismus kommen kann. Für die Beurteilung der Wirkung auf den Feten ist der Zeitpunkt des maximalen Blutspiegels bei der Mutter wichtig, der nach i.v.-Gabe sehr schnell, nach i.m.-Gabe erst nach zwei bis drei Stunden erreicht wird.

2.1.2 Anxiolytika

Die Indikation zu einer medikamentösen Anxiolyse unter der Geburt ist sehr eng zu stellen. Die geeignete Stoffklasse ist die der Benzodiazepine, die am meisten benutzte Substanz das Diazepam. Es wirkt anxiolytisch, sedierend, antikonvulsiv und muskelrelaxierend. Die Substanzen passieren rasch die Plazenta. Die Elimination durch Demethylierung und aliphatische Hydroxylierung in der Leber ist beim Neugeborenen verlangsamt, weshalb noch über viele Tage die Substanz und wirksame Metabolite im Kind nachweisbar sind. Als unerwünschte Wirkungen beim Kind sind Hypothermie, Müdigkeit, erniedrigter Muskeltonus, Atemdepression, Schwierigkeiten bei der Nahrungsaufnahme und ein Kernikterus durch das Konservierungsmittel Natriumbenzoat bekannt, welches Bilirubin aus seiner Albuminbindung verdrängt. Aus all diesen Gründen ist daher eine Diazepamgabe möglichst zu umgehen; wenn Benzodiazepine überhaupt indiziert sind, sollten Substanzen mit kürzerer Halbwertszeit und ohne aktive Metabolite zur Anwendung kommen (z. B. Lormetazepam, Midazolam).

2.1.3 Neuroleptika

Die typisch neuroleptische Wirkung ist für den Geburtsablauf nicht angezeigt. Die antiemetische Wirkung, die bei einigen Vertretern dieser Klasse im Vordergrund steht (Metoclopramid, Domperidon), macht deren Einsatz bei Übelkeit möglich. Sie passieren rasch die Plazenta.

2.1.4 Sedativa

Als vorrangige Stoffklasse sind hier die Barbiturate zu nennen. Sie wirken sedierend, hypnotisch und antikonvulsiv. Der Übertritt in den fetalen Kreislauf erfolgt wegen der hohen Fettlöslichkeit rasch (wenige Sekunden). Der maximale Blutspiegel beim Kind ist innerhalb der ersten zwei Minuten erreicht. Abhängig von der Dosis kommt es zu einer Beeinträchtigung des Neugeborenen, die sich in einer verlängerten Atemdepression und einer Hypotonie ausdrückt. Barbiturate werden sowohl zur Sedierung der Kreißenden als auch besonders zur Einleitung einer Allgemeinanästhesie für operative geburtshilfliche Maßnahmen eingesetzt. Sie wirken bronchokonstringierend und können bei vorbelasteten Patientinnen einen akuten Asthmaanfall auslösen. Nach i.v.-Gabe sind Husten, Schluckauf und Muskelzittern möglich. Eine Kardiodepression äußert sich durch Blutdruckabfall und Anstieg der Herzfrequenz bei gesteigertem myokardialen Sauerstoffverbrauch.

Der Abbau der Barbiturate findet in der Leber durch Oxidation, Desalkylierung und Ringspaltung statt. Die Eliminationshalbwertszeit ist bei der Mutter im Vergleich zu nichtschwangeren Frauen deutlich verlängert, ebenso beim Neugeborenen [22].

Die Bedeutung, die das rasch wirkende Hypnotikum Etomidat gewann, ist durch eine in letzter Zeit entdeckte unerwünschte Wirkung der Substanz wieder rückläufig. Die Hemmung der 11-β-Hydroxylase führt in der Nebennierenrinde zu einer Blockierung der Steroidbiosynthese. Schon nach einmaliger Gabe ist damit eine adäquate

Streßantwort für sechs bis acht Stunden nicht mehr möglich.

2.1.5 Ketamin

Ketamin ist in verschiedenen Dosierungen für unterschiedliche Zwecke in der geburtshilflichen Anästhesie einsetzbar. In niedriger Dosierung (weniger als 0,25 mg/kg KG) kann es beim Durchtritt des Kindes analgetisch und amnesiefördernd wirken. In höherer Dosierung (ca. 1 mg/kg KG) ist es zur Einleitung einer Allgemeinanästhesie für geburtshilfliche Operationen zu verwenden. Der Plazentaübertritt erfolgt schnell. Dosierungen bis zu 1 mg/kg KG der Mutter sollen keine Beeinträchtigung des Kindes bewirken. Ketamin führt zu einer dissoziativen Anästhesie, bei der die typischen Narkosezeichen fehlen. Die Reflexe bleiben erhalten, Augenbewegungen sowie Speichel- und Bronchialsekretbildung fallen auf. Der Bronchialwiderstand sinkt, weshalb die Substanz bei Asthmatikern gut angewandt werden kann. Die alleinige Gabe von Ketamin kann Orientierungsstörungen und Angstträume auslösen. Beim Einsatz als Einleitungssubstanz entfällt wegen der Kombination mit anderen Anästhetika diese unangenehme Eigenschaft.

2.1.6 Inhalationsanästhetika

Lachgas

Der Durchbruch für den Einsatz schmerzlindernder Maßnahmen bei der Geburt gelang durch die Erfolge mit Inhalationsanästhetika im vorigen Jahrhundert. Äther und Chloroform wurden auf ein Tuch gegossen und intermittierend bei den Wehen geatmet. Auch Lachgas half, die Wehenschmerzen abzuschwächen, indem die Frau zum Teil selbst bestimmte, wann sie während der Geburt dieses Gas für einige Atemzüge inhalieren wollte.

Subanästhetische Konzentrationen des auch heute noch so eingesetzten Lachgases bewirken für das Kind keine Probleme. Als Bestandteil einer Allgemeinanästhesie sind jedoch unter kontinuierlicher Zufuhr von Inhalationsanästhetika Einflüsse auf das Kind zu beachten; diese sind zeit- und konzentrationsabhängig. Lachgas (N_2O) diffundiert sehr schnell in den fetalen Kreislauf und die fetalen Gewebe. Mit zunehmender Expositionsdauer nimmt die Beeinträchtigung des Neugeborenen zu. Neben der narkotischen Wirkung auf das Kind ist beim Lachgas der Effekt der Diffusionshypoxie zu berücksichtigen. Dabei handelt es sich um eine Verminderung des alveolären und damit auch arteriellen Sauerstoffanteils durch das Lachgas. Die geringe Blutlöslichkeit des Gases führt rasch zu einer Diffusion aus dem Blut in jeden luftgefüllten Hohlraum im Körper. Entfalten sich beim gerade geborenen Kind die Lungen, diffundiert das im kindlichen Kreislauf vorhandene Lachgas sofort in die Alveolen. Der Sauerstoffanteil in der eingeatmeten Raumluft wird dadurch in kritische Bereiche verdünnt, wodurch es zur Hypoxie kommt. Dieser für jede Anästhesie mit Lachgas bedeutsame Effekt ist in der Geburtshilfe durch einige Maßnahmen in seiner Wirkung auf das Kind zu vermindern:

- Der Anteil von Lachgas sollte 50% nicht übersteigen.
- Der Sauerstoffanteil sollte 50% nicht unterschreiten, um das Ausgangs-pO_2 beim Kind zu erhöhen.
- Zwei bis drei Minuten vor Abnabelung sollte der Lachgasanteil ganz herausgenommen werden, um die Lachgaskonzentration durch Rückdiffusion in den mütterlichen Kreislauf beim Kind vor dem ersten Atemzug deutlich zu senken.
- Das Kind sollte nach Abnabelung in jedem Falle für drei bis fünf Minuten eine erhöhte inspiratorische Sauerstoffkonzentration angeboten bekommen.

Andere Inhalationsnarkotika

Halothan ($C_2HClBrF_3$), Enfluran ($C_3H_2OClF_5$) und dessen Isomer Isofluran unterscheiden sich hinsichtlich ihrer geburtshilflichen Gesichtspunkte kaum voneinander. Alle sind sehr schnell nach Narkosebeginn im kindlichen Kreislauf nachweisbar. Sie wirken negativ inotrop, senken den arteriellen Druck, sensibilisieren den Herzmuskel gegen Katecholamine und führen so zu einer verstärkten Neigung zu Arrhythmien. Die Uteruskontraktion wird gehemmt, so daß die Gefahr atonischer Nachblutungen besonders bei höheren Konzentrationen der Anästhetika gegeben ist. An der quergestreiften Muskulatur kommt es zu einer leichten neuromuskulären Blockade, am geringsten beim Halothan. Eine dilatierende Wirkung auf die Atemwege macht die Substanzen für

Tabelle 26-3 Konzentrationen von Inhalationsanästhetika in der Einatemluft, die bei Entbindungen nicht überschritten werden sollten

Halothan	0,5	Vol.-%
Enfluran	1	Vol.-%
Isofluran	0,75	Vol.-%
Lachgas	50	Vol.-%

den Einsatz bei Patientinnen mit Asthma bronchiale geeignet. Die fetale Depression ist bei niedrigen inspiratorischen Konzentrationen der Inhalationsanästhetika geringer (Tab. 26-3).

2.2 Allgemeinanästhesie bei Sectio caesarea

Anästhesien bei Kaiserschnittentbindungen bringen auch den erfahrenen Anästhesisten in eine besondere Anspannung: Es geht um die Sicherheit von zwei in der Regel gesunden Menschen. Aufgrund der physiologischen Gegebenheiten am Ende der Schwangerschaft kann die zu narkotisierende Frau nie als nüchtern gelten. Oft genug stehen die operativen und anästhesiologischen Maßnahmen unter einem erheblichen Zeitdruck.

Regionalanästhesie und Vollnarkose sind gleichermaßen zur Kaiserschnittentbindung geeignet. Ist die Sectio nicht geplant oder wurde nicht bereits zur Analgesie ein Periduralkatheter gelegt, so reicht bei einer schnell erforderlichen Schnittentbindung die Zeit für ein regionales Betäubungsverfahren nicht mehr aus. In diesen Fällen, bei Kontraindikation für eine rückenmarksnahe Leitungsanästhesie und bei Wunsch der Frau bleibt die Allgemeinanästhesie die einzige angemessene Narkoseform [5, 10, 11, 32].

Lokale Infiltrationen gehören der Vergangenheit an oder können noch in medizinisch unzureichend versorgten Gebieten der dritten Welt zum Einsatz kommen.

Für die Allgemeinanästhesie sind einige Zielvorstellungen zu berücksichtigen:
– Die Narkose vor der Abnabelung des Kindes soll so kurz wie möglich gehalten werden.
– Die Dosierung der Anästhetika vor der Abnabelung sollte so gering wie möglich sein, um eine Beeinträchtigung des Kindes zu vermeiden, und so hoch wie nötig, um der Mutter eine ausreichende Narkose zu gewährleisten.
– Die Gefahr der Aspiration muß auf ein Minimum gesenkt werden.
– Eine Verschlechterung der Uterusdurchblutung infolge von Blutdruckabfällen und Vasokonstriktion muß vermieden werden.

Aus diesen Forderungen lassen sich praktische Konsequenzen für die Durchführung der Narkose ableiten:

1. Die Patientin in einer der Situation angemessenen Form über die Narkose informieren.
2. Vorbereitungen treffen für eine „Ileus-Narkoseeinleitung", d. h., Narkose bei nicht nüchternen Patienten; besonders den laufenden Absauger mit dickem Saugansatz griffbereit herrichten.
3. EKG-Monitorüberwachung und Blutdruckgerät anlegen.
4. Zwei großlumige venöse Zugänge legen.
5. Infusion anlegen.
6. Mehrere Minuten lang Sauerstoff spontan über eine Maske atmen lassen.
7. Operateure und Operationsfeld an der wachen Patientin so vorbereiten, daß die Operation sofort beginnen kann, wenn der Anästhesist das Startzeichen dazu gibt.
8. Nichtdepolarisierendes Muskelrelaxans in der Dosierung injizieren, die zur Vermeidung der Muskelkontraktionen nach Succinylcholingabe erforderlich ist (Alcuronium 2 mg, Pancuronium 1 mg, Vecuronium 1 mg); eventuell Atropingabe (0,25 mg i.v.).
9. Barbituratgabe bis zum Schlaf der Patientin (Thiopental 3 bis 5 mg/kg KG; Methohexital 0,8 bis 1 mg/kg KG).
10. Sofort anschließend Succinylcholingabe (1 bis 1,5 mg/kg KG).
11. Keine Maskenbeatmung.
12. Endotracheale Intubation schnell und schonend, eventuell unter Krikoiddruck.
13. Sobald der Tubus endotracheal liegt: Operationsbeginn.
14. Ventilation mit Lachgas-Sauerstoff (je 50%). Nur geringe Hyperventilation, um eine Gefäßengstellung am Uterus durch niedriges p_aCO_2 zu vermeiden.
15. Bei Bedarf Inhalationsanästhetika in der in Tabelle 26-3 genannten Dosierung hinzugeben.
16. Bei Bedarf Succinylcholin 0,5 mg/kg KG

nachinjizieren; Gesamtmengen über 3 mg/kg KG vermeiden (Phase-II-Block!).
17. Magensonde zur Entlastung des Magens legen.
18. Zwei bis drei Minuten vor Abnabelung (Präparationsbeginn am Uterus) Lachgas abstellen (reine Sauerstoffbeatmung).
19. Nach Abnabelung Lachgas-Sauerstoffbeatmung (2:1) und Vertiefung der Narkose mit Inhalationsanästhetika bis zur Dosierung in Tabelle 26-3 oder mit Opiaten; Relaxierung mit einem nichtdepolarisierenden Muskelrelaxans.
20. Nach Plazentalösung Injektion von Oxytocin (3 I.E.) und Zufuhr von 10 bis 20 I.E. über eine Infusion.
21. Narkoseausleitung bei Operationsende: Absaugen des Mageninhalts, Ziehen der Magensonde; Rachen absaugen; Extubation nach Wiederkehr der Schutzreflexe; Antagonisierung des nichtdepolarisierenden Muskelrelaxans bei Bedarf mit Atropin 0,25 mg und Pyridostigmin 5 bis 10 mg.

Die Vorbereitung zur Operation an der wachen Patientin und der Operationsbeginn unmittelbar nach erfolgter Intubation sollen die Zeit der Narkoseeinwirkung auf den Feten verkürzen. Ein möglicherweise bedeutsamerer, narkoseunabhängiger Zeitraum ist der vom Beginn der Inzision des Uterus bis zur Abnabelung. Ist diese Zeit länger als 90 Sekunden, kommt es wohl über reaktive Durchblutungsänderungen des irritierten Uterus zu deutlich schlechteren Apgar-Werten des Kindes.

Das sicherste derzeit zur Verfügung stehende Einleitungshypnotikum ist das Barbiturat, das bei längerdauernder Entwicklung des Kindes auch nochmals nachinjiziert werden kann. Bei einer Gesamtmenge ab 8 mg/kg KG wird die Wahrscheinlichkeit einer Beeinträchtigung des Kindes größer [2].

Ganz entscheidende Bedeutung kommt der Aspirationsprophylaxe zu. Bei Rückgang der mütterlichen Todesfälle unter der Geburt aus anderen Ursachen tritt die Aspiration als Komplikation mit tödlichem Ausgang stärker in den Vordergrund. Vorbeugende orale Gaben von Antazida zur Anhebung des Magensaft-pH sind sehr zweifelhaft, da oft die Zeit dazu nicht reicht, die orale Zufuhr ein Erbrechen provozieren kann und die Atemwege bei Aspiration der Antazida auch schwer geschädigt werden können. Intravenös verabreichte H_2-Rezeptorenblocker sind wegen der Kürze der Zeit und des fehlenden Einflusses auf bereits gebildeten Magensaft auch nicht geeignet. Der Schwerpunkt der Aspirationsverhinderung liegt in der Narkoseeinleitung und -führung. Allgemeinanästhesien bei Schwangeren im letzten Schwangerschaftsdrittel und damit auch bei der Geburt sollten nicht als Maskennarkose durchgeführt werden. Die Atemwege sind immer durch eine Intubation zu sichern.

Fatal kann die Situation werden, wenn sich bei dringender Sectioindikation während der Narkoseeinleitung herausstellt, daß die Frau aus anatomischen Gründen nicht in üblicher Weise zu intubieren ist. Folgendes Vorgehen kann die gefährliche Situation meistern helfen:

– ösophageale Intubation und Blocken des Tubus, so daß der Mageninhalt nach außen abgeleitet wird und nicht in den Rachen läuft
– Maskenbeatmung so gut es geht und schnellstmögliche fiberoptische Intubation
– Entfernung des ösophagealen Tubus

Eine zu flache Narkose, die wegen des Kindes angestrebt wird, kann dazu führen, daß die Mutter während der ersten Phase der Operation in nicht ausreichender Narkosetiefe ist. Deswegen wird das kürzer wirksame Methohexital von manchen für die Einleitung einer Sectionarkose abgelehnt. Der mütterliche Streß bei zu flacher Narkose kann über eine Katecholaminausschüttung und Vasokonstriktion zu einer Minderversorgung des Kindes führen.

2.3 Regionalanästhesien zur Schmerzdämpfung bei Wehen und Entbindung (zentrale Blockaden)

Wegen der bekannten Einflüsse der systemischen Medikation auf den Feten konnten Lokal- und Regionalanästhesieverfahren in der Geburtshilfe zunehmend an Bedeutung gewinnen. Differenzierte Techniken und gut handhabbare Lokalanästhetika trugen ihren Teil zu dieser Entwicklung bei [9, 14, 16, 18, 19]. Von den möglichen Verfahren (Pudendusblock, Parazervikalblockade, Kaudalanästhesie, Spinalanästhesie, lumbale Periduralanästhesie) werden die beiden ersten vom Geburtshelfer durchgeführt, während die rückenmarksnahen Leitungsanästhesien Sache des Anästhesisten sind. Da die Kaudalanästhesie in der Geburtshilfe an Bedeutung verliert, seien hier nur die Spinal- und lumbale Periduralanästhesie dargestellt.

2.3.1 Spinalanästhesie

Bei der Spinalanästhesie wird eine geringe Menge (2 bis 4 ml) eines Lokalanästhetikums durch eine möglichst dünne spezielle Nadel in den Subarachnoidalraum injiziert. Unter sterilen Bedingungen erfolgt die Punktion typischerweise zwischen den Lendenwirbelkörpern L3/L4 oder L2/L3 in ausreichendem Abstand zum Rückenmark. Das Betäubungsmittel kann injiziert werden, wenn der aus der Nadel heraustropfende Liquor klar ist. Nach Applikation wird die Nadel entfernt. Die Spinalanästhesie ist somit kein kontinuierliches Verfahren. Die Wirkung klingt entsprechend der Pharmakokinetik des benutzten Lokalanästhetikums ab. Die prinzipiell mögliche Kathetereinlage in den Liquorraum und die darüber wiederholbare Injektion sollten wegen der Infektionsgefahr, der Größe des Duradefekts nach Entfernen des Katheters und der denkbaren gefährlichen Verwechslung mit Periduralkathetern in der Regel nicht vorgenommen werden.

Die Spinalanästhesie führt zu einer schnell eintretenden Blockierung der Nervenleitung von und nach distal der betroffenen Rückenmarkssegmente (Abb. 26-4). Der Eintritt der Blockade der verschiedenen Nerven ist von deren Dicke abhängig. Die Reihenfolge des Funktionsausfalls ist:

- sympathische Nerven (es kommt zur Gefäßweitstellung)
- Temperaturempfindung
- Schmerzempfindung
- Motorik
- Oberflächensensibilität

Beim Abklingen der Wirkung ist der Verlauf umgekehrt. Die Ausdehnung der Blockade nach kranial ist von verschiedenen Einflußgrößen abhängig und dadurch in gewissem Umfang steuerbar. Es kommt zu einer höheren Ausbreitung bei:

- größerem Injektionsvolumen
- größerer Substratmenge
- schneller Injektionsgeschwindigkeit
- Barbotage (wiederholtes Durchmischen bei der Injektion mit aspiriertem Liquor)
- Kopftieflagerung nach Applikation eines hyperbaren Lokalanästhetikums
- Kopfhochlagerung nach Applikation eines hypobaren Lokalanästhetikums
- höherem Punktionsort

Das Verhältnis der Dichte des Lokalanästhetikums zur Dichte des Liquors wird mit den Begriffen *hyperbar* (das Lokalanästhetikum hat eine größere Dichte und sinkt im Liquor der Schwerkraft folgend nach unten), *isobar* (gleiche Dichte, keine gravitationsbedingte Verteilung) und *hypobar* (das Lokalanästhetikum hat eine geringere Dichte und steigt entgegen der Schwerkraft im Liquor auf) beschrieben. Die Dichteverhältnisse sind von den Eigenschaften des Liquors abhängig und insofern nicht beeinflußbar, ebenso von der Eigenschaft des Lokalanästhetikums und insofern pharmakologisch festzulegen. Durch die in Abhängigkeit von der Körpertemperatur bedingte Aufwärmung des Lokalanästhetikums kommt es zu einer Volumenzunahme desselben und somit zur Herabsetzung der Dichte. Isobare Lösungen können so z. B. im Subarachnoidalraum ein hypobares Verhalten zeigen.

Der rasche Wirkungseintritt der sympathischen Blockade kann bei unzureichendem intravasalen Volumen zu einem rasch eintretenden Blutdruckabfall führen, der mit steigender Höhe der Blockierung größere Ausmaße annimmt. Die Wirkungsdauer der Spinalanästhesie ist abhängig von den physikochemischen Eigenschaften des Lokalanästhetikums auf höchstens drei bis vier Stunden begrenzt. Zusätze von Vasokonstriktoren verlängern die Wirkdauer. Längere Analgesiezeiten erzielt man durch Hinzufügen von Morphin oder dessen alleinige Gabe. Wird nur Morphin intrathekal gegeben, reicht die Schmerzausschaltung jedoch nicht für operative Maßnahmen. Die Gefahr einer Atemdepression der so behandelten Patientin macht eine lückenlose Überwachung über 24 Stunden erforderlich.

In seinen pathophysiologischen Zusammenhängen nur unzureichend geklärt ist der postspinale Kopfschmerz. Die folgenden Faktoren sind vermehrt mit dem Auftreten postspinaler Kopfschmerzen verknüpft:

- dicke Spinalanästhesienadel
- jüngeres Lebensalter
- weibliches Geschlecht
- frühes postoperatives Aufsetzen oder Aufstehen

26 Allgemeinanästhesie, Spinalanästhesie und Periduralanästhesie unter der Geburt

Ein bis wenige Tage nach der Anästhesie kann es zu heftigen, meist okzipital angegebenen Kopfschmerzen kommen, die besonders bei aufgerichtetem Oberkörper auftreten. Flachlagerung, Flüssigkeitszufuhr und bei schweren Fällen die epidurale Applikation eines bis zu 10 ml großen Eigenblutpatches an der Spinalpunktionsstelle können die Beschwerden abklingen lassen.

Die Eignung der Spinalanästhesie für die Analgesie bei Wehen und Entbindungen läßt sich aus diesen allgemein geltenden Ausführungen ableiten.

Die einmalige Gabe des Lokalanästhetikums erfordert eine gute zeitliche Koordination mit dem zu erwartenden Schmerzmaximum. Bei Beeinflussung der Wirkdauer durch Vasokonstringenzien muß die Wirkung dieser Zusätze auf den Uterus beachtet werden. Bei Verlängerung der Analgesiedauer durch Zugabe von Morphin sind die Nebenwirkungen des Morphins (Übelkeit, Erbrechen, Juckreiz, Harnverhaltung und Atemdepression) gegenüber dem Nutzen abzuwägen. Eine langfristige Überwachung muß organisatorisch möglich sein. Die rasche Sympathikusblok-

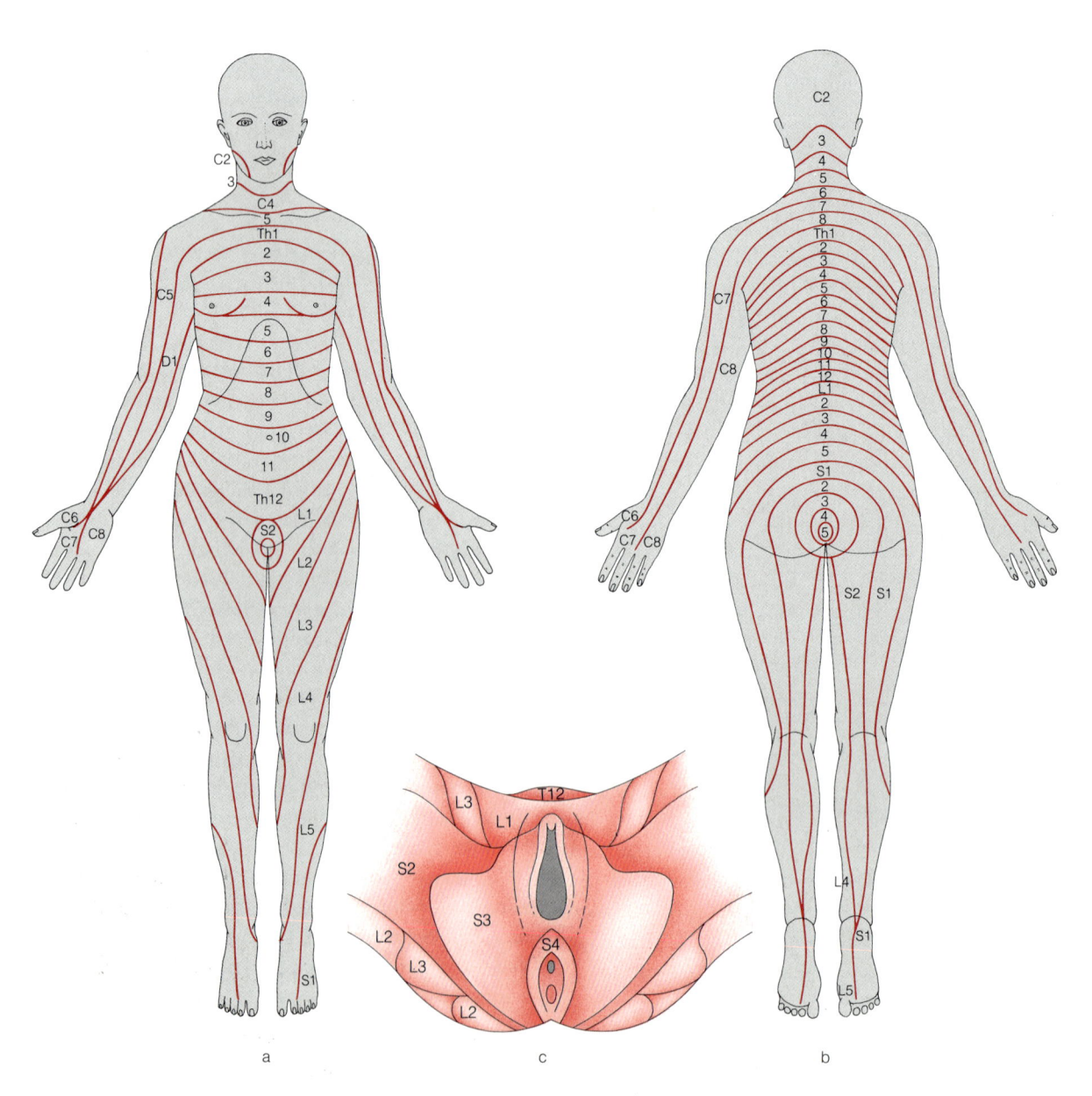

Abb. 26-4 Segmentale Gliederung der Körperoberfläche entsprechend der Rückenmarksegmentierung.
a) vorn, b) hinten, c) Damm-, Unterbauch- und Gesäßbereich

kade mit dem dadurch bedingten Blutdruckabfall bei relativem Volumenmangel erfordert zum Schutz des Kindes eine ausreichende Volumengabe (rund 1000 ml einer Elektrolytlösung) und eventuell die systemische Gabe eines Sympathomimetikums (Ephedrin, Etilefrin oder Akrinor®). Der mögliche postspinale Kopfschmerz, der in der Altersgruppe der Gebärenden besonders häufig zu erwarten ist, kann bei schwerer Ausprägung eine Versorgung des Neugeborenen durch die Mutter deutlich behindern.

Durch die geringe Menge an Lokalanästhetikum ist eine bedeutsame direkte pharmakologische Beeinflussung des Feten nicht zu erwarten. Die für die Blockade einer schwangeren Frau ausreichende Menge liegt noch unter der für eine Nichtschwangere. Der schnelle Wirkungseintritt der Spinalanästhesie macht es auch bei dringlicher Indikation dem erfahrenen Anästhesisten möglich, zugunsten eines Regionalanästhesieverfahrens auf eine Vollnarkose zu verzichten. Dabei muß die klinikübliche, operationsbedingte Lagerung wegen der damit verbundenen Ausbreitung des schon wirkenden, aber noch nicht fixierten Lokalanästhetikums bedacht werden.

Für vaginale operative Entbindungen und Dammversorgungen reicht ein *Sattelblock* mit Nervenblockade der Sakralsegmente (siehe auch die Abb. 26-2 und 26-4). Bei Zangenextraktionen und manueller Plazentalösung ist wegen der Schmerzauslösung im Uterus eine Leitungsunterbrechung bis zum Rückenmarksegment Th10 notwendig.

2.3.2 Periduralanästhesie

Bei der Epi- oder Periduralanästhesie wird das Lokalanästhetikum in den von Binde- und Fettgewebe ausgekleideten und von zahlreichen Gefäßen durchzogenen Periduralraum injiziert. Die Punktion des Periduralraums ist schwieriger als die des Subarachnoidalraums. Das gilt besonders bei Frauen unter der Geburt, da durch die schwangerschaftsbedingte Gewebsauflockerung das Auffinden des Periduralraums einiger Erfahrung bedarf. Die Nadel zur Punktion ist dicker, so daß bei unbeabsichtigter Duraperforation die Wahrscheinlichkeit des Auftretens postspinaler Kopfschmerzen groß ist. Ein entscheidender Vorteil dieser Methode ist die Möglichkeit, einen dünnen Katheter durch die Punktionsnadel in den Peridu-

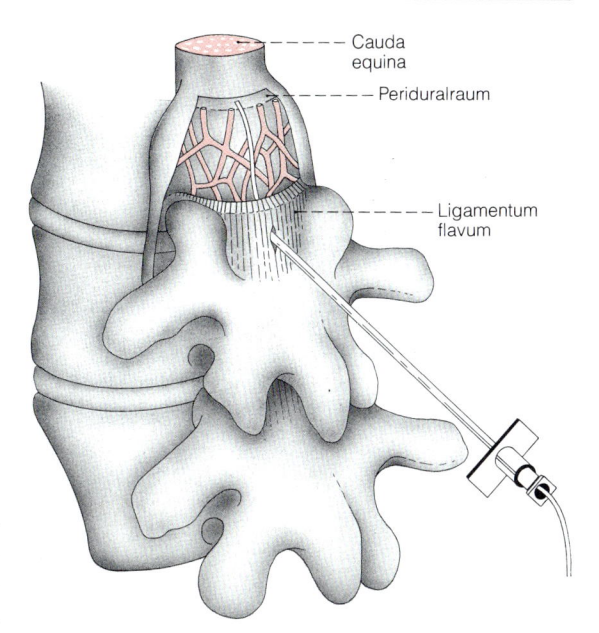

Abb. 26-5 Katheter im Periduralraum.

ralraum einzulegen (Abb. 26-5). Darüber kann durch wiederholte Nachinjektionen eine kontinuierliche Analgesie für längere Zeit erfolgen.

Das Lokalanästhetikum wirkt an den Nervenwurzeln und nach Diffusion in den Liquor auch am Rückenmark. Primär kommt es zu einer segmentalen Blockade (Abb. 26-4), sekundär dann auch zu einer der Spinalanästhesie entsprechenden Unterbrechung der Erregungsleitung von allen kaudal gelegenen Bezirken. Die Zahl der beeinflußten Segmente und damit die Ausbreitung ist vom injizierten Volumen (1 bis 1,5 ml pro Segment) abhängig, die Ausprägung der Blockade von der Konzentration. Durch Lagerungsänderung ist nur ein geringer Einfluß auf die Ausbreitung möglich. Bei Schwangeren ist eine verminderte Dosis gegenüber vergleichbaren Nichtschwangeren ausreichend (0,5 bis 1 ml/Segment), da durch einen Stau des periduralen Venenplexus der zur Verfügung stehende Raum eingeengt ist.

Zur Analgesie durch eine Periduralanästhesie ist eine größere Menge des Lokalanästhetikums als bei der Spinalanästhesie erforderlich. Infolge des Gefäßreichtums im Periduralraum wird ein beträchtlicher Teil der Substanz resorbiert und systemisch wirksam, wodurch sich die Toxizität für Mutter und Kind erhöht.

Der Wirkungseintritt der Periduralanästhesie ist gegenüber der Spinalanästhesie verzögert. Durch die größere Latenzzeit können körpereigene Kompensationsmechanismen den Blutdruckabfall infolge der Sympathikusblockade teilweise abfangen. Die Kreislaufreaktionen sind demnach milder.

Der Periduralraum kann bei Beachtung der anatomischen Besonderheiten zwar in jeder Höhe der Wirbelsäule punktiert werden, doch ist die häufigste Punktionshöhe im Lendenwirbelbereich. Zwischen den Wirbelkörpern (L2/L3 oder L3/L4) kann unter sterilen Bedingungen im Sitzen oder in Seitenlage nach Infiltration der Haut die Punktionsnadel vorgeschoben werden. Eine mit Kochsalzlösung gefüllte Spritze ist auf die Nadel aufgesetzt. Beim Vorschieben der Nadel wird ein dauernder Druck auf die Spritze ausgeübt. Der spürbare Widerstand schwindet plötzlich beim Durchtritt der Nadelspitze durch das Lig. flavum. Die Kochsalzlösung ergießt sich in den Periduralraum. Durch die Nadel wird dann der Katheter ca. 5 cm in den Periduralraum nach kranial vorgeschoben. Die Nadel wird zurückgezogen, und wenn durch den Katheter weder Blut noch Liquor aspiriert werden können, wird dieser fixiert.

Zunächst wird eine Testdosis gegeben und abgewartet, ob eintretende Zeichen einer Spinalanästhesie auf eine Duraperforation hinweisen. Ist das nicht der Fall, kann die beabsichtigte Wirkdosis (6 bis 8 ml Bupivacain 0,25%) injiziert werden. Vor jeder Nachinjektion ist eine erneute Aspiration erforderlich, um eine zwischenzeitlich mögliche Dura- oder Gefäßperforation zu erkennen.

Die Katheterperiduralanästhesie ist in der Hand des Erfahrenen die Methode der Wahl zur Minderung des Geburtsschmerzes. Durch die Möglichkeit der Nachinjektion ist eine längerdauernde Schmerzbehandlung möglich. Mit niedrig konzentriertem Lokalanästhetikum (0,25% Bupivacain) kann der Schmerz beseitigt werden, das Gefühl für die Wehe, die Motorik und die Möglichkeit zum Pressen aber erhalten bleiben. Wiederholte Injektionen bis zu 200 mg/12 h ergaben bei Nachinjektionsintervallen von ein bis zwei Stunden keine gefährdenden Plasmaspiegel (Abb. 26-6).

Nach Einsatz der Katheterperiduralanästhesie sind vielfach Verlängerungen der Geburtsverläufe, vornehmlich der Austreibungsphase, beschrieben und auf die verminderte Preßtätigkeit der Frau zurückgeführt worden. Wird die Periduralanästhesie nicht zu früh, sondern erst bei Muttermundsweiten zwischen 3 und 5 cm eingesetzt, und dosiert man das Lokalanästhetikum so, daß gerade der störende Schmerz genommen, die Motorik aber noch nicht wesentlich beeinträchtigt wird, so kann dieser Effekt sehr klein gehalten werden. Damit wird die beobachtete Zunahme operativer vaginaler Entbindungen als Anästhesiefolge auch rückläufig. Andererseits zeigt sich die Tendenz, bei absehbar kritischen Geburtsverläufen die Periduralanästhesie zu wählen, so daß die Ursache der vielerorts hohen Korrelation zwischen Zangengeburten und Regionalanästhesie in der entgegengesetzten Richtung zu sehen ist. Durch Entspannung der Beckenmuskulatur infolge der Periduralanästhesie kann in vielen Fällen auch eine Beschleunigung des Geburtsablaufs, besonders der Eröffnungsphase, eintreten.

Durch höher konzentriertes Lokalanästhetikum (0,5% Bupivacain) und Steigerung des Injektionsvolumens kann die Periduralanästhesie so erweitert werden, daß auch eine Sectio möglich wird. Die nicht so rasch eintretende und bei niedriger Dosierung auch nicht sehr ausgeprägte Blutdrucksenkung ist durch eine rechtzeitige Infusion kompensierbar. Sympathomimetika sind erforderlichenfalls zusätzlich einzusetzen. Wegen der fehlenden Durapunktion können Kopfschmerzen nur als Folge der sehr seltenen unbeabsichtigten Duraperforation (in Gießen 0,5%) auftreten.

Bei wenigen Frauen ist die Analgesie über die Periduralanästhesie nicht ausreichend. Es sind Seitendifferenzen in der Qualität und vereinzelte weniger stark betäubte Segmente möglich. Ursachen dafür können Katheterfehllagen, unzureichendes Volumen oder Kammerungen im Periduralraum sein. Katheterfehllagen lassen sich durch Zurückziehen in einigen Fällen korrigieren. Eine Erhöhung des Injektionsvolumens bei Senkung der Lokalanästhetikumkonzentration kann teilweise Ausfälle beseitigen.

2.4 Regionalanästhesie bei Sectio caesarea (zentrale Blockaden)

Die Nachteile einer Vollnarkose zur Kaiserschnittentbindung, Aspirationsgefahr und Beeinträchtigung des Neugeborenen, sind durch regionale Anästhesieverfahren weitgehend zu vermeiden. Eine für alle Beteiligten erfolgreiche Regionalanästhesie setzt jedoch die Bereitschaft dazu bei der Mutter voraus, der ein solches Betäubungs-

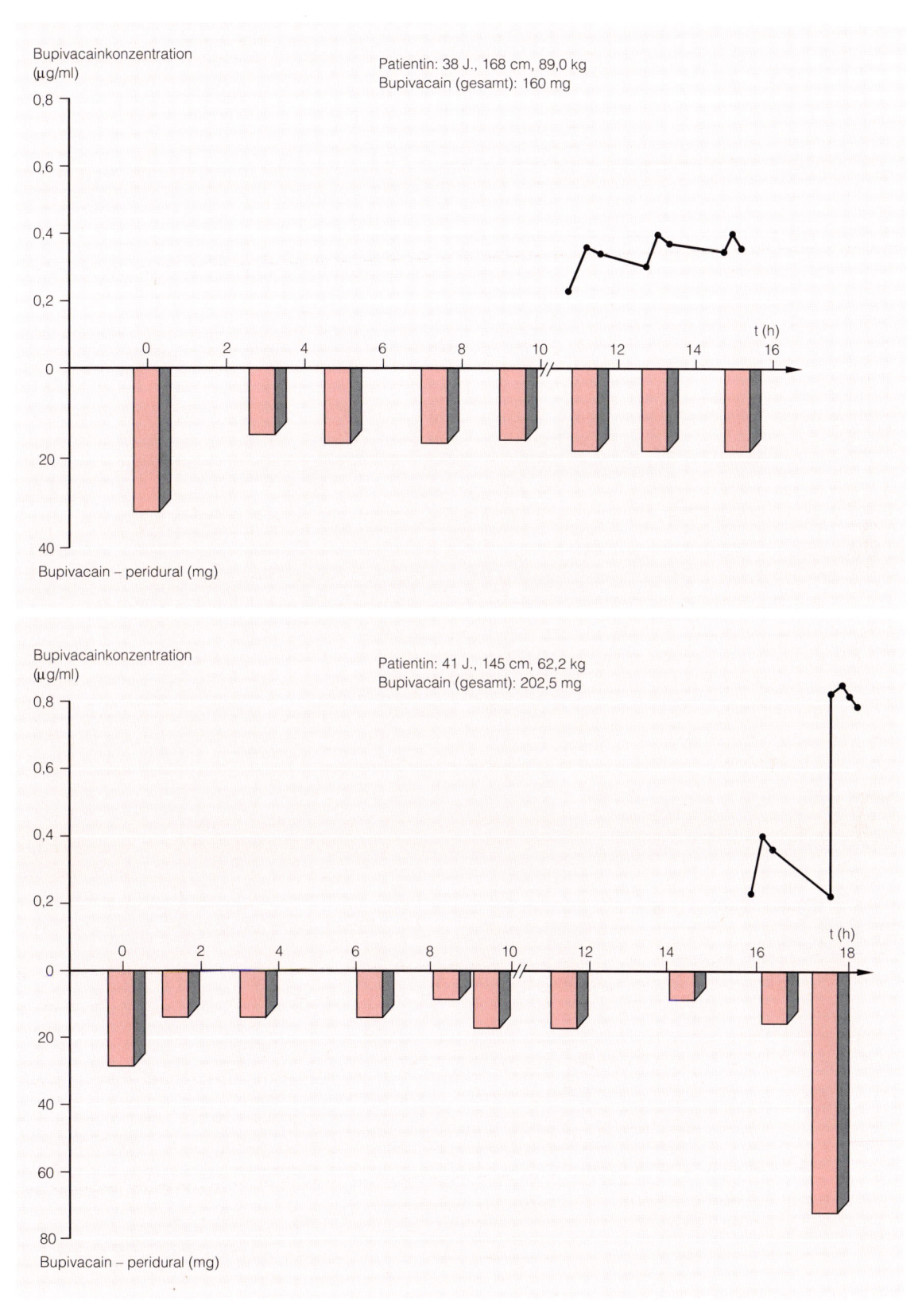

Abb. 26-6 Zwei Bupivacain-Konzentrationsverläufe im Blut bei wiederholter periduraler Gabe während Entbindungen (nach Biscoping und Hempelmann [4]).

Tabelle 26-4 Kontraindikationen für rückenmarksnahe Regionalanästhesieverfahren

- Infektion am Punktionsort
- Sepsis
- Allergie gegen Lokalanästhetika
- multiple Sklerose
- Hypovolämie / Schock
- Gerinnungsstörungen
  (Quick < 60%, PTT > 60 s, Thrombozyten < 100000/mm³, Low-dose-Heparin nicht kontraindiziert)
- Mutter nicht kooperationsfähig
- Mutter lehnt Regionalanästhesie ab

verfahren nicht aufgedrängt werden sollte. Auch unter der Geburt kann unter Beachtung der auftretenden Wehen ein offenes, informatives Aufklärungsgespräch durchgeführt werden.

In dringenden Notfällen muß man auf regionale Anästhesien verzichten, da die Zeit bis zur kompletten Analgesie nicht ausreicht. Das kann wegen des verzögerten Wirkungseintritts einer Periduralanästhesie selbst bei schon liegendem Katheter gelegentlich der Fall sein. Nachteilig bei den rükkenmarksnahen Blockaden ist der durch den Sympathikusausfall bedingte Blutdruckabfall mit den Gefahren einer Minderperfusion der Plazenta und nachfolgender Hypoxie des Kindes. Bei Kontraindikationen für Spinal- und Periduralanästhesie bleibt als Alternative auch nur die Vollnarkose (Tab. 26-4).

Eine *Prämedikation* sollte unterbleiben. Sie ist nur dann anzuraten, wenn die Mutter so ängstlich oder erregt ist, daß über die endogenen Streßhormone eine Minderperfusion der Plazenta und die Gefährdung des Kindes bewirkt werden. In solchen Fällen ist jedoch fraglich, ob eine Regionalanästhesie gewählt werden sollte. Nach Abnabelung des Kindes können Sedativa oder Anxiolytika verabreicht werden, wenn die Frau es dann noch wünscht und der Anästhesist sie durch seine persönliche Zuwendung nicht beruhigen kann. Trotz richtiger Technik gelingt nicht immer eine ausreichende Analgesie. In diesen Fällen muß man zusätzlich eine Intubationsnarkose beginnen.

2.4.1 Spinalanästhesie

Die Spinalanästhesie ist zur Sectio geeignet, wenn erreicht wird, daß die Anästhesie bis zu den Segmenten Th6 bis Th4 hinaufreicht (siehe auch Abb. 26-4). Die einfache Technik und der schnelle Wirkungseintritt machen selbst bei knapper Zeit den Einsatz dieses Verfahrens möglich. Die im Sitzen oder wegen des Vena-cava-Kompressions-Syndroms meist in linker Seitenlage durchzuführende Punktion sollte mit einer dünnen Spinalnadel (25G) erfolgen. Als Lokalanästhetika sind Bupivacain 0,5% oder – zur Verkürzung der Latenzzeit bei dennoch ausreichender Wirkdauer – eine Mischung aus Bupivacain 0,5% mit Mepivacain 4% hyperbar (2:1) geeignet. Zuvor sind zwei großlumige venöse Zugänge zu schaffen und zur Verhinderung des wegen der schnell eintretenden Sympathikusblockade zu erwartenden Blutdruckabfalls 1000 bis 1500 ml einer Elektrolytlösung oder einer Kombination von Hydroxyäthylstärke und Elektrolytlösung zu infundieren. Die regelmäßige Blutdruckkontrolle und die Überwachung der Herzaktion mittels eines EKG-Monitors sowie eine Sauerstoffgabe über eine Nasensonde (2–3 l/min) sind bei jeder rückenmarksnahen Leitungsanästhesie unabdingbar.

Bedacht werden müssen die Möglichkeiten des postspinalen Kopfschmerzes sowie die Ausbreitung des Lokalanästhetikums im Liquor bei den notwendigen Lagerungen. Beim Einsatz hyperbarer Zubereitungen darf eine Kopftieflagerung nicht durchgeführt werden. Blockaden bis Th4 beeinträchtigen die Interkostalmuskulatur und können von manchen als Behinderung der Atmung empfunden werden. Durch Ausschaltung des Sympathikus bei nicht beeinflußtem Parasympathikus führen hochreichende zentrale Blockaden zu einem Überwiegen des Vagus auf die Herzaktionen und damit zu Bradykardien, die durch Atropin verhindert werden können.

2.4.2 Periduralanästhesie

Die aufwendigere Technik macht die Periduralanästhesie bei drängender Zeit für eine Sectio ungeeignet, wenn nicht schon vorher zur Beeinflussung der Wehenschmerzen ein Periduralkatheter gelegt wurde. Ist die Schnittentbindung rechtzeitig absehbar, so bietet der früh eingelegte Katheter die Möglichkeit einer Analgesie für die Wehen und erlaubt dann die Ausweitung der Blockade für die Operation. Bei angemessener Dosierung des Lokalanästhetikums ohne nennenswerten Einfluß auf die Motorik läßt sich in manchen Fällen durch die Entspannung der Beckenmuskulatur eine erwartete Sectio vermeiden. Nach erfolgter Sectio kann über den Katheter noch für zwei bis drei Tage eine Schmerztherapie, eventuell auch mit periduraler Opiatapplikation, erfolgen.

Die Analgesiehöhe Th6 bis Th4 bringt dieselben Kreislaufreaktionen wie bei der Spinalanästhesie mit sich, wenn auch etwas verzögert und abgeschwächt. Zwei großlumige venöse Zugänge und eine Flüssigkeitsgabe von 1000 bis 1500 ml vor der analgetischen Dosis sind ebenso erforderlich. Monitoring und Sauerstoffgabe gehören dazu. Bei der Überwachung sind wegen der hohen Dosis des Lokalanästhetikums systemische Wirkungen auf Herz-Kreislauf- und Zentralnervensystem zu beachten.

Bupivacain 0,5% gilt als besonders geeignetes Lokalanästhetikum zum Kaiserschnitt. Wegen der hohen Plasmaproteinbindung sind der Plazentaübertritt und damit die toxischen Wirkungen beim Kind gering. In der Regel führen 15 bis 20 ml der Lösung zu einer ausreichenden Analgesie. Dennoch können in manchen Phasen der Operation unangenehme Empfindungen auftauchen. Tiefe, manchmal als brennend angegebene Schmerzen sind Folge einer unzureichenden kaudalen Ausbreitung mit ungenügender Blockade im Sakralwurzelbereich. Übelkeit, Brechreiz und Erbrechen können die Reaktionen auf Irritationen im Oberbauch mit Druck auf den Magen und vagale Reizungen mit Manipulationen am viszeralen Peritoneum sein. Übelkeit und Erbrechen sind auch eine mögliche Folge der Gabe von Oxytocin und Methergin, das daher nicht routinemäßig, sondern nur bei klarer Indikation verabreicht werden sollte.

3 Einflüsse von Analgesie/Anästhesie auf die geburtshilfliche Physiologie

Es besteht große Zurückhaltung für den Einsatz von Medikamenten während der Schwangerschaft. Dies ist Ausdruck der trotz aller pharmakologischen Forschung begrenzten Kenntnisse über die schwangerschaftsspezifischen Auswirkungen (siehe auch Band 4, Kapitel 5). Tierexperimentelle Ergebnisse lassen sich nur bedingt auf den Menschen übertragen, und kontrollierte, prospektive Studien während der Schwangerschaft verbieten sich meist. Die begrenzten Kenntnisse müssen eine wohlbedachte Indikationsstellung für den Einsatz von Pharmaka nach sich ziehen und dürfen nicht zu dem mancherorts propagierten vollständigen Verzicht auf klinisch-medizinische Hilfe im Rahmen der Geburt führen. Die anzustrebenden Ziele für Mutter und Kind – Verhinderung einer Minderperfusion und Minderversorgung des Kindes, streßarme Geburt und Sicherheit für Mutter und Kind – können in vielen Fällen durch den Einsatz analgetisch-anästhesiologischer Maßnahmen eher erreicht werden als durch den Verzicht darauf. Aus tierexperimentellen Studien und klinischen Beobachtungen können einige Gesichtspunkte zusammengetragen werden, die bei der Anwendung von Analgesie und Anästhesie zu berücksichtigen sind. In Tabelle 26-5 sind die wichtigsten Punkte zusammengefaßt.

3.1 Einflüsse auf den uteroplazentaren Kreislauf

Vitale Bedeutung für den Feten hat die Funktionstüchtigkeit des uteroplazentaren Kreislaufs. Daher muß auf alle direkten und indirekten Einflüsse durch eingesetzte Medikamente und durchgeführte Maßnahmen ein besonderes Augenmerk gerichtet sein. Während bei nichtschwangeren Frauen rund 1% des Herzzeitvolumens durch den Uterus fließt, sind es gegen Ende der Schwangerschaft rund 10% des Herzzeitvolumens. 90% davon durchströmen in der Wehenpause den intervillösen Raum der Plazenta, in dem der Stoffaustausch zwischen Mutter und Kind stattfindet. Die Perfusion ist direkt abhängig vom systemischen Blutdruck, dem venösen Druck und dem Uterustonus, so daß beim Absinken des arteriellen Drucks, bei Erhöhung des venösen Drucks und bei Tonuserhöhung des Uterus oder der uterinen Gefäße die Versorgung des Feten gefährdet sein kann.

Rückenmarksnahe Leitungsanästhesien führen über die Sympathikusblockade zur Blutdrucksenkung. Bei größeren Mengen von Lokalanästhetika vom Amidtyp, die nicht so rasch abgebaut werden wie Esterverbindungen, kommt es durch die direkte Wirkung zu einer Gefäßwiderstandserhö-

Tabelle 26-5 Einflüsse von Analgesie/Anästhesie auf die geburtshilfliche Physiologie

Substanz	Wirkungen auf den uteroplazentaren Kreislauf	Wirkungen auf die Uterusaktivität	Wirkungen auf das Kind
Lokalanästhetika 1) Bupivacain 2) Lidocain 3) Mepivacain 4) Prilocain	– Blutdrucksenkung – Erhöhung des uterinen Gefäßwiderstands	fördernd, hemmend (umstritten)	1) – 2)3) Reflexaktivität und Muskeltonus vermindert 4) Methämoglobinbildung
Adrenalin	– Durchblutungsminderung – Vasokonstriktion	Ruhetonus, Kontraktilität und Wehenfrequenz gesenkt	Hypoxämie
Noradrenalin	– Durchblutungsminderung – Vasokonstriktion	Ruhetonus, Kontraktilität und Wehenfrequenz gesteigert	Hypoxämie
Ephedrin	– Blutdrucksteigerung – Steigerung des Herzzeitvolumens		
Etilefrin	– Blutdrucksteigerung – Durchblutungsminderung	wehenhemmend	Depression
Akrinor	– Blutdrucksteigerung – Durchblutungsminderung		Depression
Inhalationsanästhetika: Halothan Enfluran Isofluran	– Blutdrucksenkung – Senkung des Herzzeitvolumens – Gefäßweitstellung – Durchblutung bei höheren Konzentrationen vermindert	– Kontraktilität und Ruhetonus gesenkt – Atonie – verminderte Ansprechbarkeit auf Oxytocin	– Atemdepression – neuromuskuläre Blockade
Lachgas	Vasokonstriktion	—	– Depression – Diffusionshypoxie
Barbiturate	– Blutdrucksenkung – Durchblutungsminderung	in der Eröffnungsperiode Kontraktilität und Wehenfrequenz gesenkt	– Hypotonie – Atemdepression – Myokarddepression – Blutdrucksenkung
Opiate		in der Eröffnungsperiode Minderung der Uterusaktivität	– Atemdepression – Bewegung vermindert
Pentazocin		steigernd	Atemdepression
Benzodiazepine		—	– Hypotonie – Atemdepression – Störung der Temperaturregulation – Azidose – Ikterus – Herzfrequenzvariabilität vermindert
Neuroleptika			– sedierend – Depression
Ketamin	– Blutdrucksteigerung – Herzfrequenzsteigerung – Steigerung des Herzzeitvolumens	– 1./2. Trimenon: Steigerung des Ruhetonus – im 3. Trimenon weniger ausgeprägt	– Hypotonie – Depression
Succinylcholin	—	—	bei Cholinesterasemangel: – Apnoe – Muskelerschlaffung
kompetitiv hemmende Relaxanzien	—	—	Relaxation (umstritten)
Atropin			– Tachykardie – verminderte Herzfrequenzvariabilität
Hyperkapnie	Durchblutungsminderung	– steigernd – tetanische Uteruskontraktion	Depression
Hypokapnie	Vasokonstriktion		Hypoxie
Hypoxie		Kontraktilität gesteigert	Hypoxie

hung am Uterus. Dieser Effekt dürfte bei klinischer Dosierung noch keine Bedeutung haben.

Reicht eine Infusionstherapie zur Aufrechterhaltung des Blutdrucks nicht aus, sind Vasokonstringenzien erforderlich. Die geeignetste Substanz ist das vorwiegend beta-mimetische Ephedrin, das im Unterschied zum weniger geeigneten Etilefrin oder Akrinor® nicht zu einer Minderung der uteroplazentaren Durchblutung führt. Adrenalin und Noradrenalin senken über eine Vasokonstriktion der Uterusgefäße dosisabhängig die Durchblutung und sollten daher vermieden werden.

Die Inhalationsanästhetika Halothan, Enfluran und Isofluran beeinflussen in niedriger Dosierung nicht nennenswert den uterinen Blutfluß. Die Verschlechterung der Uterusdurchblutung infolge der Blutdrucksenkung und der Minderung des Herzzeitvolumens wird durch die gleichzeitige Gefäßweitstellung der uterinen Gefäße weitgehend kompensiert. Erst bei höheren Konzentrationen sinkt die Plazentaperfusion ab. Die bei Schwangeren zur gleichen anästhetischen Wirkung wie bei Nichtschwangeren erforderliche Konzentration der Inhalationsanästhetika (MAC: minimale anästhetische Konzentration) ist um ca. 40% erniedrigt. Lachgas bewirkt bei Einatemkonzentrationen ab 70% eine Konstriktion der Uterusgefäße.

Barbiturate senken den Blutdruck und damit deutlich die Plazentadurchblutung. Ketamin dagegen steigert den Blutdruck, die Herzfrequenz und das Herzzeitvolumen und ebenfalls die uterine Perfusion.

Muskelrelaxanzien haben – soweit bekannt – keinen Einfluß auf die uteroplazentare Durchblutung.

Zu berücksichtigen sind außerdem Einflüsse des mütterlichen pCO_2 im Blut. Eine Steigerung der in der Schwangerschaft ohnehin bestehenden Hyperventilation mit einer weiteren Senkung des pCO_2 führt zu Gefäßengstellungen in verschiedenen Körperregionen und auch im uteroplazentaren Kreislauf. Eine Hyperkapnie bei unzureichender Narkosebeatmung oder als Medikamentenfolge bewirkt über eine Katecholaminausschüttung ebenfalls eine Durchblutungsminderung. Die für die Schwangerschaft normale Senkung des arteriellen pCO_2 auf rund 32 mmHg erleichtert die CO_2-Diffusion vom Feten zur Mutter und bedeutet kein Problem für die Perfusion.

3.2 Einflüsse auf die Uterusaktivität

Die Wirkung der Lokalanästhetika auf die Uterusaktivität wird unterschiedlich beurteilt. Leitungsanästhesien können anfangs zu einer Aktivitätsminderung des Myometriums führen, was über die Blutdrucksenkung erklärbar ist. Andererseits werden auch Aktivitätssteigerungen beobachtet und als Folge der anästhesiebedingten Erniedrigung der endogenen Adrenalinausschüttung interpretiert. Adrenalin, unter anderem als Zusatz zum Lokalanästhetikum, führt zu einer Senkung des Ruhetonus und der Uterusaktivität. Noradrenalin steigert beides. Etilefrin hat eine tokolytische Wirkung.

Inhalationsanästhetika hemmen die Uterusaktivität. Dosisabhängig sinken Kontraktionskraft und Ruhetonus. Bei manueller Plazentalösung erweist sich das als positiv, jedoch kann die bis zur Atonie sich steigernde Wirkung der normalen Blutstillung entgegenstehen. Bei höheren Konzentrationen der Inhalationsanästhetika ist die Ansprechbarkeit des Uterus auf Oxytocin vermindert. Lachgas hat keinen Einfluß auf die Uterusaktivität. Barbiturate bewirken in der Frühphase der Geburt eine Abnahme der Wehenfrequenz und der Kontraktilität. Während der Austreibungsphase ist kein Einfluß mehr nachweisbar. Ähnlich verhält es sich bei den Opioiden, die nur in der Eröffnungsperiode die Uterusaktivität dämpfen, später nicht mehr. Pentazocin soll die Uterusaktivität steigern. Benzodiazepine und Neuroleptika haben keinen Einfluß. Ketamin steigert den Ruhetonus des Uterus, besonders in den ersten zwei Schwangerschaftsdritteln; gegen Ende tritt das nur noch bei Dosierungen über 2 mg/kg KG auf. Depolarisierende und kompetitiv hemmende Muskelrelaxanzien verändern die Uterusaktivität nicht.

Bei unzureichender alveolärer Ventilation führt die Hyperkapnie zur Steigerung der Aktivität, so daß es im Extremfall zu einer tetanischen Uteruskontraktion mit erheblichen Perfusionsstörungen kommen kann. Auf Hypoxie im mütterlichen Blut reagiert der Uterus mit einer Steigerung der Kontraktilität bei unverändertem Ruhetonus.

3.3 Einflüsse auf das Kind

Neben der Sicherheit für die Frau ist der Grad der Beeinträchtigung des Kindes die Größe, an der sich alle anästhesiologisch-geburtshilflichen Maßnahmen messen lassen müssen. Zur Beurteilung können verschiedene Maßstäbe angelegt werden. Am weitesten verbreitet dürfte der Apgar-Score sein, der eine, fünf und zehn Minuten nach der Entbindung fünf physiologische Parameter in einer dreistufigen Skala erfaßt, welche die folgenden Befunde bewertet (siehe auch Kapitel 31, Tab. 31-1):

- Herzfrequenz
- Atmung
- Muskeltonus
- Reflexaktivität beim Absaugen
- Hautfarbe

Detailliertere Untersuchungen neurophysiologischer Verhaltensweisen über mehrere Tage können zusätzliche Informationen liefern. Sie sind wegen des Aufwands im wesentlichen auf wissenschaftliche Fragestellungen beschränkt. Der direkte Einfluß von Pharmaka auf das Kind durch Übertritt in den fetalen Kreislauf ist neben den in Tabelle 26-2 genannten Faktoren auch vom Grad und der Geschwindigkeit der Verstoffwechselung sowie vom Zeitpunkt der Injektion in bezug auf die Wehen abhängig. Eine schnell metabolisierte Substanz, die, bei einer Wehe injiziert, den kontrahierten Uterus kaum durchströmt, tritt in geringerem Maße in den kindlichen Kreislauf über als außerhalb der Wehe gegeben.

Lokalanästhetika haben bei der Spinalanästhesie wegen der geringen Mengen praktisch keine direkten systemischen Wirkungen bei der Mutter und erst recht nicht beim Kind. Hier kommen nur die über die Sympathikusblockade bewirkten Folgen zum Tragen.

Bei der Periduralanästhesie kommt es zum Übertritt von Lokalanästhetikum in den Feten. Eine negative Beeinflussung ist mit dem Apgar-Index wohl kaum zu erfassen. In einer neuropädiatrischen Studie wurde nach Lidocain und Mepivacain eine Minderung der Muskelspannung, der Reflexaktivität und des allgemeinen Tonus nachgewiesen, während durch Bupivacain keine Veränderungen erhoben wurden [31]. Prilocain führt dosisabhängig zur Methämoglobinbildung und ist deshalb in der Geburtshilfe nicht in Gebrauch.

Vasokonstringenzien (außer Ephedrin) bewirken über eine Minderung der uteroplazentaren Durchblutung eine Sauerstoffminderversorgung und damit eine fetale Beeinträchtigung. Zur Leitungsanästhesie sollte ein Lokalanästhetikum ohne Adrenalinzusatz gewählt werden.

Halothan, Enfluran und Isofluran können beim Feten zu Atemdepressionen und durch ihren Einfluß auf die neuromuskuläre Überleitung zur Tonusminderung führen. Lachgas in höheren Konzentrationen senkt den Apgar-Index. Der Anteil der Diffusionshypoxie an diesem Effekt wird unterschiedlich beurteilt.

Hypotonie, Atemdepression und Myokarddepression mit erniedrigtem Blutdruck sind die fetalen Folgen nach Barbituratgabe. Opiate bewirken eine Atemdepression und Bewegungsminderung, die länger anhalten, weil der Opiatabbau im Neugeborenen noch verlangsamt ist. Neuroleptika wirken sedierend auf das Kind. Benzodiazepine können neben Hypotonie und Atmungsbeeinträchtigung die Temperaturregulation sowie die Variabilität der kindlichen Herzfrequenz beeinflussen. Ein Kernikterus kann eher auftreten. Ketamin senkt den Apgar-Index.

Muskelrelaxanzien in klinischer Dosierung haben offenbar keinen wesentlichen Einfluß auf das Neugeborene, obwohl depolarisierende wie kompetitiv hemmende Substanzen rasch die Plazenta passieren. Succinylcholin wird nur bei Cholinesterasemangel oder atypischer Cholinesterase (Homo- oder Heterozygotie bei rund 4% aller Patienten!) verlängert wirksam, wodurch Apnoe und Muskelerschlaffung möglich sind. Magnesiumzufuhr erhöht die Wirkung aller Muskelrelaxanzien.

Eine mütterliche Hypoxämie führt auch beim Kind zu dieser Störung. Eine Hyperkapnie der Mutter kann über Durchblutungsveränderungen das Kind ebenfalls beeinträchtigen. Hyperventiliert die Mutter sehr stark, kann es durch die entstehende respiratorische Alkalose zu einer Linksverschiebung der Sauerstoffbindungskurve mit einer schlechteren Sauerstoffabgabe an den Feten und einer kindlichen Hypoxie kommen.

Atropin, eingesetzt zur Bradykardiebehandlung, Salivationshemmung oder als Vagolytikum für die Intubation führt auch beim Feten zur Frequenzsteigerung und verminderter Variabilität der kindlichen Herzfrequenz.

4 Anästhesiologische Komplikationen in der Geburtshilfe*

Der größte Risikofaktor für eine Narkose ist der Anästhesist. Deshalb lassen sich durch Sachkenntnisse, Erfahrungen und Sorgfalt bei der Indikationsstellung zu einem Narkoseverfahren, der Patientenvorbereitung, der Anästhesiedurchführung und der postoperativen Betreuung bedrohliche Narkosekomplikationen weitgehend vermeiden. Es ist wichtig, die Risiken zu kennen, um sie so gering wie möglich wirksam werden zu lassen. Alle aus anderen Narkosebereichen bekannten Komplikationen müssen dem Anästhesisten auch in der Geburtshilfe gegenwärtig sein. Dennoch können einige als besonders beachtenswert hervorgehoben werden.

4.1 Pulmonale Aspiration

Das 1946 erstmals beschriebene und nach seinem Beschreiber G. L. Mendelson [26] benannte Krankheitsbild wurde nicht von ungefähr zuerst von einem Geburtshelfer wahrgenommen. Schwangere zur Zeit der Geburt sind wegen der

---

* Übersicht bei [13].

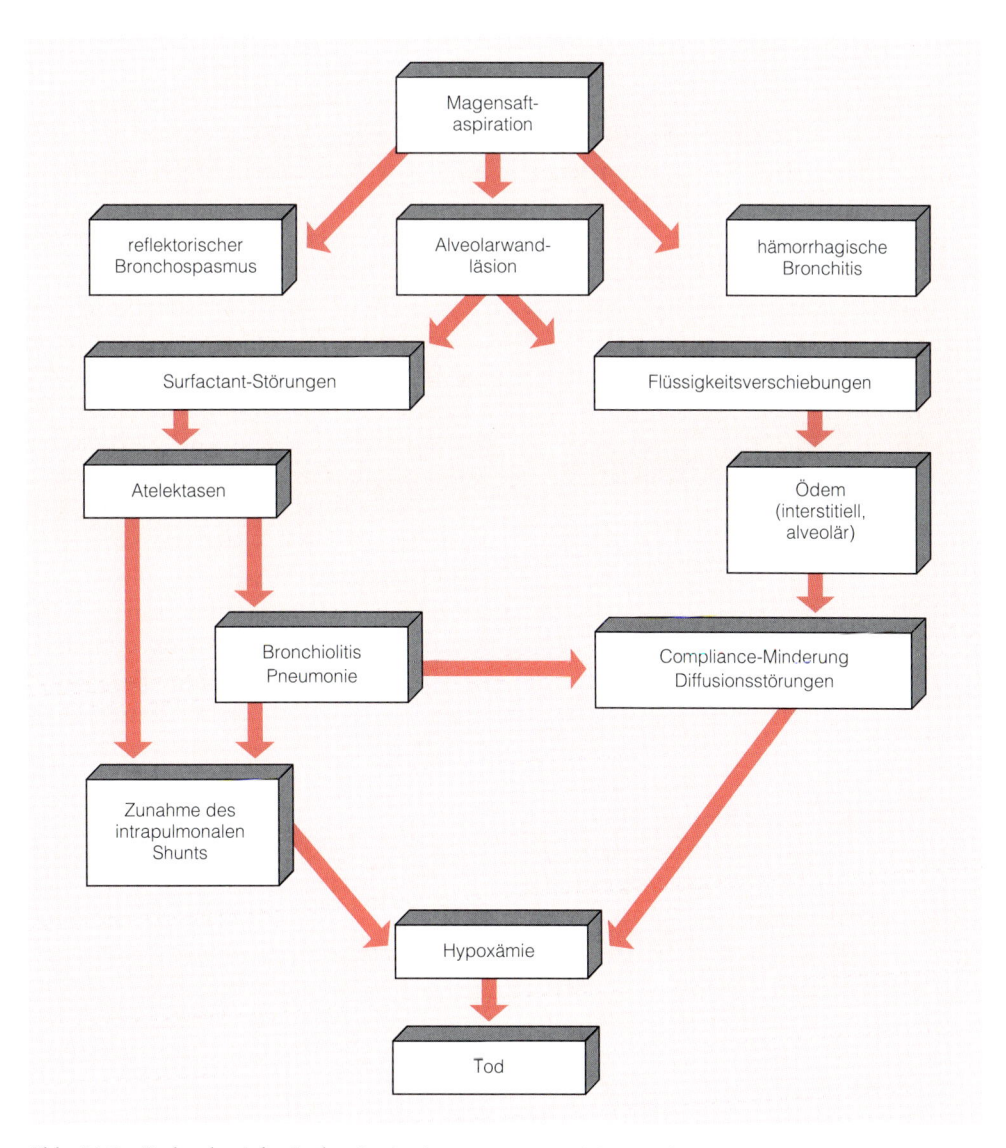

Abb. 26-7 Pathophysiologie der Aspiration von saurem Magensaft.

Tonusminderung der Kardia, der verzögerten Magen-Darmpassage sowie der Druckerhöhung im Abdomen besonders durch Regurgitation und Erbrechen aspirationsgefährdet. Bei einer Frau unter der Geburt darf man auch trotz längerer Nahrungskarenz nie einen leeren Magen voraussetzen.

Im Vordergrund steht die Aspiration von saurem Magensaft. Es kommt zunächst zu einem reflektorischen Bronchospasmus mit Hypoxie und Zyanose. Eindringen des Magensafts in periphere Lungenbezirke bewirkt Alveolarwandläsionen mit Surfactant-Störungen und Flüssigkeitsverschiebungen. Durch Ödem und Entzündung sinken die funktionelle Residualkapazität und die Compliance der Lungen. Der arterielle pO_2 fällt ab (Abb. 26-7). Das Mendelson-Syndrom kann in ein akutes Lungenversagen mit tödlichem Ausgang münden.

Von allen anästhesiebedingten Todesursachen in der Geburtshilfe steht die pulmonale Aspiration an erster Stelle [15]. Deshalb ist die Vermeidung dieser Komplikation durch gezielte Prophylaxe oberstes Gebot.

Wegen des Erhalts der Schutzreflexe ist die Wahl einer Regionalanästhesie gerade auch unter diesem Gesichtspunkt zu treffen. Muß eine Allgemeinanästhesie durchgeführt werden, so sind folgende Regeln unbedingt zu beachten:

– Intubation nur durch einen erfahrenen Anästhesisten
– mehrere Minuten vor Narkosebeginn Sauerstoffatmung zur Präoxygenierung
– keine Maskenbeatmung
– ein laufender Sauger mit großem Saugeransatz griffbereit in der Nähe
– rasche Intubation (eventuell mit Krikoiddruck)
– Extubation erst, wenn die Schutzreflexe zurückgekehrt sind

Verschiedene zusätzliche Maßnahmen werden nicht einheitlich gehandhabt. So sind das nasale Einlegen einer Magensonde an der noch wachen Patientin, provoziertes Erbrechen mit Apomorphin, unterschiedliche Lagerungen (Kopf erhöht oder erniedrigt) sowie die präoperative Zufuhr von Antiemetika, Antazida oder H_2-Rezeptoren-Blockern umstritten.

Kommt es trotz allem zur Aspiration, muß sofort intubiert und über den Tubus abgesaugt werden. Beim Bronchospasmus sind Bronchospasmolytika erforderlich. Eine frühzeitige Beatmung mit PEEP (positivem endexspiratorischem Druck) kann die pathophysiologischen Mechanismen durchbrechen und Ödem, Surfactantstörungen sowie Atelektasen vermeiden. Wegen der 12- bis 24stündigen, bei pathologischen Befunden auch längeren Beatmung muß die Patientin auf eine Intensivstation. Eine Antibiotikatherapie ist nicht zwangsläufig notwendig.

4.2 Hypotension

Blutdruckabfälle als Folge anästhesiologischer Maßnahmen sind bei systemischer Analgetikagabe ebenso möglich wie bei regionalen Anästhesien oder Vollnarkosen. Die Beseitigung des Schmerzes kann über eine Minderung der endogenen Katecholaminausschüttung zu einer Gefäßdilatation mit einem Druckabfall bei relativem Volumenmangel führen. Gefäßweitstellung als unmittelbare pharmakologische Wirkung ist durch Anästhetika, besonders die halogenierten Kohlenwasserstoffe, eine andere Ursache für eine Hypotension. Bei den rückenmarksnahen Leitungsanästhesien kommt es infolge der Sympathikusblockade und der Tonusminderung in den motorisch blockierten Muskelgruppen zu Druckabfällen. Dieses Phänomen fällt bei Patientinnen mit einer EPH-Gestose sehr deutlich aus, da das intravasale Volumen ohnehin schon erniedrigt ist.

Ein besonderes Problem bietet das Vena-cava-Kompressions-Syndrom, das bei der Lagerung der Patientin zu Anästhesiemaßnahmen beachtet werden muß. Vornehmlich wenn die Frau unter Sedierung oder in der Narkose keine Angaben über ihr Befinden mehr machen kann, muß bei der Lagerung an die Beeinträchtigung des venösen Rückflusses durch den Uterus gedacht werden.

4.3 Neurologische Komplikationen bei Regionalanästhesien

Rückenmarksnahe Leitungsanästhesien führen sehr selten zu neurologischen Komplikationen. Beeinträchtigende, dauerhafte Schäden liegen im Promillebereich, wobei in vielen großen Statistiken keine derartigen Störungen beobachtet werden. Dennoch sind sie gefürchtet. Die bei Laien oft gebrauchten Begriffe der „Rückenmarksnarkose"

Tabelle 26-6 Anästhesiebedingte neurologische Komplikationen bei rückenmarksnahen Leitungsanästhesien

- mechanische Läsion von Rückenmark oder Nerven durch die Punktion
- Injektion von Lokalanästhetikum in Nervenstrukturen
- Hämatom mit Kompression von Nervenstrukturen
- Abszeßbildung durch Einbringen von Bakterien in den Spinalkanal
- chemische Reizung durch Desinfektionsmittel oder Sterilisationsrückstände
- Ischämie durch Vasokonstringenzien oder Gefäßläsion

oder „Rückenmarksspritze" fördert die Ablehnung einer Spinal- oder Periduralanästhesie, weil von dem „Stich ins Rückenmark" berechtigterweise Schäden bis hin zur Querschnittslähmung befürchtet werden. Auf die durch solche Begriffe gründende falsche Vorstellung muß im Aufklärungsgespräch eingegangen werden.

Neurologische Symptome nach Regionalanästhesien sind als unmittelbare Folge der Punktion und Injektion möglich, aber auch als Zeichen der Verschlechterung einer vorbestehenden, vielleicht noch nicht bekanntgewordenen neurologischen Erkrankung. So kann es bei multipler Sklerose, Rückenmarkstumoren oder Polyradikulitiden zur Exazerbation kommen. Differentialdiagnostisch sind Nervenläsionen infolge einer falschen Lagerung bei der Operation abzugrenzen.

Anästhesiebedingte neurologische Komplikationen lassen sich ursächlich unterteilen (Tab. 26-6). Die Schäden äußern sich durch Funktionsausfälle an den unteren Extremitäten und Störungen in der Blasen- und Darmfunktion, in Sensibilitätsstörungen und Zeichen einer meningealen Reizung, bei Abszessen mit entsprechenden Infektzeichen. Äußerste Sorgfalt bei der Durchführung, Verzicht auf rückenmarksnahe Betäubungsverfahren bei Blutgerinnungsstörungen und Infektionen im Punktionsbereich, strenge Asepsis sowie Verzicht auf Vasokonstringenzienzusatz können dazu beitragen, die gefürchteten Komplikationen zu vermeiden. Treten nach Regionalanästhesien irgendwelche neurologischen Symptome auf, sollte in jedem Falle eine Untersuchung durch einen Neurologen stattfinden. Bei Kompressionen durch Hämatome und bei Abszeßbildungen muß zur Verbesserung der Prognose rasch operativ entlastet werden.

5 Analgesie/Anästhesie bei geburtshilflichen Komplikationen

5.1 Frühgeburten

Unreife Kinder sind besonders empfindlich gegenüber den anästhesiologischen Maßnahmen. Die Periduralanästhesie ist deshalb zur Analgesie geeignet. Durch die Entspannung der Beckenbodenmuskulatur sind schonende vaginale Entbindungen möglich. Muß eine Sectio durchgeführt werden, ist die Regionalanästhesie ebenfalls vorzuziehen, weil dadurch eine zusätzliche Beeinträchtigung des unreifen Kindes durch die Anästhetika vermieden wird.

5.2 Fehllagen, Mehrlingsschwangerschaft

Beckenendlagen sind neben anderen Fehllagen für viele Geburtshelfer eine Indikation zur primären Kaiserschnittentbindung. Als Narkose sind Allgemein- und Regionalanästhesie gleichermaßen möglich. Dem Vorteil eines weniger tonisierten Uterus bei einer Vollnarkose müssen die typischen Risiken der Intubationsnarkose gegenübergestellt werden. Für eine vaginale Entbindung ist die gut dosierte Periduralanästhesie mit ihrer entspannenden Wirkung auf den Beckenboden das Mittel der Wahl. Das gilt auch für Mehrlingsschwangerschaften. Das zweitgeborene Kind wird bei Anwendung der Periduralanästhesie in einem wesentlich besseren Zustand geboren werden [10].

5.3 EPH-Gestose/Eklampsie

Die pathophysiologischen Mechanismen dieser Erkrankung – generalisierter Arteriolenspasmus, Mikrozirkulationsstörungen durch Thrombozyten-Fibrinaggregate, Hämokonzentration, Hypoproteinämie und Ödembildung bei Natrium- und Wasserretention sowie intravasaler Hypovolämie – bestimmen die anästhesiologischen Maßnahmen.

Die schon gestörte Plazentadurchblutung darf

nicht noch zusätzlich durch Blutdruckabfälle verschlechtert werden, die wegen der Hypovolämie besonders ausgeprägt sein können, sowohl bei Regional- als auch bei Allgemeinanästhesien. Andererseits ist ein Anstieg des ohnehin erhöhten Blutdrucks mit den Risiken einer Herzinsuffizienz oder eines Apoplexes ebenso zu vermeiden. Die Gefahr eines Lungenödems aufgrund der Flüssigkeitsretention oder einer akuten Linksherzinsuffizienz muß für die Auswahl eines Narkoseverfahrens zur Entbindung mitbedacht werden. Wird die antikonvulsive Therapie mit Magnesium durchgeführt, kann die Abschwächung des Patellarsehnenreflexes nicht mehr als Zeichen einer Magnesiumüberdosierung verwandt werden, wenn eine Periduralanästhesie gelegt worden ist. Muskelrelaxanzien werden durch Magnesium in ihrer Wirkung verstärkt.

Für die geburtshilfliche Analgesie sind sowohl eine Allgemein- als auch Regionalanästhesie geeignet. Eine vaginale Entbindung sollte zur Streßminderung und Verhinderung weiterer Blutdruckanstiege möglichst unter Periduralanästhesie erfolgen. Vor dem Anlegen muß eine vorsichtig dosierte Zufuhr von Elektrolyt- und onkotisch wirksamen Albuminlösungen erfolgen, um ausgeprägte Blutdruckabfälle zu verhindern. Die Abnahme der Vasokonstriktion durch die Sympathikusblockade greift sinnvoll in den Pathomechanismus ein. Vasokonstringenzien zur Vermeidung von Blutdruckabfällen sind hier ungeeignet. Bei der Regionalanästhesie zur Sectio bringt die Ausdehnung der Blockade meist die Notwendigkeit einer größeren Flüssigkeitszufuhr mit sich. Das damit verbundene Risiko für Herz und Lunge läßt vielfach die Allgemeinanästhesie empfehlenswerter erscheinen. Die Entscheidung muß individuell gefällt werden. In schweren Fällen mit Atemstörungen, Krämpfen oder Koma steht nur die Intubation zur Diskussion. Postoperativ ist eine Behandlung auf einer Intensivstation erforderlich.

5.4 Drohende Uterusruptur

Eine vorausgegangene Sectio oder andere Operationen an der Gebärmutter erhöhen das Risiko einer Uterusruptur unter der Geburt (siehe auch Kapitel 22). Da der Schmerz als möglicherweise einziges Symptom dieser Komplikation bei einer Periduralanästhesie unbemerkt bleiben könnte, sehen viele Geburtshelfer und Anästhesisten in dieser Anamnese eine Kontraindikation für eine Leitungsanästhesie. Bei entsprechend vorsichtiger Dosierung des Lokalanästhetikums kann jedoch eine ausreichende Minderung des Geburtsschmerzes erreicht und die Uterusruptur dennoch an der andersartigen Schmerzqualität erkannt werden. Mutter und Kind müssen dabei lückenlos überwacht werden [21].

5.5 Blutungen unter der Geburt

Blutungen sind nicht zu unterschätzende Bedrohungen für Mutter und Kind (siehe auch Kapitel 15). Innerhalb kürzester Zeit kann es zum hämorrhagischen Schock kommen. Häufigste Ursachen für Blutungen vor Einsetzen der Geburt sind Placenta praevia und vorzeitige Plazentalösung. Neben einer sofortigen Schocktherapie muß die Geburt durch schnelle Sectio beendet werden. Wegen des Schocks ist eine Leitungsanästhesie kontraindiziert, auch wenn vorher eine Periduralanästhesie gelegt wurde.

Blutungen nach erfolgter Geburt können durch Verletzungen des Geburtskanals, Atonie des Uterus und in der Gebärmutter verbliebene Plazentareste bedingt sein. Hier sind zur Versorgung der Verletzung oder zur Nachtastung und Lösung des Plazentarests Regional- und Allgemeinanästhesie möglich. Helfen bei Uterusatonie Kontraktionsmittel und der Verzicht auf eventuell eingesetzte Inhalationsanästhetika nicht, und muß der Uterus exstirpiert werden, ist eine Vollnarkose mit Opiaten wegen des bereits vorausgegangenen Blutverlusts angezeigt. Nach starkem Blutverlust und einem Transfusionsbedarf von mehr als sechs bis neun Einheiten Blut ist eine Intensivbehandlung mit Nachbeatmung zur Prophylaxe eines akuten Lungenversagens erforderlich.

5.6 Probleme bei schwangerschaftsunabhängigen Erkrankungen

Bei Schwangeren können nahezu alle Erkrankungen vorkommen, an denen nichtschwangere Frauen gleichen Alters leiden können. Dadurch kann sich die Aufgabe für den Anästhesisten erschweren [34]. Aus der Fülle der Möglichkeiten seien einige Probleme herausgegriffen.

5.6.1 Herzerkrankungen*

Die in der Schwangerschaft physiologisch gesteigerte Herzfrequenz und das vergrößerte Herzzeitvolumen belasten ein vorgeschädigtes Herz bereits. Während der Wehen und besonders während der Austreibungsphase sind der venöse Rückstrom zum Herzen und der periphere Widerstand erhöht. Das Herzzeitvolumen nimmt zum Teil um mehr als 50% zu. Systolischer und diastolischer Blutdruck steigen unter den Wehen erheblich an. So kann ein Herz mit nur noch geringer Reserve akut dekompensieren. Die angemessene Betreuung herzkranker Gebärender setzt eine genaue Kenntnis der Pathophysiologie und Hämodynamik der jeweiligen Erkrankung voraus.

Bei Herzfehlern mit Rechts-links-Shunt, hypertropher obstruktiver Kardiomyopathie, pulmonalem Hochdruck oder auch bei der Aortenstenose muß der Abfall des peripheren Widerstands vermieden werden. Die Periduralanästhesie ist hier nur sehr behutsam einzusetzen, denn eine Infusionstherapie zur Verhinderung des Blutdruckabfalls ist auch nicht ohne Gefahren.

Herzfehler, die eine Volumenbelastung des Herzens oder der Lungenstrombahn bewirken, wie Mitralinsuffizienz, Aorteninsuffizienz, Links-rechts-Shunt und Mitralstenose, dürfen durch zusätzliche Volumenbelastung nicht kompliziert werden. Alle Anstiege des Herzzeitvolumens sind so gering wie möglich zu halten. Hier bietet sich die Periduralanästhesie an. Wegen der rascher auftretenden Blutdruckschwankungen ist die Spinalanästhesie bei herzkranken Schwangeren weniger geeignet.

Steht die Frau unter einer Antikoagulanzientherapie wegen künstlicher Herzklappen, muß aufgrund des Blutungsrisikos auf rückenmarksnahe Anästhesien verzichtet werden. Negativ-inotrope Substanzen wie die Inhalationsanästhetika bei Vollnarkosen sind für Patientinnen mit Aortenstenose und ausgeprägter Aorten- oder Mitralinsuffizienz weniger geeignet.

5.6.2 Asthma bronchiale

Entscheidend ist es, alles zu vermeiden, was eine Bronchokonstriktion auslösen kann. Barbiturate, aber auch Opiate sind dazu in der Lage. Der Tubus als Fremdkörper kann ebenfalls einen Asthmaanfall auslösen. Bei Allgemeinanästhesien sind Ketamin und die halogenierten Kohlenwasserstoffe als Bronchodilatatoren geeignet. Besser ist eine Regionalanästhesie. Zu bedenken ist, daß auch Methergin einen Asthmaanfall auslösen kann.

5.6.3 Nierenerkrankungen

Die für viele Nierenerkrankungen typischen Symptome Hypertonie, Ödeme und Proteinurie machen eine Abgrenzung zur EPH-Gestose schwierig (siehe auch Kapitel 16). Das anästhesiologische Vorgehen ist wie dort zu wählen. Bei Dialysepatientinnen mit intermittierender Heparinisierung ist von einer Periduralanästhesie wegen der Blutungsrisiken Abstand zu nehmen. Für Frauen nach Nierentransplantation steht die Wahl zwischen den verschiedenen Betäubungsverfahren offen.

6 Geburtshilfliche Analgesie/Anästhesie und juristische Haftung**

Der Anästhesist haftet straf- und zivilrechtlich für anästhesiebedingte Schäden, wenn der Schaden durch Vernachlässigung der ärztlichen Sorgfaltspflicht entstand oder die anästhesiologischen Maßnahmen ohne wirksame Einwilligung der Patientin erfolgten.

Die Vernachlässigung der gebotenen Sorgfaltspflicht bewirkt eine Schadenshaftung des Arztes wegen Fahrlässigkeit. In der Zusammenarbeit von Geburtshelfern und Anästhesisten kann von dem Grundsatz einer strikten Arbeitsteilung ausgegangen werden, wobei der Geburtshelfer für die Planung und Durchführung der geburtshilflichen Maßnahmen und der Anästhesist für die Planung und Durchführung des Betäubungsverfahrens sowie die Überwachung und Aufrechterhaltung der vitalen Funktionen verantwortlich ist [12].

Zur Sorgfaltspflicht des Anästhesisten gehört die Erhebung einer Anamnese und die Voruntersuchung der Patientin. Je dringlicher der Eingriff, desto knapper werden diese Vorbereitungen ausfallen. Weiterhin gehören zu den Anforderungen

---

* Übersicht bei [33].   ** Übersicht bei [32].

an den Anästhesisten die Beherrschung der in Frage kommenden Narkosemaßnahmen einschließlich der eingesetzten Geräte. Hier sind durch die Medizingeräteverordnung, die ab 1.1.1986 in Kraft ist und ab 1.1.1988 verschärft wurde, neue Standards gesetzt worden, die von der Konstruktion bis zur Benutzung eine größere Sicherheit für die Patienten gewährleisten sollen [25].

Die rechtswirksame Einwilligung der Patientin setzt eine angemessene Aufklärung voraus. Der Umfang der Risikoaufklärung muß größer sein mit zunehmender Bedeutung des Risikos und abnehmender Dringlichkeit der geplanten Maßnahme. In Notfällen wird sich diese Information auf ein Minimum beschränken, das gilt z. B. für dringliche Kaiserschnittentbindungen. Die peridurale Analgesie zur Minderung des Wehenschmerzes ist meist eine Wahlmaßnahme, da in der Regel eine Geburt auch ohne diese Hilfe möglich ist. Das macht somit eine gründliche Aufklärung der Frau über Vorteile und Risiken erforderlich.

Unter der Geburt ist jedoch häufig wegen der regelmäßigen Wehen ein solches Aufklärungsgespräch schwerer zu führen. Eine frühzeitige Information der Frauen über diese Möglichkeit der Schmerzminderung während der regelmäßigen Schwangerenbetreuung durch ausgelegte Broschüren oder Handzettel kann bereits im Vorfeld viele Fragen klären. Eine gut durchgeführte anästhesiologische Betreuung während der Geburt spricht sich andererseits schnell herum und macht die Methode der periduralen Analgesie bekannt.

Zur guten Betreuung gehört die Garantie, daß 24 Stunden am Tag die anästhesiologischen Leistungen in annähernd gleicher Qualität angeboten werden. Da Kinder zu jeder Zeit geboren werden, müssen Krankenhausträger und Anästhesieabteilung die organisatorischen Voraussetzungen schaffen, daß jederzeit ein Anästhesist in der Geburtshilfe zur Verfügung steht. Nur so können die heute gegebenen Möglichkeiten sinnvoll genutzt werden.

Literatur

1. Abouleish, E. I.: Neue Aspekte in der geburtshilflichen Anästhesie. Klinische Anästhesie, Current Reviews 3/14. Akademische Druck- und Verlagsanstalt, Graz 1985.
2. Beck, L., H. Albrecht (Hrsg.): Analgesie und Anästhesie in der Geburtshilfe, 2. Aufl. Thieme, Stuttgart–New York 1982.
3. Bier, A.: Versuche über Cocainisierung des Rückenmarkes. Dtsch. Z. Chirurgie 51 (1899) 361–369.
4. Biscoping, J., G. Hempelmann: Taux sanguins maternels de bupivacaine après administration fractionneé prolongeé. Cahiers D'Anesthésiologie 33 (1985) 675–679.
5. Bonica, J. J.: Obstetric Analgesia and Anesthesia. Springer, Berlin–Heidelberg–New York 1972.
6. Brückner, J. B. (Hrsg.): Der Anaesthesist in der Geburtshilfe. Anaesthesiologie und Intensivmedizin, Bd. 152, Springer, Berlin–Heidelberg–New York 1982.
7. Conklin, K. A.: Pharmakawirkungen auf Fetus und Neugeborenes. Klinische Anästhesie, Current Reviews 1/23, Akademische Druck- und Verlagsanstalt, Graz 1983.
8. Cousins, M. J., P. O. Bridenbaugh (eds.): Neural Blockade in Clinical Anesthesia and Management of Pain. Lippincott, Philadelphia–Toronto 1980.
9. Covino, B. G., H. G. Vassallo: Local Anesthetics, Mechanism of Action and Clinical Use. Grune & Stratton, New York–San Francisco–London 1976.
10. Crawford, J. S.: Obstetric Analgesia and Anaesthesia. Churchill Livingstone, Edinburgh–London–Melbourne–New York 1984.
11. Datta, S., M. H. Alper: Anesthesia for cesarean section. Anesthesiology 53 (1980) 142–160.
12. Deutsche Gesellschaft für Anästhesiologie und Intensivmedizin, Berufsverband Deutscher Anästhesisten (Hrsg.): Entschließungen – Empfehlungen – Vereinbarungen. Ein Beitrag zur Qualitätssicherung in der Anästhesiologie. perimed, Erlangen 1983.
13. Dick, W.: Gefährdung von Mutter und Kind durch Allgemeinanaesthesie und Periduralanaesthesie. In: Schmidt, W., J. W. Dudenhausen, E. Saling (Hrsg.): Perinatale Medizin Bd. 8, S. 86–87. Thieme, Stuttgart–New York 1981.
14. Dick, W., E. Knoche, E. Traub: Möglichkeiten der Katheterperiduralanästhesie in der Geburtshilfe. Anaesth. u. Intensivmed. 24 (1983) 390–395.
15. Dick, W., E. Traub, H. Baur, D. Konietzke: Anaesthesiebedingte mütterliche Mortalität während der Geburt. Ergebnisse einer Befragung in der Bundesrepublik Deutschland 1971–1980. Anaesthesist 34 (1985) 481–488.
16. Eriksson, E. (ed.): Illustrated Handbook in Local Anaesthesia. Sørensen, Kopenhagen 1969.
17. Freye, E., E. Hartung: Opioide und ihre Antagonisten in der Anästhesiologie, 2. Aufl. perimed, Erlangen 1985.
18. Greene, N. M.: Physiology of Spinal Anesthesia. Krieger, Huntington (New York) 1976.
19. Katz, J.: Atlas of Regional Anesthesia. Appleton-Century-Crofts, Norwalk 1985.
20. Keys, Th. E.: Die Geschichte der chirurgischen Anaesthesie. Anaesthesiologie und Wiederbelebung 23, Springer, Berlin–Heidelberg–New York 1968.
21. Knitzka, R., P. Scheidel, H. Hepp: Gedeckte Uterusruptur unter Katheterperiduralanästhesie. Geburtsh. u. Frauenheilk. 40 (1980) 652–653.

22. Kosaka, Y., T. Takahashi, L. C. Mark: Intravenous thiobarbiturate anesthesia for cesarean section. Anesthesiology 31 (1969) 489–506.
23. Lanz, E.: Geburtshilfliche Anaesthesie – eine Befragung von 312 Krankenhäusern. Anaesth. u. Intensivmed. 22 (1981) 161.
24. Larsen, R.: Anästhesie. Urban & Schwarzenberg, München–Wien–Baltimore 1985.
25. Medizingeräteverordnung MedGV vom 14.1.85. Bundesgesetzblatt 2, 93, 1985.
26. Mendelson, G. L.: The aspiration of stomach contents into the lungs during obstetrical anaesthesia. Amer. J. Obstet. Gynec. 52 (1946) 19.
27. Müller, H., A. Brähler, G. Hempelmann: Anästhesiologische Aspekte bei der Risikoabgrenzung vor geburtshilflich-gynäkologischen Eingriffen. In: Künzel, W. (Hrsg.): Gießener Gynäkologische Fortbildung 1983, S. 45–62. Springer, Berlin–Heidelberg–New York–Tokyo 1983.
28. Nemes, C., M. Niemer, G. Noack: Datenbuch Anästhesiologie, 3. Aufl. Fischer, Stuttgart–New York 1985.
29. Rößlin, E.: Der Schwanngeren frawen und Hebammen Rosengarten. Worms 1513.
30. Rupreht, J., M. J. van Lieburg, J. A. Lee, W. Erdmann (eds.): Anaesthesia, Essays on its History. Springer, Berlin–Heidelberg–New York–Tokyo 1985.
31. Scanlon, J. W., W. U. Brown, J. B. Weiss, M. H. Alper: Neurobehavioral responses of newborn infants after maternal epidural anesthesia. Anesthesiology 40 (1974) 121–128.
32. Shnider, S. M., G. Levinson: Anästhesie in der Geburtshilfe. Fischer, Stuttgart–New York 1984.
33. Sullivan, J. M., K. B. Ramanathan: Management of medical problems in pregnancy – severe cardiac disease. New Engl. J. Med. 313 (1985) 304–309.
34. Weiss, J. B.: Anästhesie bei Risikoschwangerschaft. Klinische Anästhesie, Current Reviews 1/9, Akademische Druck- und Verlagsanstalt, Graz 1983.

Intrauteriner Fruchttod

27 Diagnose und Therapie des intrauterinen Fruchttods

V. Jovanovic, R. Rauskolb

Inhalt

1 Pathologie des Totgeborenen 430
1.1 Definition und Häufigkeit 430
1.2 Ätiologie 431
1.3 Postmortale Veränderungen der Frucht 432

2 Klinische Symptome bei intrauterinem Fruchttod 432

3 Diagnostische Maßnahmen bei intrauterinem Fruchttod 433

4 Komplikationen bei intrauterinem Fruchttod 434

5 Therapie des intrauterinen Fruchttods 435
5.1 Geburtseinleitung 435
5.2 Überwachung während der Geburt .. 436

6 Wichtige Maßnahmen bei der Abklärung eines intrauterinen Fruchttods 436
6.1 Dokumentation auffälliger Befunde 436
6.2 Chromosomenanalyse 438
6.3 Pathologisch-anatomische Untersuchungen 438
6.4 Serologische Untersuchungen 439

1 Pathologie des Totgeborenen

1.1 Definition und Häufigkeit

Als *meldepflichtig totgeboren* gilt in der Bundesrepublik Deutschland ein intrauterin abgestorbener Fetus, wenn:

- das Geburtsgewicht mindestens 1000 g beträgt
- die Länge des Kindes 35 cm überschreitet (siehe auch Band 2, Kapitel 18, Abschnitt 13).

Der intrauterine Fruchttod hat aber auch im ersten und zweiten Trimenon durch die Intensivierung der Ultraschalldiagnostik mehr und mehr klinisch an Gewicht gewonnen. Der Nachweis des eingetretenen Fruchttods erfolgt dabei:

- *im ersten Trimenon* meist im Rahmen einer Bestimmung des Gestationsalters oder einer Vitalitätskontrolle vor einer zu diagnostischen Zwecken geplanten Entnahme von Chorionzottengewebe (Missed abortion)
- *im zweiten Trimenon* im Rahmen der zwischen der 16. und 20. Schwangerschaftswoche stattfindenden ersten sonographischen Basisuntersuchung oder im Zusammenhang mit einer im gleichen Zeitraum geplanten Amniozentese

Das Verhältnis der Totgeburten zu den verstorbenen Lebendgeburten ist in den letzten 15 Jahren mit etwa 50 bis 60% konstant geblieben (Tab. 27-1).

Die Aufschlüsselung der verstorbenen Kinder nach Gewichtsklassen in Hessen (1987) und Niedersachsen (1987) läßt erkennen, daß 59,2% Totgeborene in Hessen und 64% in Niedersachsen 2000 g und mehr wiegen. Kinder, die neonatal sterben, wiegen nur in 36% der Fälle über 2000 g. Die Mortalität der unreifen, untergewichtigen Kinder (weniger als 1000 g) ist gleich hoch (35,4% in Hessen und 32,5% in Niedersachsen) (Tab. 27-2).

Aus diesen Analysen läßt sich ableiten, daß zukünftig im Rahmen der Schwangerenvorsorge vermehrt auf Risikomerkmale geachtet werden muß, die das Wachstum des Feten beeinflussen und die drohende Frühgeburt ankündigen.

Über die Häufigkeit eines intrauterinen Fruchttods im ersten und zweiten Trimenon liegen dagegen keine sicheren Daten vor, weil für Fehlgeburten keine Registrierpflicht besteht. Demzufolge sind hier nur Schätzungen möglich, die meist von einer Abortrate von 10% bezogen auf Lebendgeborene ausgehen. Auf einen intrauterinen Fruchttod im Sinne einer verhaltenen Fehlgeburt (Missed abortion) entfällt davon wiederum nur eine kleine Rate von vielleicht maximal 5% für den gesamten Zeitraum des ersten und zweiten Trimenons. Andererseits verdienen aber Fälle mit intrauterinem Fruchttod im zweiten Trimenon gerade im Hinblick auf ihre möglichen Ursachen heute größere Aufmerksamkeit als noch vor einigen Jahren, zum einen wegen eines deutlich verbesserten Angebots an diagnostischen Möglichkeiten auch am abgestorbenen Feten (Zytogenetik, Embryopathologie, genetische Beratung), zum anderen, weil sich aus dem Ergebnis der postmortalen Diagnostik im

Tabelle 27-1
Perinatale Mortalität in Hessen und Niedersachsen (nach unveröffentlichten Daten der Hessischen und Niedersächsischen Perinatalerhebungen 1984–1988)

	Hessen (n = 48435)			Niedersachsen (n = 62151)		
	perinatale Mortalität	Tod ante partum	Tod sub partu und innerhalb der ersten 7 Tage	perinatale Mortalität	Tod ante partum	Tod sub partu und innerhalb der ersten 7 Tage
1984	0,88 %	0,40 %	0,48 %	0,77 %	0,38 %	0,39 %
1986	0,68 %	0,32 %	0,36 %	0,64 %	0,36 %	0,28 %
1987	0,69 %	0,35 %	0,34 %	0,68 %	0,40 %	0,28 %
1988	0,60 %	0,31 %	0,29 %	0,60 %	0,35 %	0,25 %

Tabelle 27-2 Die Mortalität in den verschiedenen Gewichtsgruppen in Hessen und Niedersachsen 1987 (bisher unveröffentlichte Daten der Hessischen bzw. Niedersächsischen Perinatalerhebungen). Die hohe antepartale Mortalität der Kinder über 2000 g in beiden Kollektiven ist bemerkenswert (Hervorhebungen)

	Hessen						Niedersachsen					
	perinatale Mortalität		Tod ante partum		Tod sub partu und innerhalb der ersten 7 Tage		perinatale Mortalität		Tod ante partum		Tod sub partu und innerhalb der ersten 7 Tage	
	n	%	n	%	n	%	n	%	n	%	n	%
<1000 g	59	19,9	7	4,5	52	35,4	59	15,9	4	2,1	55	32,5
1000–1499 g	55	18,6	29	19,5	26	17,7	65	17,5	34	16,7	31	18,4
1500–1999 g	41	13,9	25	16,8	16	10,9	58	15,6	35	17,2	23	13,6
2000–2499 g	42	14,2	28	**18,8**	14	9,5	54	14,5	42	**20,7**	12	7,1
>2500 g	99	33,4	60	**40,4**	39	26,5	136	36,5	88	**43,3**	48	28,4
	296	100,0	149	100,0	147	100,0	372	100,0	203	100,0	169	100,0

Falle einer weiteren Schwangerschaft wichtige Konsequenzen im Hinblick auf eine pränatale Diagnostik ergeben können, insbesondere bei einem Nachweis von Chromosomenanomalien, schwerwiegenden Fehlbildungen oder erblichen Syndromen.

1.2 Ätiologie

Die Ätiologie des intrauterinen Fruchttods ist in einem multifaktoriellen Geschehen zu sehen. So kann eine vorzeitige Lösung der Plazenta zum intrauterinen Fruchttod führen, wobei die Ursache für die Plazentalösung häufig eine Gestose ist. Das gleiche gilt für ein Hydramnion als Folge einer Fehlbildung oder eine Chromosomenanomalie sowie eine hochgradige Plazentainsuffizienz mit Wachstumsretardierung bei Nabelschnurumschlingung. Im Interesse der Mutter und eines nachfolgenden Kindes sollten die einzelnen Symptome und Risikofaktoren abgeklärt werden, um einen Wiederholungsfall zu verhindern oder rechtzeitig auszuschließen. Grundsätzlich können Ursachen von seiten der Mutter, des Kindes und der Plazenta unterschieden werden. In vielen Fällen bleibt jedoch die Ursache unklar (Tab. 27-3).

Unter den *Ursachen von seiten der Mutter* sind vor allem mütterliche Erkrankungen wie Schwangerschaftshypertonie und Präeklampsie, Diabetes mellitus, Uterusfehlbildungen und Infektionen, aber auch Alkohol und Nikotinabusus sowie Drogenabhängigkeit zu nennen. Unter den möglichen Infektionen kommt der Listeriose, der Zytomegalie und den Ringelröteln-Parvovirus B 19 eine hervorzuhebende Rolle zu [7, 9] (siehe auch Band 5, Kapitel 19). Die genannten Ursachen führen zu Veränderungen in der Plazenta und zu einer verminderten uteroplazentaren Perfusion. Daraus resultieren eine chronische Plazentainsuffizienz mit einer Wachstumsretardierung des Kindes und unter Umständen ein intrauteriner Fruchttod.

Tabelle 27-3 Klinisch-anamnestische Ursachen für einen intrauterinen Fruchttod

Ursachen von seiten der Mutter
– Alkoholabhängigkeit
– Diabetes mellitus
– Mehrlingsschwangerschaft
– EPH-Gestose, Wachstumsretardierung
– Drogenabhängigkeit
– unspezifische und spezifische Infektionen
– Rh-Inkompatibilität
– Zustand nach zwei oder mehr Aborten

Ursachen von seiten des Kindes
– schwere Fehlbildungen
– Nabelschnurtod

Ursachen von seiten der Plazenta
– vorzeitige Plazentalösung
– Insertio velamentosa

Feto-maternale Makrotransfusion

Feto-fetale Makrotransfusion

Unklare Ursachen

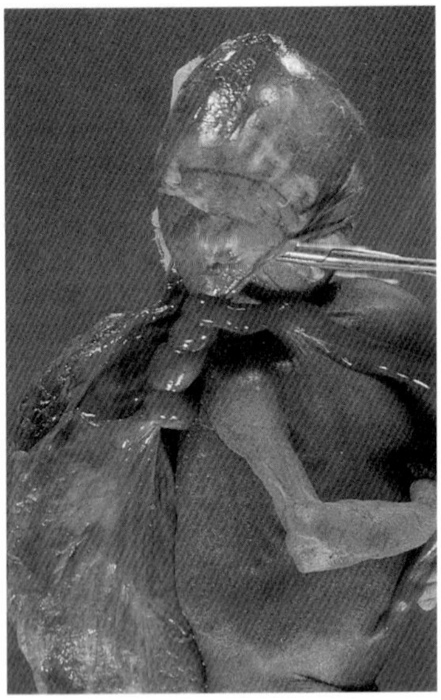

Abb. 27-1 Nabelschnurtod; Nabelschnurtorsion über einem Amnionstrang.

Blutungen bei Placenta praevia. Fetomaternale sowie fetofetale Makrotransfusionen, insbesondere bei Mehrlingsschwangerschaften, können ebenfalls eine Ursache für einen intrauterinen Fruchttod darstellen [3].

Andererseits bleibt die Todesursache trotz umfassender klinischer, serologischer und pathologisch-anatomischer Untersuchungen in 25 bis 40% der Fälle unklar [1, 8].

1.3 Postmortale Veränderungen der Frucht

Bald nach Eintritt des intrauterinen Fruchttods beginnt eine enzymatische Autolyse der Organe. Nach wenigen Stunden tritt eine hämorrhagische Verfärbung der Haut, insbesondere in der Umgebung des Nabels, mit der Ausbildung von Hautblasen *(Mazeration Grad I)* auf. Bereits nach 48 Stunden reißt die blasenartig veränderte Epidermis ein und löst sich in Fetzen ab. Die darunterliegende Subkutis ist dunkelrot-blutig inbibiert *(Mazeration Grad II)*. Etwas später kommt es aufgrund einer Verflüssigung zum strukturellen Zerfall der inneren Organe, insbesondere des Gehirns und der Leber, bei gleichzeitiger Auflockerung des Bindegewebes. Das Unterhautzellgewebe ist ödematös durchtränkt, besonders stark ist das Ödem an der Kopfschwarte ausgebildet. Der Thorax und die Bauchhöhle sind mit einer serös-sanguinolenten Flüssigkeit gefüllt *(Mazeration Grad III)*.

Auch das Fruchtwasser weist im Falle eines intrauterinen Fruchttods typische Veränderungen auf. Die Farbe des Fruchtwassers wird durch die Oxidation des in das Fruchtwasser diffundierenden Hämoglobins verändert. Im mittleren Drittel der Schwangerschaft ist das Fruchtwasser fleischwasserfarben bis dunkelbraun, und in der Spätschwangerschaft bekommt das Fruchtwasser durch präterminalen Abgang von Mekonium eine schmutzig-grüne bis braune Farbe.

Die Nabelschnur nimmt eine braun-rote Farbe an, die Sulze ist durch Flüssigkeitsaufnahme enorm gequollen und somit auf das Zwei- bis Dreifache verdickt. Die Plazenta ist blaß, die Konsistenz deutlich vermindert, das Volumen durch stärkere seröse Durchtränkung häufig vermehrt.

Eine genaue Festlegung des Zeitpunktes, an dem der intrauterine Fruchttod aufgetreten ist, läßt sich nach dem Grad der Mazeration nicht vornehmen, weil die verschiedenen Mazerationsgrade durch unbekannte Einflüsse mehr oder weniger rasch entstehen können.

Ursachen von seiten des Kindes für einen intrauterinen Fruchttod sind vor allem bei schweren Fehlbildungen zu suchen, wobei die Fehlbildungen häufig noch mit einer Chromosomenaberration kombiniert sein können, z. B. Omphalozelen und Spina bifida bei Trisomie 18, Hygroma colli bei Trisomie 18, 21 oder Turner-Syndrom. Der intrauterine „Nabelschnurtod" wird in seiner Häufigkeit sehr unterschiedlich beurteilt [10, 11]. Eine Torsion der Nabelschnur (Abb. 27-1), echte Knoten, mehrfache Nabelschnurumschlingungen, eine zu kurze Nabelschnur oder Gefäßanomalien der Nabelschnur (fehlende Nabelarterie) werden als mögliche Ursachen diskutiert [3].

Als *Ursachen von seiten der Plazenta* stehen vor allem Blutungen als Folge einer vorzeitigen Lösung der Plazenta im Vordergrund, ausgelöst durch ein traumatisches Ereignis, bei Insertio velamentosa oder wiederum bei Schwangerschaftshypertension und Präeklampsie; hinzu kommen

2 Klinische Symptome bei intrauterinem Fruchttod

Das Ausbleiben *von Kindsbewegungen* führt im zweiten und dritten Trimenon häufig dazu, daß die Mutter selbst den Verdacht auf einen intrauterinen Fruchttod äußert, wobei dem Fruchttod unter Umständen eine Hyperaktivität des Kindes oder auch ein Nachlassen der Bewegungsintensität vorausgehen kann.

Die *Abnahme des Leibesumfangs und des mütterlichen Körpergewichts* können das Eintreten eines intrauterinen Fruchttods signalisieren. Dabei tritt der Fundus uteri tiefer, feststellbar durch Messung des Symphysen-Fundusabstands. Es kommt zum plötzlichen Milcheinschuß, gleichzeitig berichtet die Patientin über ein Fremdkörpergefühl im Leib, vor allem beim Gehen oder bei Drehbewegungen, was wiederum durch das passive Mitbewegen der abgestorbenen Frucht verursacht werden kann.

Der *fehlende auskultatorische Nachweis der kindlichen Herzaktion* ist kein Beweis für das Vorliegen eines intrauterinen Fruchttods. Adipositas der Mutter, eine dorsoposteriore Lage des Kindes oder auch ein Hydramnion können den akustischen Nachweis der fetalen Herzaktion stark beeinträchtigen. Dagegen sind der sonographische Nachweis eines Herzstillstands und einer Bewegungslosigkeit des Kindes immer als sichere Zeichen für den eingetretenen Fruchttod zu werten.

Die Ausstoßung des intrauterin abgestorbenen Feten erfolgt in der Regel innerhalb von zwei bis fünf Wochen. Eine längere Retention des Feten im Uterus wird dagegen häufiger beobachtet, wenn der Fet in der zweiten Schwangerschaftshälfte abgestorben ist.

3 Diagnostische Maßnahmen bei intrauterinem Fruchttod

Die Diagnose eines intrauterinen Fruchttods wird aufgrund der beschriebenen klinischen Symptomatik und der nachfolgend aufgeführten Untersuchungen gestellt.

Phonokardiogramm, fetales EKG: Das Mißlingen einer apparativen Registrierung der fetalen Herzaktion sowie das Mißlingen der Auskultation spricht zwar in vermehrtem Maße für einen intrauterinen Fruchttod; beweisend ist dieser Befund allein nicht, da auch die Registrierung der fetalen Herzfrequenz bei adipösen Patientinnen und/oder starken Kindsbewegungen erschwert sein kann.

Der *Ultraschalldiagnostik* kommt bei der Diagnostik des intrauterinen Fruchttods eine überragende Bedeutung zu, und sie ist zu einer nicht mehr wegzudenkenden Untersuchungsmethode geworden. Die früher in solchen Fällen häufig angewandte Röntgendiagnostik ist dadurch weitgehend verdrängt worden. Bei der Ultraschalldiagnostik wird der fetale Thorax aufgesucht und die Region des fetalen Herzens gezielt inspiziert. Der Nachweis eines Herzstillstands ist beweisend für den intrauterinen Fruchttod. Fehlende aktive sowie passive Kindsbewegungen, letztere durch Ausüben eines leichten Druckes mit der Hand oder dem Ultraschallapplikator ausgelöst, unterstützen dabei die Diagnose „intrauteriner Fruchttod". Ähnlich wie röntgenologisch ist auch sonographisch drei bis fünf Tage nach dem Eintritt des intrauterinen Fruchttods im Bereich des Schädels eine Doppelkonfiguration und/oder eine dachziegelartige Überlagerung der Schädelknochen mit einer daraus resultierenden Verkleinerung des biparietalen Kopfdurchmessers zu beobachten [5].

Derartige sonographisch auffallende Befunde sind allein kein sicheres Zeichen für den Fruchttod, da sie auch bei lebenden Kindern infolge eines Hydrops fetalis oder einer Fetopathia diabetica entstehen können.

Weitere bei der Sonographie erkennbare zusätzliche Zeichen für den intrauterinen Fruchttod sind: eine hochgradige Verkrümmung der Wirbelsäule, insbesondere im Halsbereich, und der Nachweis eines Hydrops fetalis, nicht selten kombiniert mit einem Hygroma colli oder fetalem Aszites. Gerade die zuletzt genannten Befunde stellen wichtige Gründe für weiterführende Untersuchungen dar.

Amniozentese: Die Punktion der Amnionhöhle ist als diagnostischer Eingriff in zweifacher Hinsicht bedeutsam: Zum einen ermöglicht eine Amniozentese die Gewinnung einer Fruchtwasserprobe, die für Untersuchungen zur Abklärung der für den intrauterinen Fruchttod verantwortlichen Ursachen (z. B. Chromosomenanomalie) benötigt wird, zum anderen kann die Beurteilung der Fruchtwasserfarbe als „mißfarben" die schon sonographisch gestellte Diagnose des intrauterinen Fruchttods bekräftigen.

Eine bevorzugte Indikation für eine Amniozentese mit nachfolgender Fruchtwasserdiagnostik ergibt sich aus Ultraschallbefunden, die im besonderen Maße an eine Chromosomenanomalie denken lassen, wie z. B. Hydrops fetalis, Hygroma colli, Omphalozele, Nierenfehlbildungen und eine ausgeprägte Wachstumsretardierung. Außerdem kann beim Verdacht auf eine Infektion des Feten versucht werden, den Erreger aus dem Fruchtwasser zu isolieren, insbesondere bei Verdacht auf intrauterin erfolgte Infektionen wie Toxoplas-

Tabelle 27-4 Diagnostisches Vorgehen bei intrauterinem Fruchttod und Verdacht auf intrauterine Infektion

Verdachtsdiagnose:	Listeriose	Zytomegalie	Toxoplasmose	Erythema infectiosum (Ringelröteln) - Parovirus B-19
Erregernachweis bei der Mutter aus:				
Blut	+			+
Rachen	+	+		
Vagina/Zervix	+	+		
Urin	+	+		
Erregernachweis beim Kind aus:				
Fruchtwasser	+	+	+	+
Plazentaabstrich	+		+	
Plazentahistologie	+		+	
Nabelschnurblut	+	+	+	+
Ohrabstrich	+			
Serologische Reaktionen bei Mutter und Kind:	Agglutinationstest gegen O- und H-Antigene, Titer > 1 : 200 diagnostisch bedeutsam	KBR (Komplementbindungsreaktion) IgG- u. IgM-Antikörper	KBR (Komplementbindungsreaktion) IFT (indirekte Immunofluoreszenz) IFT-IgM-Antikörper IHAT (indirekter Hämagglutinationshemmtest)	IgM-Antikörper, IgG-Antikörper

mose, Listeriose, Zytomegalie oder Ringelröteln (Parvovirus B 19). Es versteht sich von selbst, daß in solchen Fällen auch bei der Mutter serologische Untersuchungen zur Abklärung der genannten Infektionen erfolgen müssen (Tab. 27-4).

Bei intrauterinem Fruchttod als Folge einer möglichen Rhesus- oder einer auf andere Untergruppen zurückzuführenden Inkompatibilität kann noch im Fruchtwasser die ΔE_{450}-Bestimmung durchgeführt werden (siehe auch Band 5, Kapitel 6).

Eine *Amnioskopie* ist keine zuverlässige Methode zur Feststellung des intrauterinen Fruchttods.

4 Komplikationen bei intrauterinem Fruchttod

Die häufigsten Komplikationen bei intrauterinem Fruchttod stellen Veränderungen im System der Hämostase dar. Fibrinogen fällt unter 150 mg/dl ab. Hypo- und Afibrinogenämie können unmittelbar oder bereits wenige Stunden nach Absterben des Kindes entstehen. Sie treten aber auch als Folge einer vorzeitigen Plazentalösung, einer fetomaternalen Makrotransfusion oder eines Amnioninfektionssyndroms auf.

Ein „Dead-fetus-Syndrom" oder die Spätform einer Blutgerinnungsstörung wird bei Patientinnen nach einer Retention der toten Frucht von mehr als fünf Wochen beobachtet. Die Ursache dieser Störung ist nicht genau bekannt, es wird der Übergang proteolytischer Enzyme auf die Mutter diskutiert [6].

Die ersten Anzeichen einer beginnenden Koagulopathie sind ein Abfall der Thrombozytenzahl, eine Verminderung von Fibrinogen und Veränderungen im Thrombelastogramm. Eine ausgeprägte hämorrhagische Diathese wird meist erst während der Geburt, kurz danach oder wenige Stunden nach einer Nachräumung beobachtet. Es können dabei massive Blutungen auftreten, die dann rasch einen hämorrhagischen Schock mit Verbrauchskoagulopathie auslösen (siehe auch Kapitel 15).

5 Therapie des intrauterinen Fruchttods

5.1 Geburtseinleitung

Da zum Zeitpunkt der Diagnosestellung eines intrauterinen Fruchttods in den meisten Fällen ein unreifer geburtshilflicher Befund vorliegt, ist die Indikation zu einer medikamentösen Geburtseinleitung gegeben. Dabei hat sich die lokale und systemische, häufig auch die kombinierte Anwendung von Prostaglandinen wegen ihrer Effektivität als das Medikament der Wahl erwiesen. Für die intravenöse Gabe wird das Prostaglandin-E_2-Derivat Sulproston wegen seiner Verträglichkeit bevorzugt [2], lokal kommen auch Prostaglandin-E_2 und $F_{2\alpha}$ in Gel- oder Tablettenform zur Anwendung (Tab. 27-5).

Sulproston wird entweder in einer Dosierung von 100 μg (Nalador® 100) intramural-zervikal/extraamnial oder in einer Dosierung von 500 μg (Nalador® 500) intramuskulär/intravenös verabreicht. Der intravenösen Applikation von Nalador® 500 wiederum kann grundsätzlich auch eine lokale Vorbehandlung der Cervix uteri vorausgehen, wobei Gel intrazervikal oder eine Tablette intravaginal eingeführt werden. Eine ausführliche Dosierungsanleitung für die medikamentöse Geburtseinleitung bei intrauterinem Fruchttod im zweiten und dritten Trimenon gibt die Tabelle 27-5 wieder. In jedem Fall empfiehlt sich vor Anwendung von Sulproston die sorgfältige Beachtung der von der Herstellerfirma herausgegebenen Anwendungsanleitung.

Bei einer Anwendung von Nalador® 100 *intramural-zervikal* wird zunächst eine Lösung A (100 μg Sulproston in 2 ml NaCl) hergestellt und dann 0,5 ml der Lösung A (25 μg) wiederum auf 2,0 ml Kochsalzlösung zur gebrauchsfertigen Lösung B aufgefüllt. Erst die gebrauchsfertige Lösung B wird dann jeweils an zwei Stellen (6 und 12 h) in die Cervix uteri jeweils in Form einer Gabe von 1,0 ml der Lösung B injiziert.

Bei *extraamnialer Applikation* wird wiederum der Lösung A die gewünschte Dosierung (25 – 50 – 75 – 100 μg)

Tabelle 27-5 Medikamentöse Geburtseinleitung bei intrauterinem Fruchttod

Zeitpunkt	Prostaglandine	Zusammensetzung	Dosierung	Applikation lokal	systemisch
I./II. Trimenon	Minprostin® Gel $F_{2\alpha}$	1 Amp. = 5,0 mg in 3 g Gel	einmalige Applikation	intrazervikal*	—
III. Trimenon	Minprostin® Gel E_2	1 Amp. = 0,5 mg in 3 g Gel	einmalige Applikation	intrazervikal	—
Ende III. Trimenon	Minprostin® Vaginaltablette E_2	1 Tbl. = 3,0 mg	2 × 3 mg	intravaginal	—
II./III. Trimenon	Nalador® 100 (E_2-Derivat Sulproston)	1 Amp. Trockensubstanz = 100 μg Sulproston in 2 ml NaCl (*Lösung A*)	a) 25 μg (0,5 ml der Lösung A in 2,0 ml NaCl (*Lösung B*)	intramural-zervikal	—
			b) 25–100 μg als Einmaldosis (*Lösung B*)	extraamnial	—
II./III. Trimenon	Nalador® 500 (E_2-Derivat Sulproston)	1 Amp. Trockensubstanz = 500 μg Sulproston			
		– in 2 ml NaCl	a) 500 μg als Einzeldosis alle 3–6 Stunden	—	intramuskulär
		– in 250 ml NaCl (1 Amp.) – in 500 ml NaCl (2 Amp.)	b) 100 μg je Stunde max. 17 Tropfen/min 50 ml/Stunde höchste Gesamtdosis 1 500 μg; Wiederholung nach 24 Stunden	—	intravenös

*auch als Vorbereitung für nachfolgende systemische Therapie mit Nalador 500

entnommen und gegebenenfalls mit Kochsalzlösung auf 2,0 ml (Lösung B) aufgefüllt. Die extraamniale Applikation der gewählten Dosis erfolgt über den Zervikalkanal mit Hilfe eines Katheters, wobei dieser nach der Applikation entfernt wird.

Die Beendigung der Schwangerschaft ist nach 8 bis 14 Stunden zu erwarten. Bei verzögerter Muttermundseröffnung können zusätzlich noch Spasmolytika appliziert und das Therapieschema wahlweise nach 24 Stunden wiederholt werden. Die Peridural- oder Epiduralanästhesie sollte großzügig angewendet werden.

Bahnen sich Gerinnungsstörungen als Folge einer Abruptio placentae, eine manifeste intrauterine Infektion oder eine Präeklampsie an, muß die Geburt des toten Kindes beschleunigt werden. Das geschieht durch eine Dehnung des Zervikalkanals mit Hegar-Stiften, gegebenenfalls digital. Im Einzelfall muß die operative Maßnahme der Situation angepaßt werden. Hierzu gehören neben der seltenen Sectio parva bzw. Hysterotomia anterior beim toten Kind auch vaginale zerstückelnde Operationen wie die Kraniotomie, die Evisceration, die Embryotomie und die Kraniotraxie.

5.2 Überwachung während der Geburt

Während der Geburt, insbesondere bei medikamentöser Geburtseinleitung mit Prostaglandinen, ist die Patientin nach den Regeln einer intensivmedizinischen Behandlung zu überwachen. Dazu gehören die regelmäßige Kontrolle der Herz- und Kreislauffunktionen, die Kontrolle der Nierenfunktion und eine regelmäßige vaginale Untersuchung zur Beurteilung des Zervixbefunds. Eine Kontrolle der Wehenfrequenz und Intensität, unter Umständen auch durch intrauterine Druckmessung, ist dringend geboten, insbesondere bei Patientinnen mit vorausgegangener abdominaler Schnittentbindung oder anderen Uterusoperationen.

Unmittelbar nach Diagnosestellung eines intrauterinen Fruchttods ist eine Gerinnungsanalyse angezeigt; dabei sollten die Thrombozytenzahl, der Quick-Wert, die partielle Thromboplastinzeit (PTT), das Fibrinogen, der Äthanoltest, die Thrombinzeit sowie plasmatische Gerinnungsfaktoren kontrolliert werden. Eine einmalige Kontrolle der Gerinnungsparameter ist nicht ausreichend. Derartige Kontrollen sollten grundsätzlich vor, während und nach der Geburt durchgeführt werden. Dies gilt im besonderen Maße für Fälle mit wiederholtem Einleitungsversuch über mehrere Tage bei unreifem geburtshilflichem Befund und in den seltenen Fällen mit intrauterinem Fruchttod eines Zwillings. Hier sind unter Umständen mehrmals tägliche Analysen der Gerinnungsparameter indiziert.

Bei verstärkter vaginaler Blutung während oder nach der Entleerung des Uterus ist bei absinkendem Fibrinogenspiegel eine Substitution mit Frischplasma und Thrombozytenkonzentraten notwendig. Die Substitution von Fibrinogen oder anderen Gerinnungsfaktoren sollte nur nach der aktuellen Gerinnungsanalyse erfolgen. Eine Heparintherapie ist erst nach vollständiger Entleerung des Uterus indiziert (siehe auch Kapitel 15).

6 Wichtige Maßnahmen bei der Abklärung eines intrauterinen Fruchttods

6.1 Dokumentation auffälliger Befunde

Im Hinblick auf eine möglichst vollständige Klärung der Todesursachen und eine Abschätzung der Höhe eines möglichen Wiederholungsrisikos, insbesondere bei nachweisbaren Fehlbildungen und Chromosomenaberrationen, ist eine sorgfältige und umfassende Dokumentation aller am toten Kind erkennbaren auffälligen Befunde sowie die Veranlassung einer Reihe von Maßnahmen erforderlich. Dabei kann man sich an dem in Tabelle 27-6 aufgezeigten Aktionsplan orientieren.

An erster Stelle steht dabei die Inspektion des Kindes und die genaue Protokollierung auffälliger Befunde. Neben Gewicht und Länge sowie Mazerationsgrad der Haut ist dabei vor allem das Geschlecht und eine genaue Beschreibung von sichtbaren Fehlbildungen von großer Bedeutung. Bei der Beurteilung der Plazenta sollten auch deren Gewicht und Größe beachtet werden, das gleiche gilt für die Länge und das Aussehen der Nabelschnur. Nabelschnurtorsionen oder Nabelschnurknoten sind dabei im Einzelfall unschwer als mögliche Ursache für den intrauterinen Fruchttod zu

Tabelle 27-6 Aktionsplan nach Geburt eines intrauterin abgestorbenen Kindes

Sofortmaßnahmen

1. Inspektion und Beschreibung des Kindes:
   Mazerationsgrad, sichtbare Fehlbildungen, Geschlecht, Gewicht, Länge.
2. Fetales Blut entnehmen (steril, Nabelschnur oder Herz)
   – zur Chromosomenanalyse: 1–2 ml; Spritze mit Heparin benetzt
   – für Erregernachweis: 1–2 ml Nativblut; Infektionsserologie
3. Abstrichentnahme
   von Ohr, Mundhöhle, Haut zum Erregernachweis (Listeriose, Zytomegalie, pathogener Keime)
4. Gewebsentnahme
   für Fibroblastenkultur (Chromosomenanalyse), meist aus der Achillessehne unter sterilen Bedingungen
   – Verschicken in NaCl-Lösung oder Nährmedium
   – Lagerung im Kühlschrank oder bei Zimmertemperatur (nicht Brutschrank) über Nacht oder Wochenende

Weitere Maßnahmen

5. Photodokumentation
6. Röntgendokumentation
   (bei Skelett und Extremitätenfehlbildungen)
7. pathologisch-anatomische Untersuchung

erkennen (siehe auch Abb. 27-1). Bei einer Inspektion des intrauterin abgestorbenen Kindes sind Fehlbildungen wie Anenzephalus, Enzephalozele, Hygroma colli und Omphalozelen ohne weiteres als solche zu erkennen. Darüber hinaus ist auf Disproportionen zwischen Kopf und Rumpf sowie auf Dysmorphien im Bereich des Gesichtsschädels zu achten (Augenabstand, Sitz und Form der Ohrmuschel, Nasenform). Auch die Extremitäten können zum Teil diskrete, aber für die Einordnung einer Fehlbildung in ein bekanntes Syndrom wichtige Anomalien aufweisen, wie eine Hexadaktylie, Syndaktylien oder Fehlstellungen der Gelenke.

Bei Vorliegen von Fehlbildungen ist es angesichts der großen Vielfalt von isolierten und komplexen Fehlbildungen grundsätzlich wenig hilfreich, wenn die erkennbaren Fehlbildungen als „multiple Fehlbildungen" beschrieben werden. Hier ist eine möglichst vollständige und detail-

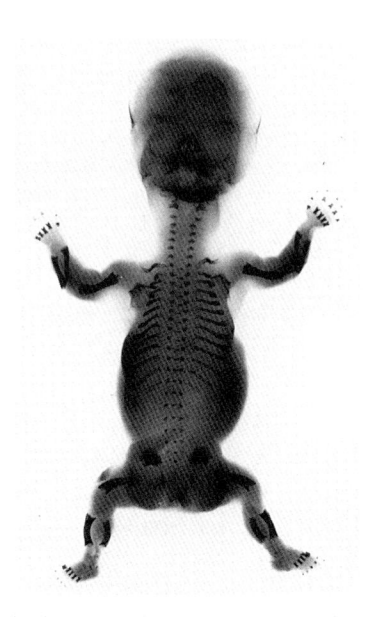

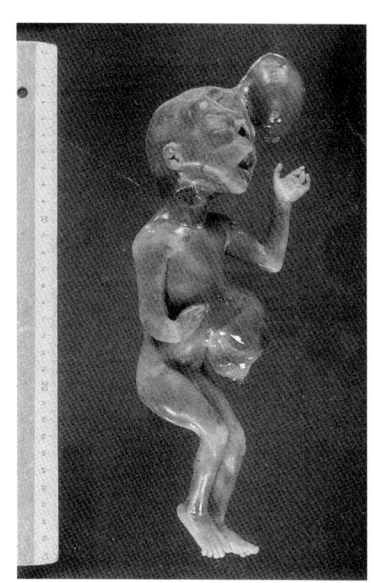

Abb. 27-2

Abb. 27-3

Abb. 27-2 Röntgenbild eines in der 19. Schwangerschaftswoche abortierten Feten mit thanatophorem Zwergwuchs.
– Verkürzung, Verbreiterung und leichte Krümmung der langen Röhrenknochen
– Verkürzung der Metakarpal- und Metatarsalknochen sowie Phalangen
– hochgradige Platyspondylie mit noch mangelhafter Ossifikation der zervikalen Wirbelkörper
– enger Thorax mit Verkürzung der Rippen sowie Verbreiterung und becherförmige Gestaltung der vorderen Rippenenden

Abb. 27-3 Abortierter Fetus mit Omphalozele. Defektfehlbildung der rechten oberen Extremität sowie frontaler Dysplasie (18. Schwangerschaftswoche).

lierte Auflistung der Fehlbildungen von unverzichtbarem Wert für die spätere Zuordnung zu einem genetischen Syndrom und demzufolge für die Abschätzung des Wiederholungsrisikos.

Eine röntgenologische Dokumentation des intrauterin abgestorbenen Kindes ist in der Regel überall problemlos möglich und gerade für die Identifizierung und Klassifizierung von Extremitätenfehlbildungen durch Beurteilung der Form von Röhrenknochen sowie die Erkennung von Ossifikationsstellen hervorragend geeignet (Abb. 27-2).

Die bei der Inspektion erkennbaren Auffälligkeiten sollten nicht nur ausführlich schriftlich, sondern am besten noch photographisch dokumentiert werden. Die Bedeutung einer Photodokumentation für die später stattgefundene genetische Beratung belegt das nachfolgend dargestellte Beispiel (Abb. 27-3):

Bei der Inspektion des totgeborenen Kindes fielen neben einer Enzephalozele und Omphalozele auch Fehlbildungen eines Armes auf, so daß die Verdachtsdiagnose „Meckel-Gruber-Syndrom" gestellt wurde. Bei autosomal-rezessivem Erbgang ergäbe sich hier für weitere Kinder ein Wiederholungsrisiko von 25%. Aufgrund der vorgelegten photographischen Dokumentation konnte die Verdachtsdiagnose aus humangenetischer Sicht eindeutig korrigiert werden. Es handelte sich um ein Amnionstrangsyndrom, bei dem das Wiederholungsrisiko nur 1 bis 2% beträgt.

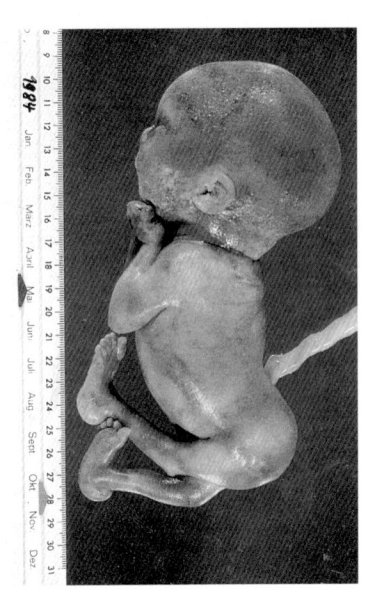

Abb. 27-4 Abortierter Fetus in der 24. Schwangerschaftswoche, Pena-Shokeir-Syndrom:
- dysproportioniertes Wachstum
- großer Hirnschädel, faziale Dysmorphien
- schwerste Kontrakturen an allen Extremitäten mit Extrembeugung in Hüft- und Ellenbogengelenken
- extremer Dorsalflexion beider Hände, Superadduktion der Daumen, Kamptodaktylie der Finger
- extremer Hyperextension beider Kniegelenke
- schwerem Hacken-Wiegenkufen-Klumpfuß mit Spreizstellung der Zehen

6.2 Chromosomenanalyse

Bei Verdacht auf Chromosomenanomalien ist die Durchführung einer Chromosomenanalyse von großer Bedeutung und fast immer möglich. Für die zytogenetische Untersuchung reicht eine mit Hilfe einer mit Heparin benetzten 2-ml-Spritze aus Nabelschnurgefäßen oder aus dem fetalen Herz aspirierte Blutprobe aus. Die Blutprobe kann über Nacht oder über das Wochenende bei Zimmertemperatur oder in einem Brutschrank bei 37 °C aufbewahrt werden.

Die Bedeutung einer postmortalen Chromosomenanalyse zeigt das folgende Beispiel:

Phänotypisch wurde das nachweisbare schwerwiegende Fehlbildungsmuster einem Trisomie-18-Syndrom zugeordnet. Überraschend ergab die Chromosomenanalyse aber einen unauffälligen Karyotyp, so daß die Diagnose einer Pseudotrisomie 18, neuerdings in der Literatur als Pena-Shokeir-Syndrom bezeichnet, gestellt werden mußte. Dieses Syndrom wird autosomal-rezessiv vererbt, so daß im Gegensatz zur Trisomie 18 das Wiederholungsrisiko nicht mehr 1 bis 2%, sondern 25% beträgt (Abb. 27-4). Demzufolge ist bei nachfolgenden Schwangerschaften eine Amniozentese mit Fruchtwasserdiagnostik oder auch eine Diagnostik an Chorionzottengewebe unzureichend und bedingt darüber hinaus eine gezielte Ultraschalldiagnostik.

6.3 Pathologisch-anatomische Untersuchungen

Eine Obduktion des intrauterin abgestorbenen Kindes sollte grundsätzlich veranlaßt werden, ebenso eine histologische Untersuchung der Plazenta. Dadurch können bei unauffälligem makroskopischem Befund häufiger zusätzliche Informationen über mögliche Ursachen des intrauterinen Fruchttods erhalten, und Chromosomenanomalien durch den Nachweis eines typischen Fehlbildungsmusters bestätigt oder überhaupt erst erkannt werden. Das gleiche gilt für erbliche Syndrome. Inzwischen stehen in der Bundesrepublik Deutschland für derartige pathologisch-anatomische Untersuchungen eine Reihe von erfahrenen

Embryopathologen zur Verfügung, die insbesondere in Fällen mit schwerwiegenden Fehlbildungen bevorzugt konsultiert werden sollten.

6.4 Serologische Untersuchungen

Bei Verdacht auf eine intrauterine Infektion des Kindes kann auch noch postmortal der Versuch eines Erregernachweises unternommen werden. Geeignet sind dafür, neben fetalem Blut und Fruchtwasser, auch gezielte Abstriche aus der Ohrmuschel und von der Plazentaoberfläche. Dabei ist es wichtig, daß für einen Nachweis der verschiedenen in diesem Zusammenhang wichtigen Erreger zum Teil spezielle Nährböden erforderlich sind. Zusätzliche Informationen ergeben sich aus Tabelle 27-4.

Literatur

1. Bretscher, J.: Der klinische Aspekt von 1061 perinatal verstorbenen Kindern. Arch. Gynäk. 204 (1967) 107.
2. Heinzl, S., C. Winkler: Aborteinleitungen im zweiten und dritten Trimenon mit Sulproston. Geburtsh. und Frauenheilk. 41 (1981) 169.
3. Hindemann, P.: Der intrauterine Fruchttod. In: Käser, O., K. Friedberg, K. G. Ober, K. Thomsen, J. Zander (Hrsg.): Gynäkologie und Geburtshilfe, Bd. II/1, S. 1.102. Thieme, Stuttgart–New York 1981.
4. Höhn, C.: Statistische Ergebnisse. In: Dudenhausen, J. W. (Hrsg.): Praxis der Perinatalmedizin, S. 455. Thieme, Stuttgart–New York 1984.
5. Holländer, H. J.: Die Ultraschalldiagnostik während der Schwangerschaft. In: Döderlein, G., K. H. Wulf (Hrsg.): Klinik der Frauenheilkunde und Geburtshilfe, 1. Aufl., Bd. 6, S. 681. Ergänzung 1975. Urban & Schwarzenberg, München–Wien–Baltimore 1984.
6. Kuhn, W., H. Graeff: Folgen einer disseminierten intravaskulären Gerinnung für einzelne Organe. In: Kuhn, W., H. Graeff (Hrsg.): Gerinnungsstörungen in der Geburtshilfe, S. 55. Thieme, Stuttgart–New York 1977.
7. Luthard, T.: Schwangerschaft und Zytomegalie. Gynäkologe 1 (1977) 31.
8. Majevski, A., M. Leyhausen: Über die Totgeburt. In: Kaufmann, C. (Hrsg.): Geburtshilfe und Frauenheilkunde, S. 172. Thieme, Stuttgart 1962.
9. Müller, R.: Diagnostik und Therapie von Listerioseerkrankungen in der Schwangerschaft und im Wochenbett. Zbl. Gynäk. 93 (1971) 149.
10. Scheffel, T., D. Langanke: Die Nabelschnurkomplikationen an der Universitäts-Frauenklinik Leipzig von 1955–1967. Zbl. Gynäk. 92 (1970) 429.
11. Schultze, K. W.: Intrauteriner Fruchttod durch Nabelschnurtorsion. Zbl. Gynäk. 91 (1969) 694.

28 Umgang mit dem perinatalen Kindstod: ethischer Imperativ und psychoprophylaktische Aufgabe

K.-H. Wehkamp

Inhalt

1 Einleitung 442

2 Besonderheiten des prä- und perinatalen Kindstods 443

3 Psychische Bewältigung des prä- und perinatalen Kindstods 444
3.1 Trauer 444
3.2 Weitere Familienplanung und nachfolgende Schwangerschaften 444

3.3 Zwischenmenschliche Beziehungen 445

4 Praktisches Vorgehen in der Klinik 445

5 Aufgaben der Nachsorge 446

6 Schlußbemerkung 446

1 Einleitung

Die Grundlagen der Medizin sind wissenschaftliche und ethische. Bei der Konfrontation mit dem perinatalen Kindstod sind beide Aspekte gefordert. Kommt die ethische Komponente in unserer eigenen Ausbildung zu kurz, so können wir uns auch unter wissenschaftlichem Aspekt nicht richtig verhalten.

Die Forderung, auch beim prä- und perinatalen Kindstod die Kinder als Menschen, die Schwangerschaft als Schwangerschaft, die Geburt als Geburt anzuerkennen, mag spontan evident sein. Die herkömmliche Umgangspraxis in den westlichen Ländern entspricht dem jedoch nicht. In der vorherrschenden Praxis wird das verstorbene Kind vor der Mutter verborgen, sein Tod wird mit Schweigen umhüllt, die Trauer wird unterdrückt und versteckt, häufig erhalten die Kinder weder einen Namen noch ein Grab. Möglich wurde diese Entwicklung, die mit einer Entritualisierung von Geburt und Sterben einhergeht, vor dem Hintergrund der Verlagerung dieser Vorgänge aus dem Rahmen der Familie in das Hospital. Dessen vordergründig zweckrationale Ausrichtung auf somatisch-technische Aspekte hat lange Zeit in Praxis und Wissenschaft zu einer Ausgliederung und Nichtbeachtung emotionaler und affektiver Prozesse geführt. Erst in jüngerer Zeit beginnen wir wieder den Sinn und die Bedeutung des Schmerzausdrucks und der Trauerreaktion zu verstehen, wobei der Psychoanalyse ein großes Verdienst zukommt.

Wissenschaftliche Untersuchungen über die Bedeutungen, Wirkung und mögliche Folgen eines prä- und perinatalen Kindstods befinden sich noch in den Anfängen, können aber zurückgreifen auf die Ergebnisse einer psychologischen und kulturanthropologischen Trauerforschung. Diese zeigen nicht nur die Gefährdung der seelischen und körperlichen Gesundheit durch den Tod eines eng verbundenen Menschen auf, sondern auch die Bedeutung der kulturellen Trauerrituale und der innerpsychischen „Trauerarbeit" bei der Verarbeitung und Bewältigung dieses Verlusts [1,14].

Von besonderer Bedeutung ist das Fehlen eines verbindlichen kulturell verankerten Abschiedsrituals, was wiederum als ein Ausdruck des Bedeutungsverlusts grundlegender religiöser Inhalte gesehen werden muß. In dieser Hinsicht hat unsere moderne Gesellschaft einen in der Kulturgeschichte der Menschen einmaligen Zustand erreicht. Oft verschwindet der Leichnam als numeriertes Präparat im pathologischen Institut – ohne Namen, ohne Taufe, ohne Begräbnis, ohne für die Mutter faßbare Erinnerung.

So wird der Kindstod sehr häufig als ein radikal sinn-loses und trost-loses Ereignis erlebt. Die Umwelt reagiert überwiegend mit einem hohen Maß an Unverständnis, so daß Störungen der sozialen Beziehungen und mangelnde soziale Unterstützung überwiegen. In beinahe jedem zweiten Fall der von uns befragten Frauen war es zu einer Erschütterung der Partnerbeziehung gekommen, in einem Viertel der Fälle kam es zu einer Trennung. Lediglich ein Viertel der Befragten hatte Nachbarn und Freunde als hilfreich erlebt [15]. Hilflosigkeit und Unverständnis verschärfen die Situation, indem der Mutter eher Verdrängungs- als Verarbeitungshilfen angeboten werden. Die „Vertröstung" auf eine neue Schwangerschaft ist schnell ausgesprochen, „Ersatz" wird empfohlen, die Einmaligkeit jedes menschlichen Lebewesens wird geleugnet.

Eigene Erfahrungen aus der Betreuung von über 150 Frauen sowie die erwähnte Befragung von 60 Frauen nach Kindstod zeigen, daß Ereignis und Verarbeitungsweise eines Kindstods von Bedeutung sind für den seelisch-psychischen Zustand der Frau, ihren körperlichen Zustand, ihre weitere Familienplanung, Schwangerschaftsverläufe, Persönlichkeitsbild, soziale Situation, Verhaltensweisen sowie für die Entwicklung von Geschwisterkindern [15, 16, 17]. Aus dieser Vieldimensionalität wird ersichtlich, daß weder eine somatisch-technische, noch eine unsomatisch-psychologische Betrachtungsweise dem Gesamtphänomen gerecht wird. Der im Kontext der Forderung nach einer „integrierten Psychosomatik" verlangte Paradigmenwechsel im Sinne neuer Denkformen zur Überwindung der herkömmlichen Trennung psychischer, somatischer und sozialer Kategorien wird hier beispielhaft plausibel.

2 Besonderheiten des prä- und perinatalen Kindstods

Die Besonderheit des prä- und perinatalen Kindstods besteht darin, daß Lebensanfang und Lebensende unmittelbar zusammenfallen. Der Schmerz über den Verlust eines geliebten Wesens mischt sich mit dem Schmerz über eine versagte Wunscherfüllung sowie mit der Erschütterung des Vertrauens in die eigene Fähigkeit zur Reproduktion. Hinzu kommen Schuldgefühle beim überwiegenden Teil der Frauen [15]. Im Empfinden sehr vieler Menschen repräsentiert ein gemeinsames Kind ein elementares Stück „Lebenssinn". Daraus wird verständlich, daß ein Kindstod für die betroffene Mutter und auch den Vater eine Katastrophe größten Ausmaßes sein kann. Wird zudem das verstorbene Kind vor der Mutter versteckt, so besteht die Gefahr einer psychisch äußerst belastenden und über Jahre andauernden Suche nach dem verlorenen Kind mit wiederum weitreichenden Folgen.

Stirbt ein Kind im Mutterleib, so kann es für die Mutter unheimlicher nicht sein. Ihr eigener Leib enthält den Tod, die Geburt bringt kein Leben hervor. Die Mutter ist im Grundvertrauen auf den eigenen Körper sowie im Kern ihrer weiblichen Identität erschüttert. Zu den Zweifeln an der Fähigkeit, ein Kind bekommen zu können, gesellen sich Schuldgefühle und Selbstvorwürfe. Die hiermit verbundenen Ängste werden die Frau im weiteren Leben und besonders in einer folgenden Schwangerschaft begleiten, sofern sie nicht an einer sekundären Sterilität ursächlich mitbeteiligt sind.

Kindstod nach Sectio

Einem kindlichen Sterbefall, insbesondere beim unreifen Kind, geht häufig eine Sectio caesarea als letzter Rettungsversuch voraus. Wenn die Frau aus der Narkose aufwacht, fehlt ihr subjektiv jene Zeit, in der das Kind verstorben ist. Die Verbindung zwischen ihrer Lebenszeit gemeinsam mit dem Kind und der Lebenszeit als verwaiste Mutter ist unterbrochen. Ist das Kind in einem präfinalen Zustand, so wird die postoperative Phase der Mutter oft zum Vorwand, sich bereits vor dem Tod des Kindes von diesem innerlich zurückzuziehen bzw. eine Kontaktaufnahme zu vermeiden. Nach unserer Erfahrung kann ein solches Verhalten für die betroffene Mutter fatale Folgen haben: Ihre wahrscheinlich latent vorhandenen Schuldgefühle können sich ins Unerträgliche steigern, wenn das Kind in dieser Phase stirbt. Hat sie hingegen Kontakt zu dem Kind aufgenommen, ihm u. U. ihre Milch gegeben, es im Arm gehabt oder zumindest berührt, so kann sie sich nicht mehr den Vorwurf machen, nicht alles ihr Mögliche für ihr Kind getan zu haben. Der Kindstod behält in einem solchen Fall zudem seine volle Realität. Die emotionale Beteiligung beim Sterben des Kindes leitet die Trauerarbeit bereits ein.

Daß sich mit dem Wissen von der Schwangerschaft bereits eine enge emotionale Bindung zwischen Mutter und Kind entwickelt, die wiederum nach dem Wahrnehmen erster Kindsbewegungen oder auch schon nach dem ersten Ultraschall sich verstärkt, ist von etlichen Autoren nachgewiesen worden [8]. Bowlby faßt vorliegende Untersuchungen dahingehend zusammen, „daß trotz der Kürze der Bindung zwischen Eltern und Kind die allgemeinen Reaktionsmuster kaum anders sind als bei Verwitweten. Betäubung, gefolgt von somatischem Leiden, Sehnsucht, Wut und darauffolgender Reizbarkeit und Depressionen sind geläufig..." [1]. Kast [5, 6] zeigt, daß die Trauerphasen den von Kübler-Ross [9] beschriebenen Entwicklungsphasen von Todkranken ähnlich sind. Dennoch ist die Trauer um ein verlorenes Kind anders als die Trauer um einen geliebten Menschen, den man lange gekannt hat. Sie ist schwieriger, da sie auf so wenig reale Vorstellungen und Erfahrungen von dem Kind zurückgreifen kann. Sie ist zugleich ich-näher, da das Kind ja noch ein Teil des Selbst war als es starb (oder sich der Tod anbahnte). „Perinatal death constitutes a narcissistic loss for the mother, a loss of part of herself." [11]. Sie fällt zudem in eine psychisch besonders sensible Lebensphase der Mutter, in welcher diese auf ein besonderes intensives Verhältnis zum Kind vorbereitet ist.

3 Psychische Bewältigung des prä- und perinatalen Kindstods

3.1 Trauer

Die psychische Bewältigung kann nur über den Weg der Trauer führen, die zwar selbst als schmerzhaft empfunden wird, jedoch ein unverzichtbares Moment im Prozeß der psychischen Verarbeitung des Verlusts darstellt. Dieser Prozeß ist häufig nach Jahren und auch nach Jahrzehnten nicht abgeschlossen, er führt jedoch aus einer Phase von Verzweiflung und psychosozialer Erschütterung heraus zu einem Annehmen des Todes und einer Rückkehr in das normale Leben, ohne daß der Schmerz vollständig verschwinden würde.

Dagegen wird von *pathologischer Trauer* gesprochen, wenn Depression, Krankheitsgefühl und Störung des sozialen Verhaltens persistieren, wenn der Schmerz über den erlittenen Verlust fortwährend das gesamte psychische Erleben bestimmt. Die Behinderung der Trauerreaktion ist hierfür ein wesentlicher Verursachungsfaktor: die Verleugnung der Realität des Kindstods, die Behinderung des emotionalen Ausdrucks, das Fehlen ritueller kultureller Verarbeitungsformen.

Nach Nijs [13] kann eine Totgeburt „ein so katastrophales Ereignis sein, daß für die Betroffenen möglicherweise lebenslange emotionale Störungen zurückbleiben." Der schwedische Psychiater Cullberg hat Frauen, die tote Kinder geboren haben, nachuntersucht. Er fand, daß die Trauerzeit häufig kürzer war, wenn die Frauen die Gelegenheit gehabt hatten, ihre psychische Erregung auszudrücken. Er empfiehlt ein möglichst bewußtes Umgehen der Eltern, Ärzte und Hebammen mit dem Kindstod, wozu auch ein Anschauen und In-den-Arm-Nehmen des toten Kindes gehört. Der Geburtsmediziner Westin erklärt hierzu: „Die Richtigkeit unseres Vorgehens wird von den meisten Patientinnen bestätigt und kann auch an der deutlichen Abnahme von schweren psychischen Störungen im späteren Verlauf abgelesen werden" [18]. Eigene Untersuchungen bestätigen diese Ergebnisse. Depressionen, schwere Erschütterungen des Selbstwertgefühls, schwerste Schuldgefühle, aggressives Verhalten und suizidale Phasen verbinden sich mit schweren Einschränkungen sozialer Verhaltensmöglichkeiten. Familien mit Kindern werden von den betroffenen Müttern oft über viele Jahre gemieden, die Ehe und lebende eigene Kinder können überfordert werden.

Von 50 Frauen nach prä- und perinatalem Kindstod, die von mir befragt wurden, betrachteten 48 Frauen dieses Ereignis als „für das eigene Leben von einschneidender Bedeutung". Das Ereignis empfanden 37 Frauen als schwerwiegender als den Tod eines nahestehenden Erwachsenen; lediglich einmal wurde der Kindstod als das weniger belastende Ereignis betrachtet. 49 der Frauen waren der Überzeugung, daß Außenstehende das Gewicht des Ereignisses unterschätzen würden, das von 45 Frauen als bis dahin „schwerster Schock meines Lebens" bezeichnet wurde.

3.2 Weitere Familienplanung und nachfolgende Schwangerschaften

Ein unbewältigter Kindstod ist in der Regel folgenreich für die *weitere Familienplanung* und hat angesichts der geringen Kinderzahl der heutigen Familien ein besonderes Gewicht. Der größte Teil der von uns befragten Frauen (zwei Drittel) wollte so schnell wie möglich eine neue Schwangerschaft, wobei die Hälfte aller Frauen dies als Leistungsdruck empfand. Ein Viertel der Frauen gaben an, gerade noch eine einzige Schwangerschaft ertragen zu können; nur 10% hatten danach mehr als ein Kind bekommen. In einem Viertel aller Fälle war es über die Frage der weiteren Familienplanung zu erheblichen Differenzen innerhalb der Partnerbeziehung gekommen.

Ein Kindstod belastet den *Verlauf der folgenden Schwangerschaft* einschließlich der Geburt. Zahlreiche Untersuchungen über Risikofaktoren der Frühgeburt weisen den Faktor „Zustand nach Kindstod" als einen der quantitativ deutlichsten Risikofaktoren aus. Die psychischen Belastungen liegen auf der Hand: Die erneute Schwangerschaft reaktiviert die unglücklichen Erfahrungen und Gefühle. Die Schwangere wagt kaum, sich zu freuen, Angst überschattet die Schwangerschaft bis zur Geburt. Die Beziehung zum Vater ist häufig erheblich belastet. Vorzeitige Wehen, Tokolyse, Hypertonie, längerer Klinikaufenthalt und eine überdurchschnittlich hohe Zahl operativer Entbindungen stellen sich ein. Zwar muß davon ausgegangen werden, daß in vielen Fällen Risiken, die bei der Verursachung des Kindstods beteiligt waren, in der folgenden Schwangerschaft weiterhin bestehen. Dennoch können wir anhand etlicher Kasuistiken zeigen, daß allein das Faktum des Kindsverlusts ausreichender psychosomatischer Auslöser erheblicher Schwangerschaftsstörungen sein kann oder sich zu anderen Risiken gewichtig hinzuaddiert.

3.3 Zwischenmenschliche Beziehungen

Ein Kindstod als eine extreme leiblich-seelische Erfahrung stellt die *Ehe- oder Partnerbeziehung* auf eine große Probe. Nur die Hälfte aller von uns befragten Frauen fühlten sich von ihrem Mann oder Freund hinreichend verstanden und unterstützt. Etwa je die Hälfte gaben an, daß ihre Beziehung durch das Ereignis erschüttert bzw. gefestigt worden sei. Ein Viertel der Frauen lebte mit dem damaligen Partner nicht mehr zusammen. Rückzug von Verwandten, Freunden und Bekannten fand sich ebenso häufig wie Gefühle des Enttäuschtseins. Mehr als zwei Drittel der Frauen fühlten sich in ihren Gefühlen nicht verstanden. Nur jede fünfte Frau fühlte sich durch die Mitarbeiter der *Entbindungsklinik* unterstützt, nur 15 von 50 Frauen würden wieder in dieselbe Klinik gehen, jede zweite hatte sich einen anderen *Frauenarzt* gesucht.

Ein besonderes Problem bildet der Umgang der Eltern mit *Geschwisterkindern*. Wenn die Eltern sich selbst dem Kindstod nicht stellen können, so werden sie auch nicht in der Lage sein, mit ihren Kindern darüber zu sprechen. Für die Geschwister des gestorbenen Kindes werden Tabus spürbar, Fragen bleiben unbeantwortet, unaussprechbare Ängste und Phantasien können entstehen, Beunruhigung und Verwirrung sind die Folgen. „While not talked about, the impact on surviving siblings from such a loss can be long-lasting, affecting character development and the parent-child-relationship" [11]. Leon verweist auf Erfahrungen aus psychotherapeutischer Praxis, wonach dramatische Folgen des Kindstods bei Geschwistern aufgetreten waren: psychotische Schübe, schwere depressive Phasen und Suizide. Vier Themen der Phantasien der Kinder und Jugendlichen fand er immer wieder: „Ich habe das Baby getötet"; „Ich könnte sterben"; „Ich werde die Stelle des toten Kindes einnehmen" [11, 12]. Sigmund Freud berichtet in seiner Selbstanalyse, daß er seinen jüngeren Bruder, der mit wenigen Monaten starb, „mit bösen Wünschen und echter Kindereifersucht begrüßt hatte, und daß von seinem Tode der Keim zu Vorwürfen in mir geblieben ist" [3]. Zu offenem und einfühlsamem Umgang der Eltern mit ihren lebenden Kindern sollten schon die Ärzte der Geburtsklinik auffordern und ihre Unterstützung anbieten.

4 Praktisches Vorgehen in der Klinik

Den Ärzten, Hebammen und Schwestern, die unmittelbar mit dem intrauterinen und perinatalen Kindstod konfrontiert sind, kommt als Ansprechpartner der ersten Stunde für die Mütter und Väter eine wichtige und schwer zu erfüllende Aufgabe zu. Neben der medizinischen Behandlung müssen sie in menschlicher Zuwendung den Betroffenen beistehen, zuhören und gemeinsam mit ihnen den Tod aushalten. So leiten sie zugleich in präventivmedizinischem Sinne Bewältigungsprozesse ein, die für die psychosoziale und gesundheitliche Zukunft der Frauen und ihrer Familien von Wichtigkeit sind.

Die Förderung realer Vorstellungen und das Zulassen der mit dem Kindstod verbundenen Gefühle bei der Mutter gewinnt im individuellen Fall große Bedeutung. Die Gesellschaft ist aufgefordert, verlorengegangene kulturelle Verarbeitungsformen wiederzuentdecken und zeitgemäße Inhalte zu entwickeln. Das Besprechen des Todesfalls im Kreis der Familie oder engen Freunden kann schon im Rahmen der Klinik eine gemeinsame Trauer einleiten. Selbsthilfegruppen von Eltern, Arbeitskreise von Hebammen und Ärzten sowie kirchliche Initiativen zeigen die wachsende Sensibilität gegenüber den genannten gesellschaftlichen und somit auch medizinischen Defiziten auf.

Beim intrauterinen Kindstod und bei der Abruptio im zweiten Trimenon ist das Vorgehen in unserer Klinik, wenn es ideal gelingt, wie folgt:

– Bis zur Geburt soll die Mutter nicht allein sein. Der Ehemann oder Partner bzw. eine nahestehende Person werden mit aufgenommen, sind auch bei der Geburt anwesend.

- Wir geben keine Sedativa, wohl aber ausreichend Schmerzmittel, häufig auch eine Periduralanästhesie.
- Wir bemühen uns um einen möglichst guten Kontakt zur Patientin. Wenn es möglich ist, wird vorab der weitere Verlauf besprochen.
- Wir erklären den Sinn, das tote Kind zu betrachten oder in den Arm zu nehmen.
- Nach der Geburt reinigen wir das Kind und wickeln es in ein Tuch. So wird es der Mutter bzw. den Eltern gezeigt. Lehnen diese es zunächst ab, das Kind zu sehen, so bieten wir die Möglichkeit an, das Kind innerhalb von 24 Stunden gemeinsam mit uns anzuschauen.
- In den Tagen nach der Geburt besuchen wir die Patientin mehrere Male, manchmal auch zweimal am Tag. Wir bieten uns an zum Zuhören, helfen der Frau beim Aussprechen ihres Schmerzes, sprechen sie auch auf mögliche Schuldgefühle an.

Wir bemühen uns um ein möglichst eindeutiges Akzeptieren von Realität durch die Mutter: Es war eine Schwangerschaft, es war ein Kind, es war eine Geburt. Wir empfehlen, dem Kind einen Namen zu geben und es nach Möglichkeit in einem Familiengrab zu bestatten. Auch nach der Entlassung aus der Klinik stehen wir als Ansprechpartner bereit. Auch mit einem monatlich durchgeführten Gesprächskreis für betroffene Eltern haben wir gute Erfahrungen gemacht.

Ein im Kern ähnliches praktisches Vorgehen wird übereinstimmend von verschiedenen Autoren und Arbeitsgruppen vorgeschlagen [1, 2, 4, 7, 13, 18]. Alle gemeinsam betonen die Notwendigkeit einer „Trauerarbeit" und somit eines möglichst bewußten Umgangs mit dem Kindstod. Eine Arbeitsgruppe der Universität von Südflorida in Tampa berichtet von der erfolgversprechenden Arbeit spezieller „grief-support-teams" [10]. Kirk betont die auszunutzende Chance zu präventiver Medizin: „Given the situation of a perinatal loss, the obstetrician is provided with an unusual opportunity to practice preventive medicine" [7].

5 Aufgaben der Nachsorge

Nijs hat die Besonderheiten der postpartalen Nachsorge ausführlich dargestellt. Der behandelnde Frauenarzt sollte auf gynäkologische, psychiatrische und soziale Aspekte achten. Das Abstillen, die erste Menstruation, die Antikonzeption und der erste Koitus können heftige Erinnerungen und Erschütterungen bewirken und sollten im Gespräch begleitet werden. „Der Arzt soll versuchen, sich zu informieren, wie der Verlust innerhalb der Familie verarbeitet wurde", er soll zudem „nachprüfen, ob der Trauerprozeß mit seinen affektiven Komponenten wirklich angefangen hat." [13].

6 Schlußbemerkung

In den vergangenen Jahren wurden über einhundert Mütter bzw. Eltern nach dem oben beschriebenen Konzept betreut. Der Anteil derjenigen, die ihre Kinder gesehen und oft berührt haben, liegt inzwischen über 80%. Die meisten anderen haben sich ein Photo des Kindes angesehen. Wir haben bisher keinen Fall zu verzeichnen, in dem dieser Weg im Nachhinein verurteilt oder abgelehnt wurde.

Der Schmerz über den Tod eines Kindes wird individuell unterschiedlich sein, er wird sich auch nicht durch psychosoziale Techniken mindern lassen. Menschlicher Beistand durch die Bezugspersonen der ersten Stunde ist gefordert. Indem sie mit der betroffenen Frau umgehen, sollten sie sich klarmachen, wie sie selbst mit dem Ereignis umgehen. Es gibt keinen „Königsweg" im Umgang mit dem perinatalen Kindstod. Die persönliche Wahrhaftigkeit und Hilfsbereitschaft der Klinikmitarbeiter ist hier von entscheidender Bedeutung. Eine Klinik schließlich muß diese Unterstützung mit derselben Selbstverständlichkeit ermöglichen wie sie einen operativen Eingriff ermöglicht.

Literatur

1. Bowlby, J.: Verlust, Trauer und Depression. S. Fischer, Frankfurt 1983. Originalausgabe: Loss, Sadness, and Depression. Attachment and Loss, Vol. 3. Hogarth Press, London 1980.
2. Cullberg, J.: Mental reactions of women to perinatal death. In: Morris, N. (ed.): Psychosomatic Medicine in Obstetrics and Gynaecology, pp. 326–339. Karger, Basel 1972.
3. Freud, S.: Aus den Anfängen der Psychoanalyse, S. 189. S. Fischer, Frankfurt 1962.
4. Hohenauer, L.: Umgang mit Eltern bei Behinderung oder Tod eines Neugeborenen. Med. Klin. 79 (1984) 659–661.
5. Kast, V.: Trauern. Kreuz, Stuttgart 1982.
6. Kast, V.: Wenn Geburt und Tod zusammenfallen. In: Lutz, G., B. Künzer-Riebel (Hrsg.): Nur ein Hauch von Leben. Kaufmann, Lahr 1988.
7. Kirk, E. P.: Psychological effects and management of perinatal loss. Amer. J. Obstet. Gynec. 149 (1984) 46–51.
8. Klaus, M. H., J. H. Kenell: Mutter-Kind-Bindung. Kösel, München 1983. Originalausgabe: Maternal-Infant Bonding. Mosby, St. Louis 1976.
9. Kübler-Ross, E.: Interviews mit Sterbenden. Kreuz, Stuttgart–Berlin 1971.
10. Lake, R. N., A. Knuppel, J. Murphy, M. Johnson: The role of a grief support team following stillbirth. Amer. J. Obstet. Gynec. 146 (1983) 877–881.
11. Leon, I. G.: The invisible loss: The impact of perinatal death on siblings. J. psychosomat. Obstet. Gynec. 5 (1986) 1–14.
12. Lewis, E.: Reactions to stillbirth. In: Morris, W. (ed.): Psychosomatic Medicine in Obstetrics and Gynaecology, 323–325. Karger, Basel 1972.
13. Nijs, P.: Die Frau post partum – Zur Psychologie des Wochenbetts. In: Fervers-Schorre, B., H. Poettgen, M. Stauber (Hrsg.): Psychosomatische Probleme in der Gynäkologie und Geburtshilfe 1985, S. 169–182. Springer, Berlin–Heidelberg–New York–Tokio 1986.
14. Rösing, I.: Die Verbannung der Trauer, S. 442. Greno, Nördlingen 1987.
15. Wehkamp, K., A. Scheffler: Zur psychosomatischen Verarbeitung von prae- und perinatalem Kindstod und Fehlgeburt. Verhandlungen der Deutschen Gesellschaft für Gynäkologie und Geburtshilfe, München 1988. Arch. Gynec. 242 (1989) Suppl.
16. Wehkamp, K.: Kindstod in der Frauenklinik. In: Lutz, G., B. Künzer-Riebel (Hrsg.): Nur ein Hauch von Leben. Kaufmann, Lahr 1988.
17. Wehkamp, K., D. Langnickel: Bedeutungen des prae- und perinatalen Kindstods. Dtsch. Ärztebl. 84/11 (1987) 642–645.
18. Westin, B.: Arzt-Eltern-Beziehungen bei perinatalen Todesfällen. In: Langnickel, D., H. Gunschera (Hrsg.): VII. Bremer Perinatologisches Fortbildungsseminar. Milupa Wissenschaftliche Information 10/3, S. 47–57. Friedrichsdorf/Taunus 1984.

Nachgeburtsperiode und Wochenbett

29 Nachgeburtsperiode

C. F. Michel

Inhalt

1	Einleitung 452	4	Komplikationen in der Nachgeburtsperiode 462
2	Abnabelung 452	4.1	Retention der Plazenta 462
2.1	Technik 452	4.2	Blutungen 462
2.2	Zeitpunkt 452	4.3	Geburtsverletzungen 464
		4.3.1	Muttermundriß 464
3	Lösung der Plazenta 454	4.3.2	Scheidenriß 464
3.1	Lösungsmechanismus 454	4.3.3	Dammriß 465
3.2	Lösungszeichen 456	4.3.4	Hämatome 466
3.3	Entfernung der gelösten Plazenta . . 458	4.3.5	Labienrisse 466
3.4	Inspektion der Nachgeburt 459	4.3.6	Druckschäden 466
3.4.1	Plazenta 459		
3.4.2	Eihäute 461	5	Leitung der Nachgeburtsperiode . . . 466
3.4.3	Nabelschnur 461		

1 Einleitung

Die wesentliche Aufgabe des Geburtshelfers in der Nachgeburtsperiode ist die Primärversorgung des Neugeborenen und die Vermeidung unnötiger Blutverluste der Mutter. Nach wie vor sind Blutungen in dieser Phase der Geburt die häufigste Ursache der Müttersterblichkeit. Stärkere Blutverluste in der Nachgeburtsphase verzögern die Erholung im Wochenbett und erhöhen die postpartale Morbidität. Die Leitung der Nachgeburtsperiode ist daher wesentlich darauf ausgerichtet, Blutungen zu vermeiden oder frühzeitig zu erkennen und zu behandeln.

Aus systematischen und sachlichen Gründen ist es zweckmäßig, die Plazentarperiode von der Postplazentarperiode zu unterscheiden. Die Plazentarperiode beginnt unmittelbar nach der Geburt des Kindes und endet mit der Ausstoßung der Plazenta. Die daran anschließende Postplazentarperiode hat keine natürliche Terminierung. Eine willkürliche aber zweckmäßige Begrenzung ist die Frist von zwei Stunden nach der Geburt des Kindes. Die Voraussetzung ist, daß das Cavum uteri leer ist und eine dauerhafte Kontraktion des Uterus besteht.

2 Abnabelung

2.1 Technik

Die Abnabelung wird so vorgenommen, daß ein ausreichend langer Nabelschnurrest am Kind verbleibt. Die endgültige Versorgung des Nabels erfolgt später. Man behält so die Möglichkeit, in der unmittelbar postpartalen Phase einen raschen Zugang zum Gefäßsystem des Kindes zu finden. In etwa 8 bis 10 cm Abstand vom Hautnabel werden mit einem Zwischenraum von 1 bis 2 cm zwei Péan-Klemmen gesetzt, eine weitere Klemme liegt 10 bis 15 cm näher an der Plazenta. Zwischen den ersten beiden Klemmen wird mit einer sterilen Schere unter möglichst aseptischen Bedingungen die Nabelschnur durchtrennt.

Von dem an der Plazenta verbliebenen Teil der Nabelschnur wird aus einer der beiden Arterien durch Punktion Blut für die Bestimmung des Säure-Basenstatus gewonnen. Wir benutzen eine Kanüle in deren Konus die heparinisierte Glaskapillare eingeführt wurde. Damit kann meist ohne Schwierigkeiten eine ausreichende Menge Blut ohne Luftblasen gewonnen werden. Wenn die Messung unmittelbar erfolgt, was anzustreben ist, kann die Kapillare unverschlossen bleiben. Sonst muß sie mit Knetmasse verschlossen werden.

Die Bestimmung des Säure-Basenstatus ergibt zusätzlich zum Apgar-Score objektive Kriterien für die Beurteilung des Kindes. Gleichzeitig wird erreicht, daß das Gerät durch den häufigen Gebrauch einsatzbereit bleibt und der Geburtshelfer die für die Messung notwendige Übung erhält.

Blut für weitere Untersuchungen kann nach Öffnen der distalen der beiden verbliebenen Klemmen gewonnen werden. Notwendig sind die Bestimmung der Blutgruppe und des Rhesusfaktors sowie der Coombs-Test. Die Bestimmung von Bilirubin und Blutzucker ist fakultativ.

Die endgültige Versorgung des Nabels wird zweckmäßigerweise mit einer Kunststoffklemme vorgenommen. Diese ist einfacher und sicherer zu handhaben als die ebenfalls brauchbaren Nabelbändchen. Die Klemme wird unter sterilen Bedingungen dicht am Hautnabel angesetzt und die Nabelschnur distal davon durchtrennt.

2.2 Zeitpunkt

Bezogen auf das Körpergewicht des Feten beträgt am Ende der Schwangerschaft das gesamte Blutvolumen in der feto-plazentaren Einheit etwa 120 ml/kg [20]. Das sind etwa 10% der Summe des fetalen und des plazentaren Gewichtes [25]. Davon befinden sich 40% in der Plazenta. Bei maximaler Transfusion können aus der Plazenta 35 ml/kg an das Kind abgegeben werden [12]. Das bedeutet einen Anstieg des fetalen Blutvolumens um 50% [20]. Umgekehrt ist aber auch in seltenen Fällen eine feto-plazentare Transfusion möglich, die einen akuten Volumenmangel beim Kind auslösen kann. Die Bilanz wird dann gestört, wenn in der Nabelschnur das Gleichgewicht zwischen Zufluß und Abfluß aufgehoben wird. Im wesentlichen sind dafür die Strömungsrichtung und das Volumen pro Zeiteinheit in der Nabelvene verantwortlich.

Da der hydrostatische Druck die Strömungsgeschwindigkeit maßgeblich beeinflußt, ist die Höhendifferenz zwischen der Plazenta und dem Kind für das Volumen der übertragenen Blutmenge von großer Bedeutung [11, 29]. Gleichermaßen wichtig ist die Zeitdauer, in der Blut in der Nabelschnur transportiert werden kann. Die Gabe von Uterotonika am Ende der Austreibungsperiode oder unmittelbar postpartal beschleunigt die Übertragungsgeschwindigkeit [28]. Narkose der Mutter kann andererseits durch Minderung des intrauterinen Drucks die Transfusion verzögern [27]. Der Beginn der Lungenatmung scheint gegenüber früheren Vorstellungen keinen Einfluß auf das übertragene Blutvolumen zu haben [28].

Durch die Lagerung des Kindes relativ zur Höhe der Plazenta und durch den Zeitpunkt der Abnabelung kann somit der Geburtshelfer die Größe der plazentaren Transfusion entscheidend beeinflussen. Es ist daher wichtig, zu prüfen, welche Vor- und Nachteile mit einer niedrigen oder hohen Transfusionsmenge verbunden sein können.

Es ist einleuchtend, daß eine plazento-fetale Transfusion, die – wie bereits erwähnt – bis zu 50% des fetalen Blutvolumens ausmachen kann, zu einer erheblichen Mehrbelastung beim Kind führen muß. An neuen Stromgebieten kommt gegenüber dem präpartalen Zustand fast nur das Lungengefäßsystem hinzu. Dessen Fassungsvermögen ist aber gegenüber dem übertragenen Blutvolumen gering. Als Zeichen der Belastung des Lungenkreislaufs ist der Druck in der Aorta und den Pulmonalarterien bei spätabgenabelten Neugeborenen nahezu gleich [3, 4]. Unter diesen Bedingungen können das Foramen ovale und der Ductus arteriosus durch einen Rechts-links-Shunt die akute Überlastung des rechten Vorhofs verhindern [20]. Nach sieben bis acht Stunden haben früh- und spätabgenabelte Kinder kaum noch unterschiedliche Gefäßdrucke [4]. Diese Annäherung wird bei Frühabgenabelten durch Einstrom von extravasaler Flüssigkeit in das intravasale Kompartiment und bei Spätabgenabelten durch Abgabe von Flüssigkeit an den extravasalen Raum erreicht. Entsprechend verhalten sich die Hämatokritwerte, die bei sofort abgenabelten Kindern in einem Drittel der Fälle 40% unterschreiten, und

bei spätabgenabelten bei einem Fünftel über 70% betragen [4]. In beiden Fällen wird eine kritische Grenze unter- bzw. überschritten und eine Erythrozytentransfusion oder eine Hämodilution notwendig. Der optimale Hämatokritwert liegt bei 50% [10, 20].

Frühabnabelung führt also zum Volumenmangel und nachfolgendem Flüssigkeitseinstrom, Spätabnabelung zur Hypervolämie und Konzentration des Blutes. Während gesunde Neugeborene eine mäßige Hypovolämie gut tolerieren, ist die Mortalität von hypovolämischen Frühgeborenen deutlich erhöht [19, 20].

Bei ausgeprägter Hämokonzentration wird besonders die Mikrozirkulation gestört. Es kann dadurch lokal zu Sauerstoffmangel bis hin zu Nekrosen kommen [7]. Besonders gefürchtet ist die nekrotisierende Enterokolitis. Die Belastung des Herzens wird sowohl durch die Hypervolämie als auch durch die Hyperviskosität erhöht.

Tachypnoe, Einziehungen, Stöhnen und andere Zeichen der Atemnot werden als Folge der Hypervolämie und Hyperviskosität beobachtet. Diese transitorische Tachypnoe ist Folge einer verzögerten Ausscheidung von Flüssigkeit aus den gestauten Lungen [20].

Neurologische Zeichen eines erhöhten Hirndrucks als Folge der Hypervolämie können ebenso auftreten, wie Zeichen einer verminderten Hirndurchblutung, bedingt durch die Hyperviskosität.

Ein positiver Effekt der späten Abnabelung ist die Auffüllung der Eisendepots [20]. Negativ ist, besonders bei Frühgeborenen, die vermehrte Bildung von Bilirubin [23].

Die erwähnten Faktoren machen deutlich, daß eine generelle Empfehlung von Früh- oder Spätabnabelung nicht gemacht werden kann. Kinder, die durch die späte Abnabelung gefährdet werden können, sind nicht immer rechtzeitig zu erkennen (Herzvitien, intrakranielle Blutungen, Blutgruppen- und Rhesusunverträglichkeiten). Will man die Nachteile beider extremen Abnabelungszeiten vermeiden, muß man einen dazwischenliegenden Zeitpunkt, an dem etwa 50 bis 60% der maximalen Transfusionsmenge erreicht sind, wählen. Hämatokritbestimmungen nach 24 bis 48 Stunden sind eine gute Kontrolle der Abnabelungstechnik [10].

Aus Abbildung 29-1 geht hervor, daß der größte Anteil bereits in der ersten Minute übertragen wird, und daß danach die Geschwindigkeit

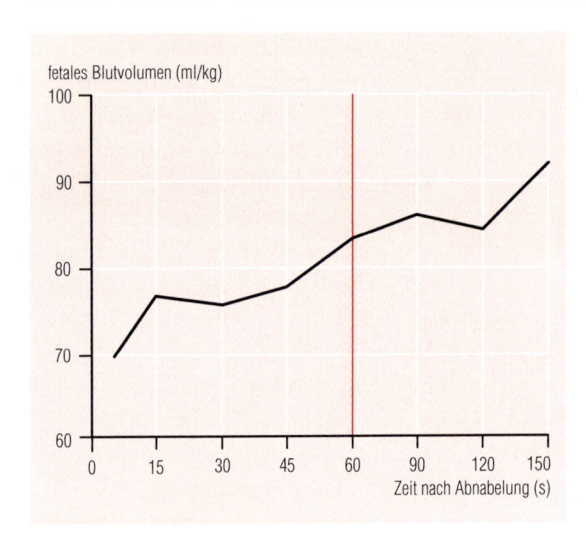

Abb. 29-1 Abhängigkeit der plazento-fetalen Transfusion vom Zeitpunkt der Abnabelung (nach Yao und Mitarbeitern [29]).

deutlich abnimmt. Liegt das Kind 10 bis 30 cm unterhalb der Plazenta, dann dürfte eine mittlere Abnabelungszeit bei 45 bis 60 Sekunden liegen. Die besonderen Bedingungen bei der Schnittentbindung bewirken, daß die übertragene Blutmenge nur in den ersten 30 Sekunden zunimmt und dann wieder abfällt [20].

Tabelle 29-1 gibt Anhaltspunkte für das Vorgehen bei unterschiedlichen geburtshilflichen Situationen. Auffallend an dieser Zusammenstellung ist, daß spätes Abnabeln nach drei Minuten nicht empfohlen wird. Nicht immer sind alle notwendigen Informationen dem Geburtshelfer bei der Geburt bekannt. Es empfiehlt sich dann, wie bei gesunden vaginal geborenen Kindern zu verfahren. Die sofortige Abnabelung bei Kindern mit intrauteriner Asphyxie wird deshalb empfohlen, weil anzunehmen ist, daß bei anhaltender Asphyxie eine plazento-fetale Transfusion bereits erfolgt ist. Die Indikation „Nabelschnurkompression" ist nur dann gerechtfertigt, wenn postpartal die Kompression weiterbesteht. Hier kommt eigentlich nur ein echter Nabelschnurknoten in Frage, bei dem die Nabelvene verschlossen wird. Die Anweisung, Kinder diabetischer Mütter sofort abzunabeln, beruht auf der Beobachtung, daß bei diesen Neugeborenen Hyperbilirubinämien gehäuft auftreten. Es gibt aber nach unserer Ansicht Anhaltspunkte dafür, daß bei konsequenter Einstellung des Diabetes in der Schwangerschaft und nach normalem Geburtsverlauf mit einer vermehrten Gefährdung durch Hyperbilirubinämien nicht zu rechnen ist. Wir raten daher, unter diesen Voraussetzungen die Abnabelung wie bei gesunden vaginal geborenen Kindern vorzunehmen (siehe auch Kapitel 31, Abschnitt 3).

Tabelle 29-1 Abnabelungsmodus bei verschiedenen geburtshilflichen Situationen (nach Linderkamp [19, 20])

Zeitpunkt der Abnabelung	Höhe des Kindes
Sofort abnabeln	Kind in Plazentahöhe
– nach intrauteriner Asphyxie bei Nabelschnurkompression	
– Mangelgeborene	
– Kinder diabetischer Mütter	
– übertragene Kinder	
– bei Blutgruppen- bzw. Rhesusunverträglichkeit	
Schnell abnabeln (Nabelschnur ausstreichen)	Kind 30–40 cm unter Plazentahöhe
– akute intrapartale Asphyxie	
– Frühgeborene < 1500 g	
Nach 30 Sekunden abnabeln	Kind in Plazentahöhe
Schnittentbindung	
Nach 30–60 Sekunden abnabeln	Kind 10–20 cm unter Plazentahöhe
– gesunde vaginal geborene Kinder	
– Frühgeborene > 1500 g	

3 Lösung der Plazenta

3.1 Lösungsmechanismus

Durch die Volumenveränderung des Uterus bei der Geburt des Kindes kommt es zu einer Verkleinerung der Innenfläche der Gebärmutter. Hierdurch werden Verschiebungen der Grenzflächen im Bereich der Plazentahaftstelle bewirkt. Die Lösung erfolgt in der Spongiosa der Decidua basalis der Plazenta. Diese setzt den Scherkräften zwischen der sich kontrahierenden Muskulatur und der Oberfläche der Nachgeburt den geringsten Widerstand entgegen. Während eine Reihe von Untersuchungen dafür spricht, daß die Nachgeburt unmittelbar nach der Geburt vollständig abgelöst ist, konnten andere Autoren diese Beobachtungen nicht bestätigen (Literatur bei [24]). Be-

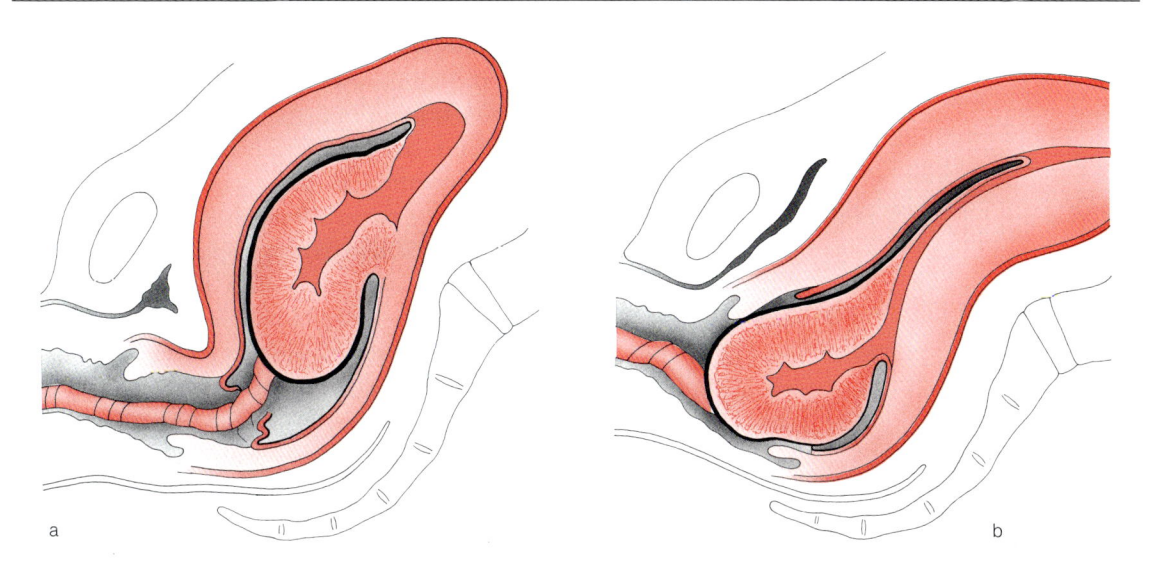

Abb. 29-2 Lösung der Plazenta nach Schultze.

dingt durch den Lösungsmechanismus kann die Trennung bereits gegen Ende der Austreibungsperiode oder bei den ersten Nachgeburtswehen beginnen. Gasanalysen und Messungen des Säure-Basenhaushalts im Nabelarterien- und Nabelvenenblut weisen darauf hin, daß eine intakte Zirkulation der Plazenta nach der Geburt nicht mehr vorhanden ist [13]. Ein wirksamer Stoffaustausch in der Plazenta scheint postpartal vor der Abnabelung nicht mehr zu existieren.

Frühere Geburtshelfer haben sehr sorgfältig zwei verschiedene Lösungsmechanismen unterschieden. Am häufigsten kommt es im Bereich einer zentralen Ablösung zu einem retroplazentaren Hämatom. Größenzunahme des Hämatoms und die treibenden Kräfte der Nachwehen führen dazu, daß die fetale Seite der Plazenta nach außen gestülpt wird und bei der Ausstoßung vorangeht (Modus Schultze, Abb. 29-2). In etwa einem Viertel der Fälle kommt es zunächst nicht zu einer zentralen, sondern randständigen Ablösung (Modus Duncan, Abb. 29-3). Charakteristisch dafür ist eine bald nach der Geburt des Kindes einsetzende Blutung, die bis zur Ausstoßung anhält. Bei der

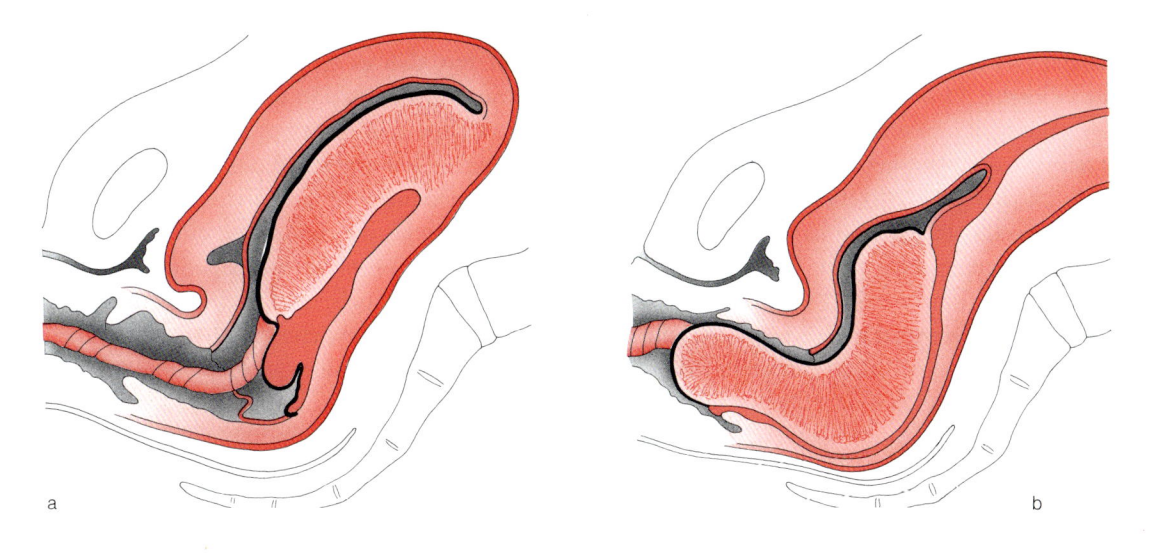

Abb. 29-3 Lösung der Plazenta nach Duncan.

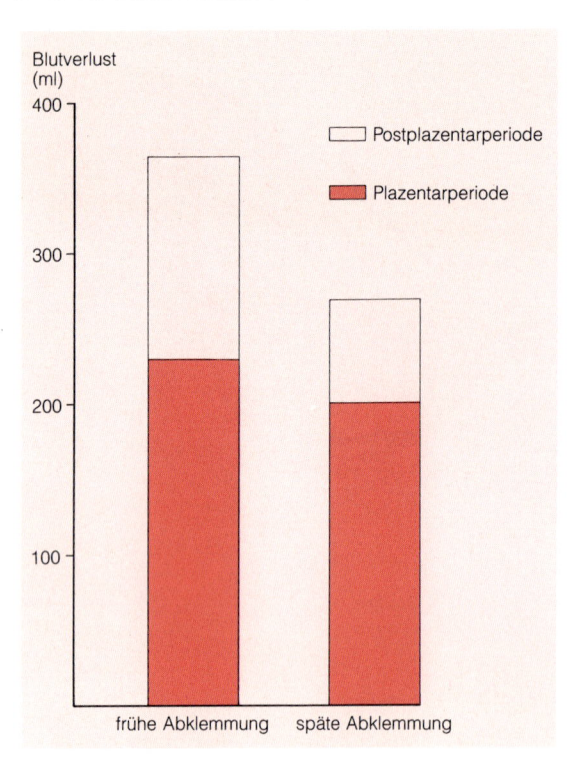

Abb. 29-4 Blutverlust bei früher und später Abnabelung (nach Walsh [26]).

fortschreitenden Lösung gleitet schließlich der kaudale Rand aus dem Uterus. Die Eihäute bleiben meist auf der fetalen Seite. Dieser Lösungsmechanismus muß differentialdiagnostisch bei Blutungen in der Plazentarperiode in Betracht gezogen werden. Im übrigen hat die Unterscheidung keine klinische Bedeutung.

Da die Nachgeburtswehen kaum Beschwerden verursachen, hat man lange angenommen, daß nach der Geburt des Kindes zunächst eine Wehenpause eintritt. Druckmessungen haben aber gezeigt, daß die Kontraktionen der Uterusmuskulatur ohne Pause weitergehen. Sie führen schließlich zur Ausstoßung der Plazenta in den unteren Teil des Geburtskanals. Von hier kann sie durch Betätigung der Bauchpresse oder durch Einwirkung von außen entfernt werden.

Bei streng abwartender Haltung dauert die Plazentarperiode etwa 15 bis 20 Minuten. Bei aktiver Leitung kann diese Zeit erheblich verkürzt werden. Sie beträgt dann weniger als drei bis vier Minuten.

Der mittlere Blutverlust wird mit bis zu 370 ml angegeben. Der Verlust kann durch die Gabe von Wehenmitteln, durch Halten und Komprimieren des Uterus und durch späte Abnabelung [26] vermindert werden. Abbildung 29-4 zeigt den Einfluß von frühem und spätem Abnabeln auf den Blutverlust, der bis zur Geburt der Plazenta und danach auftritt. Ein pathologischer Blutverlust liegt dann vor, wenn 500 ml überschritten werden.

Die Blutstillung wird sowohl durch die Kontraktion des Uterus als auch durch das Gerinnungssystem herbeigeführt. Neben der unmittelbaren Wirkung der Uteruskontraktion auf die Gefäße soll es zusätzlich durch Verschiebung der Schichten im Myometrium zur Abknickung von Venen und Arterien kommen. Eine schnelle Thrombosierung wird durch die großen Mengen Thromboplastin bewirkt, die bei der Lösung der Plazenta freigesetzt werden. Die Bedeutung der intakten Blutgerinnung wird dadurch bewiesen, daß es während der physiologischen Erschlaffung des Uterus zwischen den Nachgeburtswehen nicht blutet. Gelegentlich kann man auch beobachten, daß bei nur mangelhafter Kontraktion der Gebärmutter keine stärkere Blutung auftritt. Umgekehrt kann es auch bei guter Kontraktion des Uterus zu profusen Blutungen kommen, wenn der Gerinnungsmechanismus nicht funktioniert.

3.2 Lösungszeichen

Während die Beachtung der Lösungszeichen für die Expression der Plazenta besonders wichtig ist, haben diese Zeichen bei der Extraktion keine große Bedeutung. Im Lauf der Geschichte der Geburtshilfe sind zahlreiche Lösungszeichen beschrieben worden. Allein deren Zahl deutet schon darauf hin, daß es sichere Merkmale bei der Inspektion und Palpation nicht gibt. Bei schlanken Frauen kann man nicht selten an der Verformung des Uterus und am Stand des Fundus die Lösung erkennen. Bei der Mehrzahl der Patientinnen läßt aber die Dicke der Bauchdecken eine Diagnose durch Inspektion nicht zu. Palpation und die Beachtung von Nabelschnurzeichen können in diesen Fällen Hinweise geben. Unbedingt vermeiden sollte man Expressionsversuche ohne Anhaltspunkte für die Lösung der Plazenta zu haben. Sie führen nur zu einer unnötigen und schädlichen Malträtierung des Uterus. Die im folgenden genannten Merkmale sind keine vollständige Aufzählung aller beschriebenen Zeichen.

Der *Fundusstand:* Der Fundus uteri steht nach der Geburt des Kindes etwa in Höhe des Nabels. Bei der Lösung der Plazenta kommt es zu einem Höhersteigen des Fundus. Nach vollständiger Lösung ist der Rippenbogen fast erreicht. Meist liegt der Uterus dabei mehr nach rechts. Das Corpus uteri wird dabei schmal und kantig (Schröder-Zeichen) und ist gut kontrahiert (Abb. 29-5). Auf dieses Zeichen ist besonders zu achten. Es muß unterschieden werden von dem breit nach oben steigenden Fundus, der bei nicht vollständig gelöster Plazenta vollgeblutet ist.

Nabelschnurzeichen: Mit dem Handgriff nach Küstner (Abb. 29-6) wird die Bauchdecke oberhalb der Symphyse in Richtung auf das Promontorium eingedrückt. Ist die Lösung noch nicht

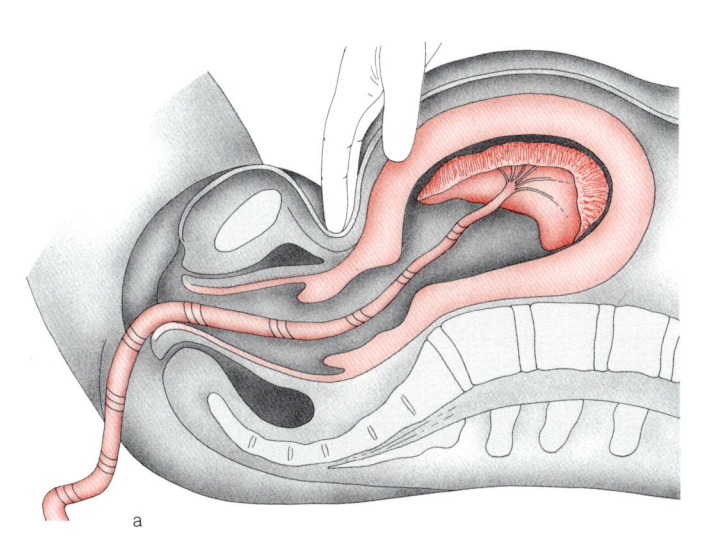

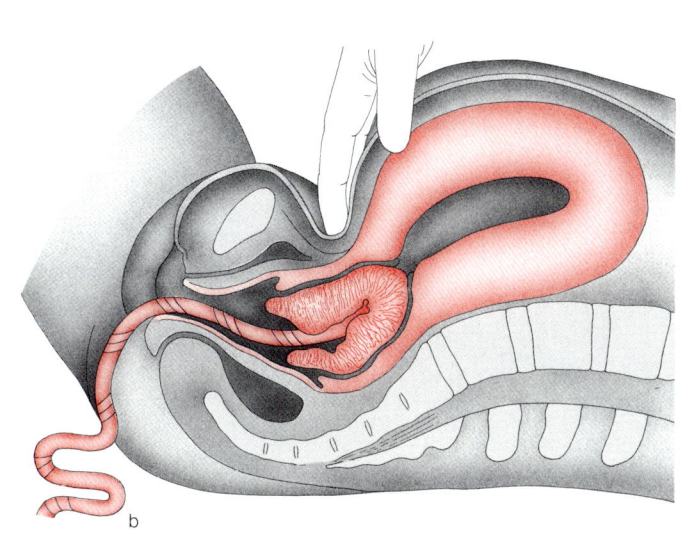

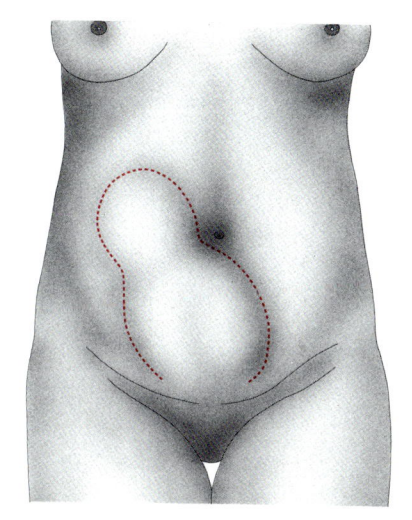

Abb. 29-5 Lösungszeichen nach Schröder.

erfolgt, so wird die Nabelschnur durch die Abdrängung des Uterus kranialwärts in die Vulva gezogen. Bei gelöster Plazenta verändert sie ihre Lage nicht. Fehlbeurteilungen können dann auftreten, wenn ein Zervixspasmus die gelöste Plazenta festhält. Dies gilt auch für das Ahlfeld-Zeichen. Zur Kontrolle dieses Zeichens befestigt man in der Höhe des Introitus ein Bändchen an der Nabelschnur. Mit Lösung der Plazenta tritt dieses tiefer und entfernt sich von der Vulva. Ähnlich beobachtet man bei dem Klein-Zeichen, daß die beim Pressen tiefertretende Nabelschnur nicht wieder nach oben steigt, wenn das Pressen unterbrochen wird.

Probezug: Neben der Beurteilung des Fundusstandes und dem Küstner-Zeichen hat sich uns besonders der Probezug an der Nabelschnur bewährt. Beim Zervixspasmus kann auch diese Methode zu Irrtümern führen. Im Gegensatz zum Handgriff nach Küstner ist der Zug an der Nabelschnur für die Patientin schmerzfrei. Er gibt die sicherste Auskunft über den Lösungszustand und führt gleichzeitig zur schonenden Entfernung der Plazenta, wenn diese gelöst ist. Der Probezug wird in der gleichen Weise ausgeführt, wie der Zug bei der Extraktion der Nachgeburt. Die linke Hand behält dabei Kontakt zum Fundus uteri.

◀
Abb. 29-6 Handgriff nach Küstner.
a) Küstner-Handgriff bei ungelöster Plazenta
b) Küstner-Handgriff bei gelöster Plazenta

3.3 Entfernung der gelösten Plazenta

Sobald die Plazenta gelöst ist, sollte sie aus den Geburtswegen entfernt werden. Die frühzeitige Entfernung verkürzt die Nachgeburtsperiode und ermöglicht eine gute Kontraktion des Uterus. Dadurch werden die Vorbedingungen für einen geringen Blutverlust geschaffen. Außerdem wird die Retention der gelösten Plazenta vermieden. Die Plazenta kann:

- aktiv von der Patientin durch Betätigung der Bauchpresse ausgestoßen werden
- vom Geburtshelfer durch Expression gewonnen werden
- durch Zug an der Nabelschnur entfernt werden

Die erste Methode führt häufig erst spät oder gar nicht zum Erfolg. Wir sind der Meinung, daß nicht mehr als ein Versuch gemacht werden sollte.

Expression: Bei den ersten Lösungszeichen exprimiert der Geburtshelfer durch Druck auf den Fundus uteri die Plazenta. Dazu müssen folgende Voraussetzungen erfüllt sein:

- Der Uterus muß fest kontrahiert sein, da der kontrahierte Uterus die Plazenta wie ein Stempel aus dem unteren Uterinsegment und aus der Scheide auspreßt. Ist diese Voraussetzung nicht erfüllt, so besteht die Gefahr der Verletzung der Uterusmuskulatur durch Drucknekrosen. Im extrem Fall kann es durch unkontrollierte Druckeinwirkung zur Inversio uteri kommen.
- Die Blase muß ausreichend leer sein. Eine volle Blase kann die Expression unmöglich machen. Häufig ist unmittelbar nach der Geburt spontanes Wasserlassen nicht möglich. Wenn durch schonenden Druck auf die Bauchdecken die Blase nicht exprimiert werden kann, ist unter Beachtung der üblichen aseptischen Kautelen die Katheterisierung notwendig.

Zur Expression wird der Uterus in der Regel mit nur einer Hand erfaßt. Die Finger liegen dabei mit der Innenfläche an der Hinterwand der Gebärmutter und der Daumen auf der Uterusvorderwand (Abb. 29-7). Dann wird der Uterus in die Mittellinie gebracht. Durch Druck nach kaudal und dorsal wird die Plazenta von dem fest kontrahierten Korpus nach unten gedrückt. Folgen die Eihäute nicht spontan, wird die Plazenta so lange gedreht, bis die zu einem Strang zusammengedrehten Eihäute folgen. Kommt es zum Abreißen der Eihäute, werden die Reste mit Klemmen gefaßt und vorsichtig extrahiert.

Extraktion: Die Extraktion an der Nabelschnur ist nach unserer Ansicht aus verschiedenen Gründen die überlegene Methode. Bei der Extraktion setzt die Krafteinwirkung unmittelbar an der Plazenta an und wirkt nicht indirekt über den durch die Bauchdecken nach unten gepreßten Uterus [14, 15]. Die notwendige Kraft ist somit bei der Extraktion geringer. Die Entfernung der Plazenta durch Traktion an der Nabelschnur ist schmerzfrei. Der Zug an der Nabelschnur kann unmittelbar mit den ersten postpartalen Kontraktionen vorgenommen werden und gelingt damit in der Regel früher als die Expression. Die Beachtung der Lösungszeichen hat bei einfühlsamem Zug keine wesentliche Bedeutung mehr [22]. Der Probezug läßt wesentlich sicherer die Lösung erkennen. Die Furcht vor einer Inversio uteri ist unbegründet. Wir haben mit dieser Methode seit der Einführung vor 20 Jahren kein derartiges Ereignis

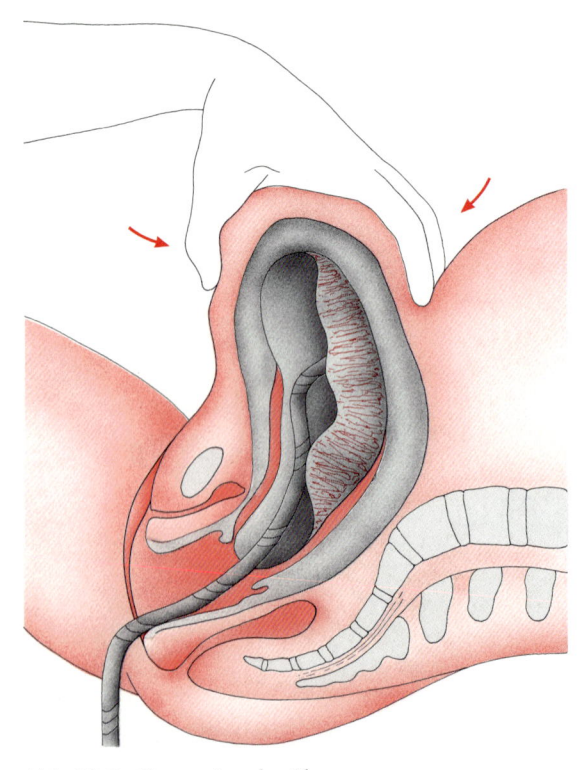

Abb. 29-7 Expression der Plazenta.

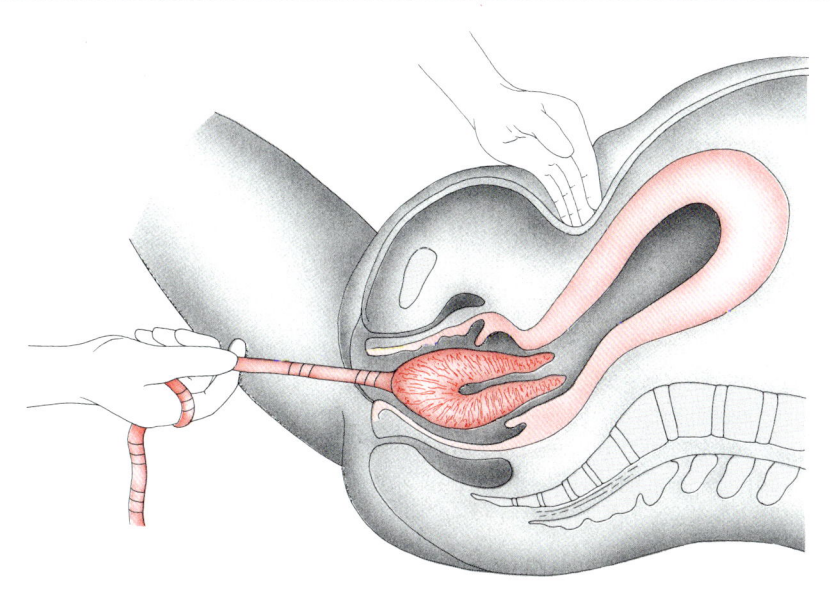

Abb. 29-8 Extraktion der Plazenta.

beobachtet. Die Technik entspricht mit geringen Abweichungen der von Brandt [8] und Andrews [2] angegebenen. Sobald die unmittelbar nach der Geburt auf den Fundus uteri gelegte Hand eine Kontraktion spürt, wird das Korpus durch leichten Druck nabelwärts gedrängt. Dadurch wird die Abknickung der Führungslinie im Bereich des Isthmus aufgehoben oder vermindert. Die andere Hand zieht möglichst nah an der Vulva an der um die Hand gewickelten Nabelschnur (Abb. 29-8). Das drohende Einreißen der Nabelschnur bemerkt der Geübte rechtzeitig. Es kommt daher nur sehr selten vor. Sollte es sich ereignen, so muß bei zu kurzem Nabelschnurrest auf die Expression übergegangen werden. Die auf der Vorderwand liegende Hand spürt, wenn bei nicht gelöster Plazenta statt dieser der Fundus vulvawärts gezogen wird. Man kann den Versuch rechtzeitig aufgeben, bevor eine Inversion droht.

3.4 Inspektion der Nachgeburt

Unmittelbar nachdem die Nachgeburt den Geburtskanal verlassen hat werden die Plazenta, die Eihäute und die Nabelschnur kontrolliert. Die sorgfältige Kontrolle ist eine wichtige Aufgabe des Arztes und der Hebamme, da zurückgebliebene Plazentareste Ursache lebensbedrohlicher Blutungen und schwerwiegender Infektionen im Wochenbett sein können.

3.4.1 Plazenta

Form: Bedingt durch die Form des Uteruskavums, dem sich die Plazenta anpassen muß, ist ihre Grundfläche außerordentlich vielgestaltig und nur selten kreisrund. Abweichungen von der Kreisform stellen somit keine Besonderheit dar und sind ohne Bedeutung. Wenn die Plazenta in mehrere Lappen geteilt ist, spricht man von einer Plazenta bi-, tri- oder multilobata bzw. -partita. Die Lappen sind durch Gefäßbrücken verbunden. Die Gefahr beim Vorliegen solcher Besonderheiten besteht in der Retention eines Lappens im Uterus oder der Gefahr der Verblutung des Kindes, wenn beim Einreißen der Eihaut die Gefäße verletzt werden. Eine weitere Anomalie stellt die Placenta fenestrata dar. Bei ihr sind einzelne oder mehrere Gewebslücken vorhanden. In ihnen ist das Zottengewebe atrophisch geworden, und nur die Amnion- und Chorionschicht vorhanden. Bei der Placenta marginata und bei der Placenta circumvallata haben die Zotten die ursprünglich angelegte Chorionplatte überschritten. Die fetale Seite der Plazenta ist in diesen Fällen deutlich kleiner als die materne Seite (Placenta extrachorialis). Die Placenta membranacea hat eine auffallend große Oberfläche und ist besonders dünn. Sie kann Anlaß zu Lösungsstörungen geben.

Der mittlere Durchmesser der Plazenta liegt zwischen 15 und 20 cm. Sie ist in der Regel 1,5 bis 3,5 cm dick. Das Gewicht beträgt im Mittel 550 g.

Bei besonders schweren Plazenten sollte nach Erkrankungen der Mutter und des Kindes gefahndet werden (Diabetes, Morbus haemolyticus neonatorum, Infektionskrankheiten wie etwa Lues, Zytomegalie). Eine untergewichtige Plazenta deutet auf eine chronische Plazentainsuffizienz hin.

Infarkte der Plazenta sind relativ oft zu beobachten und besonders häufig bei Gestosen. Sie haben eine unterschiedliche Genese und sind dann von klinischer Bedeutung, wenn die Austauschfläche für die Versorgung der Frucht zu klein wird.

Geschwülste der Plazenta sind selten, meist sind es Chorangiome. Bei größeren Tumoren sind gelegentlich Mißbildungen zu beobachten. Beim Hydramnion ist ein Chorangiom häufiger vorhanden als sonst.

Nach vorsichtiger Reinigung der maternen Seite der Plazenta von Blutresten hat die unverletzte Oberfläche einen gleichmäßigen, perlmuttartigen Glanz, der bei guter Beleuchtung zu erkennen ist. Alte Hämatome weisen, je nach ihrer Lage, auf zentrale oder randständige Blutungen während der Schwangerschaft hin. Nehmen sie einen größeren Teil der Oberfläche ein, so können sie, insbesondere unter der Geburt, Anlaß zur fetalen Asphyxie gewesen sein. Die Hämatome werden bei der Beurteilung vorsichtig entfernt. Verletzungen der Oberfläche sind entweder durch Einrisse oder durch Defekte bedingt. Bei Einrissen fügen sich die Ränder zwanglos aneinander, wenn die auf den Innenflächen der Hände liegende Plazenta im Bereich der Ränder leicht angehoben wird (Abb. 29-9). Substanzverluste durch Retention von Plazentateilen im Uterus zeigen bei diesem Vorgehen den Defekt. Bestehen Zweifel an der Vollständigkeit, so muß die Nachtastung oder die Kürettage des Uterus umgehend vorgenommen werden. Wir ziehen die Kürettage mit der großen, stumpfen, geburtshilflichen Kürette der manuellen Austastung vor, es sei denn, daß große Bezirke oder ganze Lappen fehlen. Bei abwartendem Verhalten erhöht sich die Blutungsgefahr und nach kurzer Zeit auch die Infektionsgefahr, wenn später kürettiert werden muß. Dagegen ist bei sachgerechtem Vorgehen die Verletzungsgefahr gering, und die infektionsbedingte Morbidität niedrig.

Die Kontrolle der Plazenta führt somit zu einer der drei folgenden Beurteilungen:

– Die Plazenta ist sicher vollständig.
– Die Plazenta ist nicht sicher vollständig.
– Die Plazenta ist sicher unvollständig.

In den beiden letzten Fällen ist der Geburtshelfer verpflichtet, entweder die Nachkürettage oder die Nachtastung vorzunehmen.

Nachtastung

Die Nachtastung wird in Allgemeinnarkose vorgenommen, es sei denn, daß eine Periduralanästhesie liegt. Unter aseptischen Bedingungen geht der Operateur mit möglichst spitz gehaltener Hand in das Cavum uteri ein, während die äußere Hand den Fundus entgegenhält. Es wird dann unter sorgfältiger „Führung" der äußeren Hand das Kavum systematisch ausgetastet. Reste der Plazenta werden vorsichtig von der Wand abgelöst, ohne die Schicht zu verlassen.

Kürettage

Diese wird ebenfalls in Allgemein- oder Regionalanästhesie nach den Regeln der Asepsis vorgenommen. Mit dem großen geburtshilflichen Spekulum wird der Muttermund eingestellt, dabei werden Scheide und Muttermund auf Verletzungen kontrolliert. Die vordere Muttermundslippe wird mit zwei Collins-Klemmen gefaßt und die große Bumm-Kürette vorsichtig in das Kavum eingeführt. In überlappenden Strichen wird systematisch die schonende Kürettage vorgenommen. Dabei wird die stumpfe Kürette, die wenigstens 3 oder 4 cm breit sein muß, sanft an die Uteruswand gedrückt. Auch hierbei nimmt die äußere Hand Kontakt zum Instrument auf. Es kann bei schlaf-

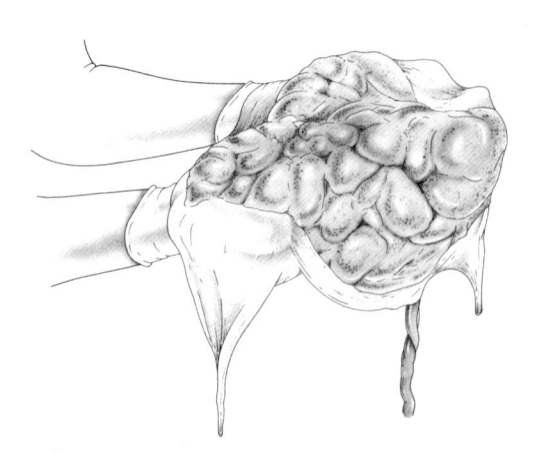

Abb. 29-9 Kontrolle der maternen Seite der Plazenta.

fem Uterus sehr hilfreich sein, wenn man einige Einheiten Oxytocin intravenös verabreicht, damit die Uterusmuskulatur ein besseres Widerlager für die Kürette gibt.

Vollständigkeitsproben

Es wurden eine ganze Anzahl von Proben angegeben, mit denen der Beweis der Vollständigkeit oder Unvollständigkeit der Plazenta erbracht werden sollte. Dabei wurden die Plazentagefäße mit leicht erkennbarer Flüssigkeit (Milch) oder mit Luft aufgefüllt. Andere Proben beruhen darauf, daß die Oberfläche der Plazenta thermisch oder chemisch behandelt wurde, um Defekte deutlich zu machen. Keines dieser Verfahren hat zweifelsfreie Ergebnisse geliefert. Sie gehören heute alle der Geschichte an, da sie keinerlei Vorteile gebracht haben.

3.4.2 Eihäute

Wird die Plazenta an der Nabelschnur hochgehalten, so hängen die Eihäute frei herab (Abb. 29-10). In dieser Lage wird die fetale Oberfläche der Plazenta beurteilt. Insbesondere wird darauf geachtet, daß Gefäße, die über den Rand der Plazenta hinausreichen, unverletzt zur Oberfläche zurückkehren. Sind Gefäßabrisse zu beobachten, so besteht der Verdacht, daß eine im Uterus zurückgebliebende Nebenplazenta vorhanden ist. Es muß dann die Kürettage vorgenommen werden. Wenn Plazentagefäße verletzt sind, kann es zu einem fetalen Blutverlust gekommen sein, und beim Kind muß auf Zeichen einer Anämie geachtet werden. Eine gleichartige Verletzung von Gefäßen kann bei der Insertio velamentosa vorkommen. Die Nabelschnur inseriert in diesem Fall außerhalb der Plazenta an den Eihäuten.

Eine gelbliche Verfärbung der Eihäute deutet auf einen vermehrten Anfall von Bilirubin hin, kommt aber auch bei mekoniumhaltigem Fruchtwasser vor. In diesem Fall sind weitere Untersuchungen notwendig, um einen Morbus haemolyticus neonatorum auszuschließen. Weißlich-trübe Verfärbung kann Anzeichen einer Leukozytenansammlung in den Eihäuten bei einem Amnioninfektionssyndrom sein und sollte Anlaß zur histologischen Untersuchung geben. Gleichzeitig muß eine bakteriologische Untersuchung von Abstrichen von den Eihäuten und vom Kind vorgenommen werden.

Besteht der Verdacht, daß die Eihäute nicht vollständig sind, dann sollte beim Fehlen größerer Bezirke das Cavum uteri instrumentell entleert werden. Für dieses Vorgehen spricht das geringe Risiko der sachgemäß vorgenommenen Kürettage.

3.4.3 Nabelschnur

Die Länge der Nabelschnur ist außerordentlich variabel. Längen von unter 20 cm kommen ebenso vor wie Längen von mehr als 1,5 m. Durchschnittlich ist die Nabelschnur 50 bis 55 cm lang und 1,5 bis 2 cm dick. Die Nabelvene und die beiden Nabelarterien werden von embryonalem Bindegewebe (Wharton-Sulze) umgeben. Wenn von diesem Bindegewebe eine ausreichende Menge vorhanden ist, schützt es in gewissem Ausmaß vor Einengungen der Gefäßstrombahn durch Kompression und andere mechanische Einflüsse.

Bei etwa 1% der Kinder ist nur eine Nabelarterie angelegt. In diesen Fällen ist mit gehäuften Herz- und Gefäßmißbildungen und mit Mißbildungen im Bereich des Urogenitaltraktes zu rechnen. Bei solchen Kindern muß gezielt nach Mißbildungen dieser Organbereiche gefahndet werden. Dabei ist die solitäre Nabelschnurarterie eine Mißbildung der Plazenta und nicht Ursache der

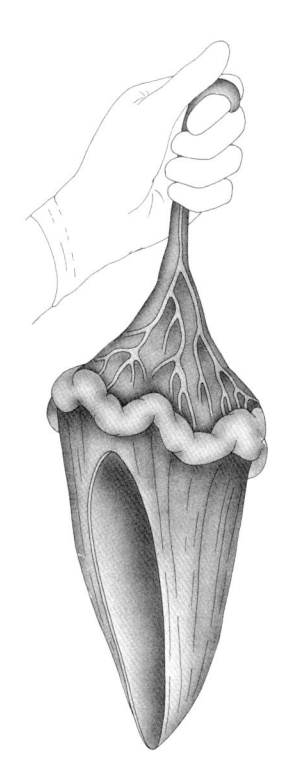

Abb. 29-10 Kontrolle der fetalen Seite der Plazenta.

fetalen Mißbildungen [6]. Hämangiome und Teratome bilden die außerordentlich seltenen echten Geschwülste der Nabelschnur. Häufiger sind die sogenannten falschen Knoten, Gefäßknäuel der Nabelschnur. Echte Knoten kommen gelegentlich bei sehr langer Nabelschnur vor und können eine Gefahr für das Kind bedeuten, wenn sich die Nabelschnurgefäße bei der Geburt zuziehen.

4 Komplikationen in der Nachgeburtsperiode

4.1 Retention der Plazenta

Die Retention der Nachgeburt ist ein seltenes Ereignis. Sie kommt in etwa 0,4% der Fälle vor [1]. Läßt sich postpartal die Nachgeburt nicht gewinnen (siehe Abschnitt 3), so können zwei verschiedene Ursachen zugrunde liegen. Einmal kann die gelöste Plazenta im Uterus liegen und durch einen Spasmus des Uterus im Bereich des unteren Uterinsegments im Kavum zurückgehalten werden. Im anderen Fall haftet die Plazenta ganz oder teilweise an der Uteruswand. Es besteht keine Übereinkunft über den Zeitpunkt, von dem an man von einer Retention spricht. Wir sind der Meinung, daß bei aktiver Leitung der Nachgeburtsperiode die Frist maximal bei einer halben Stunde anzusetzen ist.

Ursache der spasmusbedingten Inkarzeration ist nicht selten ein Fehler in der Leitung der Nachgeburtsperiode. Unterbleibt nach Gabe eines *Sekaleabkömmlings* die rechtzeitige Expression oder Extraktion der Plazenta, so kann der medikamentös bedingte Spasmus zur Inkarzeration führen. Es kann aber auch ohne erkennbare Ursache und ohne Medikamentengabe zur Verhaltung der gelösten Nachgeburt kommen, wenn die Plazenta nicht bald nach der Lösung aus dem Uterus entfernt wird.

Die Lösung der Plazenta im Bereich der Haftstelle kann entweder partiell oder total ausbleiben. Als Ursachen kommen ungenügende Nachwehen *(Placenta adhaerens)* oder eine fehlerhaft angelegte Haftung der Plazenta in Frage. Letztere liegt vor, wenn Chorionzotten, die Decidua spongiosa überschreitend, in die Decidua basalis einwachsen *(Placenta accreta)* oder in das Myometrium eindringen *(Placenta increta)* oder schließlich auch dieses durchwachsen *(Placenta percreta)*. Die Unterscheidung, ob eine anatomisch normal inserierte Placenta adhaerens oder eine der drei genannten anatomisch fehlerhaft in tiefere Schichten infiltrierenden Formen vorliegt, ist für die Patientin von vitaler Bedeutung. Die Diagnose kann nur beim Versuch der manuellen Lösung gestellt werden. Insgesamt ist das Eindringen der Plazenta in die Uteruswandung in kompletter oder partieller Form außerordentlich selten und liegt sicherlich unter einem Fall pro Tausend. Ein Lösungsversuch muß abgebrochen werden, wenn festgestellt wird, daß es sich nicht um eine Placenta adhaerens handelt. Die manuelle Lösung führt in diesem Fall zur Zerreißung der Uterusmuskulatur und damit zur Katastrophe. Die einzig mögliche Therapie besteht in der raschen Exstirpation des Uterus.

4.2 Blutungen

Die besondere Aufmerksamkeit der Hebamme und des Arztes gilt dem Blutverlust in der Nachgeburtsperiode. Wenn die Blutung 500 ml überschreitet, handelt es sich um eine pathologische Hämorrhagie. Schwierigkeiten macht die genaue Feststellung der verlorengegangenen Blutmenge. Auch Messungen haben Fehlermöglichkeiten. Diese sind mit vertretbarem Aufwand nicht völlig auszuschließen. Sie sind aber wesentlich zuverlässiger als reine Schätzungen. Weitere Probleme treten dadurch auf, daß Blutungen, die nach außen nicht sichtbar werden, lebensbedrohliche Ausmaße annehmen können. Neben der Messung des Blutverlustes und der Kontrolle des Fundusstands kommt daher bei der postpartalen Überwachung der Kreislaufkontrolle besondere Bedeutung zu. Nur die regelmäßige und sorgfältige Überwachung des Kreislaufs ermöglicht die rechtzeitige Diagnose des drohenden Schocks. Wenn eine äußere Blutung nicht vorliegt, können Blutverluste in das Abdomen, in die Scheide und in Hämatome Ursache der Kreislaufveränderungen sein und müssen differentialdiagnostisch abgeklärt werden.

Die Leitung der Nachgeburtsperiode hat einen entscheidenden Einfluß auf die Häufigkeit von pathologischen Blutungen. Bei rechtzeitiger Gabe eines Kontraktionsmittels treten Blutverluste über

500 ml in 0,16% bis 3% der Geburten auf. Ohne Medikation beträgt die Häufigkeit 10% bis 15% [5, 18].

Nach ihrem zeitlichen Auftreten werden Blutungen in der Plazentarperiode von solchen in der Postplazentarperiode unterschieden. Spätblutungen treten häufig bei der Retention von Plazentateilen auf und können noch Tage nach der Geburt zu bedrohlichen Komplikationen führen.

Blutungsursachen

Es kommen verschiedene Blutungsursachen in Frage. Zu unterscheiden sind Verletzungsblutungen, die aus dem Uterus, vom Muttermund, aus der Scheide und vom Damm stammen können, von Blutungen anderer Genese, die aus dem Uterus kommen. Während erstere einer chirurgischen Versorgung bedürfen, sind letztere zunächst konservativ zu behandeln.

Das Abscheren der Plazenta führt im Bereich der Haftstelle zur sogenannten *Lösungsblutung*. Diese ist bis zu einem gewissen Grad unvermeidlich, da eine ausreichende Kontraktion des Uterus erst nach der vollständigen Lösung eintreten kann.

Als Ursache einer verstärkten Blutung kommen neben den Verletzungen Kontraktions-, Lösungs- und *Gerinnungsstörungen* (siehe auch Kapitel 15) ursächlich in Betracht. In sehr seltenen Fällen sind *Gefäßerkrankungen* kausal für die Blutung. Verständlicherweise können Blutungen aus der Plazentahaftstelle erst dann auftreten, wenn zumindest eine teilweise Ablösung stattgefunden hat und dadurch Gefäße eröffnet worden sind. *Atonien* sind die häufigste Blutungsursache. Sie haben in wechselndem Ausmaß eine Störung der Blutgerinnung als Komponente. *Verletzungsblutungen* stehen an zweiter Stelle. Sie zeichnen sich meist durch einen kontinuierlichen Abgang von Blut aus, während die atonische Blutung meist schubweise erfolgt. Ist bei der äußeren Untersuchung der Uterus fest kontrahiert, so ist die Atonie ausgeschlossen. Die exakte Differenzierung erfolgt bei Blutungen unklarer Genese durch die Spekulumeinstellung und durch die manuelle Nachtastung. Hierdurch können Verletzungen des Geburtskanals, des Uterus sowie retinierte Plazentateile erkannt werden. Schnelles und planmäßiges Handeln ist erforderlich, um die Diagnose zu stellen und die Therapie einzuleiten. Bleiben die therapeutischen Maßnahmen ohne ausreichenden Erfolg, dann muß an das gleichzeitige Vorliegen mehrerer Ursachen gedacht werden.

Therapie

Die Therapie in der *Plazentarperiode* besteht, wenn Verletzungsblutungen ausgeschlossen sind und Oxytocingaben keinen ausreichenden Erfolg haben, in der möglichst raschen und schonenden Entfernung der Plazenta. Gelingt dies nicht durch Zug an der Nabelschnur oder durch Expression, dann muß bei stärkeren Blutungen die manuelle Lösung unverzüglich vorgenommen werden (Abb. 29-11).

Bei Atonien in der Postplazentarperiode müssen verschiedene Maßnahmen parallel laufen:

– Massieren und Halten des Uterus
– intravenöse Infusion mit Oxytocin
– Kreuzen von Blutkonserven
– Blutvolumenersatz
– Kontrolle der Blutgerinnung

Wird damit eine ausreichende Blutstillung nicht erreicht, dann folgt die intravenöse Injektion von Oxytocin und von Sekalepräparaten (1 ml Methergin®). Kann auch damit ein Erfolg nicht erreicht werden, ist die Gabe von Prostaglandinen angezeigt. Dabei wird Prostaglandin $F_{2\alpha}$ (Minprostin®) intravenös im Dauertropf verabreicht. Die Dosierung erfolgt mit einem Infusionsgerät, das

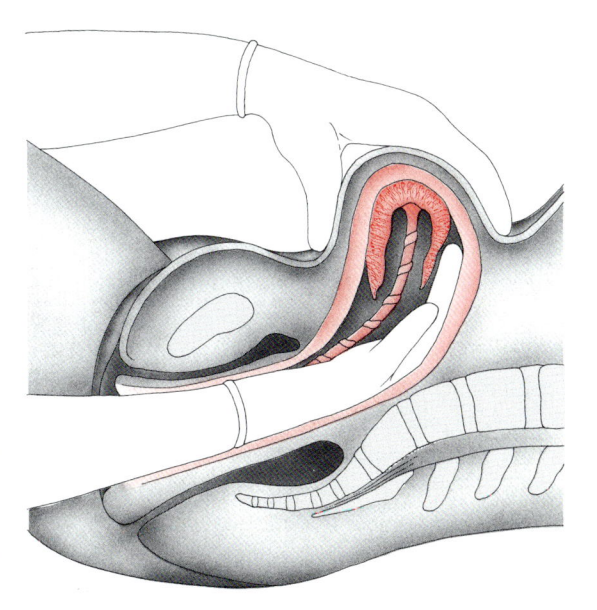

Abb. 29-11 Manuelle Lösung der Plazenta.

eine genaue Dosierung ermöglicht. Begonnen wird mit 5 µg/min. Wenn keine ausreichende Wirkung eintritt, kann die Dosis schrittweise um 2,5 µg/min nach jeweils 20 Minuten gesteigert werden. Die maximale Infusionsrate kann bis zu 100 µg/min betragen. Auf die möglichen Nebenwirkungen ist bei dem hochwirksamen Präparat besonders zu achten.

Die Nachtastung erfolgt jetzt zum Ausschluß einer Uterusruptur und der Retention von Teilen der Plazenta. Bei all diesen Maßnahmen ist die kontinuierliche Kreislaufüberwachung lebenswichtig. Stellen sich Symptome der Verschlechterung ein, dann muß die operative Behandlung unverzüglich vorgenommen werden. Die abdominale Hysterektomie und die Unterbindung der beiden Aa.iliacae internae sind die Methoden der Wahl. Bei entsprechenden anatomischen Verhältnissen wird man bei ausreichender operativer Erfahrung dem letzteren Verfahren den Vorzug geben. Je stärker die Blutung, um so früher muß der Entschluß zur Operation als lebensrettender Maßnahme gefaßt werden.

4.3 Geburtsverletzungen

Die gedeckte und offene Ruptur des Uterus werden in Kapitel 22 besprochen. Sie werden durch die Nachtastung verifiziert und müssen operativ durch Laparotomie behandelt werden. Geringfügige Verletzungen des Geburtskanals sind fast immer vorhanden und bedürfen keiner Behandlung.

4.3.1 Muttermundriß

Verletzungen des Muttermunds kommen bei schnellem Tiefertreten des Kopfes, bei geburtshilflichen Operationen, insbesondere wenn der Muttermund dabei nicht vollständig gewesen ist, und bei Narben des Muttermunds nach vorausgegangenen Geburten oder nach gynäkologischen Operationen vor. Die Diagnose erfolgt bei der Spekulumeinstellung, die bei ursächlich unklaren Blutungen und nach vaginal entbindenden Operationen vorgenommen wird, wenn der Muttermund nicht sicher vollständig gewesen ist.

Unter aseptischen Bedingungen wird mit dem großen geburtshilflichen Spekulum der Muttermund eingestellt. Die vordere Muttermundslippe wird mit zwei Fensterklemmen gefaßt. Der zwischen den nicht zu weit voneinander liegenden Klemmen befindliche Teil wird inspiziert und dann werden die Klemmen nach einer Seite abschnittweise weiter gesetzt, bis die ganze Zirkumferenz kontrolliert worden ist.

Einrisse, die stärker bluten und/oder solche, die länger als 1 cm sind, sollen durch Naht versorgt werden. Dazu werden die linke und rechte untere Kante des Risses mit einer Fensterklemme gefaßt. Die erste Naht wird kranial vom oberen Wundpol gelegt. Dies ist notwendig, da Gefäße retrahiert sein können. Anschließend wird die Wunde mit Einzelnähten versorgt. Wir verwenden resorbierbares Nahtmaterial (Dexon®, Vicryl®), die Fadenstärke ist 0 oder 00. Wir haben den Eindruck, daß mit diesem Nahtmaterial die Heilungstendenz besser ist als mit dem früher verwendeten Catgut. Nicht versorgte oder schlecht geheilte Zervixrisse können Anlaß für Ausflußbeschwerden sein oder zu Komplikationen in späteren Schwangerschaften führen. Schwierigkeiten treten dann auf, wenn der Einriß in das Scheidengewölbe hineinreicht oder wenn das Parametrium mitbetroffen ist. Verletzungen der A.uterina oder deren Ramus descendens erfordern eine Laparotomie, wenn die Versorgung des Gefäßes nicht sicher gelingt.

4.3.2 Scheidenriß

Verletzungen der Scheide kommen in allen Abschnitten vor. Sie müssen versorgt werden, wenn es sich um mehr als oberflächliche Abschürfungen handelt. In den oberen Abschnitten werden sie durch die Spekulumeinstellung diagnostiziert. Die Verletzungen im unteren Drittel gehen fast immer mit Verletzungen des Dammes einher. Sie werden bei der Inspektion des Dammes und beim Spreizen der Labien erkannt.

Durch die Wehentätigkeit wird die Scheide in Längsrichtung und durch den tiefertretenden Kopf zirkulär beansprucht. In Abhängigkeit von den vorherrschenden Kräften kommt es zu den – besonders im unteren Drittel – häufigeren Längsrissen oder zu den im mittleren und oberen Drittel auftretenden, mehr quer verlaufenden Verletzungen. Eine äußerst seltene Komplikation stellt der Abriß des Uterus von der Scheide dar (Kolpaporrhexis). Sie erfordert die Laparotomie und fast immer die Exstirpation des Uterus, damit eine ausreichende Blutstillung vorgenommen werden kann.

Bei der Versorgung der Scheidenrisse ist zur

Vermeidung von Hämatomen wichtig, blutende Arterien zu erkennen und zu versorgen. Die Blutversorgung erfolgt im oberen Drittel durch den Ramus cervicovaginalis der A.uterina, der von kranial nach kaudal verläuft. Das mittlere Drittel wird von ventral nach dorsal verlaufenden Ästen der Aa.vesicales versorgt, das untere Drittel von der A.pudendalis und den von dorsal kommenden Aa.rectales. Retrahierte Stümpfe der Arterien müssen entsprechend diesen Verlaufsrichtungen aufgesucht und versorgt werden.

Die Naht der Scheide erfolgt mit Dexon® oder Vicryl® (00) in Einzelnähten oder mit fortlaufender Naht. Dabei soll das tieferliegende Gewebe mitgefaßt werden, so daß keine Hohlräume entstehen und eine ausreichende Blutstillung erreicht wird. Das Rektum darf dabei nicht mitgefaßt werden, da es sonst zu Rektum-Scheidenfisteln kommt. Besonders hoch gelegene Risse sind ohne ausreichende Assistenz und Beleuchtung nicht ordnungsgemäß zu versorgen. Die gynäkologische Lagerung ist Voraussetzung.

Die Heilungstendenz ist gut, wenn ausreichende Blutstillung erreicht wird, und die Wundränder, insbesondere im Bereich der Wundwinkel, gut adaptiert werden. Die Naht soll unmittelbar im Anschluß an die Plazentarperiode vorgenommen werden. Dabei kann es notwendig sein, stärkere Blutungen, zumindest vorläufig, schon vorher zu versorgen.

4.3.3 Dammriß

Verletzungen des unteren Scheidendrittels kommen zumeist in Kombination mit Episiotomien (siehe auch Band 7/I, Kapitel 12) oder Dammrissen vor und werden gemeinsam mit diesen versorgt. Nach Desinfektion des Wundgebiets wird die Ausdehnung der Verletzung in der Scheide und am Damm bestimmt. Im Dammbereich werden Verletzungen ersten bis vierten Grades unterschieden:

- Dammriß ersten Grades: geringe Verletzung der hinteren Kommissur
- Dammriß zweiten Grades: Beteiligung der Muskulatur des Dammes ohne Verletzung des Sphincter ani
- Dammriß dritten Grades: Beteiligung des Sphincter ani
- Dammriß vierten Grades: Mitbeteiligung der Rektumschleimhaut

Für die Naht wird in der Scheide der obere Wundwinkel eingestellt, nachdem oberhalb davon ein großer, armierter Tupfer eingelegt wurde. Beginnend am oberen Wundwinkel oder etwas kranial davon wird entweder mit Einzelnähten oder besser mit einer fortlaufenden Naht die Scheidenhaut adaptiert: Blutende Gefäße müssen vorher versorgt worden sein. Der Einstich erfolgt mit parallel zur Scheidenachse gehaltenem Nadelhalter senkrecht zu den Wundrändern. Das tieferliegende Gewebe wird vorsichtig mitgefaßt. Unter allen Umständen muß das Durchstechen der Rektumschleimhaut vermieden werden.

Während die Versorgung der Dammrisse ersten und zweiten Grades keine Schwierigkeiten macht, muß die Naht von Rissen dritten und vierten Grades dem operativ Erfahrenen vorbehalten bleiben. Beim Dammriß vierten Grades wird die Rektumschleimhaut mit Dexon® oder Vicryl® (0000) sorgfältig adaptiert. Dabei wird die Mukosa nicht durchstochen. Anschließend erfolgt wie beim Dammriß dritten Grades das Aufsuchen der Enden des M.sphincter ani. Bei vollständiger Durchtrennung weichen die Enden zurück. Sie müssen mit einer Klemme gefaßt und vorgeholt werden. Beim Zug sieht man unter der intakten Haut die Wirkung auf den Sphinkter. Die Enden werden mit einer Muskelnaht (Dexon®, Vicryl® 00–0) sorgfältig adaptiert. Anschließend wird der Dammriß durch schichtweise Naht versorgt. Die Haut kann mit Einzelnähten oder mit einer Intrakutannaht genäht werden. Wichtig ist die gute Adaptation der Haut, die nach der Naht des subkutanen Gewebes spannungsfrei aneinanderliegen muß. Bei sorgfältiger Technik sind Sekundärheilungen selten, insbesondere seit Catgut nicht mehr als Nahtmaterial verwendet wird.

Bei der Nachbehandlung der Dammrisse dritten und insbesondere vierten Grades geben wir in den ersten Tagen leichte Kost und sorgen mit milden Laxanzien dafür, daß kein fester Stuhl auftritt. Sekundärheilungen können, wenn Sphinkter und Rektum intakt sind, erneut im Wochenbett versorgt werden [21]. Bei Beteiligung des Schließmuskels oder der Rektumschleimhaut sollte die Sekundärnaht erst nach Sistieren des Wochenflusses vorgenommen werden. Das Risiko muß in diesem Fall so gering wie möglich gehalten werden, damit nicht durch nochmalige Heilungsstörungen schwer reparable Schäden auftreten.

4.3.4 Hämatome

Hämatome können bei der Wundversorgung entstehen, wenn Arterien übersehen wurden. Sie können aber auch durch Gewebszerreißungen unter der intakten Scheidenhaut bedingt sein. Nach der Lage des Hämatoms unterscheidet man solche, die unterhalb des M.levator ani gelegen sind von solchen, die über diesem Muskel liegen [9]. *Sublevatorielle Hämatome* werden im Bereich des Dammes, der Vulva oder der Fossa ischiorectalis sicht- oder tastbar. *Supralevatorielle Blutergüsse* dehnen sich retroperitoneal oder im Lig.latum aus. Besonders die retroperitoneal gelegenen Hämatome können große Mengen Blut enthalten und entziehen sich leicht der Diagnose. Wenn Zeichen des Kreislaufversagens auftreten und keine Blutung nach außen oder in den Uterus eine ursächliche Erklärung bietet, muß nach solchen Hämatomen gefahndet werden. Neben der Tastuntersuchung, die in vielen Fällen Aufklärung bringt, kommt die sonographische Kontrolle in Frage. Bei postpartal zunehmenden Schmerzen im Unterbauch, Druck auf Blase oder Rektum, Harnverhaltung oder ungeklärtem Harndrang kommt differentialdiagnostisch ein Hämatom in Betracht.

Obwohl die Gefahr der Sekundärheilung vorhanden ist, sollte man große Hämatome eröffnen, die Koagel ausräumen und die blutenden Gefäße versorgen. Dabei ist das Auffinden der blutenden Arterie meist nicht leicht, da sie in dem aufgelockerten, blutdurchsetzten Gewebe schwer zu finden sein kann. Die Wundhöhle wird drainiert und unter Antibiotikaschutz verschlossen. Supralevatorielle Hämatome erfordern die Laparotomie. Nach Spaltung des Peritoneums muß das Gefäß gefunden und ligiert werden. Wenn dies nicht möglich ist, muß durch Ligatur der A. iliaca interna oder durch die Uterusexstirpation die Blutstillung erreicht werden. Die Operation kann auch einem erfahrenen Operateur Schwierigkeiten machen. Bei weniger ausgedehnten Hämatomen ist konservatives Vorgehen mit resorbierenden Maßnahmen möglich; nicht selten werden zusätzlich Analgetika notwendig sein. Der Verlauf ist meist langwierig und häufig mit vielen Beschwerden verbunden. Eine sorgfältige Kontrolle von Hämoglobin und Hämatokrit, des Blutdrucks und der Pulsfrequenz darf bei konservativem Vorgehen nicht unterbleiben, damit anhaltende Blutungen rechtzeitig erkannt werden können. Wichtig ist auch die Kontrolle der Gerinnungsfaktoren.

4.3.5 Labienrisse

Abschürfungen im Bereich der Labien sind nicht selten. Sie bedürfen keiner Behandlung. Einrisse werden primär versorgt. Besonders im Bereich der vorderen Kommissur und an der Klitoris können sehr heftige Blutungen auftreten. Eine sorgfältige Wundversorgung unter Berücksichtigung der in unmittelbarer Nachbarschaft liegenden Urethra ist dabei notwendig.

4.3.6 Druckschäden

Schädigungen durch den Druck des vorangehenden Kopfes treten in der Regel bei protrahierten Geburten auf. Sie betreffen meist die vordere Muttermundslippe, wenn diese längere Zeit zwischen Kopf und Beckenring eingeklemmt gewesen ist.

In seltenen Fällen sind benachbarte Hohlorgane durch Druckschäden betroffen. Dabei kann es zur Fistelbildung kommen. Bei einer solchen Komplikation darf die Fistel erst nach Abschluß aller Wochenbettsvorgänge und Beseitigung aller entzündlichen Veränderungen operiert werden (Spätfolgen siehe Band 9, Kapitel 12).

5 Leitung der Nachgeburtsperiode

Im Lauf der Geschichte der Geburtshilfe hat auch die Leitung der Nachgeburtsperiode vielfältige Wandlungen durchgemacht. Aktives Vorgehen bei der Gewinnung der Nachgeburt und streng expektatives Verhalten wechselten miteinander ab. Gute Gründe haben dazu geführt, daß heute eine möglichst kurze Plazentarperiode angestrebt wird. Dieses Ziel wird erreicht durch medikamentöse Unterstützung der Nachwehen und frühzeitige Entfernung der Nachgeburt.

Eine möglichst kurze Plazentarperiode schafft die Voraussetzungen für geringe Blutverluste nach der Geburt. Aus diesem Grund ist die aktive Leitung der Nachgeburtsperiode einer abwartenden Haltung überlegen. Das Ziel der Verkürzung der Plazentarperiode wird durch die rechtzeitige

Gabe von Kontraktionsmitteln und durch die Entfernung der Plazenta aus dem Uterus, sobald diese gelöst ist, erreicht.

Medikamentöse Blutungsprophylaxe

Die medikamentöse Blutungsprophylaxe kann gezielt in all den Fällen vorgenommen werden, bei denen man aufgrund der Anamnese unter Berücksichtigung allgemeiner Gesichtspunkte und des geburtshilflichen Befundes mit einer erhöhten Blutungsgefahr rechnen muß. Besser bewährt hat sich eine generelle Prophylaxe, die auch die Fälle erfaßt, in denen kein Hinweis auf eine vermehrte Blutungsgefahr zu finden ist. Die Vorteile der medikamentösen Prophylaxe zeigt Abbildung 29-12.

Wesentliche Fortschritte wurden durch die intravenöse Gabe von Methylergometrin erreicht. Dabei werden gewöhnlich 0,2 mg Methergin® beim Durchschneiden des Kopfes oder bei der Entwicklung der Schultern intravenös injiziert [16, 17]. Da für eine optimale Wirkung der Zeitpunkt der Injektion wichtig ist, treten gelegentlich Schwierigkeiten durch die intravenöse Applikation auf. Bei der intramuskulären Anwendung von Ergobasin wurde bei tokographischen Messungen erst nach sieben Minuten eine Wirkung auf den Uterus gefunden. Zusatz von Hyaluronidase ergab eine Verkürzung auf 4,75 Minuten [5]. Oxytocin hat bei der intramuskulären Gabe die kurze Latenzzeit von 2,5 Minuten, aber dafür eine wesentlich kürzere Wirkungsdauer als Sekalabkömmlinge, so daß bei der alleinigen Anwendung mit Spätblutungen zu rechnen war. Naheliegend war die Kombination beider Präparate, die in der Form des Syntometrins® vorliegt. Es enthält 0,5 mg Methylergobasin und 5 I.E. synthetisches

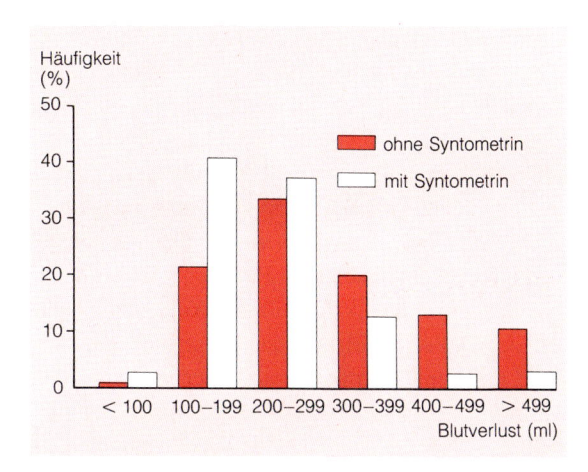

Abb. 29-12 Medikamentöse Blutungsprophylaxe in der Nachgeburtsperiode (nach Bailer und Michel [5]).

Oxytocin. Die Latenzzeit ist die gleiche wie bei der intramuskulären Applikation von Oxytocin [5]. Der optimale Zeitpunkt für die Injektion ist beim Durchschneiden des kindlichen Kopfes oder bei der Entwicklung der Schultern. Bei der Beckenendlage soll die Injektion beim Durchtreten des nachfolgenden Kopfes vorgenommen werden. Unter allen Umständen vermieden werden muß die Injektion bei Mehrlingsgeburten vor der Entwicklung des letzten Kindes, da nachfolgende Kinder durch die einsetzende Dauerkontraktion gefährdet werden. Nach der ersten postpartalen Wehe wird dann die Plazenta an der Nabelschnur extrahiert. Es ist wichtig, die Nachgeburt zu gewinnen, bevor eine Kontraktion des unteren Uterinsegments einsetzt.

Sonstige Maßnahmen

Während auf die erste Wehe gewartet wird, werden stark blutende Gefäße im Bereich der Episio-

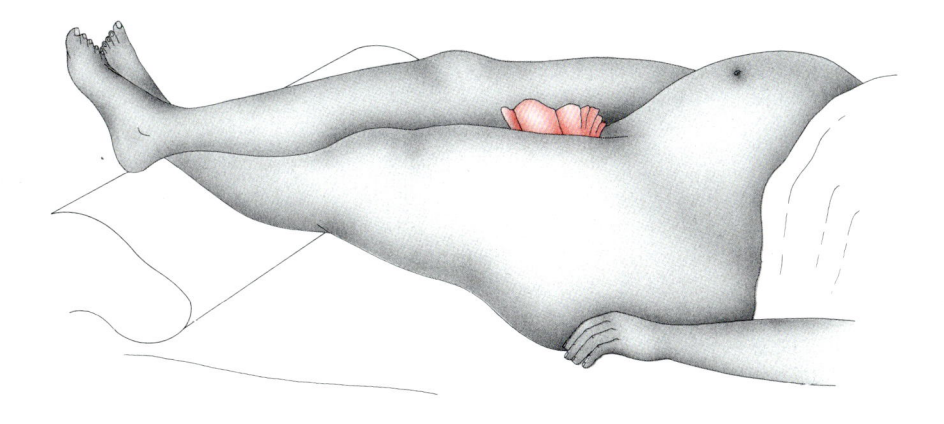

Abb. 29-13
Lagerung nach Fritsch.

tomie oder eines Dammrisses vorläufig mit Klemmen versorgt. Besteht nach der Extraktion der Plazenta bei ausreichend kontrahiertem Uterus weiterhin eine zu starke Blutung, so muß die Spekulumeinstellung zur Kontrolle der Scheide und des Muttermunds vorgenommen werden.

Während der Plazentar- und Postplazentarperiode werden Blutdruck, Pulsfrequenz und die Körpertemperatur kontrolliert. Außerdem werden der Füllungszustand der Blase, der Fundusstand und die Kontraktion des Uterus überwacht. Während der Plazentarperiode und nach der Geburt der Plazenta wird die Patientin mit gekreuzten Beinen nach Fritsch gelagert (Abb. 29-13), um eine sorgfältige Kontrolle des Blutverlusts in der Postplazentarperiode zu ermöglichen.

Für das zeitliche Vorgehen hat sich das von Langer [15] angegebene Schema bewährt:

– 1 ml Syntometrin® intravenös beim Durchtreten des Kopfes oder der Schultern.

– Zug an der Nabelschnur bei der ersten fühlbaren Kontraktion des Uterus nach der Geburt des Kindes.
– Wiederholung des Extraktionsversuchs, wenn der erste Versuch erfolglos war, nach der nächsten Kontraktion oder spätestens nach 10 Minuten.
– Nach 30 Minuten post partum Zug an der Nabelschnur in Narkose. Bleibt auch dieser Versuch ohne Erfolg, so wird unmittelbar die manuelle Lösung angeschlossen.
– Bei stärkerer Blutung wird unverzüglich die manuelle Lösung vorgenommen.

Es ist vielfach belegt, daß bei diesem Vorgehen der postpartale Blutverlust wesentlich verringert werden kann. Pathologische Blutungen werden seltener [5, 18]. Die Plazentarperiode wird deutlich verkürzt.

Literatur

1. Aaberg, M. E., D. E. Reid: Manual removal of placenta. Policy of treatment. Amer. J. Obstet. Gynec. 49 (1945) 368.
2. Andrews, C. J.: Third stage of labor with evaluation of Brandt method of expression of placenta. South. J. Med. Surg. 102 (1940) 605.
3. Arcilla, R. A., W. Oh, J. Lind, W. Blankenship: Portal and atrial pressures in the newborn period: A comparative study of infants born with early and late clamping of the cord. Acta paediat. scand. 55 (1966) 615.
4. Arcilla, R. A., W. Oh, J. Lind, I. H. Gessner: Pulmonary arterial pressures of newborn infants born with early and late clamping of the cord. Acta paediat. scand. 55 (1966) 305.
5. Bailer, P., C. F. Michel: Aktive Leitung der Nachgeburtsperiode mit Syntometrin. Zbl. Gynäk. 89 (1967) 795.
6. Becker, V.: Physiologie und Pathologie von Plazenta, Eihäuten, Fruchtwasser. In: Käser, O., V. Friedberg, K. G. Ober, K. Thomsen, J. Zander (Hrsg.): Gynäkologie und Geburtshilfe, Bd. II/1. Thieme, Stuttgart 1981.
7. Black, V. D., L. O. Lubchenco: Neonatal polycythemia and hyperviscosity. Pediatr. Clin. North Amer. 29 (1982) 1137.
8. Brandt, M. E.: Mechanism and management of third stage of labor. Amer. J. Obstet. Gynec. 25 (1933) 662.
9. Brehm, H., O. Käser, E. Halberstadt: Peripartuale Notfallsituation von seiten der Mutter: In: Käser, O., V. Friedberg, K. G. Ober, K. Thomsen, J. Zander (Hrsg.): Gynäkologie und Geburtshilfe. Thieme, Stuttgart 1967.
10. Duc, G.: Kommentar. Gynäkologe 17 (1984) 289.
11. Gunther, M.: The transfer of blood between baby and placenta in the minutes after birth. Lancet I (1957) 1277.
12. Hörmann, G., I. Lemtis: Untersuchungen über den fetalen Plancentakreislauf während der Nachgeburtsperiode. Zbl. Gynäk. 76 (1954) 329.
13. Künzel, W., P. Krupp: Die Wertigkeit der Gaspartialdrucke und des pH-Wertes im Nabelvenenblut und Nabelarterienblut für die Zustandsdiagnostik des Neugeborenen bei Sofortabnabelung und Spätabnabelung. Z. Geburtsh. Perinat. 186 (1982) 192.
14. Langer, H.: Die Extraktion der Plazenta durch Zug an der Nabelschnur. Geburtsh. u. Frauenheilk. 27 (1967) 492.
15. Langer, H.: Zug an der Nabelschnur. Dtsch. med. Wschr. 93 (1968) 246.
16. Leinzinger, E.: Vaso-Placentographien bei der aktiven Leitung der Nachgeburtsperiode. Arch. Gynäk. 187 (1955) 154.
17. Leinzinger, E.: Röntgenologische Studien des beschleunigten Ablösungsmechanismus der Plazenta bei intravenöser Methergeinapplikation. Wien. klin. Wschr. 68 (1956) 251.
18. Leinzinger, E., G. Lechner: Die medikamentöse Nachgeburtsleitung bei intramuskulärer Anwendung des Kombinationspräparates Syntometrin. Zbl. Gynäk. 87 (1965) 417.
19. Linderkamp, O.: Placental transfusion: Determinants and effects. Clin. Perinat. 9 (1982) 559.
20. Linderkamp, O.: Frühabnabelung oder Spätabnabelung? Gynäkologe 17 (1984) 281.
21. Martin, K. Geburtsverletzungen. Gynäkologe 4 ('71) 31.

22. Martius, G.: Lehrbuch der Geburtshilfe, 11. Aufl. Thieme, Stuttgart – New York 1985.
23. Schwenzer, A. W.: Das Blutbild des Neugeborenen im Hinblick auf die Diagnose der Erythroblastose. Arch. Gynäk. 182 (1953) 623.
24. Schwenzer, A. W.: Physiologie und Pathologie der Nachgeburtsperiode. In: Döderlein, G., K.-H. Wulf (Hrsg.): Klinik der Frauenheilkunde und Geburtshilfe, 1. Aufl., Bd. 4. Urban & Schwarzenberg, München – Berlin – Wien 1969, 1971.
25. Smith, C. A.: The Physiology of the Newborn Infant, 3rd ed. Blackwell, Oxford 1959.
26. Walsh, S. Z.: Maternal effects of early and late clamping of the umbilical cord. Lancet I (1968) 996.
27. Walsh, S. Z., W. W. Meyer, J. Lind: The Human Fetal and Neonatal Circulation. Thomas, Springfield 1974.
28. Yao, A. C., M. Hirvensalo, J. Lind: Placental transfusion rate and uterine contraction. Lancet I (1968) 380.
29. Yao, A. C., J. Lind: Effect of gravity on placental transfusion. Lancet II (1969) 505.

30 Wochenbett

C. F. Michel

Inhalt

1	Einleitung ... 472		5	Pflege der Wöchnerin ... 479
			5.1	Impfprophylaxe ... 480
2	Allgemeine Körperveränderungen im Wochenbett ... 472		5.2	Allgemeine Körperpflege ... 480
2.1	Kreislauf ... 472		5.3	Kontrolle des Damm- und Vulvabereichs ... 480
2.2	Niere und ableitende Harnwege ... 473		5.4	Kontrolle der Uterusrückbildung ... 480
2.3	Blutbild ... 473		5.5	Kontrolle der Blasen- und Darmfunktion ... 480
3	Veränderungen der Genitalorgane im Wochenbett ... 474		5.6	Körperliche Belastung ... 481
3.1	Rückbildung des Uterus ... 474		5.7	Wochenbettgymnastik ... 481
3.2	Wochenfluß ... 475		5.8	Ernährung ... 481
			5.9	Entlassungsanweisungen ... 482
4	Laktation ... 475		6	Komplikationen im Wochenbett ... 482
4.1	Die laktierende Mamma ... 475		6.1	Blutungen ... 482
4.2	Die Milch ... 476		6.2	Thrombose und Embolie ... 483
4.3	Das Stillen ... 477		6.2.1	Thrombosen und Phlebitiden der tiefen Beinvenen ... 483
4.3.1	Vorbereitungen während der Schwangerschaft ... 477		6.2.2	Lungenembolie ... 485
4.3.2	Auslösen und Aufrechterhalten der Laktation ... 477		6.2.3	Andere Venenthrombosen ... 485
4.3.3	Stilltechnik ... 477		6.2.4	Thromboseprophylaxe ... 485
4.3.4	Abstillen ... 477		6.3	Fieber nach der Geburt ... 485
4.3.5	Genußmittel während der Stillperiode ... 478		6.4	Mastitis puerperalis ... 488
			6.5	Symphysenruptur ... 490
4.3.6	Arzneimittel während der Stillperiode ... 478		6.6	Psychische Reaktionen im Wochenbett ... 490

1 Einleitung

Das Wochenbett beginnt mit der Ausstoßung der Nachgeburt und endet nach sechs bis acht Wochen. Als *Frühwochenbett* werden die ersten sieben Tage nach der Entbindung bezeichnet. Die meisten anatomischen und funktionellen Änderungen, die in der Schwangerschaft eingetreten waren, werden im Wochenbett rückgängig gemacht. Von den Rückbildungsvorgängen sind die Brustdrüsen ausgenommen. Sie wurden in der Schwangerschaft auf die Laktation vorbereitet und erreichen erst im Wochenbett ihre volle Funktion.

Abhängig vom Gesundheitszustand der Wöchnerin, von der Parität, vom Geburtsverlauf, vom Blutverlust unter der Geburt und in der Nachgeburtsphase gehen die einzelnen Involutionsvorgänge unterschiedlich schnell. Das Ausmaß der häuslichen Belastung spielt ebenfalls eine wichtige Rolle. Besonders bei den anatomischen Veränderungen führt die Rückbildung nicht immer wieder zu dem ursprünglichen Zustand vor der Schwangerschaft zurück. Dabei sind sowohl konstitutionelle als auch soziale Faktoren von Bedeutung.

Die wiedergewonnene Erkenntnis, daß Schwangerschaft und Geburt normale Lebensvorgänge sind, darf nicht dazu führen, daß die erhöhte Belastung des Organismus durch die Gestations- und Involutionsvorgänge verkannt wird. Fehlerhaftes Verhalten im Wochenbett kann dann leicht zu vermeidbaren Dekompensationen führen.

Störungen des normalen Ablaufs können sowohl die Rückbildung der schwangerschaftsspezifischen Veränderungen betreffen als auch allgemeiner Natur sein. Der zeitliche Ablauf der Involutionsvorgänge ist großen individuellen Schwankungen unterworfen.

2 Allgemeine Körperveränderungen im Wochenbett

2.1 Kreislauf

Die Änderungen der Zirkulation in der Schwangerschaft (siehe auch Band 4, Kapitel 21) betreffen insbesondere das *Blutvolumen*. Dabei ist das Plasmavolumen im Verhältnis zum Erythrozytenvolumen stärker betroffen. Das Plasmavolumen nimmt um etwa 40% und das Erythrozytenvolumen um etwa 20% zu [8, 27]. Wird während der Schwangerschaft Eisen in ausreichendem Maß substituiert, so steigt das Erythrozytenvolumen sogar um 30% [27]. Insgesamt handelt es sich um eine Zunahme des Volumens von etwa 1200 bis 1400 ml. Bei der Entbindung tritt ein Verlust von 300 bis 500 ml auf. Bei normalem Geburtsverlauf ist nach der ersten Stunde post partum der Verlust in der Regel gering. Innerhalb der ersten drei Tage werden lediglich noch etwa 80 ml Blut verloren [45]. Der Verlust wird in den ersten drei bis vier Wochen nach der Geburt ausgeglichen. Während der ersten Tage des Puerperiums kommt es durch den Rücktransport von Flüssigkeit aus dem extrazellulären Raum zu einer Zunahme des Blutvolumens, die eine vermehrte Diurese auslöst. Diese Adaptation während des Wochenbetts an den Normalzustand ist durch die fallenden Konzentrationen von Östrogenen, Renin, Angiotensin II und Aldosteron bedingt [35]. Entsprechend der Verminderung des *Blutvolumens* bildet sich die *Kapazität des Gefäßsystems* zurück. Die erheblich erweiterten und vermehrten Gefäße im Bereich des Uterus nehmen beträchtlich an Zahl und Ausdehnung ab. Mit dem postpartal sich wieder normalisierenden intravenösen Druck in den unteren Extremitäten verringert sich auch hier das Gefäßvolumen. Dabei ist das Ausmaß der Rückbildung von der Qualität der Gefäßwandung abhängig und entsprechend unterschiedlich. Da die Steigerung des *systolischen Blutdrucks* in der normalen Schwangerschaft geringfügig ist, ändert sich postpartal wenig. Der erhöhte *venöse Druck* in den unteren Extremitäten vermindert sich nach der Geburt schnell. Diese Veränderung geschieht plötzlich, da mit der Entleerung und Kontraktion des Uterus die hämodynamischen Ursachen der venösen Drucksteigerung entfallen.

Das *Herzminutenvolumen* fällt von 7,42 l/min in der 38. Woche auf 4,96 l/min (−33%) sechs Monate nach der Entbindung. Dabei geht die Herzfrequenz um 20% und das Schlagvolumen um 18%

zurück [48]. Mit diesen funktionellen Änderungen gehen anatomische Veränderungen der Herzwand einher [48].

Die übrigen Kreislaufparameter passen sich wahrscheinlich mit der Normalisierung des Hormonhaushalts langsam wieder an die Werte vor der Schwangerschaft an. In den ersten ein bis zwei Tagen nach der Entbindung ist eine *Bradykardie* häufig. Sie wird als vagale Gegenregulation gedeutet und hat keine krankhafte Bedeutung. *Tachykardien* deuten auf eine Anämie oder andere Herzkreislaufprobleme hin und müssen geklärt werden.

2.2 Niere und ableitende Harnwege

Die Erweiterung des Nierenbeckens und Ureters beginnt bereits im zweiten Schwangerschaftsmonat. Als Ursachen werden gefäßbedingte Abflußbehinderungen in den Harnleitern [12, 26] sowie eine durch Progesteron bedingte Relaxation der glatten Muskulatur [9] diskutiert. Bei Ultraschalluntersuchungen in der Schwangerschaft und nach der Geburt [13] war die Dilatation sechs Wochen nach der Entbindung beseitigt. Zystometrische Untersuchungen und Uroflowmetrie ergaben unmittelbar nach der Geburt eine geringe Verminderung der Blasenkapazität und der in der Zeiteinheit abfließenden Harnmenge [29].

Die tägliche *Urinausscheidung* ist in den ersten Tagen nach der Entbindung vermehrt. Die in der Gravidität erhöhte glomeruläre Filtrationsrate bleibt zunächst postpartal unvermindert und normalisiert sich dann innerhalb von acht Wochen [52]. Ebenso verhält sich die endogene Kreatininclearance. Der Nierenplasmastrom ist am Ende der Schwangerschaft erniedrigt und erst etwa ein Jahr nach der Geburt wieder normal [52]. Geringfügige Proteinurien und Glukosurien sind nicht selten und haben keine Bedeutung.

Durch die mechanische Alteration der Blase und der Urethra bei der Entbindung kann es postpartal zu *Miktionsschwierigkeiten* kommen. Da das Gefühl für den Füllungszustand der Blase ebenfalls beeinträchtigt sein kann, ist in den ersten Tagen nach der Geburt die Kontrolle der Blasenfunktion wichtig. Treten Schwierigkeiten bei der Blasenentleerung auf, so ist die sonographische Messung des Restharns der Bestimmung durch die Katheterisierung vorzuziehen. Sie hat kein Infektionsrisiko und belästigt die Wöchnerin nicht. Wenn die spontane Miktion nicht möglich ist und der Zustand sich auch nach medikamentöser Behandlung und nach mehrfacher Katheterisierung nicht bessert, dann ist die Einlage eines suprapubischen Katheters erforderlich. Durch kontrolliertes Abklemmen kann die Blasenfunktion trainiert und die Restharnmenge nach der spontanen Miktion überprüft werden bis eine ausreichende normale Entleerung möglich ist. Besteht der Verdacht, daß die Detrusorfunktion herabgesetzt und die Entleerungsstörung dadurch bedingt ist, kommt eine Behandlung mit Parasympathikomimetika (Doryl®, Myocholine Glenwood®), oder mit Cholinesterasehemmern (Ubretid®) in Betracht.

2.3 Blutbild

Bis zum Ende der Schwangerschaft ist eine kontinuierliche Zunahme der *Leukozytenzahl* im peripheren Blut nachweisbar. Im zweiten und dritten Trimester werden Werte um 10500/mm^3 erreicht. Der Normalbereich liegt in dieser Zeit zwischen 6000 und 15000/mm^3 [9]. Unter der Geburt können Leukozytenzahlen zwischen 20000 und 30000/mm^3 auftreten. In der Regel werden Normalwerte wie außerhalb der Schwangerschaft etwa eine Woche post partum erreicht. Die differentialdiagnostische Bedeutung der Leukozytenzahl ist somit in der Schwangerschaft, unter der Geburt und im Frühwochenbett eingeschränkt. Im wesentlichen handelt es sich um eine Vermehrung der Granulozyten. Am Ende der Schwangerschaft können sogar Vorstufen (Myelozyten und Metamyelozyten) bei gesunden Graviden auftreten [9].

Die *Thrombozytenzahl* steigt kurz nach der Entbindung auf Werte von etwa 500000/mm^3 an, um dann während der nächsten zwei Wochen in den Normalbereich abzusinken.

Die *Blutkörperchensenkungsgeschwindigkeit* ist in der Schwangerschaft und in den ersten Wochen nach der Entbindung ebenfalls erhöht (ca. 50 mm/h). Die Ursache ist in der relativen Zunahme der Plasmaglobuline zu sehen.

3 Veränderungen der Genitalorgane im Wochenbett

3.1 Rückbildung des Uterus

Die *Größenveränderung* des Uterus in der Schwangerschaft ist durch die Volumenzunahme seines Inhalts und durch das Wachstum der Gebärmutterwand bedingt. Bei der Geburt führt die Entleerung des Uteruskavums zu einer Volumenverminderung von ungefähr 4500 bis 5500 ml (Abb. 30-1). Durch die Kontraktion der Gebärmuttermuskulatur wird der Volumenverlust so ausgeglichen, daß das im Uterus verbleibende Restvolumen minimal ist. Während die Zervix, auch als Folge des geringeren Muskelanteils, zunächst schlaff und überdehnt bleibt, sind der isthmische Anteil und der Uteruskörper fest kontrahiert. Dabei dominieren in den ersten vier bis sechs Stunden die Kontraktionen im Bereich des Isthmus gegenüber denen im korporalen Anteil. Der Fundus uteri steht in dieser Zeit in der Mitte zwischen Nabel und Symphyse. Danach kommt es zu einer Tonusminderung der Muskulatur, die dazu führt, daß der Fundus wieder in Nabelhöhe zu tasten ist.

Die unmittelbar nach der Geburt der Plazenta anhaltende Kontraktion der Uterusmuskulatur komprimiert die Gefäße und führt gemeinsam mit der reflektorischen Kontraktion der Gefäßmuskulatur zur Blutstillung. In den ersten postpartalen Tagen kommen zu diesen muskulären Faktoren weitere Mechanismen hinzu, die eine weitgehend sichere Hämostase bewirken. In den Venen führen Thrombose, Hyalinisierung und endophlebitische Veränderungen zum Verschluß. Hyalinisierung und eine obliterative fibrinoide Endarteriitis sind die Ursachen des Verschlusses arterieller Gefäße. Die hyalinen Veränderungen der Arterien sind nicht ganz geklärt. Möglicherweise sind sie Folge der Infiltration von Trophoblastzellen in die Arterienwand, die bereits in der frühen Schwangerschaft erfolgt [3].

Die postpartalen Kontraktionen bewirken eine mechanische Drosselung der uterinen Durchblutung. Das Blutvolumen in den Uterusgefäßen nimmt ab. Neben den mechanischen Faktoren beeinflussen die enormen postpartalen Veränderungen hormoneller Art auch den Stoffwechsel des Uterus. Alle Faktoren zusammen bewirken eine Verminderung des Muskel- und Bindegewebes und der interstitiellen Flüssigkeit, so daß damit die echte *Involution* eingeleitet wird, die schließlich eine Reduktion des Uterusgewichts von etwa 1000 g auf 60 g bewirkt (Abb. 30-2, siehe auch Band 4, Kapitel 17).

Nach etwa 24 Stunden beginnt sich die *Cervix uteri* zu formieren, der Halskanal wird enger und der innere Muttermund schließt sich. Bei normalen Verhältnissen ist er am dritten Wochenbettstag nicht mehr für den Finger durchgängig.

Im Uterus wird die Dezidua bis zum elften Tag aufgelöst oder abgestoßen. Mit Ausnahme der Plazentahaftstelle ist ungefähr nach drei Wochen das *Endometrium* regeneriert. An der Insertionsstelle dauert dieser Prozeß wesentlich länger und beträgt meist sechs bis acht Wochen [40].

Der Fundus uteri, der am ersten Tag in Nabelhöhe zu tasten ist, steht am fünften Wochenbetts-

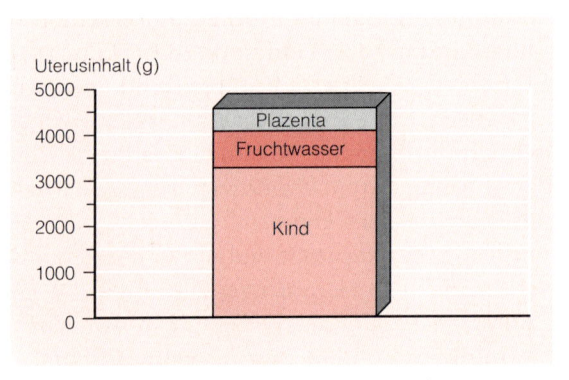

Abb. 30-1 Gewichtsmäßige Verteilung des Uterusinhalts.

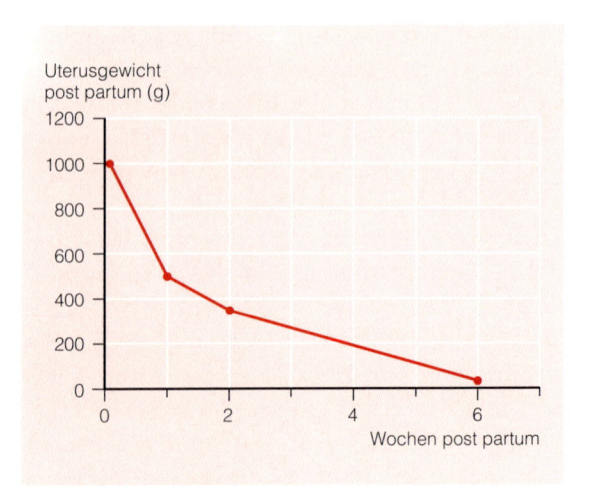

Abb. 30-2 Verlauf der Uterusgewichtskurve im Wochenbett.

tag ungefähr in der Mitte zwischen Nabel und Symphyse und erreicht etwa am zehnten Wochenbettstag die Symphyse.

3.2 Wochenfluß

Das aus dem Uterus und dem übrigen Genitalkanal abfließende Wundsekret wechselt in Menge und Zusammensetzung in Abhängigkeit von den Heilungsvorgängen. Quantität und Qualität sind sehr starken individuellen Schwankungen unterworfen. Daher sind besonders alle zeitlichen Angaben über die Veränderungen nur als grober Anhalt zu verstehen.

Im normalen Wochenbett entstammen die Lochien zum größten Teil dem Uterus und nur in geringem Ausmaß den unteren Abschnitten des Geburtskanals. Im Uterus werden sie an der Wundfläche gebildet, die durch die Ablösung der Eihäute und der Plazenta im Bereich der Spongiosaschicht entsteht. In der Zervix und in der Scheide kommen die Lochien aus oberflächlichen Abschürfungen und Einrissen.

In der ersten Woche nach der Entbindung ist das Lochialsekret blutig *(Lochia rubra)*. In der zweiten Woche wird die Farbe bräunlich *(Lochia fusca)*, nach der zweiten Woche färbt sich das Sekret gelblich *(Lochia flava)* und danach weißlich *(Lochia alba)*. Nach etwa sechs Wochen ist die Wundheilung abgeschlossen und der Lochialfluß sistiert. Diese Veränderungen, die schematisch in Abbildung 30-3 dargestellt sind, spiegeln die Heilungsvorgänge im Uterus und in der Scheide wi-

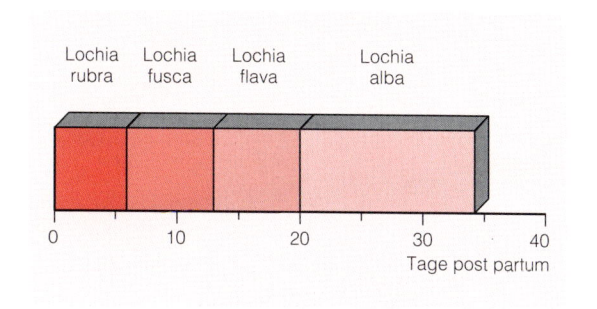

Abb. 30-3 Veränderung der Lochien im Ablauf des Wochenbetts.

der. Während unmittelbar nach der Geburt vorwiegend Blut abgesondert wird, mischen sich später zunehmend nekrotisches Deziduagewebe, weiße Blutkörperchen, Bakterien und seröse Bestandteile hinzu. Die Wundfläche wird von Fibrin, Leukozyten und Lymphozyten dicht infiltriert und so gegen das Eindringen von Bakterien geschützt. Die bakterielle Besiedelung des Uterus beginnt unmittelbar nach der Geburt. Intrauterine Eingriffe sind daher um so riskanter, je später sie nach der Entbindung vorgenommen werden. Die Wundheilung geht von den Resten des Drüsenepithels aus, das bei der Ablösung der Plazenta im Bereich der Spongiosa stehengeblieben ist.

Die Lochien haben einen charakteristischen Geruch, der schlecht zu beschreiben ist und der etwas unbestimmt als süßlich-fad bezeichnet werden kann. Übelriechende Lochien sind ein Zeichen für Störungen des Wochenbettverlaufs und bedürfen einer sorgfältigen Beachtung.

4 Laktation

4.1 Die laktierende Mamma

Die normal ausgebildete Brustdrüse wird in der Schwangerschaft durch die hormonelle Umstellung auf die Laktation vorbereitet (Mammogenese). Östrogene und Progesteron aus der Plazenta und aus dem Corpus luteum, HPL (human placental lactogen) aus der Plazenta, sowie Prolaktin aus der Adenohypophyse führen in der Brust zur Entwicklung der Alveolen und der Lobuli. Im Beginn der Gravidität kommt es zunächst vorwiegend zum Wachstum der Milchgänge. Nach dem dritten Monat überwiegt die Bildung und das Wachstum der Alveolen [14]. Das Epithel der Alveolen wird schließlich präsekretorisch umgewandelt und die Milchsekretion durch die hohe Konzentration der in der Plazenta gebildeten Sexualsteroide gehemmt. Metabole Hormone (Insulin, Cortisol, Thyroidhormon, Parathormon, Wachstumshormon) stimulieren und unterstützen ebenfalls die glanduläre Entwicklung während der Schwangerschaft [58].

Der anatomische Aufbau eines Lobulus wird in Abbildung 30-4 schematisch dargestellt. Die enge Beziehung der prolaktinstimulierten Alveolarzellen, die der Milchbildung dienen, und der durch

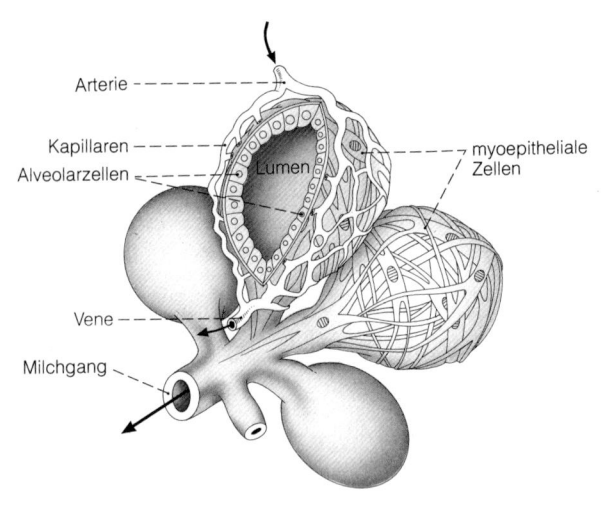

Abb. 30-4 Schematischer Aufbau eines Brustdrüsenlobulus (nach Fuchs [14]).

Oxytocin stimulierten myoepithelialen Zellen, die die Milchejektion bewirken, wird deutlich. Die myoepithelialen Zellen werden von einem Kapillarnetz umschlossen. Zahlreiche Lobuli bilden jeweils einen Lobus, der durch einen Milchgang (Ductus lactiferus) drainiert wird. Dicht unter der Areola haben die Milchgänge spindelförmige Erweiterungen (Sinus lactiferus), die eine Reservoirfunktion haben.

Die die Brustwarze umgebende Areola enthält Talg- und Schweißdrüsen. Gefäß- und Nervenversorgung entstammen der umgebenden Haut. Besonders reichlich mit Nervenendigungen sind Areola und Brustwarze versorgt. Dabei nimmt ihre taktile Stimulierbarkeit in den ersten 24 Stunden nach der Entbindung signifikant zu [14]. Die besonders ausgeprägte Sensibilität der Areola und der Brustwarze ist eine wichtige Voraussetzung für die Auslösung des neurohumoralen Reflexes für die Bildung und Ausschüttung der Milch.

4.2 Die Milch

Die Synthese der Milchbestandteile ist eine aktive Leistung der Alveolarzellen. *Proteine* werden im endoplasmatischen Retikulum synthetisiert. Im Golgi-Apparat verbinden sich Kalzium und Phosphat mit dem Kasein, das dann in Vesikeln zur apikalen Zellmembran transportiert wird. Durch Exozytose werden diese Vesikel in das Alveolarlumen sezerniert. Auf dem gleichen Weg gelangt die ebenfalls im Golgi-Apparat gebildete *Laktose* in das Lumen.

Milchfett wird im Zytoplasma der Alveolarzellen gebildet. Es schließt sich zu größeren Tröpfchen zusammen und wird apikal von der Zellmembran umschlossen und apokrin aus der Zelle sezerniert.

Entsprechend dem osmotischen Gradienten, der maßgeblich von der Laktosekonzentration beeinflußt ist, diffundiert *Wasser* durch die Alveolarzellen hindurch. Natrium, Kalium und Chlorid sind in der Milch wesentlich geringer konzentriert als im Zytoplasma [14].

Immunglobuline werden von den Alveolarzellen in das Lumen durch Exozytose abgegeben, nachdem sie vorher durch Pinozytose in die Zelle aufgenommen worden waren. *Sekretorisches IgA* (sIgA) bildet den größten Anteil der in der Milch vorhandenen Immunglobuline. Es wird hauptsächlich lokal in der Brustdrüse von Plasmazellen gebildet [22].

Neben den in der Brustdrüse sezernierten Milchbestandteilen kommen auch zahlreiche *zelluläre Elemente* in der Milch vor. Am höchsten ist deren Konzentration im Kolostrum. Die Zellen werden durch „Lücken" zwischen den Alveolarzellen in das Lumen transportiert. Im Frühwochenbett sind im Kolostrum etwa $1-2 \times 10^6$ Zellen/ml vorhanden [14]. Später wird die Konzentration geringer. Aufgrund der größeren Milchmenge bleibt die täglich abgegebene Anzahl etwa gleich. Im wesentlichen handelt es sich um Leukozyten.

Die *immunologische Bedeutung* der Muttermilch für das Neugeborene ist erheblich. Die Brustdrüsen sind Teil eines Immunsystems, welches das Kind vor Magen-Darminfekten und Infektionen der Atemwege schützt [2, 22, 42]. Besondere Bedeutung kommt dabei dem in den zellulären Bestandteilen der Milch gebildeten sekretorischen IgA zu, welches im Gegensatz zu den anderen in der Milch enthaltenen Antikörpern nicht präpartal über die Plazenta auf das Kind übergeht. In der Darmmukosa vorhandene Substanzen binden dieses IgA und bewirken damit einen Schutz vor dem Eindringen von Bakterien in den Organismus des Neugeborenen [49, 59]. Die speziellen, von der Mutter gebildeten Zellen lagern sich der Darmmukosa an und sind in der Lage, Antikörper ohne Kontakt mit einem Antigen zu bilden. Alle mit der Muttermilch auf das Kind übergehenden immunologisch aktiven Substanzen erleichtern dem Neugeborenen den Übergang in das extrauterine Dasein. Sie sind in der spezifischen Zusammensetzung nicht zu ersetzen und sind der hauptsächliche Grund für die Überlegenheit der Muttermilch.

4.3 Das Stillen

4.3.1 Vorbereitungen während der Schwangerschaft

Die Vorbereitung der Brust auf das Stillen sollte besonders bei Erstgebärenden bereits in der Schwangerschaft beginnen. Pflege und Abhärtung der Brustwarzen durch leichte Bürstenmassagen und Wechselduschen verringern die Gefahr von Rhagaden. Hohlwarzen können mitunter durch taktile Stimulation beseitigt oder gebessert werden. Die Entscheidung für oder gegen das Stillen wird meist bereits in der Schwangerschaft gefaßt. Es ist daher wichtig, daß eine Aufklärung über die Bedeutung des Stillens für Mutter und Kind schon in dieser Zeit erfolgt. Spätere Einflußnahmen sind meist nicht mehr wirksam.

4.3.2 Auslösen und Aufrechterhalten der Laktation

Es ist bislang nicht möglich, durch medikamentöse oder andere Maßnahmen die Laktation auszulösen, wenn sie nicht auf natürlichem Weg in Gang kommt. Voraussetzung für den Beginn der Laktation ist der Konzentrationsabfall von Östrogen und Progesteron nach dem Wegfall der Plazentafunktion. Ein wesentlicher Faktor für den Beginn und die Unterhaltung der Milchsekretion ist der Saugreiz an der Mamille. Auf nervösem Weg wird dadurch der Hypothalamus gereizt. Die Freisetzung von Prolaktin und Oxytocin sind die Folge. Die Milchdrüsenepithelien werden durch Prolaktin zur Sekretion angeregt. Oxytocin verursacht die Kontraktion der Myoepithelien der Alveolen und bewirkt damit die Ejektion der Milch in den Ductus lactiferus.

4.3.3 Stilltechnik

Frühzeitiges Anlegen sollte, wenn immer möglich, befürwortet werden. Wenn keine Erkrankung der Mutter oder des Kindes dagegen spricht, kann das Kind vom ersten Lebenstag an täglich etwa fünfmal für 10 bis 15 Minuten angelegt werden. Bei empfindlicher Haut ist es besser, mit kürzeren Zeiten zu beginnen, um eine Mazeration der Brustwarze zu vermeiden. Besonders bei Erstgebärenden muß eine sorgfältige Unterweisung in der richtigen Technik des Stillens erfolgen. Dabei handelt es sich um eine zeitaufwendige Aufgabe, die bei den Stellenplänen für Säuglingsschwestern und Schwestern der Wochenstationen nicht ausreichend berücksichtigt wird.

Für das Stillen soll eine Umgebung gewählt werden, in der sich die Mutter ungestört und ohne Hast ihrem Kind widmen kann. Diese Forderung ist in Krankenzimmern nur zu verwirklichen, wenn sich Ärzte, Schwestern, Mitpatienten und Besucher rücksichtsvoll nach Stillzeiten richten. Hilfreich kann die Einrichtung von Stillzimmern sein, die nur diesem Zweck dienen.

Der intraduktale Druck scheint eine Regulation der Sekretion zu bewirken. Drucksteigerungen führen zu einer verminderten Sekretion, während umgekehrt ein niedriger Druck die Milchbildung anregt. Im Normalfall regulieren somit Hunger und Durst des Kindes, bei regelmäßigem Anlegen, die Milchproduktion. Dieser Regelkreis ist störanfällig und von unbekannten weiteren Faktoren abhängig. Wenn das Kind nicht in der Lage ist, die Brust ausreichend zu entleeren, und nicht genügend Milch bekommt, kann man versuchen, durch Abpumpen nach dem Stillen eine bessere Sekretion zu erreichen. Bei Schwierigkeiten erleichtert dem Säugling die Gabe von Oxytocin (Syntocinon Nasenspray®) vor dem Anlegen das Trinken. Oxytocin regt die Milchejektion an und fördert neben dem Milchfluß auch die Milchproduktion [54]. Damit kann gelegentlich eine Hypogalaktie behandelt werden.

4.3.4 Abstillen

Wenn aus wichtigem Grund, oder weil die Mutter es wünscht, abgestillt werden muß, so ist das mit großer Sicherheit durch eine Hemmung der Prolaktinsekretion zu erreichen. 2-Brom-α-ergokryptin (Bromocriptin) sowie Lisuridhydrogenmaleat hemmen die Milchbildung in der Regel zuverlässig. Bei beiden Medikamenten sind die Kontraindikationen sorgfältig zu beachten. Für Bromocriptin (Pravidel®) beträgt die Dosierung 2 × täglich 2,5 mg über 14 Tage. Lisurid (Dopergin®) wird mit täglich 2 × 0,2 mg über den gleichen Zeitraum verabreicht. Bei beiden Medikamenten treten gelegentlich Kreislaufbeschwerden und Übelkeit auf. Es ist wichtig, die Medikation über die Dauer von zwei Wochen beizubehalten, da es sonst leicht zu einem erneuten Milcheinschuß kommt. Die *Hypergalaktie* ist eine weitere Indikation für beide Medikamente (1,25–2,5 mg/d Pravidel® bzw. 0,1–0,2 mg/d Dopergin®).

Mit Dihydroergocristin soll bei einer Dosierung von 2 × 10 mg/d ebenfalls eine sichere und nebenwirkungsarme Verhinderung der Laktation möglich sein [56].

Wegen der denkbaren Nebenwirkungen erscheint die hochdosierte Gabe von Sexualsteroiden zum Abstillen heute nicht mehr indiziert. Festes Einbinden der Brust, Flüssigkeitsentzug und Gabe von Diuretika können unter erheblichen Beschwerden ebenfalls die Laktation hemmen. Die Wirkung ist unsicher und ebenfalls zugunsten der medikamentösen Hemmung der Prolaktinausschüttung verlassen worden. Während der Abstillmaßnahmen sollte die Brust nur entleert werden, wenn die Beschwerden durch eine Milchstauung es erfordern.

4.3.5 Genußmittel während der Stillperiode

Alkohol erscheint nur in geringen Konzentrationen in der Milch. Nur bei sehr hohen Blutalkoholwerten der Mutter sind Auswirkungen auf das Kind zu erwarten.

Koffein wird ebenfalls nur in minimalen Mengen mit der Milch ausgeschieden. Der Genuß von Kaffee und Tee ist somit unbedenklich, wenn kein exzessiver Verbrauch vorliegt.

Nikotin dagegen wird in wirksamen Konzentrationen sezerniert. Es erscheint innerhalb von Stunden in der Milch. Nervosität und Retardierungen der Entwicklung können als Folge der Nikotinwirkung beim Kind auftreten. Außerdem bewirkt Nikotin eine Verminderung der Milchsekretion. Es sollte daher auf den Genuß von Zigaretten und anderen Tabakwaren während der Laktation verzichtet werden. Es wird aber auch die Meinung vertreten, daß bis zu 20 Zigaretten pro Tag keinen schädlichen Einfluß auf das Kind haben [59]. Dabei sind Probleme des Passivrauchens nicht berücksichtigt.

4.3.6 Arzneimittel während der Stillperiode

Während der Phase der neonatalen Adaptation bestehen durch das Stillen enge Stoffwechselbeziehungen zwischen Mutter und Neugeborenem. Da generell mit der Ausscheidung von Medikamenten in die Milch zu rechnen ist, müssen mögliche Auswirkungen auf das Kind in Betracht gezogen werden. Dabei ist zu berücksichtigen, daß der neonatale Stoffwechsel besondere Eigenschaften hat, die bei bestimmten Stoffgruppen zu Problemen führen können (z. B. Tetrazykline, Sulfonamide). Wenn andere Maßnahmen ebenfalls zum Ziel führen, sollte auf eine medikamentöse Behandlung verzichtet werden.

Übergroße Vorsicht und Angst vor möglichen Arzneimittelwirkungen auf das Kind dürfen nicht dazu führen, daß notwendige Behandlungen der Mutter unterbleiben. Wenn berechtigte Bedenken bestehen und die Therapie nur über einen überschaubaren Zeitraum notwendig ist, kann die Milch abgepumpt und verworfen werden. Im anderen Fall muß abgestillt werden.

Der Transport der Pharmaka in die Milch geschieht durch unterschiedliche Mechanismen. Diffusion, erleichterte Diffusion und aktiver Transport bewirken den Übertritt aus dem Blutplasma in den Alveolarraum [57]. Pinozytose kann bei großen Molekülen ebenfalls eine Rolle spielen [57].

Die Angaben über mögliche Nebenwirkungen von Medikamenten, die durch die Muttermilch aufgenommen werden, sind sehr unterschiedlich und teilweise widersprüchlich. Bei theoretischen Bedenken gegen ein Pharmakon ist zu überlegen, ob die dem Kind täglich zugeführte Menge bei der voraussichtlichen Dauer der Einwirkung eine Schädigung bewirken kann.

Bei allen Behandlungen der Mutter mit *zytostatischen Substanzen* muß wegen der möglichen Gefährdungen des Kindes abgestillt werden. Dabei wird in der Regel die Grunderkrankung der Mutter zumindest eine relative Kontraindikation darstellen.

Wenn die Gabe von *radioaktiven Substanzen* während der Laktation unumgänglich ist, muß gesichert sein, daß die Milch keine Radioaktivität mehr enthält, wenn wieder gestillt wird. Richtwerte für die Dauer der Unterbrechung sind bei ^{67}Ga zwei Wochen, bei ^{131}J fünf Tage, ^{24}Na vier Tage und bei ^{99m}Tc 24 Stunden. Es ist wichtig, vor der erneuten Aufnahme des Stillens die Radioaktivität der Milch zu kontrollieren [39].

Von den *Antibiotika* sind Aminoglykoside, Thiamphenicolpräparate, Streptomycin und Chloramphenicol kontraindiziert; ist ihre Anwendung nicht zu umgehen, muß abgestillt oder das Stillen während der Medikation unterbrochen werden. Mittel der Wahl sind Penizilline, Cephalosporine und Erythromycin. Clindamycin kann, wenn notwendig, bei Anaerobierinfektionen gegeben werden. Generell sollte erwogen werden, das Neugeborene während der antibiotischen Behandlung vorübergehend mit einer Kunstmilch zu ernähren und die Muttermilch während dieser Zeit zu verwerfen. Damit wird zum einen die theoretisch mögliche Bildung von resistenten Keimen, und zum anderen die Allergisierung vermieden.

Nach einer einmaligen Behandlung mit *Metronidazol* empfiehlt es sich, das Stillen für 12 bis 24 Stunden zu unterbrechen; danach sind die in der Milch vorhandenen Mengen zu vernachlässigen [39].

Sulfonamide und Sulfonamidkombinationen sind beim Neugeborenen ebenfalls kontraindiziert und sollten deshalb während der Laktation vermieden werden. Über *Gyrasehemmer* liegen bislang keine ausreichenden Erfahrungen vor.

Bei den *Analgetika* können Antiprostaglandine ohne Bedenken an die Mutter verabreicht werden. Paracetamol kann ebenfalls verordnet werden. Strenge Indikationsstellung ist bei der Verwendung von Phenazon, Aminophenazon und Metamizol angeraten. Opiate sind bei gelegentlicher Anwendung in normaler Dosierung ohne Gefahr für das Kind und dürfen, wenn notwendig, der Mutter verordnet werden.

Antiepileptika (Barbitursäurederivate, Hydantoine, Benzodiazepine und Carbamazepin) müssen bei entsprechender Indikation ebenso wie in der Schwangerschaft gegeben werden. Die in der Milch gemessenen Konzentrationen betrugen bei Diazepam und Carbamazepin etwa 60% der Konzentration im Serum der Mutter [39]. Ungünstige Wirkungen auf das Kind wurden nicht beobachtet [39].

Antihypertonika werden nur in geringen Mengen mit der Milch ausgeschieden. Lediglich bei Reserpin sind Schwellungen der Nasenschleimhaut beobachtet worden. Bei den in der Milch gemessenen Konzentrationen war die täglich aufgenommene Dosis der Medikamente so minimal, daß keine Wirkungen auf das Kind zu erwarten sind [39]. Untersucht wurden Chlorothiazid, Propanolol, Atenolol und Guanethidin.

Antihistaminika können bei entsprechender Indikation gegeben werden. Eine Unterbrechung des Stillens ist nicht erforderlich.

Kortikosteroide erreichen in der Milch bei therapeutischen Dosen ebenfalls keine Konzentrationen, die dem Kind gefährlich werden können.

Propylthiouracil geht nur in geringen Mengen in die Milch über [22]. Bei guter Überwachung des Kindes kann die Mutter stillen.

Von den *gerinnungshemmenden Substanzen* können Heparine ohne Risiko für das Kind an die Mutter gegeben werden. Heparin geht nicht in die Milch über und hat außerdem auf oralem Weg keinen Einfluß auf die Gerinnung. Cumarine und Indandione sollten aber vermieden werden.

Digoxin geht ebenfalls in die Milch über. Bei der in der Milch beobachteten Konzentration erhält das Kind etwa 1% der an die Mutter verabreichten Dosis [36].

Während der Stillperiode besteht ohne weitere kontrazeptive Maßnahmen kein sicherer Schutz vor einer erneuten Schwangerschaft. In etwa 5% kommt es während der Stillperiode zu einer Konzeption [55]. Bei der *hormonellen Kontrazeption* im Wochenbett sind neben den möglichen Auswirkungen auf das Kind auch die Gefährdung der Mutter durch Thrombosen und Embolien zu beachten. Das Thromboembolierisiko ist im Wochenbett auf das Fünf- bis Sechsfache erhöht. Östrogenhaltige Kontrazeptiva sollten daher während der ersten drei postpartalen Monate nicht eingesetzt werden. Nach den Erfahrungen mit hohen Dosen von Stilbenen, die in der Schwangerschaft gegeben wurden, wird ohnehin Zurückhaltung bei der Anwendung von Östrogenen geübt. Es kommen somit rein gestagenhaltige hormonelle Kontrazeptiva in Betracht. Dabei sind die „Minipille" ebenso wie die „Dreimonatsspritze" geeignet [46] (siehe auch Band 2, Kapitel 7).

5 Pflege der Wöchnerin

In der ersten Zeit nach der Geburt muß die Wöchnerin sowohl ärztlich als auch in besonderem Maße pflegerisch überwacht werden. Drohende Störungen des normalen Verlaufs können so rechtzeitig erkannt und behandelt werden. Während in den ersten Stunden nach der Geburt die

Überwachung von Blutdruck, Puls und Temperatur eine besondere Bedeutung für die Diagnose von Frühkomplikationen hat, tritt später die allgemeine Pflege und Beratung in den Vordergrund. Die Dauer der stationären Behandlung ist aus Kostengründen erheblich kürzer geworden; es ist daher wichtig, die wenigen verfügbaren Tage für die Pflege und Anleitung optimal zu nutzen.

5.1 Impfprophylaxe

Bei *rhesusnegativen Müttern* muß frühzeitig im Wochenbett geklärt werden, ob Anti-D-Gammaglobulin gegeben werden muß. Das ist notwendig, wenn der indirekte Coombs-Test bei der Mutter negativ ist und das Neugeborene rhesus-positiv oder der Rhesusfaktor des Kindes nicht zu ermitteln ist. Die Prophylaxe sollte innerhalb von 36 Stunden (maximal 72 Stunden) erfolgen. Wenn keine besonderen Umstände vorliegen, reicht die Verabreichung von 0,3 mg Anti-D-Gammaglobulin. Besteht der Verdacht auf eine feto-maternale Transfusion größeren Ausmaßes, kann es notwendig sein, die Menge zu erhöhen.

Eine *Impfung gegen Röteln* sollte bei den Wöchnerinnen vorgenommen werden, bei denen kein oder kein ausreichender Rötelntiter im Mütterpaß vermerkt ist. Die Immunisierung erfolgt innerhalb von etwa drei Wochen. Bei erfolgreicher Impfung ist der Impfschutz länger als fünf Jahre wirksam (siehe auch Band 4, Kapitel 6).

5.2 Allgemeine Körperpflege

Nach einem normalen Geburtsverlauf ist die Wöchnerin in der Regel in der Lage, die allgemeine Körperpflege selbst zu versehen. Sobald der Kreislauf stabil ist, werden Duschbäder als angenehm empfunden und sollten möglichst regelmäßig angewendet werden.

5.3 Kontrolle des Damm- und Vulvabereichs

Spezielle Aufmerksamkeit muß der Damm- und Vulvaregion gelten. Bei den täglich mehrfach wiederholten Spülungen dieses Bereiches, auf die besonders nach der Defäkation Wert gelegt werden muß, wird gleichzeitig die Dammnaht inspiziert.

Bei hygienisch einwandfreier Spülflüssigkeit bringen Zusätze von antiseptischen Mitteln keine Vorteile und können auf seltene Ausnahmen beschränkt werden. Beginnende Entzündungen und Hämatome werden bei regelmäßiger Kontrolle frühzeitig erkannt und können entsprechend behandelt werden. Zum Aufsaugen des Wochenflusses werden sterile Vorlagen benötigt und sollen in ausreichender Menge zur Verfügung stehen. Die Wöchnerin muß auf die hohe Infektiosität der Lochien aufmerksam gemacht werden.

Bei *lokalen Entzündungen oder Schmerzen* im Bereich der *Dammnaht* und der Vulva sind Sitzbäder oft hilfreich und erleichternd. Entsprechend der Behandlung von Sportverletzungen werden Sitzbäder in Eiswasser empfohlen [11]. Dabei setzt sich die Patientin zunächst in Wasser mit Raumtemperatur, dem dann Eiswürfel in ausreichender Menge zugegeben werden. Der Aufenthalt in dem Kältebad soll etwa 20 bis 30 Minuten dauern. Eiskrawatten können am Damm ebenfalls zur Linderung von Schmerzen beitragen. Während die Anwendung von antibiotikahaltigen Salben wenig sinnvoll erscheint, ist der Gebrauch von anästhesierenden Salben bei Schmerzen empfehlenswert. Bei starken Schmerzen, die nach Geburtsverletzungen und nach Episiotomien auftreten können, ist in der ersten Zeit nach der Entbindung die Gabe von Analgetika manchmal nicht zu umgehen.

5.4 Kontrolle der Uterusrückbildung

Nachwehen können besonders am ersten Tag sehr schmerzhaft sein und Analgetika erforderlich machen. Meist läßt die Intensität der Kontraktionen bald wieder nach, so daß eine längere Medikation nur ausnahmsweise notwendig ist. Die *Rückbildung des Uterus und die Beschaffenheit* der Lochien werden regelmäßig kontrolliert und in der Fieberkurve vermerkt. Nach dem ersten Wochenbettstag ist der Fundus uteri täglich etwa 1 bis 2 cm tiefer zu tasten. Eine Subinvolution wird bei regelmäßiger Kontrolle leicht erkannt.

5.5 Kontrolle der Blasen- und Darmfunktion

Ebenso wie die Blasenfunktion muß die Darmtätigkeit kontrolliert werden. Meist kommt sie ohne

Abführmaßnahmen am zweiten oder dritten Wochenbettstag wieder in Gang. Schmerzen durch Hämorrhoiden, gelegentlich auch durch einen Hämorrhoidalprolaps, können reflektorisch zur Stuhlverhaltung führen und müssen auch aus diesem Grund behandelt werden. Gelegentlich sind milde Abführmaßnahmen dabei hilfreich. Die Behandlung der Harnverhaltung und der nicht ausreichenden Entleerung der Harnblase werden in Abschnitt 2.2 besprochen.

5.6 Körperliche Belastung

Frühzeitiges Aufstehen ist für die Normalisierung zahlreicher Funktionen wichtig und sollte innerhalb der ersten zwölf Stunden beginnen. Von allzugroßen körperlichen Aktivitäten muß aber abgeraten werden, da sie einen ungestörten Verlauf der Rückbildungs- und Erholungsvorgänge nicht fördern. Es ist wichtig, daß *ausreichende Bettruhe* eingehalten wird. Nicht selten sind vermehrte Beschwerden im Nahtbereich Folge zu starker Belastung. Eine übermäßige Beanspruchung der Bauchpresse und schweres Heben muß vermieden werden. Erst nach etwa sechs bis acht Wochen ist der Beckenboden wieder einigermaßen belastbar, ohne daß die Gefahr bleibender Schäden durch einen Descensus vaginae besteht.

5.7 Wochenbettgymnastik

Die Wochenbettgymnastik fördert, wenn sie unter fachlich qualifizierter Anleitung erfolgt, das Wohlbefinden der Wöchnerin. Die Adaptation der Herz- und Kreislauffunktion wird erleichtert und die Muskulatur gezielt trainiert. Fehlbelastungen und Fehlhaltungen kann damit vorgebeugt werden. Es genügen allerdings die wenigen Tage des Klinikaufenthalts nicht, um diesen Erfolg zu erzielen. Vielmehr muß nach der Entlassung eine konsequente Weiterführung über längere Zeit erfolgen, wenn dieses Ziel erreicht werden soll. Die wenigen Tage in der Klinik müssen genutzt werden, um die notwendigen Anleitungen für die zu Hause weiterzuführenden Übungen zu geben. Es ist wichtig, daß die Gymnastik der Leistungsfähigkeit individuell angepaßt wird. Dazu gehört, daß eine Abstimmung auf die einzelnen Wochenbettstage erfolgt [40]. Besondere Aufmerksamkeit soll dabei der Beckenbodenmuskulatur und der Muskulatur der Bauchdecken gewidmet werden. Gymnastische Übungen für den Beckenboden können begonnen werden, wenn die postpartale Schwellung im Vulva-Dammbereich abgeklungen ist. Nach der Entlassung ist es vorteilhaft, die Gymnastik im Spätwochenbett ebenfalls unter fachlicher Anleitung durch eine Krankengymnastin fortzusetzen.

5.8 Ernährung

Bei der Ernährung muß der vermehrte Energiebedarf der stillenden Wöchnerin berücksichtigt werden. Bei einer Produktion von täglich 600 bis 900 ml Milch bekommt der Säugling etwa 2200 kJ/Tag (520 kcal/Tag), so daß zusammen mit der Energie, die für die Milchproduktion erforderlich ist, täglich etwa 2500 kJ (600 kcal) verlorengehen [6]. Durch die Zunahme der Fettdepots in der Gravidität wird ein Teil des vermehrten Nahrungsbedarfs bereits gedeckt. Eine abwechslungs- und eiweißreiche Nahrung ist empfehlenswert. Menge und Qualität der Milch können durch die Nahrung kaum beeinflußt werden. Der Vitamingehalt der Milch ist bei normaler Ernährung der Mutter ebenfalls ausreichend. Bei extremer Ernährungsweise können allerdings Mängel auftreten. Bei einer vegetarisch lebenden Mutter wurde ein Vitamin-B12-Mangel des Kindes beobachtet [24].

Die in Abbildung 30-5 dargestellte Verteilung zeigt, wodurch die Gewichtszunahme der Körpermasse in der Schwangerschaft bedingt ist. Nach der Entbindung kommt es zu einer schnellen Re-

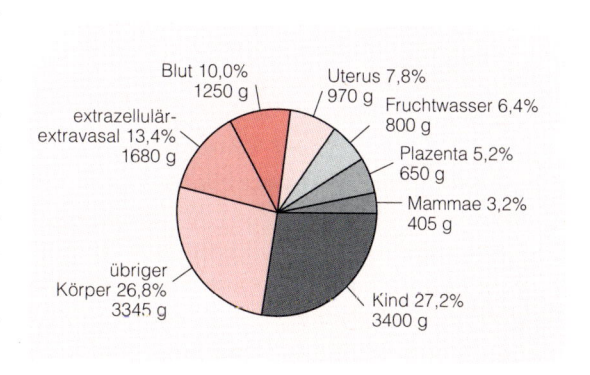

Abb. 30-5 Verteilung der Gewichtszunahme in der Schwangerschaft (nach Hytten [27]).

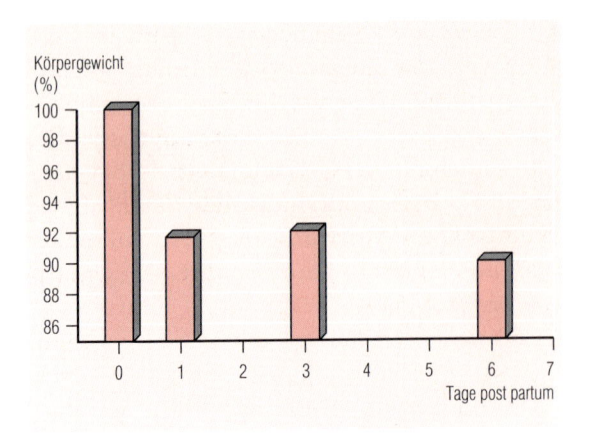

Abb. 30-6 Prozentuale Abnahme des Körpergewichts in den ersten Tagen post partum.

duktion des Gewichts (Abb. 30-6). Sollte eine zusätzliche Gewichtsreduktion notwendig oder erwünscht sein, so kann bereits eine Beschränkung auf etwa 10500 kJ Tag (2500 kcal) während der Laktation zu einer anhaltenden Verringerung des Körpergewichts führen. Dabei wird weder das Kind noch die Mutter beeinträchtigt, wenn keine einseitige Diät gewählt wird.

5.9 Entlassungsanweisungen

Vor der Entlassung ist es besonders bei Erstgebärenden notwendig, eine ausreichende Belehrung über das weitere Verhalten im Wochenbett zu geben. Neben der Pflege und Ernährung des Neugeborenen sind dabei die eigene Körperhygiene und der normale Ablauf des Wochenbetts (Lochien usw.) zu besprechen. Fragen der Familienplanung, insbesondere der Schwangerschaftsverhütung während der Laktation, sollen dabei erwähnt werden. Der Geschlechtsverkehr kann bei normalem Verlauf des Puerperiums nach etwa fünf Wochen wieder aufgenommen werden.

6 Komplikationen im Wochenbett

6.1 Blutungen

Blutungen im Wochenbett, die eine Kürettage erforderlich machen, treten in weniger als 1% der Geburten auf [1]. Am wahrscheinlichsten sind gravierende Blutungen in den ersten zwei Wochen nach der Entbindung.

Ursachen

Die häufigsten Blutungsursachen im Verlauf des Wochenbetts sind *retinierte Plazentateile* oder *entzündliche Veränderungen*. Nicht selten handelt es sich um eine Kombination beider Faktoren. Die Bedeutung der sorgfältigen Inspektion der Plazenta nach der Geburt muß aus diesem Grund nochmals betont werden. Während die im Anschluß an die Entbindung kunstgerecht vorgenommene Nachkürettage oder Nachtastung keine nennenswerte Gefährdung darstellt, ist aufgrund der Keimbesiedelung jeder intrauterine Eingriff im Wochenbett mit einem wesentlich größeren Risiko verbunden. Es muß aber aus forensischen Gründen erwähnt werden, daß auch bei gewissenhafter Kontrolle der Nachgeburt gelegentlich Defekte übersehen werden. Reste der Eihaut führen nur selten zu Blutungen, sie werden meist ausgestoßen oder aufgelöst.

Plazentapolypen entstehen aus Plazentaresten, an die sich schichtweise geronnenes Blut mantelförmig fest angelagert hat. Sie können eine beträchtliche Ausdehnung erreichen und schließlich in die Scheide geboren werden. Da auch bei großen Plazentapolypen der für die Entstehung verantwortliche Plazentaanteil sehr klein sein kann und es nicht möglich ist, makroskopisch Plazentareste von diesen Anlagerungen zu unterscheiden, sollte immer eine histologische Klärung vorgenommen werden.

In etwa 30% der Fälle ist eine *Endometritis puerperalis* der Grund für die Blutung. Die bakterielle Infektion führt zu einer Auflösung der Gefäßthromben und damit zur Blutung.

Rißverletzungen im Bereich der Geburtswege können gelegentlich im Frühwochenbett Anlaß für behandlungsbedürftige Blutungen sein und müssen dann chirurgisch versorgt werden.

In einem Drittel aller Fälle bleibt die Ursache der Blutung ungeklärt. Schlechte Rückbildung des Uterus oder Blutungen aus der Plazentahaftstelle sind mögliche Erklärungen.

Diagnose

Bei der Differentialdiagnose der Blutungsursache kann die *Sonographie* hilfreich sein [21]. Reste der Plazenta und Plazentapolypen weisen vermehrte Reflexe auf und lassen sich vom Reflexmuster des Endo- und Myometriums abgrenzen. Ein negatives Sonogramm schließt jedoch einen Plazentarest nicht absolut sicher aus [34, 47]. Das leere Uteruskavum weist bei der Sonographie ein deutliches Mittelecho auf [37]. Bei Serienuntersuchungen wurden in den ersten 24 Stunden post partum in 20–30% Blut oder Gewebsrückstände nachgewiesen. Am vierten postpartalen Tag konnten nur noch in 8% der Fälle Rückstände im Kavum beobachtet werden [21]. Rißverletzungen werden durch die Spekulumeinstellung ausgeschlossen oder bestätigt. Die Beurteilung des Halskanals gibt Hinweise auf das Vorliegen einer Retention im Kavum. Ist er für den Wochenbettstag zu weit, so besteht der Verdacht auf intrauterine Plazentareste.

Therapie

Die Therapie der Blutung richtet sich nach deren Stärke, ihrer vermutlichen Ursache und danach, ob gleichzeitig Komplikationen durch einen Infekt vorliegen. Die *konservativen Maßnahmen* unterscheiden sich nicht von denen, die in der Nachgeburtsphase angewendet werden. Sie bestehen in der Gabe von Kontraktionsmitteln und physikalischen Maßnahmen (Eisblase, Halten des Uterus). Tägliche Gaben von 10 mg Norgestrel fördern die Epithelialisierung, sie können aber allenfalls als begleitende Maßnahme eingesetzt werden. Auch hier gilt, daß bei stärkeren Blutungen keine wertvolle Zeit vertan wird.

Besteht der Verdacht auf retinierte Plazentaanteile oder führt konservatives Vorgehen nicht ausreichend schnell zum Ziel, so muß die *Kürettage* vorgenommen werden. Handelt es sich nicht um eine unmittelbar postpartale Behandlung, so ist mit der Keimbesiedelung des Uteruskavums zu rechnen. Eine prophylaktische antibiotische Behandlung, bei der sowohl aerobe wie anaerobe Keime erfaßt werden, ist unbedingt angezeigt. Wenn die Blutungsstärke es zuläßt, sollte die antibiotische Therapie bereits vor dem Eingriff beginnen, sonst muß sie gleichzeitig mit dem Eingriff vorgenommen werden. Nach der Einstellung im entsprechend großen Spekulum wird der Muttermund mit Kugelzangen oder mit Fensterklemmen gefaßt, der Halskanal – wenn erforderlich – instrumentell erweitert und anschließend eine sorgfältige, aber schonende Kürettage mit der *stumpfen Kürette* vorgenommen. Bei schlecht kontrahiertem Uterus ist die intravenöse Gabe von Oxytocin hilfreich. Sie erhöht die Sicherheit, da die Gefahr der Perforation vermindert wird. Gleichzeitig wird durch die festere Konsistenz der Uteruswand das Kürettieren erleichtert. Die histologische Untersuchung des gewonnenen Materials ist erforderlich. Die postoperative Gabe eines Sekaleabkömmlings (Methylergometrin) ist generell empfehlenswert.

Komplikationen

Wird die Blutung durch Fieber kompliziert, dann ist wahrscheinlich, daß eine Endomyometritis vorliegt. Schmerzen im Unterbauch und Druckschmerzhaftigkeit des Uterus machen die Diagnose wahrscheinlich. Wenn die Stärke der Blutung es erlaubt, muß angestrebt werden, durch eine entsprechende antibiotische Behandlung zunächst Fieberfreiheit zu erreichen, bevor kürettiert wird.

6.2 Thrombose und Embolie

6.2.1 Thrombosen und Phlebitiden der tiefen Beinvenen

Die Häufigkeit der Thrombose im Wochenbett wird sehr unterschiedlich beurteilt. In einer umfangreichen Zusammenstellung aus dem Jahr 1968, die vorwiegend aus dem deutschsprachigen Raum stammt, wird eine Frequenz von 0,16 bis 1,98% angegeben [40]. Für Spontangeburten wird eine Häufigkeit von 0,25 bis 1,0% und bei Schnittentbindungen von 2 bis 10% berichtet [22].

Wenn keine vorbeugenden Maßnahmen getroffen werden, beträgt die Emboliemortalität im Wochenbett 0,1 bis 0,2% und ist nach Schnittentbindungen um den Faktor 10 höher [54].

Die Komplikationshäufigkeit nimmt mit steigendem Lebensalter und mit der Parität zu. Bemerkenswert dabei ist, daß eine steigende Frequenz schon nach dem 25. Lebensjahr beobachtet worden ist [40].

Veränderungen im Gerinnungssystem, Schädigungen von Gefäßwänden und Verringerung der

Strömungsgeschwindigkeit des Blutes sind mögliche Ursachen der Thrombose. Neben diesen klassischen Faktoren kommt unter der Geburt und unmittelbar danach noch eine Einschwemmung von thromboplastischem Material aus der Plazenta hinzu. Der nachgewiesene oder vermutete Einfluß von geographischen und klimatischen Faktoren ist schwer zu erklären. Vergleichende Untersuchungen sind auch aus methodischen Gründen oft nur mit großer Vorsicht anzustellen.

Fast immer beginnt die postpartale Thrombose in den tiefen Venen der Unterschenkel und breitet sich ohne Therapie schnell zentralwärts aus.

Die *Diagnose* im Frühstadium ist nur bei oberflächlichen Thrombophlebitiden relativ einfach. Rötung, Schwellung und Druckschmerzhaftigkeit der betroffenen Vene, die meist als derber Strang tastbar ist, sind eindeutige Symptome. Wesentlich uncharakteristischer ist der Beginn bei der tiefen Venenthrombose. Zunahme der Pulsfrequenz, subfebrile Temperaturen und allgemeines Krankheitsgefühl können die vieldeutigen Anzeichen der tiefen Thrombose sein. Diese Symptome machen daher weitere diagnostische Maßnahmen notwendig. Gelegentlich kommen auch hohe Temperaturen vor. Schmerzen im Gefäßverlauf, Wadenschmerzen und Zeichen des behinderten venösen Rückstroms sind weitere Hinweise. Die Symptome sind besonders ausgeprägt beim Stehen und bei Belastung. Leistenschmerz, Druckschmerz im Adduktorenkanal und/oder im Wadenbereich, Wadenschmerz bei der Plantarflektion des Fußes und Schmerzen beim Stauen einer am Oberschenkel angelegten Blutdruckmanschette sind weitere Zeichen, die den Verdacht erhärten, insbesondere wenn eine Seitendifferenz nachweisbar ist.

Da die möglichst frühzeitige Therapie bei der tiefen Thrombose außerordentlich wichtig ist, sollte beim Verdacht die Klärung durch *objektive Maßnahmen* unverzüglich angestrebt werden. Dabei kommt der Phlebographie, der digitalen Subtraktionsangiographie und eventuell der Computertomographie besondere Bedeutung zu. Mit diesen Methoden kann die genaue Lokalisation und die Ausdehnung des Prozesses nachgewiesen werden. Außerdem können Vermutungen über das Alter des Thrombus geäußert werden. Die Befunde erleichtern die Entscheidung bei der Wahl der Therapie und sind besonders bei der Diagnose der Beckenvenenthrombose hilfreich.

Die *Therapie* besteht in der Gerinnungshemmung mit Heparin. In speziellen Situationen kann auch die Thrombektomie in Betracht kommen. Die Entscheidung zwischen diesen beiden Verfahren muß dann gemeinsam mit dem Gefäßchirurgen getroffen werden. Zur Gerinnungshemmung wird Heparin in einer Initialdosis von 60000 I.E. am ersten Tag und in der Folgezeit von täglich 30000 I.E. mit einer intravenösen Dauerinfusion verabreicht. Die Überwachung der Heparinbehandlung wird durch tägliche Kontrolle der Plasmathrombinzeit oder der partiellen Thromboplastinzeit oder mit dem Heparintoleranztest vorgenommen. Eine Verlängerung der Plasmathrombinzeit auf das Zwei- bis Dreifache des Ausgangswerts ist vertretbar. Kommt es zu einer Kumulation der gerinnungshemmenden Wirkung, so muß die Dosis reduziert werden. Protaminchlorid oder Protaminsulfat sind bei bedrohlichen Blutungen als Antidot schnell wirksam. Die Heparinbehandlung sollte zumindest drei Wochen lang erfolgen und kann, falls notwendig, von einer Cumarintherapie abgelöst werden. Eine fibrinolytische Therapie ist im frühen Wochenbett aufgrund der Blutungsgefahr kontraindiziert. Sie kann in Ausnahmefällen bei vitaler Indikation (z. B. massiver Lungenembolie) notwendig werden [54].

Bettruhe und lokale Maßnahmen unterstützen die Behandlung, sie können aber nicht die alleinige Therapie darstellen. Verstärkte uterine Blutungen als Folge der Heparintherapie müssen gelegentlich in Kauf genommen werden und können in der Regel durch Kontraktionsmittel gemildert werden. Die Blutungsgefahr ist größer, wenn die Behandlung bereits in den ersten Tagen des Wochenbetts erfolgen muß. Die Heparintherapie ist aber die wirksamste Möglichkeit, die Embolierate und die postthrombotische Morbidität zu senken.

Als zusätzliche Maßnahmen zur Behandlung der *Phlebitis der oberflächlichen Venen* können antiphlogistische Medikamente verwendet werden. Dabei werden systemische Antiphlogistika, vorzugsweise Abkömmlinge des Phenylbutazons, verwendet. Gleichzeitig können lokale Applikationen zu einer Linderung der Beschwerden beitragen. Die verwendeten heparin- und heparinoidhaltigen Salben sind lokal entzündungshemmend und wirken nur bei oberflächlichen Phlebitiden. Kühlende Umschläge werden häufig als angenehm empfunden.

6.2.2 Lungenembolie

Die *Diagnose* der Lungenembolie ist nur bei massiven Ereignissen auf Anhieb zu stellen. Meist sind im Anfang nur sehr diskrete Symptome vorhanden. Stechende Schmerzen im Thoraxbereich, Angstgefühle und Unrast, Zunahme der Pulsfrequenz oder Temperaturanstieg können Anzeichen der Lungenembolie sein. Bei peripheren Embolien kann bei der Auskultation Pleurareiben hörbar werden. Bei ausreichendem Verdacht wird vor weiteren Maßnahmen die *Therapie* eingeleitet. Nach parenteraler Sedierung wird die Heparinisierung mit der langsamen intravenösen Injektion von 20000 I.E. begonnen. Danach beginnt die Infusionsbehandlung mit Tagesdosen von 30000 I.E. Heparin. Die weitere Überwachung erfolgt unter den Bedingungen einer Intensivstation. Nur so können die drohenden Komplikationen, wie Herzstillstand, Atemstillstand oder Schock frühzeitig erkannt und behandelt werden.

6.2.3 Andere Venenthrombosen

Eine sehr seltene, aber äußerst bedrohliche Erkrankung im Wochenbett ist die *Sinusvenenthrombose*. Sie betrifft meist den Sinus sagittalis superior und tritt vorwiegend zwischen dem dritten und sechsten Tag post partum auf. Kaum beeinflußbare schwere Kopfschmerzen und psychische Veränderungen, die an eine Wochenbettspsychose denken lassen, gehen tonisch-klonischen Krämpfen voraus. Auch spastische Hemiplegien kommen vor. Verwechslungen mit einer Eklampsie sind möglich. Die frühzeitige Konsultation eines Neurologen ist aus differentialdiagnostischen und therapeutischen Gründen wichtig. Die Mortalität ist hoch [30, 40].

Ebenso selten ist die *Mesenterialvenenthrombose*. Der Beginn ist akut mit den Symptomen des akuten Abdomens. Der Bauch ist bretthart und hochgradig druckschmerzhaft. Peristaltik ist nicht nachweisbar. Bei dieser Symptomatik ist die sofortige chirurgische Intervention unumgänglich. Trügerisch ist eine vorübergehende Besserung des Krankheitsbilds, die auf keinen Fall dazu führen darf, daß die Laparotomie hinausgeschoben wird. Die Thrombose führt zur hämorrhagischen Infarzierung des betroffenen Dünndarmabschnitts und ohne Operation zur Darmnekrose.

In seltenen Fällen kommt es zu einer Thrombose und zu einer *Thrombophlebitis der V. ovarica*. Meist ist die rechte Seite betroffen. Schmerzen im rechten Unterbauch, die sonst keine Erklärung finden, müssen an diese Diagnose erinnern.

6.2.4 Thromboseprophylaxe

Die Thromboseprophylaxe muß im Wochenbett mit besonderer Sorgfalt vorgenommen werden. Das frühzeitige Aufstehen nach spontaner oder operativer Entbindung und bei nachgewiesenen Varizen geeignete Kompressionsstrümpfe, die wirklich passen müssen, sind wirksame Maßnahmen. Unwirksam sind die Hochstellung des Fußendes und physiotherapeutische Behandlungen [53]. Die Kompressionsstrümpfe müssen in der Peripherie einen größeren Druck ausüben als proximal. Diesen Zweck erfüllen nur Spezialstrümpfe (z.B. von Kendall oder Sigvaris). In der Praxis nicht bewährt haben sich elastische Verbände der unteren Extremitäten, da sie meist nach kurzer Zeit nicht mehr richtig sitzen und leicht zu Rückflußstörungen führen. Eine generelle Heparinprophylaxe bei allen Wöchnerinnen wird teilweise gefordert [54]. Sie ist sicherlich die wirksamste Methode. Wir halten sie im Wochenbett nach Schnittentbindungen, bei der Endometritis und bei der Parametritis für notwendig. Die übliche Dosierung beträgt 3 × täglich 5000 I.E. Heparin subkutan oder täglich die einmalige Gabe eines niedermolekularen Heparins (1500 I.E.) kombiniert mit 0,5 mg Dihydroergotaminmesilat (Embolex®). Will man die Gabe von Dihydroergotamin vermeiden, dann kann man täglich einmal fragmentiertes Heparin (Fragmin® P 2500 oder Fraxiparin® 0,3) injizieren. Bei den entzündlichen Erkrankungen wird die Prophylaxe bis zum Abheilen durchgeführt, sonst bis eine ausreichende Mobilisierung erreicht ist.

6.3 Fieber nach der Geburt

Aus diagnostischen, therapeutischen und prognostischen Gründen wird das *Wochenbettfieber* (Kindbettfieber, Puerperalfieber) definiert als Folge entzündlicher Veränderungen im Bereich des Genitale. Es wird begrifflich abgegrenzt von Temperatursteigerungen, die durch Erkrankungen extragenitaler Organe bedingt sind *(Fieber im Wochenbett)*.

Die Diagnose „Wochenbettfieber" ist dann zu stellen, wenn an wenigstens zwei aufeinanderfolgenden Tagen nach dem ersten und vor dem elften postpartalen Tag Temperaturen von 38,0 °C oder mehr auftreten und eine extragenitale Ursache nicht gefunden werden kann.

Ursachen

Die häufigste Ursache ist die *Endometritis*. Wesentlich seltener sind Infektionen im Bereich des

Dammschnittes, infizierte paravaginale Hämatome oder von der Scheide oder der Cervix uteri ausgehende Infektionen des Parametriums. Die *Endometritis puerperalis* ist fast immer durch eine Aszension von Keimen aus der Scheide verursacht. Es gibt eine Reihe von Faktoren, die die Entstehung begünstigen:

- vorzeitiger Blasensprung
- lange Geburtsdauer
- häufige vaginale oder rektale Untersuchungen
- falsche Untersuchungstechnik
- intrauterine Manipulationen
- (ganz besonders) die Schnittentbindung

Diese Faktoren schaffen Voraussetzungen, die die Infektion des Endometriums mit pathogenen Keimen ermöglichen. Mangelhafte Kontraktionen des Uterus und eine daraus resultierende Lochialstauung tragen ebenfalls zur Genese der Endometritis bei.

Meist handelt es sich um Mischinfektionen mit aeroben und anaeroben Erregern. Bacteroides fragilis und andere Bacteroides-Arten, unterschiedliche Enterobakterien, Streptokokken und Enterokokken sind häufige Keime. Selten sind Staphylokokken, Gasbranderreger und andere Bakterien [25, 32, 33, 51]. Besonders schwere Verläufe kommen bei Infektionen mit β-hämolysierenden Streptokokken (klassisches Kindbettfieber) vor (Tab. 30-1). In 4 bis 30% aller Patientinnen mit einer Endometritis puerperalis kann eine Bakteriämie nachgewiesen werden [10, 17].

Diagnose

Zusammen mit der Temperaturerhöhung sind leichte uterine Blutungen, Druckschmerz an den Funduskanten und die schlechte Rückbildungstendenz des Uterus objektive diagnostische Hinweise. Die durch bakterielle Zersetzung veränderten Lochien bekommen einen üblen Geruch. Subjektiv kommt nicht selten ein allgemeines leichtes Krankheitsgefühl der Wöchnerin als Hinweis auf den Infekt hinzu.

Therapie

Wenn kein Anhalt für ein Fortschreiten der Infektion besteht und keine wesentlichen Krankheitssymptome vorhanden sind, besteht die Therapie

Tabelle 30-1 Häufige Keime im infizierten puerperalen Uterus und deren Antibiotikaempfindlichkeit (Zusammenstellung aus verschiedenen Literaturquellen)

Keimart	Penicillin G	Oxacillin	Ampicillin	Mezlocillin	Azlocillin	Aminoglykoside	Clindamycin	Cefoxitin	Cefotaxim	Metronidazol
E. coli	−	−	+++	++	+++	+++	−	+++	+++	−
Enterobacter	−	−	−	+++	++	+++	−	+++	+++	−
Klebsiellen	−	−	−	+++	−	+++	−	+++	+++	−
Proteus	−	−	−	+++	+++	+++	−	+++	++	−
Streptokokken										
− Gruppe A	+++	+	++	++	+	−	++	+	+	−
− Gruppe B	+++	+	++	+++	+++	+	++	+	+	−
Enterokokken	−	−	++	+++	++	−	−	−	−	−
Staphylokokken										
− ohne Penizillinase	+++	++	+	+	+	++	+++	+	+	−
− mit Penizillinase	−	++	−	−	−	++	+++	++	+	−
Bacteroides fragilis	−	−	+	++	+	−	+++	+++	−	+++
Bacteroides bivius	+++	+	++	++	++	−	+++	+++	−	+++
Clostridien	++	+	++	++	++	−	+	+	+	+++
Peptostreptokokken	++	+	++	++	++	−	++	+	−	+++
Peptokokken	++	+	++	++	++	−	+	+	+	+++

der Endometritis zunächst in *Maßnahmen, die die Kontraktion des Uterus verbessern*. Die Applikation von Eisblasen auf den Unterbauch wird ebenso empfohlen wie die Anwendung warmer Umschläge. Wir ziehen die Kälteanwendung vor, da sie meist auch von den Patientinnen angenehmer empfunden wird. Für eine regelmäßige Entleerung von Blase und Darm ist Sorge zu tragen. Zusätzlich werden Kontraktionsmittel zur Tonisierung der Uterusmuskulatur verabreicht (Oxytocin-Nasenspray, Methylergometrin). Zur Förderung der Epithelisierung des Uteruskavums können Östrogene oder Gestagene gegeben werden. Bewährt hat sich die Gabe von täglich 10 mg Norgestrel. Körperliche Belastungen sind zu vermeiden, gelegentliches Aufstehen im Krankenzimmer ist aber erwünscht.

Kommt es unter diesen Maßnahmen nicht zu einer Normalisierung der Körpertemperatur, so muß aus dem Zervikalkanal ein Abstrich für die bakteriologische Untersuchung entnommen werden. Dabei soll die Kontamination mit Keimen der Vulva und der Scheide, soweit das geht, vermieden werden. Anschließend wird dann unverzüglich mit der *antibiotischen Therapie* begonnen. Häufig lassen sich die Erreger nicht anzüchten, so daß dann ohnehin eine gezielte Therapie nicht möglich ist. Penicillin G erreicht die Mehrzahl der bei der Endometritis puerperalis ursächlichen Keime. Es wird in zwei Tagesdosen von je 10 bis 15 Mega-I.E. als Kurzinfusion verabreicht. Tritt dabei keine Besserung ein, so muß die Therapie umgestellt werden. Da Anaerobier häufig auch bei sorgfältiger Entnahme- und Transporttechnik nicht angezüchtet werden können, sollte auch bei fehlendem Nachweis ein bei Anaerobiern wirksames Präparat (z. B. Metronidazol, Tinidazol, Ornidazol) zusätzlich gegeben werden. Handelt es sich primär um einen schweren Krankheitsverlauf, dann ist die Behandlung mit einem β-Lactamase-stabilen Zephalosporin sicherer. Cefoxitin, in einer Tagesdosis von 3 bis 6 (oder 12) g, ist wegen seiner besonders guten Wirkung bei gramnegativen Stäbchen und noch guter Wirksamkeit bei Kokken vorteilhaft. Dabei ist eine Behandlungsdauer, die noch 24 bis 36 Stunden nach der Entfieberung anhält, ausreichend [5].

Wenn nach klinischem Befund und nach dem Ultraschallbild eine Retention von Plazentateilen wahrscheinlich ist, muß unter antibiotischem Schutz kürettiert werden.

Komplikationen

Komplikationen der Endometritis puerperalis beruhen auf der Penetration der Infektion in tiefere Wandschichten des Uterus und der benachbarten Gewebe. In geringem Maß liegt bei der Endometritis puerperalis fast immer eine Beteiligung des Myometriums vor. Ist sie ausgeprägter, so deutet die vermehrte Schmerzhaftigkeit des Uterus auf eine *Endomyometritis puerperalis* hin.

Eine besondere und seltene Komplikation ist die *Metritis dissecans*, bei der es, wahrscheinlich durch Gefäßbeteiligung, zur Abstoßung von Muskelsequestern kommt. Dabei können lebensbedrohliche Blutungen auftreten, und es kann zur Perforation des Uterus kommen, also Komplikationen, die ein operatives Vorgehen erforderlich machen. Nur in Ausnahmefällen ist dann die Exstirpation des Uterus zu vermeiden.

Heute ebenfalls selten ist die *Parametritis*. Sie kann zur Abszedierung führen, wenn nicht rechtzeitig eine hochdosierte antibiotische Therapie eingeleitet wird. Dabei ist die Diagnose der Parametritis im Frühstadium schwierig. Sie wird gesichert, wenn man bei der rektalen Untersuchung das meist schmerzhafte parametrane Infiltrat tastet. Am häufigsten ist das seitliche Parametrium betroffen. Bei der Abszeßbildung können die benachbarten Hohlorgane beteiligt sein, meist kommt es zu einer Vorwölbung oberhalb des Leistenbands. Mit der Spaltung des Abszesses ist dann die Mehrzahl der Beschwerden behoben. Wahrscheinlich sind parametrane Infiltrate, die nicht einschmelzen, sondern resorbiert werden, häufiger als der ungünstige Verlauf der Abszedierung. Die antibiotische Behandlung entspricht der bei der Endometritis puerperalis.

Bei 1 bis 2% der Patientinnen, die eine Endometritis puerperalis haben, entwickelt sich eine *septische Beckenvenenthrombose* [28]. Die Verschleppung oder Penetration von Bakterien in die Venen führt zur Thrombose oder zur Infektion von vorhandenen Thromben. Die Bakteriologie entspricht der bei der Endometritis puerperalis. Es handelt sich um ein septisches Krankheitsbild mit entsprechendem Temperaturverlauf, Schüttelfrösten und einer Pulsfrequenz, die häufig höher liegt, als die Körpertemperatur erwarten läßt. Zeichen der Lungenembolie können hinzukommen. Wenn die Symptomatik auf das Vorliegen einer Beckenvenenthrombose hinweist, wird die Diagnose durch die Beckenvenenphlebographie, die digitale Subtraktionsangiographie oder durch die Computertomographie gesichert. Die Patientinnen müssen in einer Intensivstation überwacht und behandelt werden. Die Therapie besteht in einer hochdosierten Heparintherapie (ca. 30000 I.E. / 24 h) in Kombination mit einer antibiotischen Behandlung wie bei der Puerperalsepsis. Da der Uterus der Ausgangspunkt der Sepsis ist, muß in therapieresistenten Fällen die Exstirpation des Uterus als ultima ratio erwogen werden.

Die *Puerperalsepsis* ist durch die Einschwemmung von virulenten Keimen in die Blutbahn verursacht. Es besteht ein Mißverhältnis zwischen der Virulenz der Erreger und den Abwehrkräften des Organismus, die dazu führt, daß aus der Bakteriämie die lebensgefährliche Septikämie wird. Mit den ersten Anzeichen der Sepsis wird eine unverzügliche Therapie notwendig, die sich nach dem vermutlichen Erreger richtet. Der Sepsisherd ist in der Regel der Uterus. Es handelt sich daher mit großer Wahrscheinlichkeit um die gleichen Keime wie bei der Endometritis puerperalis. In der Mehrzahl der Fälle tritt diese Komplikation im Zusammenhang mit Schnittentbindungen auf [19]. Krankheitszeichen sind im Beginn oft spärlich und werden leicht übersehen, zumal auch das Befinden der Patientin zunächst nicht sehr gestört sein muß. Abendliche Temperatursteigerungen (remittierendes Fieber) über 39 °C erleichtern die Diagnose.

Die wichtigste diagnostische Maßnahme ist die wiederholte Anlage von Blutkulturen. Dabei sollte generell eine aerobe und eine anaerobe Kultur gleichzeitig angelegt werden. Günstig für die Blutentnahme ist die Zeit während des Fieberanstiegs. Es empfiehlt sich, innerhalb einer Stunde zwei bis drei Blutentnahmen vorzunehmen [18]. Außerdem sollen aerobe und anaerobe Kulturen sowie ein Gram-Präparat vom Zervixsekret vor Beginn der antibiotischen Therapie gemacht werden. Die Leukozytose ist ausgeprägt und geht über das im Wochenbett übliche Ausmaß meist hinaus. Da der Übergang in einen septischen Schock und in eine disseminierte intravasale Gerinnung möglich ist, sind die Patientinnen erheblich gefährdet. Komplikationen durch einen paralytischen Ileus sind häufig. Allgemein ist bei der Sepsis seit der Einführung der Antibiotika die Mortalität von nahezu 60% gesunken. Sie liegt aber mit annähernd 30% immer noch erschreckend hoch.

Ziel der Behandlung ist die Sanierung des Sepsisherds. Die Therapie ist bereits bei dem Verdacht mit β-Lactamantibiotika einzuleiten. Im Wochenbett ist ähnlich wie am Ende der Schwangerschaft die Pharmakokinetik der Antibiotika verändert. Serumkonzentrationen können im Puerperium 10 bis 50% niedriger liegen [7]. Die Kombination von Azlocillin (10 bis 15 oder 20 g/Tag) mit Cefoxitin (6 bis 10 oder 12 g/Tag) oder mit Cefotaxim (6 bis 10 oder 12 g/Tag) deckt ein breites Keimspektrum ab (Tab. 30-1). Solange die Nierenfunktion normal ist, kann zusätzlich ein Aminoglykosid gegeben werden. Clindamycin in einer Dosierung von 3 bis 4 × 1,2 g täglich ist indiziert, wenn die genannte Therapie nicht wirksam ist. Eine seltene Komplikation der Clindamycintherapie ist eine ulzerierende Enterokolitis. Wichtig ist eine Intensivüberwachung. Fortlaufende Kontrolle der Urinausscheidung, der Kreislaufverhältnisse und der Gerinnungsparameter ist unbedingt notwendig. Tritt unter dieser Behandlung keine entscheidende Besserung ein, so muß die operative Sanierung des Sepsisherds vorgenommen werden. Das bedeutet in der Regel die abdominale Exstirpation des Uterus (s. Kap. 15).

6.4 Mastitis puerperalis

Klinik und Pathologie

Eine Entzündung der Brustdrüse tritt bei etwa 1 bis 2% der Wöchnerinnen auf. Die Erkrankung ist gekennzeichnet durch Fieber und Schmerzen. Die betroffene Brust ist umschrieben oder diffus angeschwollen, gerötet und druckschmerzhaft. Die Lymphknoten der entsprechenden Achselhöhle schwellen an und werden tastbar. Kommt es zur Einschmelzung, so ist die Fluktuation nachweisbar, wenn der Abszeß nicht zu tief liegt. Besonders bei retromammär gelegenen Herden kann der Nachweis der Fluktuation mißlingen. Zwei Häufigkeitsgipfel werden beim Zeitpunkt des Auftretens beobachtet. Der erste liegt in den ersten zwei Wochen nach der Geburt, und der zweite in der fünften und sechsten postpartalen Woche.

In der überwiegenden Anzahl der Erkrankungen handelt es sich um die *interstitielle* Form. Dabei dringt die Infektion über eine Epithelläsion der Brustwarze auf dem Lymphweg in das interstitielle Gewebe vor. Die *parenchymatöse* Mastitis breitet sich dagegen entlang der Ausführungsgänge der Milchdrüsen retrograd in das Parenchym aus und kann ohne Rhagaden an den Brustwarzen entstehen. Mit fortschreitender Entzündung geht eine Form in die andere über und kann nicht mehr unterschieden werden. Die Differenzierung in die interstitielle und parenchymatöse Mastitis hat somit bei der fortgeschrittenen Entzündung nur eine geringe klinische Bedeutung. Zu beachten ist aber, daß bei der interstitiellen Form der Keimnachweis in der Milch gar nicht, oder erst nach Beteiligung des Parenchyms möglich ist.

Die Übertragung der Infektion geschieht bei der Mehrzahl der Fälle durch das Neugeborene beim Stillen. Andere Übertragungswege spielen heute bei entsprechender Wochenbetthygiene eine untergeordnete Rolle.

Klinisch wichtig erscheint die Differenzierung zwischen einer *epidemischen* Form, die in den ersten Tagen der Laktation beginnt und bei der es sich um eine nosokomiale Erkrankung handelt, und einer *sporadischen* Form, die im späteren Wochenbett ihren Ausgang nimmt. Bei der epidemischen Erkrankung ist der Nasenrachenraum des Neugeborenen mit Staphylococcus aureus aus der Umgebung in der Klinik infiziert. In mehr als 90% der Fälle handelt es sich um den koagulasepositiven Staphylococcus aureus, Phagentyp I, Lysotyp 80/81 und 52/52a [28]. Die Keime führen beim Stillen vorwiegend zur Infektion der Milchgänge und damit zur parenchymatösen Mastitis. Sie breitet sich zwischen den Cooper-Ligamenten aus und führt meist zu tiefgelegenen Abszessen. Da die Keimbesiedelung der Brustwarze mit Staphylokokken am siebten Wochenbetttag bereits mehr als 90% der stillenden Wöchnerinnen betrifft [50], müssen zusätzliche Faktoren, die das Angehen der Infektion begünstigen, angenommen werden. Wahrscheinlich kommt dabei der Höhe der Prolaktinsekretion eine besondere Bedeutung zu [60]. Die sporadischen Erkrankungen sind nur in etwa 50% der Fälle durch Staphylococcus aureus bedingt. Unterschiedliche aerobe und anaerobe Keime sind für die restlichen Mastitiden verantwortlich.

Therapie

Zur Vermeidung von Abszessen ist es außerordentlich wichtig, die Diagnose frühzeitig zu stellen.

Im Frühstadium der Erkrankung hat die *mechanische und funktionelle Ruhigstellung der Brust* Vorrang vor allen anderen Maßnahmen. Die Brust wird hochgebunden oder mit einem gut sitzenden Stillbüstenhalter gehalten und vor Bewegungen geschützt. Eine schonende Entleerung der Brust durch Abpumpen der Milch ist anzustreben.

Durch Gabe von *Prolaktinhemmern* wird die Milchsekretion eingeschränkt oder aufgehoben. Die Aussicht auf eine erfolgreiche Behandlung der Mastitis ist damit wesentlich günstiger geworden [4, 16, 44]. In niedriger Dosierung kann mit Bromocriptin (Pravidel®) oder mit Lisurid (Dopergin®) die Milchsekretion meist ausreichend vermindert werden, wenn man es nicht vorzieht, mit der vollen Dosis abzustillen.

Zum Abstillen sollte die Dosierung an den ersten drei Tagen 3 × 2,5 mg und an den folgenden elf Tagen 2 × 2,5 mg Bromocriptin betragen [43].

Schmerzen der betroffenen Brust können mit kühlen Alkoholumschlägen und mit Hilfe von Eisblasen gemildert werden. Ist mit dieser Therapie innerhalb von zwölf Stunden keine eindeutige Besserung zu erreichen, so muß unverzüglich eine hochdosierte und genügend breite antibiotische Therapie eingeleitet werden. Die Hemmung der Prolaktinsekretion ist dabei fortzusetzen. Penizillinasefeste Penizilline (Flucloxacillin, Oxacillin, Dicloxacillin) sind die Mittel der Wahl. Bei bekannter Penizillinallergie sind staphylokokkenwirksame Zephalosporine oder Erythromycin einzusetzen. Wenn ausreichend hohe Gewebsspiegel schnell erreicht werden sollen, dann muß die intravenöse Behandlung gewählt werden. Dabei ist Flucloxacillin intravenös besser verträglich als Dicloxacillin und sollte bei parenteraler Anwendung bevorzugt werden. Bei peroraler Medikation beträgt die normale Tagesdosis 3 bis 4 g. Flucloxacillin wird täglich mit 3 bis 4 g (oder bis zu 10 g) dosiert.

Bei den beginnenden Formen der Brustentzündung ist es nicht unbedingt notwendig, abzustillen. Da in der überwiegenden Zahl der Fälle die Infektion vom Kind auf die Mutter übergeht, erscheint die Infektionsgefahr für das Neugeborene gering. Komplikationen können aber bei starkem Keimbefall der Milch auftreten [57]. Wir sind daher der Ansicht, daß spätestens mit Beginn der antibiotischen Therapie die Milch nicht mehr verwendet werden sollte. Dadurch wird auch eine Belastung des kindlichen Organismus mit therapeutisch unzureichenden Dosen von Antibiotika aus der Muttermilch vermieden. Die antibiotische Behandlung wird so lange fortgesetzt, bis die Entzündungszeichen drei Tage lang abgeklungen sind.

Komplikationen

Kommt es zur Einschmelzung, dann hilft nur die ausreichende Eröffnung des Abszesses und die sorgfältige digitale Exploration der Abszeßhöhle mit anschließender Drainage. Bei der radiären Inzision vermeidet man die Durchtrennung von Ausführungsgängen der Milchdrüse. Inzisionen entsprechend der Hautlinien führen zu besseren kosmetischen Ergebnissen. Bei tief gelegenen oder retromammären Abszessen ist die Schnittführung nach Bardenheuer vorteilhaft. Wichtig ist die ausreichend breite Eröffnung, die unter möglichster Beachtung kosmetischer Prinzipien vorgenommen wird.

Zehn bis 15% der *Mammakarzinome* von Frauen unter 40 Jahren treten während der Schwangerschaft oder der Laktation auf [27]. Es ist daher wichtig, bei der Inzision Gewebe für eine histologische Untersuchung zu entnehmen.

Prophylaxe

Zur Vorbeugung der Mastitis ist eine sorgfältige Einhaltung der Wochenbetthygiene erforderlich. Der Krankenhaushygiene im Kreißsaal, im Säuglingszimmer und auf der Wochenstation ist besondere Aufmerksamkeit zu widmen. Der Erfolg dieser Maßnahmen muß durch ständige bakteriologische Überprüfungen kontrolliert werden (Hygienebeauftragter). Ganz wesentliche Bedeutung kommt der Pflege der Brustwarzen zu. Rhagaden sind Eintrittspforten für Keime, ihre Verhütung mindert das Risiko der Infektion. Die Stillzeit an jeder Brust sollte auf 10 bis 15 Minuten begrenzt werden, damit die Haut nicht mazeriert wird. Wichtig ist auch die Stilltechnik. Die Mutter muß lernen, wie das Kind angelegt wird, damit es die Brustwarze mit der Areola richtig erfassen kann (siehe auch Abschnitt 4.3.3).

6.5 Symphysenruptur

Schmerzen im Bereich der Symphyse, die besonders beim Gehen auftreten, können Symptome einer Überdehnung der Symphysenfuge sein. Bei der *Symphysenruptur* ist neben den spontanen Beschwerden ein ausgeprägter Druckschmerz über dem Symphysenspalt auszulösen. Die Dislokation ist sonographisch und radiologisch objektivierbar. Bei ausgeprägten Veränderungen kommt es zum sogenannten Entengang; nicht selten können sich die Patientinnen dann gar nicht auf den Beinen halten. Blasenfunktionsstörungen sind mögliche Folgen solcher Verletzungen. Sie äußern sich in einer sonst nicht erklärbaren Dysurie. Ebenso führen gelegentlich Überdehnungen in den Iliosakralfugen zu erheblichen Beschwerden. Als weitere Komplikationen im Bereich des Beckens machen Dislokationen und Frakturen des Steißbeins Schmerzen im Wochenbett. Die meisten dieser Komplikationen klingen unter körperlicher Schonung oder unter Bettruhe ab. Dauern die Schmerzen trotz Ruhigstellung länger als zwei Wochen, dann sind orthopädische Maßnahmen angebracht. Der Wert von Beckenbandagen erscheint eher zweifelhaft.

6.6 Psychische Reaktionen im Wochenbett

Depressive Verstimmungen im Wochenbett, die meist nur einen Tag andauern, sind ein relativ häufiges Ereignis. Sie sind gekennzeichnet durch Traurigkeit, scheinbar grundloses Weinen, manchmal auch durch Rastlosigkeit. Launenhaftigkeit, Vergeßlichkeit, Verwirrungszustände und Schlaflosigkeit sind weitere Symptome, die einzeln oder kombiniert vorhanden sein können. Die Verstimmung tritt innerhalb der ersten zehn Tage nach der Entbindung auf, meist um den dritten Wochenbettstag und nicht selten mit dem Milcheinschuß. Die Häufigkeit einer solchen Symptomatik wird unterschiedlich angegeben und bei bis zu 70% der Wöchnerinnen beschrieben [61]. Es bestehen anscheinend keine Beziehungen zum Verlauf der Entbindung. Ökonomische oder soziale Ursachen scheinen ebenfalls keine Bedeutung bei der Entstehung zu haben. Der postpartale steile Abfall der Steroidhormonkonzentration weist keine Korrelation zur Entstehung auf [41]. Interessant ist die Beobachtung, daß bei diesen Verstimmungen gehäuft erniedrigte Tryptophankonzentrationen im Serum gefunden wurden [20]. Dies kann auf Beziehungen zum Serotoninstoffwechsel hinweisen. Da die Symptome meist nach einem Tag wieder verschwunden sind, erübrigt sich eine spezielle Therapie. Menschliche Zuwendung und Verständnis für die Sorgen und Schwierigkeiten helfen der Patientin, mit den Problemen fertig zu werden.

Echte postpartale Depressionen werden mit einer Häufigkeit von 10 bis 15% angegeben [3]. Dabei handelt es sich um eine länger anhaltende depressive Verstimmung. Es besteht eine hohe Wiederholungswahrscheinlichkeit bei späteren Wochenbetten (50 bis 100%) [15]. Die unmittelbar auslösende Ursache ist unbekannt. Beziehungen zu den postpartalen hormonellen Veränderungen konnten nicht nachgewiesen werden [31]. Differentialdiagnostisch ist die Abgrenzung von den häufigen postpartalen Verstimmungen anfangs schwierig und oft nur durch den längeren Krankheitsverlauf möglich. Zur Diagnose und Therapie sollte unbedingt ein Psychiater hinzugezogen werden. Häufig wird es wegen der medikamentösen Behandlung notwendig sein, die Patientin abzustillen, um eine Langzeitwirkung von Psychopharmaka auf das Neugeborene zu vermeiden.

Postpartale Psychosen werden mit einer Häufigkeit von 0,14 bis 0,26% angegeben [3]. Sie gehören zu den Generationspsychosen [38]. Betroffen sind Patientinnen in den ersten 16 Wochen nach der Entbindung. Die Einteilung in exogene und endogene Psychosen ist nicht durchweg schlüssig. Exogene Psychosen werden mit Komplikationen der Gravidität, der Geburt und dem Wochenbett in Zusammenhang gebracht. Endogene Psychosen treten auf, ohne daß sich solche Erklärungsmöglichkeiten anbieten. Die meisten psychotischen Patientinnen gehören dem manisch-depressiven Formenkreis an [3]. Verwirrtheitszustände und Desorientierung sind häufig ausgeprägt. Diagnose und Therapie sind Aufgabe des Psychiaters. Besonders wenn suizidale Absichten und Gedankengänge geäußert werden, ist die psychiatrische Behandlung unverzüglich notwendig und eine vorübergehende Einweisung in eine entsprechende Abteilung nicht zu umgehen.

Literatur

1. Bachmeyer, H., P. Stoll: Blutungen im Wochenbett. Dtsch. med. Wschr. 85 (1960) 1978.
2. Beer, A. F., R. E. Billingham, J. R. Head: The immunologic significance of the mammary gland. J. invest. Dermat. 63 (1974) 65. Zit. n. Fuchs, A.-R.: Physiology and endocrinology of lactation. In: Gabbe, S. T., J. R. Niebyl, J. L. Simpson (eds.): Obstetrics. Normal and Problem Pregnancies. Churchill Livingstone, New York–Edinburgh–London–Melbourne 1986.
3. Bowes, W. A. jr.: Postpartum care. In: Gabbe, S. G., J. R. Niebyl, J. L. Simpson (eds.): Obstetrics. Normal and Problem Pregnancies. Churchill Livingstone, New York–Edinburgh–London–Melbourne 1986.
4. Breckwoldt, M., F. Peters: Zur Behandlung der Mastitis. Dtsch. Ärztebl. 36 (1979) 2241.
5. Cabbad, M., O. Sijin, H. Minkoff: Short course of antibiotics for post-cesarean section endometritis. Amer. J. Obstet. Gynec. 157 (1987) 908.
6. Casey, C. E., K. M. Hambidge: Nutritional aspects of human lactation. In: Gabbe, S. G., J. R. Niebyl, J. L. Simpson (eds.): Obstetrics. Normal and Problem Pregnancies. Churchill Livingstone, New York–Edinburgh–London–Melbourne 1986.
7. Chapman, S. T.: Prescribing in pregnancy. Bacterial infections in pregnancy. Clin. Obstet. Gynec. 13 (1986) 397.
8. Chesley, L. C. Amer. J. Obstet. Gynec. 112 (1972) 440. Zit. nach Wissenschaftliche Tabellen Geigy, Teilband Hämatologie und Humangenetik. 8. Aufl. Ciba-Geigy, Basel 1979.
9. Cruikshank, D. P., P. M. Hays: Maternal physiology in pregnancy. In: Gabbe, S. G., J. R. Niebyl, J. L. Simpson (eds.): Obstetrics. Normal and Problem Pregnancies. Churchill Livingstone, New York–Edinburgh–London–Melbourne 1986.
10. DiZerga, G. S., M. L. Yonekura, K. Keegan, S. Roy, R. Nakamura, W. Ledger: Bacteremia in post-cesarean section endomyometritis: Differential response to therapy. Obstet. and Gynec. 55 (1980) 587.
11. Droegenmueller, W.: Cold sitz baths for relief of postpartum perineal pain. Zit. n. Bowes, W. A. jr.: Postpartum care. In: Gabbe, S. G., J. R. Niebyl, J. L. Simpson (eds.): Obstetrics. Normal and Problem Pregnancies. Churchill Livingstone, New York–Edinburgh–London–Melbourne 1986.
12. Dure-Smith, P.: Pregnancy dilatation of the urinary tract. Radiology 96 (1970) 545.
13. Fried, A. M., J. H. Woodring, D. J. Thompson: Hydronephrosis of pregnancy: A prospective study of the course of dilatation. J. Ultrasound Med. 2 (1983) 255.
14. Fuchs, A.-R.: Physiology and endocrinology of lactation: In: Gabbe, S. T., J. R. Niebyl, J. L. Simpson: Obstetrics. Normal and Problem Pregnancies. Churchill Livingstone, New York–Edinburgh–London–Melbourne 1986.
15. Garvey, F. J., G. D. Tollefson: Postpartum depression. J. reprod. Med. 29 (1984) 113. Zit. n. Bowes, W. A. jr.: Postpartum care. In: Gabbe, S. G., J. R. Niebyl, J. L. Simpson (eds.): Obstetrics. Normal and Problem Pregnancies. Churchill Livingstone, New York–Edinburgh–London–Melbourne 1986.
16. Gerstner, G., G. Wagner: Zur Prophylaxe der Therapie der Mastitis puerperalis. Geburtsh. u. Frauenheilk. 40 (1980) 1078.
17. Gibbs, R. S., J. D. Blanco, S. Bernstein: Role of aerobic gramnegative bacilli in endometritis after cesarean section. Rev. infect. Dis. 7 (1985) 690.
18. Graber, H.: Klinisch-pharmakologische Probleme in der Behandlung der Infektionskrankheiten. In: Kuemmerle, H.-P., G. Hitzenberger, K. H. Spitzy (Hrsg.): Klinische Pharmakologie. 4. Aufl. Ecomed, Landsberg 1984.
19. Graeff, H.: Infektionen in der Schwangerschaft, unter der Geburt und im Wochenbett. In: Käser, O., V. Friedberg, K. G. Ober, K. Thomsen, J. Zander (Hrsg.): Gynäkologie und Geburtshilfe, Bd. II/2 (Schwangerschaft und Geburt 2), S. 16.1–16.19. Thieme, Stuttgart–New York 1981.
20. Handley, S. L., T. L. Sunn, S. Waldron, et al.: Tryptophan, cortisol and puerperal mood. Brit. J. Psychiat. 136 (1980) 498, Zit. n. Bowes, W. A. jr.: Postpartum care. In: Gabbe, S. G., J. R. Niebyl, J. L. Simpson (eds.):

Obstetrics. Normal and Problem Pregnancies. Churchill Livingstone, New York–Edinburgh–London–Melbourne 1986.
21. Hansmann, M., B.-J. Hackelöer, A. Staudach: Ultraschalldiagnostik in Geburtshilfe und Gynäkologie. Springer, Berlin – Heidelberg – New York – Tokio 1985.
22. Hanson, L. A., J. Winberg: Breast milk and defense against infection in the newborn. Arch. Dis. Child. 47 (1982) 845.
23. Hibbard, L. T.: Cesarean section and other surgical procedures. In: Gabbe, S. G., J. R. Niebyl, J. L. Simpson (eds.): Obstetrics. Normal and Problem Pregnancies. Churchill Livingstone, New York–Edinburgh–London–Melbourne 1986.
24. Higginbotom, M. C., L. Sweetman, W. L. Nyhan, zit. n. Bowes, W. A. jr.: Postpartum care. In: Gabbe, S. G., J. R. Niebyl, J. L. Simpson (eds.): Obstetrics. Normal and Problem Pregnancies. Churchill Livingstone, New York–Edinburgh–London–Melbourne 1986.
25. Hirsch, H. A.: Vorkommen und Bedeutung anaerober Keime in Gynäkologie und Geburtshilfe. Geburtsh. u. Frauenheilk. 38 (1978) 170.
26. Hytten, F. E., T. Lind: Indices of renal function. In: Hytten, F. E., T. Lind (eds.): Diagnostic Indices in Pregnancy. Documenta Geigy, Basel 1973.
27. Hytten, F. E. und T. Lind: Diagnostische Indizes in der Schwangerschaft. Zit. nach Wissenschaftliche Tabellen Geigy, Teilband Hämatologie und Humangenetik. Ciba-Geigy, Basel 1979.
28. Isada, N. B., J. H. Grossmann III: Perinatal infections. In: Gabbe, S. G., J. R. Niebyl, J. L. Simpson (eds.): Obstetrics. Normal and Problem Pregnancies. Churchill Livingstone, New York–Edinburgh–London–Melbourne 1986.
29. Kerr-Wilson, R. H. J., S. W. Thompson, J. W. Orr Jr., et al.: Effect of labor on the postpartum bladder. Obstet. and Gynec. 64 (1984) 115.
30. Koester, H.: Die Sinusthrombose im Wochenbett. Zbl. Gynäk. 82 (1960) 638.
31. Kumar, R.: Neurotic disorders in childbearing women. Zit. n. Bowes, W. A. jr.: Postpartum care. In: Gabbe, S. G., J. R. Niebyl, J. L. Simpson (eds.): Obstetrics. Normal and Problem Pregnancies. Churchill Livingstone, New York–Edinburgh–London–Melbourne 1986.
32. Lang, N., H. Werner, C. Krasemann: Die Rolle der Anaerobier im Wochenbett. Geburtsh. u. Frauenheilk. 40 (1980) 671.
33. Ledger, W. J.: Anaerobier-Infektionen in Gynäkologie und Geburtshilfe. Geburtsh. u. Frauenheilk. 38 (1978) 174.
34. Lipinski, J. K., A. H. Adam: Ultrasonic prediction of complications following normal vaginal delivery. J. Clin. Ultrasound 9 (1981) 17.
35. Longo, L. D.: Amer. J. Physiol. 245 (1983) 720–729, zit. n. Künzel, W.: Herz-Kreislauf-System während der Schwangerschaft. In: Künzel, W., K.-H. Wulf (Hrsg.): Die normale Schwangerschaft, S. 395–410. Bd. 4, Klinik der Frauenheilkunde und Geburtshilfe, 2. Aufl. Urban & Schwarzenberg, München–Wien–Baltimore 1986.
36. Loughnan, P. M.: Digoxin excretion in human breast milk. J. Pediatr. 94 (1979) 1019.
37. Malvern, J., S. Cambell, P. May zit. n. Hansmann, M., B.-J. Hackelöer, A. Staudach: Ultraschalldiagnostik in Geburtshilfe und Gynäkologie. Springer, Berlin–Heidelberg–New York–Tokio 1985.
38. Mühlbauer, H. D.: Psychotische Wöchnerin. In: Martius, G.: Differentialdiagnose in Geburtshilfe und Gynäkologie, Bd. 1, S. 304. Thieme, Stuttgart–New York 1987.
39. Niebyl, J. R.: Drugs in pregnancy and lactation. In: Gabbe, S. G., J. R. Niebyl, J. L. Simpson (eds.): Obstetrics. Normal and Problem Pregnancies. Churchill Livingstone, New York–Edinburgh–London–Melbourne 1986.
40. Niedner, K.: Physiologie und Pathologie des Wochenbettes. In: Schwalm, H., G. Döderlein, K.-H. Wulf (Hrsg.): Klinik der Frauenheilkunde und Geburtshilfe, 1. Aufl., Bd. 7. Urban & Schwarzenberg, München–Berlin–Baltimore 1968.
41. Nott, P. M., M. Franklin, C. Armitage, M. G. Gelder: Hormonal changes and mood in the puerperium. Brit. J. Psychiat. 128 (1976) 379, zit. n. Bowes, W. A. jr.: Postpartum care. In: Gabbe, S. G., J. R. Niebyl, J. L. Simpson (eds.): Obstetrics. Normal and Problem Pregnancies. Churchill Livingstone, New York–Edinburgh–London–Melbourne 1986.
42. Ogra, S. S., P. L. Ogra: Characteristics of lymphocyte reactivity and distribution of E-rosette forming cells at different times after onset of lactation. J. Pediatr. 92 (1978) 550.
43. Peters, F.: Prolaktin und Erkrankungen der Brust. Urban & Schwarzenberg, München–Wien–Baltimore 1986.
44. Peters, F., M. Breckwoldt: Neue Aspekte bei der Behandlung der puerperalen Mastitis. Dtsch. med. Wschr. 102 (1977) 1754.
45. Pritchard, J. A., R. M. Baldwin, J. C. Dickey: Blood volume changes in pregnancy and the puerperium. II. Red blood cell loss and changes in apparent blood volume during and following vaginal delivery, cesarean section and cesarean section plus total hysterectomy. Amer. J. Obstet. Gynec. 84 (1962) 1271.
46. Rabe, T., B. Runnebaum: Kontrazeption. Heidelberger Taschenbücher, Springer, Berlin–Heidelberg–New York 1982.
47. Robinson, H. P.: Hansmann, M., B.-J. Hackelöer, A. Staudach: Ultraschalldiagnostik in Geburtshilfe und Gynäkologie. Springer, Berlin – Heidelberg – New York – Tokio 1985.
48. Robson, S. C., S. Hunter, M. Moore: Haemodynamic changes during puerperium: A Doppler and M-mode echocardiographic study. Brit. J. Obstet. Gynaec. 94 (1987) 1028.
49. Roux, M. E., M. McWilliams, J. M. Phillips-Quagliata: Origin of IgA-secreting plasma cells in the mammary gland. J. exp. Med. 146 (1977) 13111. Zit. n. Fuchs, A.-R.: Physiology and endocrinology of lactation. In: Gabbe, S. T., J. R. Niebyl, J. L. Simpson (eds.): Obstetrics. Normal and problem pregnancies. Churchill Livingstone, New York–Edinburgh–London–Melbourne 1986.
50. Schweppe, K. W.: Mastitis. In: Beller, F. K.: Atlas der Mammachirurgie. Schattauer, Stuttgart–New York 1985.
51. Simon, C., W. Stille: Antibiotika-Therapie in Klinik und Praxis. Schattauer, Stuttgart–New York 1982.

52. Sims, E. A. H., K. E. Krantz: Serial studies of renal function during pregnancy and the puerperium in normal women. J. Clin. Invest. 37 (1958) 1764.
53. Stamm, H.: Anwendung von Antithrombotika in der Thromboseprophylaxe. In: Kuemmerle, H.-P., G. Hitzenberger, K. H. Spitzy (Hrsg.): Klinische Pharmakologie, 4. Aufl. Ecomed, Landsberg 1984, 10. Erg.-Lfg. 5/87.
54. Stamm, H.: Pharmakotherapie des Wochenbetts. In: Kuemmerle, H.-P., G. Hitzenberger, K. H. Spizy (Hrsg.): Klinische Pharmakologie, 4. Aufl. Ecomed, Landsberg 1984, 10. Erg.-Lfg. 5/87.
55. Taubert, H. D., H. Kuhl: Kontrazeption mit Hormonen. Thieme, Stuttgart–New York 1981.
56. Volpe, A., R. Baraldi, A. R. Storchi, F. Pamparana, F. Mailland, A. R. Genazzani: Dihydroergocristine in the treatment of borderline hyperprolactinaemia. In: Genazzani, A. R., A. Volpe, F. Fachinetti (eds.): Gynecological Endocrinology. Parthenon, Casterton Hall–Park Ridge 1986.
57. Vorherr, H.: Physiologie und Pathologie der Laktation. Mastitis. In: Schwalm, H., G. Döderlein, K. H. Wulf (Hrsg.): Klinik der Frauenheilkunde und Geburtshilfe, 1. Aufl., Bd. 3. Urban & Schwarzenberg, München–Berlin–Baltimore 1977.
58. Vorherr, H.: Physiologie und Pathologie der Laktation. In: Käser, O., V. Friedberg, K. G. Ober, K. Thomsen, J. Zander (Hrsg.): Gynäkologie und Geburtshilfe Band II /2, S. 17. 18. Thieme, Stuttgart–New York 1983.
59. Walker, W. A.: Antigen penetration across the immature gut: Effect of immunologic and nutritional factors in colostrum. Zit. n. Fuchs, A.-R.: Physiology and endocrinology of lactation. In: Gabbe, S. T., J. R. Niebyl, J. L. Simpson: Obstetrics. Normal and Problem Pregnancies. Churchill Livingstone, New York–Edinburgh–London–Melbourne 1986.
60. Werder, K. von: Prolaktin bei der Erkrankung der menschlichen Brustdrüse. In: Frischbier, H.-J. (Hrsg.): Die Erkrankungen der weiblichen Brustdrüse. Thieme, Stuttgart–New York 1982.
61. Yalom, I., D. Lunde, R. Moos et al.: Postpartum blues syndrom. Arch. gen. Psychiat. 18 (1968) 16, zit. n. Bowes, W. A. jr.: Postpartum care. In: Gabbe, S. G., J. R. Niebyl, J. L. Simpson (eds.): Obstetrics. Normal and Problem Pregnancies. Churchill Livingstone, New York–Edinburgh–London–Melbourne 1986.

Das Neugeborene

31 Versorgung des Neugeborenen

H. B. von Stockhausen, A. Feige

Inhalt

1	Aufgaben von Hebamme, Geburtshelfer und Pädiater 498		5.1.2.2	Absaugen 509
			5.1.2.3	Maskenbeatmung 510
2	Physiologische Grundlagen der ersten Lebensstunden 498		5.1.2.4	Intubation 510
			5.1.2.5	Kardiale Reanimation 511
2.1	Kardiopulmonale Adaptation.... 498		5.1.2.6	Venöser Zugang 512
2.2	Energie- und Wärmehaushalt.... 502		5.1.2.7	Medikamentöse Therapie 513
			5.1.2.8	Volumensubstitution 513
3	Versorgung des gesunden Neugeborenen 503		5.1.2.9	Puffertherapie 514
			5.2	Mekoniumhaltiges Fruchtwasser 514
			5.3	Polyhydramnion und Oligohydramnion 515
4	Erstuntersuchung und Beurteilung der Vitalität 505		5.4	Hydrops fetalis 516
			5.5	Besonderheiten der Reanimation von Frühgeborenen 517
5	Versorgung des Neugeborenen nach pathologischer Schwangerschaft und Geburt 506		5.6	Mehrlingsgeburten 517
			5.7	Maßnahmen nach Reanimation eines Neugeborenen 517
5.1	Neugeborenenasphyxie 506		5.8	Grenzen der Reanimationspflicht 518
5.1.1	Ursachen einer Asphyxie 507			
5.1.2	Reanimation des asphyktischen Neugeborenen 507		6	Erstes Gespräch mit den Eltern .. 518
5.1.2.1	Ausrüstung und vorbereitende Maßnahmen zur Reanimation ... 507			

1 Aufgaben von Hebamme, Geburtshelfer und Pädiater

Während für die Aufgaben der Hebamme eine allgemein verbindliche Regelung im Deutschen Hebammengesetz (zuletzt 1985) besteht [20], ist die Position von Geburtshelfer und Pädiater im Kreißsaal bislang nicht allgemein definiert. Gleichwohl haben sich in verschiedenen europäischen und außereuropäischen Ländern Richtlinien zwischen beiden Berufsgruppen herauskristallisiert [7, 16, 18, 35], die auch in Deutschland weitgehend anerkannt werden. Sie besagen, daß Neugeborene von weniger als 33 Gestationswochen und einem Geburtsgewicht unter 1500 g ebenso wie alle Risikokinder (siehe auch Band 4, Kapitel 2, Abschnitt 4) dort geboren werden sollen, wo rund um die Uhr Geburtshelfer und Pädiater in enger Kooperation Frau und Kind betreuen können. Von besonderer Bedeutung ist, daß unmittelbar post partum jemand für das Kind voll verantwortlich ist, der über Physiologie, Pathologie und Reanimation des Neugeborenen die besten Kenntnisse besitzt [7, 35]. Zumindest seit Beginn der neonatologischen Intensivmedizin Ende der sechziger Jahre wird dies in der Regel der neonatologisch orientierte Kinderarzt sein.

Eine besondere Verantwortung hat der Geburtshelfer in den Abteilungen, die von einer neonatologischen Station so weit entfernt liegen, daß bei Risikogeburten der Pädiater nicht immer rechtzeitig bei Geburt anwesend sein kann. Er wird versuchen müssen, vor Einsetzen regelmäßiger Wehentätigkeit die Mutter in ein perinatologisches Zentrum zu verlegen, wo Geburtshelfer und Neonatologen sich entweder unter einem Dach befinden oder der Pädiater jederzeit sehr rasch zur Geburt hinzugezogen werden kann [35]. Es gilt heute als bewiesen, daß die Zentralisation von Risikogeburten in perinatologische Zentren in der Lage ist, die Morbidität und Mortalität in nennenswertem Maße zu senken [2, 6, 8, 14, 23, 35, 38, 43]. Situationen, in denen der Pädiater zum Abtransport eines Risikokinds gerufen wird, das vom Geburtshelfer mühsam und unzureichend versorgt wurde, sollten der Vergangenheit angehören. Der mittlerweile in der Bundesrepublik Deutschland flächendeckend angebotene Neugeborenentransport darf allerdings nicht zum Alibi für eine unterlassene rechtzeitige Verlegung von Schwangeren mit einem besonderen Risiko in ein perinatologisches Zentrum werden [8].

Dennoch besteht Einigkeit zwischen Pädiatern und Geburtshelfern darüber, daß jeder Geburtshelfer in der Lage sein muß, notfallmäßig eine Erstversorgung des Neugeborenen vorzunehmen. Voraussetzung hierfür ist, daß während der Weiterbildung zum Facharzt für den Geburtshelfer die Gelegenheit besteht, die Reanimation eines asphyktischen Neugeborenen zu erlernen. In diesem Punkt ist die Verantwortung des Pädiaters um so größer, je häufiger er bei einer Geburt anwesend sein möchte. Das heißt, der Neonatologe muß dafür sorgen, daß in einem perinatologischen Zentrum jeder Kreißsaalassistent in der Notfallversorgung Neugeborener ausgebildet wird. Für Ärzte aus geburtshilflichen Abteilungen mit geringer Geburtenzahl würde dies bedeuten, daß sie während ihrer Weiterbildung für einen begrenzten Zeitabschnitt auf die neonatologische Intensivstation einer Kinderklinik wechseln müßten, um die Versorgung von Neugeborenen zu trainieren.

2 Physiologische Grundlagen der ersten Lebensstunden

Im Verlauf der vier Wochen langen Neonatalperiode finden eine Vielfalt von Adaptationsvorgängen an das extrauterine Leben statt. Entscheidend für die Lebensfähigkeit eines Kindes sind jedoch die ersten Lebensminuten, in denen das Kind unmittelbar nach der Abnabelung einige wenige lebenswichtige Funktionen selbst übernehmen muß.

2.1 Kardiopulmonale Adaptation

Umstellung des fetalen Kreislaufs

Gasaustausch und Kreislauf des Kindes ändern sich mit der Geburt grundlegend. Entsprechend ihrer ursprünglichen embryonalen Anlage als zweikammriger Muskelschlauch arbeiten bis zur

Geburt beide Herzhälften in Parallelschaltung. Auch größere Fehlbildungen spielen in der Regel hämodynamisch bis zur Geburt keine Rolle. Da die pulmonale Strombahn infolge eines hohen Gefäßwiderstands nur 10% des zirkulierenden Blutvolumens passieren läßt und andererseits die Aorta in das Niederdrucksystem der Plazenta mündet, besteht bis zur Geburt im rechten Vorhof und rechten Ventrikel ein etwas höherer Druck. Die Folge ist der physiologische Rechts-links-Shunt des Feten über Foramen ovale und Ductus arteriosus.

Unmittelbar post partum haben zwei Ereignisse einen grundlegenden Einfluß auf den Kreislauf des Neugeborenen: die Abnabelung und die Belüftung der Lunge. Mit der Abnabelung wird das Niederdrucksystem der Plazenta abgetrennt. Damit erhöht sich der Widerstand im Körperkreislauf. Zusätzlich führt die Abnabelung zu einer akuten Reduktion der Vorlast des rechten Herzens, da kein Plazentablut mehr über die Nabelvene in die Vena cava gelangt.

Bei der Belüftung der Lunge führen die Abnahme des intrapulmonalen hydrostatischen Druckes nach Resorption des Lungenwassers und der Anstieg des Sauerstoffpartialdrucks zu einer Dilatation der kleinen Lungenarterien. Neuere Untersuchungen haben ergeben, daß in den ersten 15 Minuten nach Einsetzen der Lungenbelüftung im Bereich des Lungenkreislaufs vermehrt Prostacyclin (PGI) synthetisiert wird, das gefäßerweiternd wirkt [31]. Nach zwei bis drei Stunden läßt die Prostacyclinsynthese wieder nach, doch sollte mittlerweile der Gefäßwiderstand in der Lungenstrombahn auf fast normale Werte abgefallen sein, womit auch die Nachlast des rechten Herzens vermindert worden ist.

Mit zunehmender Durchblutung der Lunge wird dem linken Vorhof über die Lungenvenen akut ein Mehrfaches an Blutvolumen zugeführt. Die Druckumkehr im Bereich der Vorhöfe führt zu einem funktionellen Verschluß des Foramen ovale. Nicht ganz so schnell erfolgt postpartal der Verschluß des Ductus arteriosus, wobei hier weniger hämodynamische als biochemische Faktoren eine Rolle spielen. Zunächst entwickelt sich ein Links-rechts-Shunt, wodurch zunehmend sauerstoffreiches Blut den Ductus arteriosus passiert. Intrauterin halten Hypoxie und Prostaglandine (z. B. PGE) den Ductus arteriosus des Feten offen. Mit zunehmendem Anstieg des Sauerstoffpartialdrucks kommt es jedoch zu einer Hemmung der Prostaglandinsynthese im Bereich des Duktus, der sich daraufhin – unterstützt durch seinen Muskelfaserreichtum – rasch kontrahiert [13].

Dabei scheint mit zunehmender Reife des Kindes die Bildung von PGE bei der Geburt geringer zu sein und gleichzeitig die Empfindlichkeit des Duktus auf Prostaglandine abzunehmen [12]. Möglicherweise ist auch die Wirkung des Sauerstoffs im Sinne einer Abnahme der Empfindlichkeit des Duktus auf Prostaglandine zu deuten [13]. Dennoch bleiben bis heute einige Einzelheiten über den genauen Ablauf des Duktusverschlusses unklar. So verschließt sich der Duktus bei zyanotischen Herzfehlern trotz anhaltender Hypoxie eher rasch. Andererseits kann der Duktusverschluß nicht nur bei hochgradig unreifen Frühgeborenen ausbleiben.

Die Umstellung des fetalen zum adulten Kreislauf ist post partum in der Regel bis zum Ende des zweiten Lebenstages abgeschlossen. Aus der fetalen Parallelschaltung des Herzens ist ein Hintereinander mit funktioneller Trennung beider Herzhälften geworden. In der Phase der Kreislaufumstellung wird vielfach auch vom „transitorischen Kreislauf des Neugeborenen" gesprochen. Ein besonderes Charakteristikum des transitorischen Kreislaufs ist, daß er sehr sensibel auf Störungen des Gasaustausches, wie Hypoxämie, Hyperkapnie und Azidose reagiert, wobei die Lungenstrombahn am empfindlichsten ist. Jeder erneute Anstieg des pulmonalen Drucks kann zu einer Wiederherstellung der fetalen Kreislaufverhältnisse führen (persistierender fetaler Kreislauf = PFC-Syndrom), wodurch ein regelrechter Gasaustausch in der Lunge erschwert oder gar unmöglich ist. Damit wird die enge Verzahnung von Kreislaufadaptation und dem regelrechten Einsetzen der Atmung beim Neugeborenen besonders deutlich.

Der erste Atemzug

Die ersten Atembewegungen des Feten können bereits in der elften Gestationswoche registriert werden. Die nur intermittierend auftretenden Atembewegungen nehmen im Laufe der Gestation zu und können am Ende der Schwangerschaft eine zeitweilig regelmäßige Frequenz von 30 bis 70/min erreichen [42]. Bemerkenswert ist, daß die Atembewegungen in den letzten Tagen vor der Geburt stark abnehmen und unter der Geburt praktisch aufhören. Hypoxämie allein stoppt die fetale Atmung, während sie in Kombination mit

Hyperkapnie zu einer Verstärkung der fetalen Atmung bis hin zu Schnappatmung führt [5]. Das durch die fetale Atmung bewegte Flüssigkeitsvolumen in der Lunge ist sehr klein. Dennoch findet eine Entleerung von Flüssigkeit aus der Lunge in das Fruchtwasser vorwiegend nur während der Atembewegungen statt. Zwischen der Trachea und der Amnionflüssigkeit besteht ein positiver Druckgradient. Nur bei Schnappatemzügen infolge akuter Asphyxie kommt es zu einer Umkehr des Druckgefälles zwischen Trachea und der Amnionhöhle mit Eintritt von Fruchtwasser in die Lunge [44]. Nach unseren heutigen Vorstellungen ist die fetale Atmung obligatorisch für eine normale Lungenentwicklung. Sie steuert zusammen mit der Larynxmuskulatur die Abgabe von Lungenflüssigkeit in das Fruchtwasser [24]. Eine ständige Drainage der Lungenflüssigkeit über ein Tracheostoma wie auch eine bilaterale Durchtrennung des N. phrenicus führen im Tierexperiment zu einer Lungenhypoplasie [1, 19].

Die Lunge des Neugeborenen ist vor dem ersten Atemzug nicht atelektatisch. Sie enthält einschließlich der Alveolen etwa 30 bis 35 ml Flüssigkeit pro Kilogramm Körpergewicht. Diese Flüssigkeitsmenge entspricht ziemlich genau der funktionellen Residualkapazität in der Neonatalperiode [42]. Während einer normalen vaginalen Geburt aus Schädellage wird der Thorax des Kindes durch Drucke von maximal 100 bis 200 cm H_2O komprimiert [42]. Dabei werden durchschnittlich 30 ml Lungenflüssigkeit aus den oberen Luftwegen herausgepreßt. Nach Entwicklung des ganzen Kindes kommt es nicht, wie früher vermutet, durch die Druckentlastung des Thorax zu einem passiven Einströmen von Luft in die Lunge [42]. Die Atmung beginnt nach einer primären Apnoe von 2 bis 30 Sekunden in der Regel mit einer Inspiration (Abb. 31-1a), doch kann vereinzelt auch zunächst eine geringe aktive Exspiration mit weiterer Entleerung von Lungenflüssigkeit beobachtet werden (Abb. 31-1b). Bei der ersten Inspiration erzeugt das reife Neugeborene einen sehr variablen intrapleuralen Druck von −20 bis −70 cm H_2O [5, 28, 52]. Bemerkenswert ist, daß in der Regel kein sogenannter Eröffnungsdruck beim ersten Atemzug zu beobachten ist, sondern vielmehr mit dem beginnenden intrathorakalen Druckabfall sofort Luft in das Bronchialsystem einströmt (Abb. 31-1a). Nach einer primären Sectio am wehenlosen Uterus kann dagegen sehr viel häufiger beim ersten Atemzug ein Eröffnungsdruck beobachtet werden (Abb. 31-1c). Bei Insufflation der Lunge eines primär apnoischen Neugeborenen über Maske oder Trachealtubus ist dagegen regelmäßig ein Eröffnungsdruck notwendig, der allerdings bei langsam anschwellendem Flow wesentlich geringer ist, als wenn sofort der Maximal-Flow auf die Luftwege einwirkt (Abb. 31-1d). Das Volumen des ersten Atemzugs beträgt durchschnittlich 40 ml, von denen etwa 40% nach der ersten Ausatmung bereits als Basis der späteren funktionellen Residualkapazität in der Lunge verbleiben [42]. Die erste Exspiration ist meist mit dem ersten Schrei verbunden, wobei das Kind durch Verschluß der Glottis einen positiven intrathorakalen Druck von 30 bis 40 cm H_2O zu erzeugen versucht (Abb. 31-1a). Dieser hohe positive Exspirationsdruck ist notwendig, um die Resorption der intrabronchialen und intraalveolären Lungenflüssigkeit zu beschleunigen. Unterstützt wird dies durch die hohe Katecholaminfreisetzung bei Neugeborenen unter der Geburt und in den ersten 10 bis 15 Minuten post partum [46]. Der β-adrenerge Anteil der Katecholamine hat offensichtlich einen großen Einfluß auf die Resorption der Lungenflüssigkeit und die gleichzeitige Freisetzung von Surfactant. Im Tierexperiment läßt sich durch β-Mimetika der Abtransport von Lungenflüssigkeit steigern und durch β-Blocker stoppen [46]. Die Entwicklung einer funktionellen Residualkapazität innerhalb der ersten Atemzüge ist nur möglich, wenn gleichzeitig mit dem Austausch von Flüssigkeit gegen Luft in der Alveole Surfactant aus den Pneumozyten II freigesetzt und die gesamte Oberfläche der Alveolen und Ductus alveolares mit einem dünnen Film ausgekleidet wird. Ohne Surfactant wäre die Oberflächenspannung in den kleinen kugelförmigen Hohlräumen der Alveolen an der Grenze zwischen Luft und Alveolarwandflüssigkeit so groß, daß die Alveolen in der Exspiration kollabieren würden. In diesem Zusammenhang ist von Interesse, daß der Wirkungsmechanismus der Kortikosteroide bei der präpartalen Atemnotsyndromprophylaxe von Frühgeborenen z. T. durch eine Vermehrung bzw. Erhöhung der Empfindlichkeit der intrapulmonalen β-Rezeptoren erklärt wird [11]. (Siehe auch Band 6, Kapitel 8 und 9.)

Bereits nach dem ersten Atemzug kann die Lunge röntgenologisch weitgehend belüftet sein [27]. Nach einer primären Sectio ist der erste

Atemzug erschwert und das durchschnittliche Atemzugvolumen geringer. Die funktionelle Residualkapazität des Neugeborenen ist selbst am zweiten Lebenstag noch deutlich geringer [41]. Hinzu kommt, daß bei einer primären Sectio die Katecholaminausschüttung beim Neugeborenen unter der Geburt vermindert ist und damit auch die Rückresorption der Lungenflüssigkeit verzögert wird.

Als Stimulus für den ersten Atemzug werden eine Reihe von Faktoren verantwortlich gemacht. Unter der Geburt kommt es physiologischerweise zu einem Anstieg des pCO_2 bei gleichzeitigem Abfall des pH-Wertes und des Sauerstoffpartialdrucks. Für das Neugeborene sind jedoch wie beim Feten nur Azidose und Hyperkapnie ein echter Atemstimulus, während bereits eine mäßig starke Hypoxämie die Atmung hemmt [4]. Dies liegt daran, daß die peripheren Chemorezeptoren erst post partum im Verlauf der ersten Lebenswochen ausreifen und dann vor allem für Sauerstoffmangel sensibel sind. Dagegen reagieren die zentralen Chemorezeptoren am Boden des vierten Ventrikels schon beim Feten nur auf einen pH-

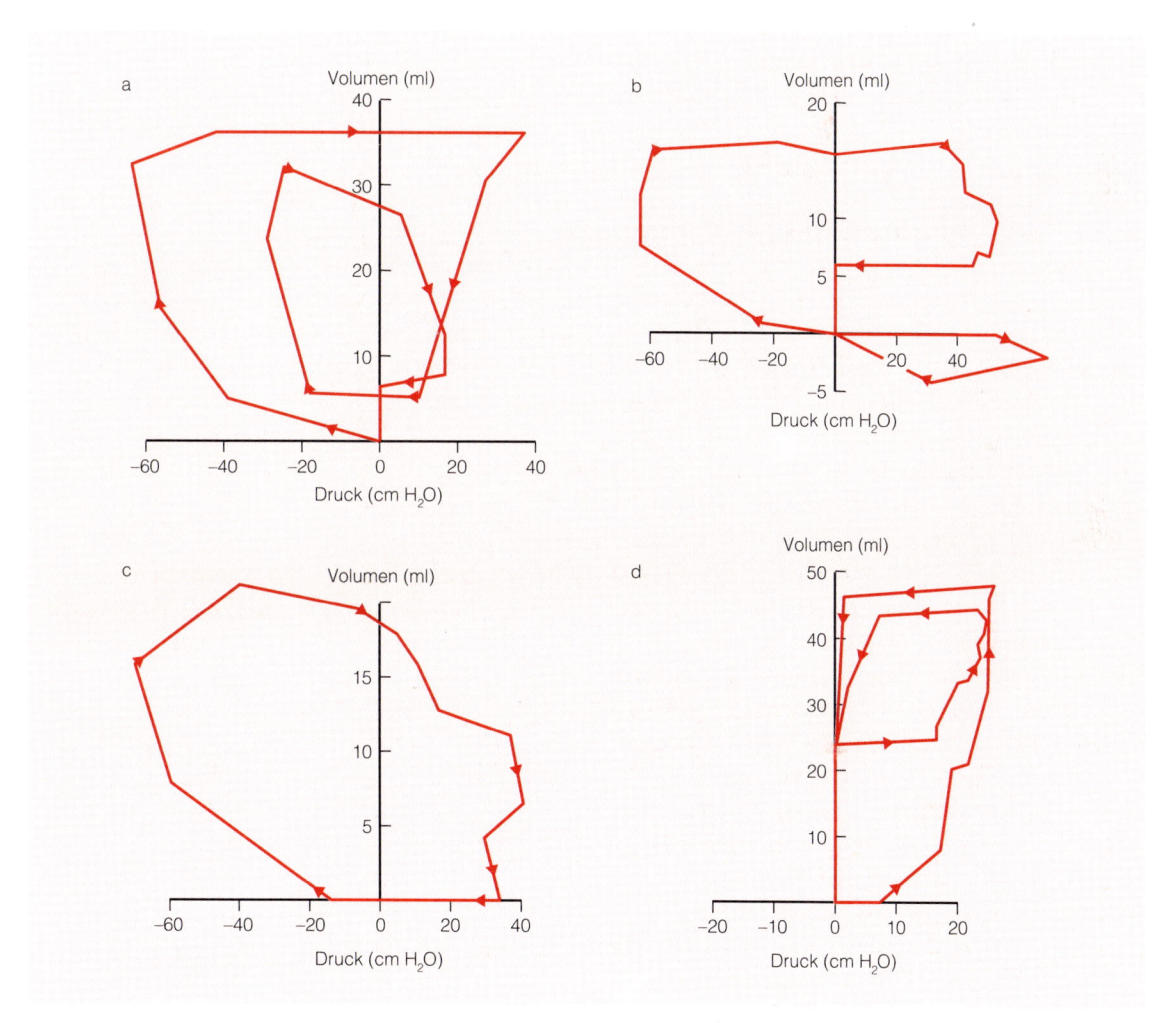

Abb. 31-1 Druck-Volumendiagramm des ersten Atemzugs in unterschiedlichen Situationen (weitere Erklärungen im Text).
a) erster und zweiter Atemzug eines gesunden reifen Neugeborenen (nach Karlberg und Mitarbeitern [28])
b) Beginn des ersten Atemzugs eines gesunden Neugeborenen mit Exspiration von Lungenflüssigkeit (nach Milner und Vyas [42])
c) erster Atemzug eines gesunden Neugeborenen nach primärer Sectio mit geringem Eröffnungsdruck (nach Vyas und Mitarbeitern [56])
d) erste Lungenbelüftung eines asphyktischen Neugeborenen während einer fünf Sekunden langen Insufflation der Atemwege über einen Trachealtubus (nach Vyas und Mitarbeitern [57])

Abfall, während das Atemzentrum selbst durch Sauerstoff eher angeregt wird. Zur Auslösung des ersten Atemzugs sind zusätzlich verschiedene sensible Reize von großer Bedeutung wie Kälte, Berührung, Geräusche und plötzliche Helligkeit. Bemerkenswert ist, daß Kinder nach einer Unterwassergeburt erst nach dem Auftauchen mit der Atmung beginnen [45]. Die Atmung ist bei Neugeborenen nicht nur in den ersten Lebensminuten noch deutlich unregelmäßig. Charakteristisch ist auch, daß nach den ersten Atemzügen noch eine oder auch mehrere apnoische Pausen von 5 bis 15 Sekunden auftreten können. Wir sprechen beim Neugeborenen von einer periodischen Atmung, die insbesondere bei Frühgeborenen erst nach Monaten von einer gleichmäßigen Atmung abgelöst wird.

2.2 Energie- und Wärmehaushalt

Bis zur Geburt sind der Sauerstoffverbrauch und Energieumsatz des Feten relativ gering, da für die Erhaltung der Körpertemperatur, die Atmung und die Darmtätigkeit nahezu keine Energie verbraucht wird. Auch für die körperliche Aktivität sowie die Herz- und Nierenfunktion ist nur wenig Energie notwendig. Mit der Geburt ändert sich diese Situation schlagartig. Die Atmung setzt ein, der Kreislauf muß sich umstellen, die Tätigkeit des Magen-Darmkanals wird mit der ersten Nahrungsaufnahme aktiviert, und die Niere muß ganz die Ausscheidungsfunktion übernehmen. Die größten Anforderungen an den Energiehaushalt des Kindes werden jedoch dadurch verursacht, daß es in der neuen Umgebung seine Körpertemperatur selbst aufrechterhalten muß. Dies wird durch die mit der Geburt einsetzende Perspiratio insensibilis über Luftwege und Haut noch erheblich erschwert. Mit der Verdunstung von 1 ml Wasser gehen dem Kind 0,58 Kalorien (2,4 kJ) verloren. Reife Neugeborene verlieren durch die Perspiratio insensibilis 5 bis 8 kcal (21–33 kJ)/kg und Tag. Bei kleinen Frühgeborenen steigt dieser Wert infolge der dünnen Haut und der relativ größeren Körperoberfläche auf über 20 kcal (84 kJ)/kg und Tag an [37]. Es läßt sich leicht abschätzen, welche zusätzlichen Energieverluste ein Neugeborenes erleidet, wenn es unmittelbar post partum nicht abgetrocknet wird. Zwischen Perspiratio insensibilis und dem Sauerstoffverbrauch besteht eine sehr enge Beziehung.

Bei normaler Ernährung erreicht die Nahrungszufuhr erst am sechsten bis zehnten Lebenstag einen Wert, der für einen anabolen Stoffwechsel ausreichend ist. Bis dahin lebt das Neugeborene von seinen körpereigenen Energiereserven in Gestalt von Glykogen, Fett und Muskeleiweiß. Der Glykogenvorrat des reifen normalgewichtigen Neugeborenen reicht nur für 12 bis 24 Stunden. Dafür besitzt es aber ein großes Energiedepot in Form von ca. 500 g Fett. Von diesem Fettgewebe ist post partum das gut durchblutete und mit reichlich adrenergen Nervenendigungen versehene sogenannte braune Fett rasch mobilisierbar [9]. Das Neugeborene erhält seine Körpertemperatur in den ersten Tagen überwiegend durch die β-Oxydation von Fettsäuren. Doch ist auch eine Energiegewinnung aus Ketonkörpern und Laktat möglich. Voraussetzung für eine Verstoffwechslung von Fett, Laktat und Ketonkörpern ist ein ausreichendes Sauerstoffangebot (Abb. 31-2). Unter hypoxischen Bedingungen ist ein Energiegewinn insbesondere aus Fett nicht möglich und damit die Wärmeregulation des Neugeborenen unterbrochen. Im Gegensatz zu älteren Kindern ist das Neugeborene praktisch nicht in der Lage, durch Muskelzittern Wärme zu erzeugen.

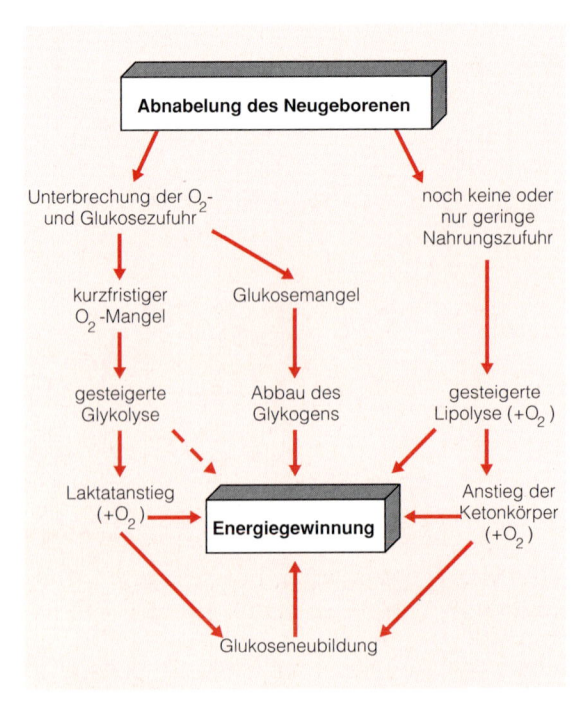

Abb. 31-2 Stark vereinfachte Darstellung des Energiestoffwechsels von Neugeborenen am ersten Lebenstag.

Versorgung des Neugeborenen 31

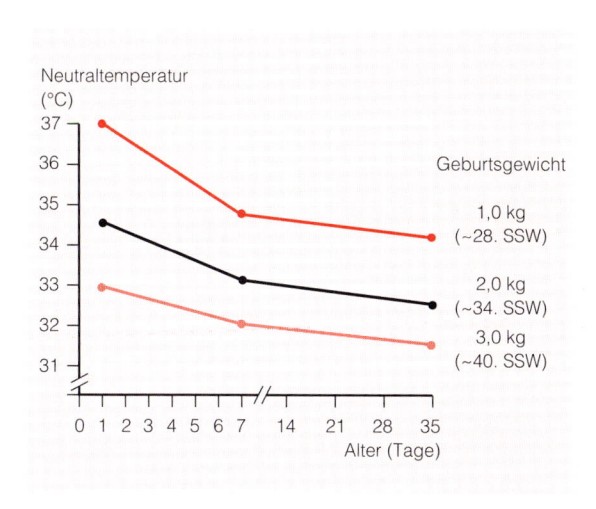

Abb. 31-3 Abfall der Neutraltemperatur bei Früh- und Neugeborenen in Abhängigkeit vom Geburtsgewicht im Verlauf der ersten fünf Lebenswochen (nach Sauer und Mitarbeitern [51]).

Auch wenn der Energieumsatz und damit der Sauerstoffverbrauch des Neugeborenen post partum akut ansteigt, erreicht er erst im Verlauf der zweiten Lebenswoche den für einen jungen Säugling allgemein bekannten Wert von 110 bis 130 kcal (461–544 kJ)/kg und Tag. An den ersten beiden Lebenstagen übersteigt der Energieumsatz kaum 30 bis 50 kcal (126–209 kJ)/kg. Voraussetzung hierfür ist allerdings, daß sich das Kind in einer Umgebungstemperatur aufhält, die dem thermischen Neutralpunkt entspricht. Als *Neutraltemperatur* bezeichnet man für jedes Lebewesen die Temperatur, bei der in Ruhe der geringste Energieumsatz und Sauerstoffverbrauch stattfinden. Jede Umgebungstemperatur, die unter oder über der Neutraltemperatur liegt, führt bei Früh- und Neugeborenen zu einer reaktiven Erhöhung des Energieumsatzes und damit auch des Sauerstoffverbrauchs. Von großer Bedeutung ist, daß die Neutraltemperatur am Tage der Geburt am höchsten ist und dann im Laufe der ersten Woche abfällt [51]. Frühgeborene haben in Abhängigkeit vom Grad der Unreife eine höhere Neutraltemperatur mit einem langsameren Abfall (Abb. 31-3).

Unmittelbar post partum stellt der Kältereiz wohl einen wichtigen Stimulus für den Beginn der Atmung dar. Dennoch ist von der ersten Minute dafür Sorge zu tragen, daß das Neugeborene nicht auskühlt und im unbekleideten Zustand nur möglichst kurz einer Umgebung unterhalb seiner Neutraltemperatur ausgesetzt ist. Die normale Rektaltemperatur von Früh- und Neugeborenen sollte 36,5 bis maximal 37,5 °C betragen. Eine Hypothermie unter 36 °C ist bereits ein Beweis dafür, daß das Kind auch durch einen erhöhten Stoffwechsel und Sauerstoffverbrauch nicht in der Lage ist, seine Körpertemperatur zu halten. Hypothermie ist allgemein mit einer höheren Mortalität und Morbidität bei Früh- und Neugeborenen verbunden. So kann eine Hypothermie zu einem Sauerstoffdefizit, zu einer Hypoglykämie und zu einer metabolischen Azidose führen. Bei reifen Neugeborenen kann bereits ein Abfall der Umgebungstemperatur von 32 °C auf 28 °C eine Verdoppelung des Sauerstoffverbrauchs verursachen [25]. Umgekehrt ist allerdings auch jede Hyperthermie über 37,5 °C bei Neugeborenen zu vermeiden, da durch eine Hyperthermie der Stoffwechsel des Neugeborenen gleichfalls gesteigert wird und die Gefahr eines Hitzestaus besteht.

3 Versorgung des gesunden Neugeborenen

Bei jedem Neugeborenen können unvorhergesehene Wiederbelebungsmaßnahmen notwendig sein. Leider beruht ein beträchtlicher Teil der Morbidität und Mortalität von Neugeborenen noch immer auf organisatorischen Pannen. Die Versorgung des Neugeborenen darf nicht improvisiert sein, da dies zu leicht zu Panik, Fehleinschätzung und falschen Maßnahmen führen kann.

Die Versorgung des Neugeborenen beginnt daher bereits vor der Geburt mit der Erhebung der Vorgeschichte der Mutter und der jetzigen Schwangerschaft. Besondere Risiken für den Feten, wie z. B. Über- und Untergewicht, grobe Fehlbildungen, ein Hydrops oder eine drohende Asphyxie sind in der Regel vor der Geburt bekannt, so daß rechtzeitig die Versorgung des Neugeborenen organisatorisch vorbereitet werden kann. Spätestens 10 bis 15 Minuten vor Geburt muß geklärt sein, wer sich post partum um das Kind kümmert. Der Betreffende hat in der Zeit bis zur Geburt sich zu vergewissern, daß der Reanimationsplatz einschließlich allen Zubehörs vollständig, sauber, warm und funktionsfähig ist.

Lagerung und Absaugen

Unmittelbar nach Geburt wird das Kind bis zur Abnabelung auf ein steriles, vorgewärmtes Molton- oder Frotteetuch gelegt. Es ist empfehlenswert, bei normaler Geburt aus Schädellage das aus der Lunge gepreßte Sekret aus dem Mund zu entfernen, bevor Schulter und Rumpf entwickelt werden. Jedes weitere Absaugen von Nase und Rachen unmittelbar nach der Geburt ist nur sinnvoll, wenn es möglichst vor dem ersten Atemzug durchgeführt wird. Dies gilt in besonderem Maße für die primäre Sectio. Unnötiges Absaugen ist für das Kind schmerzhaft, kann Schleimhautläsionen verursachen und vor allem bei unreifen Kindern zu einer sekundären reflektorischen Apnoe und Bradykardie führen. Die bei jedem Neugeborenen durchzuführende Sondierung des Magens über die Nase sollte möglichst erst nach Stabilisierung der Atmung, also frühestens zehn Minuten post partum erfolgen.

Abnabelung

Ein langjähriger Streitpunkt ist der *Zeitpunkt der Abnabelung*. Bis zur Geburt beträgt das gesamte Blutvolumen des Feten einschließlich Plazenta etwa 120 ml/kg bezogen auf das Kindgewicht, von denen sich innerhalb des Feten nur 70 ml/kg befinden. Bei Plazentainsuffizienz oder länger anhaltender intrauteriner Asphyxie kann das Blutvolumen des Kindes auf 80 bis 100 ml/kg ansteigen. Post partum gilt für das Neugeborene grundsätzlich, daß ein Blutmangel (Hk unter 0,45) ebenso zu vermeiden ist wie eine Hypervolumämie (Hk über 0,7). Blutmangel kann bei einem Neugeborenen zu einem Volumenmangelschock führen und insbesondere bei Frühgeborenen die Entwicklung eines Atemnotsyndroms verstärken. Umgekehrt ist eine Polyzythämie (Hk über 0,7) mit einem Hyperviskositätssyndrom verbunden, das zu vielfältigen Komplikationen in der postpartalen Adaptationsphase führen kann. Würde bei jedem Neugeborenen die von manchen Geburtshelfern empfohlene Spätabnabelung erst nach drei Minuten durchgeführt, so müßte bei einem Fünftel der Kinder mit einer Polyzythämie gerechnet werden. Aus diesem Grunde wird der Zeitpunkt der Abnabelung je nach Situation unter der Geburt sehr differenziert betrachtet [30, 33]:

- Lebensfrische, vaginal entbundene Neugeborene, die zwischen den Beinen der Mutter wenige Zentimeter unterhalb des Introitus vaginae liegen, werden etwa 60 Sekunden nach Geburt abgenabelt, ohne daß die Nabelschnur zusätzlich ausgestrichen wird.
- Nach einer Sectio werden gesunde Neugeborene möglichst tief gehalten und nach raschem Absaugen und kurzem Ausstreichen der Nabelschnur spätestens 30 Sekunden post partum abgenabelt.
- Frühgeborene unter 2000 g werden wie nach einer Sectio möglichst tief gelagert und nach Ausstreichen der Nabelschnur so rasch wie möglich abgenabelt.
- Wegen der Gefahr einer feto-fetalen Transfusion wird auch der Erstgeborene einer Mehrlingsschwangerschaft nach Ausstreichen der Nabelschnur sofort abgenabelt.
- Schließlich werden auch alle Kinder mit einer Blutgruppeninkompatibilität, mit einer diabetischen Fetopathie sowie bei echter Übertragung sofort ohne Ausstreichen der Nabelschnur abgenabelt.

Technik: Die Abnabelung erfolgt möglichst mit vier Klemmen, von denen die ersten beiden nabelnah und die beiden weiteren nach erneuter Füllung der Nabelschnur vulvanah gesetzt werden. Das mittlere Stück der Nabelschnur dient zur Bestimmung der Blutgase im arteriellen und venösen Nabelschnurblut. (Siehe auch Kapitel 29, Abschnitt 2.)

Weitere Maßnahmen

Nach der Abnabelung kann das lebensfrische Kind eingehüllt in ein trockenes warmes Tuch der Mutter erstmalig in den Arm gelegt werden. Voraussetzung ist, daß das Kind ständig unter Aufsicht der Hebamme oder des Geburtshelfers bleibt. Es genügt, alle übrigen Maßnahmen wie Reinigung des Kindes, Versorgung des Nabels, Erhebung der Körpermaße, Sondierung des Magens und erste genaue Inspektion erst etwa zehn Minuten später durchzuführen. Von Bedeutung ist allerdings die Identifikation des Kindes, die möglichst in Gegenwart von Mutter und des meist bei Geburt anwesenden Vaters durchgeführt werden sollte. In Würzburg werden die Kinder durch zwei voneinander unabhängige Systeme identifiziert, und zwar mit einem Namensbändchen, das den Namen der Mutter trägt, sowie mit einer Nummer, die auf der Kinderkurve und dem Kinderbettchen angebracht wird.

Ein Neugeborenenbad wird heute eher als kultische Handlung empfunden und ist medizinisch nicht notwendig (Ausnahme: die Mutter ist HIV-positiv). Grobe Kontaminationen von Blut, Mekonium und Schleim sollten allerdings mit einem sterilen, warmen und feuchten Tuch entfernt werden. Die Vernix caseosa, auch Smegma embryonicum genannt, besteht aus abgestoßenen Epithelien und Talg und überzieht vor allem den Rücken und die Beugefalten der Haut des Kindes. Sie sollte nicht aus ästhetischen Gründen entfernt werden, da sie eine leicht bakterizide Eigenschaft hat und innerhalb von 24 Stunden ohnehin vollständig verschwindet. Nach der Erstversorgung wird das Kind bekleidet der Mutter zum ersten Anlegen in den Arm gelegt. Das Kind bleibt während der ersten zwei Stunden post partum zusammen mit der Mutter im Kreißsaal. In dieser Zeit ist allerdings regelmäßig auf die Vitalfunktionen des Kindes zu achten.

4 Erstuntersuchung und Beurteilung der Vitalität

Apgar-Score

Zur Beurteilung der Vitalität eines Neugeborenen ist ein Verfahren notwendig, das in Sekundenschnelle durchführbar und jederzeit wiederholbar ist. Ein solches Schema hat Virginia Apgar 1953 vorgestellt, das sich bis heute trotz mancher Verbesserungsvorschläge unverändert gehalten hat [3]. Es werden Atmung, Herzfrequenz, Hautfarbe, Muskeltonus und die Reaktion auf äußere Reize nach einem Punkte-Score bewertet (Tab. 31-1). Größte Schwierigkeit macht bei diesem Schema die Beurteilung der Herzfrequenz, da in der Regel keine Zeit besteht, diese über mindestens 15 Sekunden zu zählen. In der Routine kann man sich mit dem flüchtigen Abhören der Herztöne begnügen, doch ist es sehr viel einfacher, anstelle der Herztöne nur auf die Rekapillarisierungszeit der Haut auf Druck zu achten. Auch wenn das Neugeborene noch zyanotisch und die Atmung noch unregelmäßig und schnappend ist, besteht eine normale Herzfrequenz, solange die Rekapillarisierungszeit nicht mehr als drei Sekunden beträgt. Mit Einsetzen einer Bradykardie verlängert sich sofort die Rekapillarisierungszeit. Auch ein normaler Muskeltonus unmittelbar post partum mit angewinkelten Armen und Beinen spricht stets für eine gute Vitalität. Bis heute sind verschiedene Modifikationen des Apgar-Schemas vorgeschlagen worden, doch haben sie sich nicht durchsetzen können [48, 49].

Apgar-Werte von 8 und mehr nach einer Minute entsprechen einem unauffälligen lebensfrischen Neugeborenen. Werte zwischen 3 und 7 deuten auf eine leichte bis mittelschwere Anpassungsstörung hin. Ein Apgar-Score unter 3 spricht für eine schwere Asphyxie. Nach fünf und zehn Minuten wird der Zustand des Kindes nach dem Apgar-Schema erneut beurteilt, wobei nach fünf Minuten die Punktzahl normalerweise mindestens

Tabelle 31-1 Apgar-Schema zur Beurteilung der Vitalität in den ersten Lebensminuten (nach [3])

	Gewichtung der einzelnen Parameter			Beurteilung nach 1, 5 und 10 min		
	0	1	2	1 min	5 min	10 min
Kolorit	blaßgrau	zyanotisch bis blau-rot	rosig			
Atmung	keine	schwach, unregelmäßige Schnappatmung	kräftig, schreiend			
Tonus	schlaff, keine Spontanbewegung	vermindert, wenig Spontanbewegung	Beugetonus, gute Spontanbewegung			
Reaktion auf äußere Reize	keine	gering	lebhaft			
Herzschlag	kein	< 100	> 100			

neun und nach zehn Minuten 10 erreichen sollte. Die Ergebnisse des Apgar-Scores werden im Mutterpaß und im Vorsorgeheft für Kinder unter U1 dokumentiert.

Säure-Basenstatus

Als zusätzliches Kriterium zur Beurteilung des Zustands des Neugeborenen ist die Untersuchung des Säure-Basenstatus (pH, Standardbikarbonat, Basenexzeß, pCO_2) aus der Nabelarterie und der Nabelvene sehr nützlich [49]. Ein pH-Wert in der Nabelarterie über 7,25 gilt als normal, ein Wert zwischen 7,0 und 7,25 entspricht einer leichten bis fortgeschrittenen Azidose, ein Wert unter 7,0 muß als schwere Azidose des Neugeborenen angesehen werden (Tab. 31-2).

Weitere Maßnahmen

Im Verlauf der ersten zwei bis drei Lebensstunden, in der Regel bereits nach fünf bis zehn Minuten, wird das Kind vom Geburtshelfer oder Pädiater zum ersten Mal genau untersucht. Diese erste, orientierende Untersuchung soll dazu dienen, äußerlich sichtbare Fehlbildungen auszuschließen und vor allem grob pathologische Befunde von seiten der Atmung und des Kreislaufs rasch zu erkennen. Auf Einzelheiten einschließlich der Reifebestimmung wird im Kapitel 32 eingegangen.

Tabelle 31-2 Stadieneinteilung der Azidose im Nabelarterienblut (nach Saling und Wulf [49])

pH-Wert	Stadium
> 7,25	Normazidität
7,25 – 7,21	Präazidose (präpathologische Werte)
7,20 – 7,16	leichte Azidose
7,15 – 7,11	mittelgradige Azidose
7,10 – 7,01	fortgeschrittene Azidose
< 7,01	schwere Azidose

5 Versorgung des Neugeborenen nach pathologischer Schwangerschaft und Geburt

Bestehen Risikofaktoren in der Anamnese der Mutter, während der Schwangerschaft und unter der Geburt, kann die unmittelbare postpartale Adaptation des Kindes häufiger gestört sein. Ein erhöhtes Risiko allein macht den Feten bzw. das Neugeborene noch nicht zu einem Patienten, doch kann aus mancher Risikosituation sehr rasch eine lebensbedrohliche Komplikation für das Neugeborene entstehen. Die Ursache ist in vielen Fällen die Unkenntnis der pathophysiologischen Zusammenhänge und des richtigen Managements in bestimmten akuten Situationen. Entsprechende Ausbildung und praktisches Training sind daher unerläßlich.

5.1 Neugeborenenasphyxie

Als Asphyxie (Pulslosigkeit) bezeichnet man in der Perinatalperiode einen Zustand des Feten oder des Neugeborenen, der durch einen gestörten Gasaustausch bzw. einen gestörten Gastransport gekennzeichnet ist. Die unmittelbare Folge sind eine zunehmende Hypoxie und Hyperkapnie im Blut und Gewebe, die rasch zu einer kombinierten metabolischen und respiratorischen Azidose führen. Alle weiteren pathophysiologischen Veränderungen können als spezifische Reaktionen des Feten und Neugeborenen auf eine Hypoxämie und Azidose angesehen werden. So kommt es in utero zunächst zu einer Zentralisation des Kreislaufs mit Anstieg des Drucks in der Aorta und Arteria pulmonalis. Als Folge des erhöhten Druckgradienten zwischen Fet und Plazenta wird eine stärkere Blutfülle der Plazenta beobachtet [34, 36]. Auch post partum führt eine akute Kreislaufzentralisation infolge zunehmender Hypoxie zu einer Drosselung der Lungenperfusion. Im Verlauf einer schweren Asphyxie kommt es erst in der Endphase eines Schocks zu einer Dilatation der Gefäße mit Blutdruckabfall [36]. Im Gegensatz zum Erwachsenen ist unmittelbar post partum das Neugeborene auch in der Phase des vermeintlich irreversiblen Schocks mit Herzstillstand in vielen Fällen noch reanimierbar. Unter Umständen muß allerdings ein hypoxischer Schaden des zentralen

Nervensystems in Kauf genommen werden. Die klinischen Folgen einer hypoxischen Enzephalopathie mit konsekutivem Hirnödem und Blutungen sind das Apathiesyndrom und Neugeborenenkrämpfe. Verständlicherweise ist das Kind unter der Geburt und unmittelbar post partum besonders vulnerabel gegenüber einer Asphyxie, da es bereits physiologischerweise während der Austreibungsphase einem gewissen Sauerstoffmangel mit kombinierter respiratorischer und metabolischer Azidose ausgesetzt ist. Ist die Störung des Gasaustausches intrauterin nur partiell, so kann der Fet auch eine länger anhaltende chronische Asphyxie relativ gut kompensieren. Eine akute schwere Asphyxie mit kompletter Unterbrechung des Gasaustausches endet allerdings intrauterin wie extrauterin innerhalb von zehn Minuten in der Regel letal.

5.1.1 Ursachen einer Asphyxie

Die Ursachen einer intrauterinen wie postpartalen Asphyxie des Neugeborenen können sehr vielfältig sein. Dennoch zeigt die Zusammenstellung in Tabelle 31-3, daß in allen Fällen entweder der Gasaustausch über Plazenta bzw. kindliche Lunge nicht funktioniert oder der Sauerstofftransport über Kreislaufsystem und Erythrozyten gestört ist. Im Prinzip ist damit eine Asphyxie des Neugeborenen mit einem drohenden bzw. akut eingetretenen Herzkreislaufstillstand beim älteren Kind und Erwachsenen vergleichbar.

5.1.2 Reanimation des asphyktischen Neugeborenen

Die Therapie eines asphyktischen Neugeborenen unterscheidet sich nach den heutigen Vorstellungen nicht grundsätzlich von der Behandlung eines Atem- bzw. Herzkreislaufstillstands im späteren Lebensalter. Wenn man von dem Problem der Unterkühlung absieht, hat die Reanimation eines asphyktischen Neugeborenen viel Ähnlichkeit mit der Akutversorgung eines Patienten nach einem Ertrinkungsunfall. Das Vorgehen spielt sich auch beim Neugeborenen nach dem bekannten A (Atemwege freimachen), B (Beatmung), C (Zirkulation), D (Drugs), E (Energiezufuhr) -Schema ab, wobei lediglich die Besonderheiten des ersten Atemzugs und der postpartalen Kreislaufumstellung zusätzlich berücksichtigt werden müssen. Als besonderer Vorteil ist bei der Reanimation von Neugeborenen anzusehen, daß dem Geburtshelfer und Neonatologen mit dem Apgar-Index eine gute Möglichkeit zur Standardisierung des Vorgehens je nach Schweregrad einer Asphyxie zur Verfügung steht. Auf Tabelle 31-4 ist das therapeutische Vorgehen bei einer Asphyxie des Neugeborenen mit allen einzelnen Schritten in Abhängigkeit von der Ausgangssituation zusammengefaßt.

5.1.2.1 Ausrüstung und vorbereitende Maßnahmen zur Reanimation

Wichtigste Voraussetzung für die sachgerechte Durchführung einer Reanimation von Neugeborenen ist, daß eine ausreichende apparative, instrumentelle und medikamentöse Ausstattung im Kreißsaal vorhanden und diese vor allem jederzeit voll funktionsfähig ist (Tab. 31-5). Eine größere geburtshilfliche Abteilung (perinatales Zentrum) sollte über mindestens zwei bis vier Reanimationsplätze verfügen (ein Reanimationsplatz pro 500 bis 1000 Geburten pro Jahr), um auch Mehrlinge jederzeit ordnungsgemäß versorgen zu können. Bei der Einrichtung des Reanimationsplatzes muß dafür gesorgt werden, daß dieser frei von

Tabelle 31-3 Intrauterine, peripartale und postpartale Ursachen einer Asphyxie des Neugeborenen (Punkt 1 und 2 können auch zu einer chronischen Asphyxie in utero führen)

Ursachen	Beispiele
1. Mangelhafte Perfusion und O_2-Versorgung des Uterus	akute Anämie, respiratorische Insuffizienz und Kreislaufschock der Mutter, Vena-cava-Kompressionssyndrom
2. Mangelhafter Gasaustausch über die Plazenta	Plazentainsuffizienz, Placenta praevia, vorzeitige Lösung der Plazenta
3. Unterbrechung des Blutflusses über die Nabelschnur	Nabelschnurknoten, Nabelschnurumschlingung
4. Störungen des O_2-Transportes beim Kind	akuter Blutverlust, paroxysmale Tachykardie, Hydrops fetalis, Herzkreislaufstillstand
5. Störungen des postpartalen Gasaustausches über die Lunge	Depression des zentralen Atemantriebs durch Narkotika an die Mutter, Lungenhypoplasie, asphyxierende Thoraxdysplasie, Enterothorax

Tabelle 31-4 Richtlinien für die Reanimation von asphyktischen Früh- und Neugeborenen (Universitäts-Kinderklinik und Universitäts-Frauenklinik Würzburg 1989)

Vorbemerkung: Absaugen möglichst rasch und sanft vor dem ersten Atemzug. Frühgeborene und asphyktische Neugeborene kühlen besonders rasch aus, daher diese Kinder sofort in warme Molton- oder Frottee-Tücher einschlagen, einschließlich des Kopfes trockenreiben und auf den vorgewärmten Reanimationstisch legen. Dort rasch ersten klinischen Eindruck vom Kind gewinnen. Apgar-Timer mit Vollendung der Geburt einschalten. Apgar-Index auch während der Reanimationsmaßnahmen fortlaufend registrieren (nicht nur nach 1, 5 und 10 Minuten). Bei jeder Verschlechterung keine Zeit mit langen Untersuchungen verlieren, sondern handeln!

1. Apgar-Index nach 1 Minute 5–7 (leichte Asphyxie)

Kind zyanotisch, Rekapillarisierungszeit normal, Muskeltonus noch relativ gut, Atmung unzureichend:

a) Sauerstoffmaske vor das Gesicht halten (FiO_2 etwa 0,5).

b) Stimulierung der Atmung durch Reiben der Haut oder Kitzeln der Fußsohlen.

c) Bei ausbleibendem Erfolg Maskenbeatmung. Die ersten 3–5 Atemzüge in Form einer Insufflation (Inspirationszeit 3–5 s bei möglichst kurzer Exspirationszeit, Druck 25–30 cm H_2O, PEEP 4–6 cm, FiO_2 0,5–1,0) anschließend, falls noch notwendig, kontrollierte Maskenbeatmung bis zum Einsetzen regelrechter Spontanatmung (Druck 25–30 cm H_2O, PEEP 4–6 cm, Frequenz 30–40/min, Atemzeitverhältnis 1:1, FiO_2 0,5).

2. Apgar-Index 3–4 (mittelschwere Asphyxie)

Haut tief zyanotisch, z. T. etwas blaß, kaum Atmung, schlaffer Muskeltonus, Rekapillarisierungszeit 3–4 s:

a) Nach raschem Absaugen des Nasenrachenraums sofortige Insufflation von Sauerstoff per Maske (Inspirationszeit 5 s, Druck 30 cm H_2O, PEEP 5–6 cm, FiO 1,0). Bei Normalisierung der Rekapillarisierungszeit und Beginn einer Spontanatmung entsprechend 1 b – c fortfahren.

b) Bei ausbleibendem Erfolg sofortige Intubation. Nach Intubation zunächst 3–5 weitere Blähatemzüge und anschließend kontrollierte Beatmung (Frequenz 30–40, Druck 25–30 cm H_2O, PEEP 4–6 cm, FiO 0,5–1,0).

c) Nur bei sehr rascher und vollständiger Erholung dürfen reife Neugeborene sofort wieder extubiert werden, sonst sollte insbesondere bei Frühgeborenen der Tubus zunächst belassen werden und das Kind entweder mit reduzierten Beatmungsparametern intermittierend (IMV) beatmet werden, oder spontan mit CPAP (kontinuierlicher positiver Atemwegsdruck) atmen.

3. Apgar-Index 0–2 (schwere oder weiße Asphyxie)

Blasse Zyanose, Rekapillarisierungszeit praktisch unendlich, keine Spontanbewegungen, vereinzelte Schnappatemzüge möglich:

a) Keine Zeit mit der meist vergeblichen Auskultation von Herztönen verschwenden, sondern sofort unter Sicht absaugen und intubieren.

b) Applikation von 0,25–0,5 ml/kg (0,125–0,25 mg/kg) Suprarenin® 1:2000 (Suprarenin® 1:1000 plus gleiche Menge 0,9 %iges NaCl) intratracheal.

c) 3–5 Blähatemzüge (Inspirationszeit 3–5 sec, Druck 30 cm H_2O oder mehr, falls keine Thoraxexkursion zu beobachten ist, PEEP 6 cm, FiO_2 1,0) und gleichzeitige Herzmassage.

d) Kontrollierte Beatmung (Frequenz 30–50/min, Atemzeitverhältnis 1:1, Druck 30 cm H_2O, PEEP 4–6 cm, FiO_2 1,0). Gleichzeitig weiterhin Herzmassage bis die Rekapillarisierungszeit sich normalisiert.

e) Bei ausbleibender Besserung intratracheale Gabe von Suprarenin® wiederholen und eventuell Beatmungsdruck so lange anheben, bis ausreichende Thoraxexkursionen sichtbar sind.

f) Bei weiterhin ausbleibender oder nur zögernder Besserung Nabelsondierung und innerhalb von 2–3 Minuten 5–10 ml/kg Humanalbumin 5 %ig, Biseko® oder Fresh-frozen-Plasma infundieren. Bleibt das Kind auch danach grau-blaß, so dürfen auch ohne Blutgasanalyse 1–2 ml $NaHCO_2$ pro kg in Kombination mit gleicher Menge 5 %iger Glukose innerhalb von 2–3 Minuten injiziert werden. Es ist auch die umgekehrte Reihenfolge von Serum und Bikarbonat möglich. Blutet es aus der Nabelvene des 10–15 cm langen hochgehaltenen Nabelstumpfes, so ist grundsätzlich kein Serum zu infundieren (Hypervolämie bei Prähydrops). Bei Blässe infolge starker Blutverluste sub partu – wenn möglich – ca. 5–10 ml Erythrozytenkonzentrat der Gruppe 0-Rh neg. transfundieren. Eventuell Hämatokrit kontrollieren.

g) Tritt unter diesen Maßnahmen eine Besserung ein, wird eine kontrollierte Beatmung mit möglichst reduzierten Beatmungsparametern angeschlossen (z. B. Frequenz 30–40/min, Druck 20–25 cm, H_2O, PEEP 4 cm, Atemzeitverhältnis 1:2, FiO_2 0,5). Nach jeder Reanimation eines Kindes mit schwerer Asphyxie ist eine Infusion mit 10 %iger Glukose allein oder in Kombination (1:1) mit Humanalbumin 5 %ig (5–10 ml/kg innerhalb von 1–2 Stunden) während des Transports in die Kinderklinik anzuschließen.

Zugluft ist. Es sollte genügend Platz vorhanden sein, daß sich Neonatologen und Geburtshelfer nicht behindern und das Kind auch nicht unnötig herumgetragen werden muß. Die wichtigste Forderung an jeden Reanimationstisch ist eine ausreichende Wärmeleistung in Form einer heizbaren Liegefläche und eines Strahlers. Ein Beatmungsgerät sollte fest am Reanimationstisch installiert sein und die Möglichkeit zur freien Wahl von O_2-Konzentration, Flow, Inspirationsdruck, endexspiratorischem Druck (PEEP) und Inspirationszeit bieten. Unbedingt ist auch darauf zu achten, daß das Atemgas des Respirators erwärmt und ausreichend angefeuchtet wird.

Ein noch so gut ausgerüsteter Reanimationsplatz ist nur etwas wert, wenn er jederzeit komplett und voll funktionsfähig ist. Im Kreißsaal muß daher eine definierte Person für Reinigung, Desinfektion, Wartung und tägliche Überprüfung auf Vollständigkeit (Checkliste) verantwortlich sein. Dennoch hat sich der verantwortliche Geburtshelfer oder Pädiater mindestens 10 bis 15 Minuten vor Geburt noch einmal selbst über folgende Dinge zu orientieren:

- Sauerstoffzufuhr gewährleistet
- Respirator und Absauggerät funktionsfähig
- Einstellung des richtigen Saugdrucks und des Respirators für den ersten Atemzug
- Laryngoskop funktionsfähig
- richtige Tubusgrößen vorhanden
- warme sterile Frottee- oder Moltontücher bereitgelegt

Je nach Geburtenhäufigkeit sollte der Reanimationstisch ständig oder spätestens 30 Minuten vor einer Geburt angewärmt werden. Besteht ein bereits bekanntes größeres Risiko (z. B. Frühgeburt, drohende Asphyxie, Blutgruppeninkompatibilität), sind die Vorbereitungen zur Reanimation besonders gründlich vorzunehmen, da post partum alles griffbereit sein muß. Empfehlenswert ist in solchen Fällen, auch schon die Verlegungspapiere für das Kind vorzubereiten und Probenröhrchen für mütterliches Blut und kindliches Nabelschnurblut zu beschriften.

5.1.2.2 Absaugen

In der Notfallmedizin hat in dem schon erwähnten ABCDE-Schema das Absaugen des Nasenrachenraums, des Magens und eventuell auch der Trachea einen großen Stellenwert. Bei Neugeborenen ist die Bedeutung des Absaugens lange Zeit erheblich überbewertet worden. Entsprechend der Physiologie des ersten Atemzugs ist es wenig sinnvoll, den Nasenrachenraum, die Trachea und den Magen routinemäßig abzusaugen. Die physiologische Adaptation wird dadurch eher behindert. Bei unreifen Frühgeborenen muß sogar mit einer reflektorischen Apnoe und Bradykardie gerechnet

Tabelle 31-5 Ausrüstung eines Reanimationsplatzes im Kreißsaal

Reanimationstisch
- Wärmestrahler und heizbare Liegefläche
- gute Lichtquelle
- Ablagen für Instrumente
- von drei Seiten zugänglich
- Beatmungsgerät mit regulierbarer Sauerstoffzufuhr
- Möglichkeit zur Erwärmung und Anfeuchtung des Atemgases
- Absaugvorrichtung (Unterdruck einstellbar)
- Apgar-Timer
- eventuell EKG-Monitor und Infusionsmaschine

Instrumentelle Ausrüstung
- Stethoskop für Neugeborene
- Kaltlichtlaryngoskop mit Ersatzbirnen und Batterien (Abb. 31-5)
- Intubationsspatel nach Miller in den Größen 0 und 1 (Abb. 31-5)
- Magill-Zange für Neugeborene (Abb. 31-5)
- Beatmungsbeutel (z. B. Laerdal)
- Beatmungsmasken (Abb. 31-4)
- Intubationstuben der Größe 2,5, 3,0 und 3,5
- biegsamer Führungsstab aus Kunststoff
- Absaugkatheter Charrière 6, 8, 10 und 14
- Magensonde Charrière 5 und 8 (möglichst kontrastgebend)
- Pflaster und Schere
- steriles Nabelvenenset (Knopfsonde, stumpfe Klemme, Einmalskalpell, kleine chirurgische Pinzette, Schere, sterile Tupfer und Lochtuch)
- sterile Kittel, Handschuhe, Mundschutz
- vorgewärmte Molton- oder Frotteetücher
- Einmalspritzen (2 ml, 5 ml, 10 ml, 50 ml)
- Blutröhrchen für mütterliches und Nabelschnurblut

Medikamente
- Suprarenin® (Ampullen)
- physiologische Kochsalzlösung (10-ml-Ampullen)
- Biseko®, Humanalbumin 5%ig, eventuell Fresh-frozen-Plasma der Blutgruppe AB
- 5- und 10%ige Glukose
- 8,4%iges Natriumbikarbonat
- Konakion® 1 mg (Ampullen)
- Phenobarbital (Ampullen)

werden [15]. Routinemäßiges Absaugen des Nasenrachenraums kann daher nur empfohlen werden, wenn dies vor dem ersten Atemzug möglich ist. Im übrigen ist ein gezieltes Absaugen des Nasenrachenraums immer dann notwendig, wenn in Mundhöhle und Pharynx oder gar Trachea blutiges oder mekoniumhaltiges Fruchtwasser gelangt ist. In solchen Fällen ist zu empfehlen, den Larynx gezielt unter laryngoskopischer Sicht abzusaugen.

5.1.2.3 Maskenbeatmung

Atmet ein Kind nach einer Minute noch nicht ausreichend und liegt der Apgar-Index unter 8, so wird dem Kind zunächst eine Sauerstoffmaske vor das Gesicht gehalten. Nur wenn dieses Vorgehen zu keiner Erholung des Kindes führt oder auch die primären Atembemühungen des Kindes unzureichend erscheinen, wird eine Maskenbeatmung durchgeführt. Die Maskenbeatmung ist für den Ungeübten bei Neugeborenen relativ schwierig. Voraussetzung für eine erfolgreiche Maskenbeatmung ist eine gut abdichtende Maske aus weichem Silikongummi (Abb. 31-4). Leider sind die Neugeborenenmasken lange Zeit stiefmütterlich von der Industrie behandelt worden. Insbesondere ist die klassische Randel-Baker-Maske aus zu hartem Gummi und vor allem für Frühgeborene ungeeignet. Zur Abdichtung muß bei dieser Maske ein viel zu großer Druck angewendet werden, der bei kleinen Frühgeborenen zu einer Deformierung des Kopfes führen kann. Bei der Maskenbeatmung von Früh- und Neugeborenen ist wie bei Erwachsenen der Esmarch-Handgriff anzuwenden, um den Unterkiefer als Widerlager benutzen zu können. Bei einfachem Aufsetzen der Maske auf das Gesicht würde der gesamte Druck auf den leicht verformbaren Schädel und damit das Gehirn fortgeleitet werden. Durch das Anheben des Unterkiefers wird gleichzeitig die Zunge etwas vorgeschoben und der Larynx geöffnet. Die Maskenbeatmung wird zusätzlich effizienter, wenn man gleichzeitig mit dem kleinen Finger einen leichten Druck auf den Kehlkopf ausübt. Damit erhöht sich unter der Maskenbeatmung der Öffnungsdruck des Ösophagus, so daß weniger Luft in den Magen gelangen kann. Bei insuffizienter Maskenbeatmung kann ein aufgeblähter Magen sehr hinderlich für eine erfolgreiche Reanimation sein.

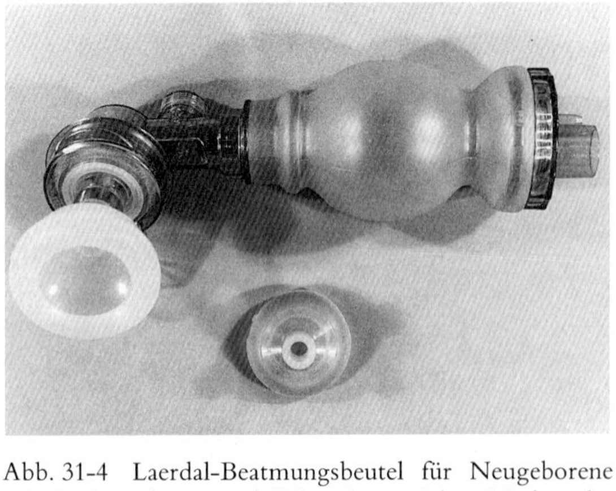

5.1.2.4 Intubation

Wir intubieren jedes Neugeborene grundsätzlich nasal, sofern keine Choanalatresie oder eine hochgradige Choanalstenose vorliegt (sehr selten). Dennoch ist die orale Intubation natürlich jederzeit auch möglich. Wegen der schlechten Fixierungsmöglichkeit ist die orale Intubation vor allem bei sehr kleinen Frühgeborenen während eines Transports ungeeignet. Auch zur Langzeitbeatmung erweist sich die orale Intubation als ungünstig, da sie die Pflege der Kinder erheblich erschwert. Jede Umintubation nach einer primären oralen Intubation ist jedoch ein unnötiger und zu risikoreicher Eingriff, da vor allem bei kleinen Frühgeborenen die Gefahr einer Hirnblutung erhöht wird. Bei nasaler Intubation wird von Früh- und Neugeborenen eine Liegedauer von vier bis acht Wochen ohne Komplikationen toleriert. Nach einiger Übung wird von vielen die nasale Intubation eher als leichter empfunden. Zudem ist fast immer für die orale Intubation die Verwendung eines Führungsdrahts erforderlich, der bei kleinen Kindern zu Verletzungen führen kann, sofern er nicht aus leicht biegsamem Kunststoff besteht. Zur Intubation von Neugeborenen haben sich weltweit relativ weiche Kunststofftuben durchgesetzt, wobei der Durchmesser nicht mehr in Charrière, sondern nach dem inneren Lumen angegeben wird. Für Frühgeborene bis zu einem Gewicht von 2000 bis 2500 g wird ein Tubus der Größe 2,5, für Neugeborene mit einem Gewicht bis zu 3,5 kg ein Tubus der Größe 3,0 und für noch größere Kinder ein Tubus der Größe 3,5 verwen-

Abb. 31-4 Laerdal-Beatmungsbeutel für Neugeborene mit zwei runden, gut abdichtenden weichen Masken der Größe 00 und 01.

Versorgung des Neugeborenen 31

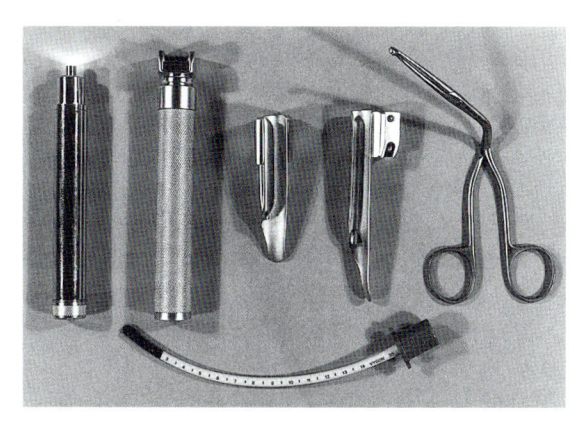

Abb. 31-5 Laryngoskop (links Inlett mit Batterie und Glühbirne, rechts davon der sterilisierbare Griff) mit Spateln nach Miller der Größe 0 und 1 sowie eine Magill-Zange für Neugeborene und ein nasaler Tubus der Größe 3,0.

Ein gutes, lichtstarkes Laryngoskop erleichtert die Intubation sehr. Die Einführung von Kaltlichtlaryngoskopen war ein großer Fortschritt. Durch Verlegung der Lichtquelle in den Griff hält die Glühbirne wesentlich länger, da sie nicht mitsterilisiert zu werden braucht. Für Früh- und Neugeborene werden gerade Spatel nach Miller der Größe 0 und 1 empfohlen, deren Oberseite glatt und abgerundet ist, um nicht die Zahnleiste des Oberkiefers zu verletzen (Abb. 31-5). Ob man die Epiglottis mit der Spatelspitze miterfaßt oder nicht, richtet sich nach der persönlichen Übung. Wichtig ist, daß der Kopf des Kindes nicht überstreckt wird, während die Tubusspitze mit einer Magill-Zange in die Trachea vorgeschoben wird. Es besteht sonst eine geringe Abknickung zwischen Pharynx und Trachea, so daß die Tubusspitze unterhalb der Glottis in einer leichten Ausbuchtung der Vorderwand der Trachea hängenbleiben kann (Abb. 31-6). Die Folge ist eine Verletzung der Schleimhaut der vorderen Trachealwand. Ein sehr weicher Tubus läßt sich manchmal überhaupt nicht weiterschieben. Durch Druck auf den Kehlkopf mit dem kleinen Finger der linken Hand, die gleichzeitig das Laryngoskop hält, läßt sich der Winkel zwischen Pharynx und Trachea ausgleichen. Im übrigen erhöht jede unnötige Überstreckung des Kopfes den intrakraniellen Druck und damit wiederum die Gefahr einer Hirnblutung. Bei noch nicht belüfteten Lungen gibt die anschließende Auskultation keine Sicherheit über die richtige Lage des Tubus, da das Atemgeräusch auch aus dem Ösophagus über die festen, flüssigkeitsgefüllten Lungen gut fortgeleitet wird. Aus diesem Grund sollte man nach Einführung des Tubus zuletzt immer noch einmal durch entsprechende Einstellung des Laryngoskops sich kurz vergewissern, ob der Tubus richtig in der Trachea liegt.

det. Um keine unnötigen Verletzungen mit der Gefahr einer späteren subglottischen Stenose in der noch relativ weichen Trachea zu setzen, wird allgemein ein gewisses Leck unter der Beatmung in Kauf genommen. Alle heute gebräuchlichen Tuben haben eine tiefschwarz eingefärbte Spitze, die anzeigt, wie weit der Tubus in die Trachea einzuführen ist (Abb. 31-5). Dennoch ist nach erfolgter Intubation auf eine seitengleiche Belüftung der Lungen zu achten und so bald wie möglich (in der Kinderklinik) eine Röntgenkontrolle durchzuführen.

5.1.2.5 Kardiale Reanimation

Eine Herzfrequenz unter 60 Schlägen pro Minute ist bei Neugeborenen praktisch mit einem Kreislaufstillstand gleichzusetzen. Eine Rekapillarisierung nach Druck auf die Haut ist nicht mehr möglich. Schon bei einer Frequenz zwischen 60 und 100 Schlägen pro Minute ist die Rekapillarisierungszeit deutlich länger als drei Sekunden. Für weitere Maßnahmen ist es daher belanglos, ob noch ein stark verlangsamter Herzschlag ohne

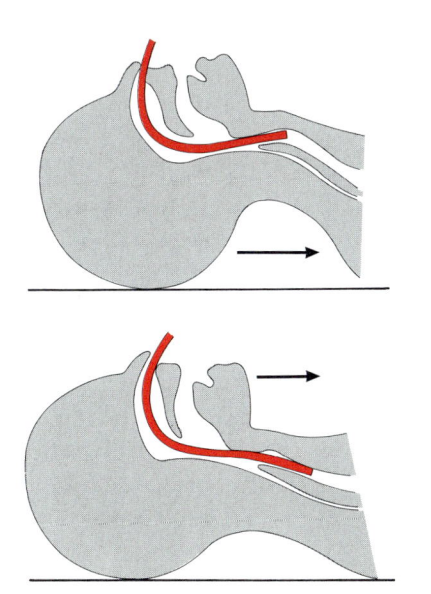

Abb. 31-6 Schematische Darstellung der nasalen Intubation bei überstreckter und leicht anteflektierter Kopfhaltung, wodurch die Abknickung zwischen Pharynx und Trachea aufgehoben wird.

511

jede sonstigen Lebenszeichen (Apgar 1) oder nicht (Apgar 0) zu auskultieren ist. In solchen Fällen darf nicht abgewartet werden, ob sich das Kind allein auf eine Sauerstoffmaskenbeatmung erholt.

Nach sofortiger Intubation wird vor Konnektion des Tubus mit dem Beatmungssystem etwa 0,25 bis 0,5 ml/kg Adrenalin (Suprarenin® 1:2000; 1:1 Mischung von Suprarenin® 1:1000 mit 0,9prozentiger Kochsalzlösung) durch den Tubus intratracheal verabreicht.

Nach Konnektion wird gleichzeitig beatmet und eine Herzmassage durchgeführt. Diese erfolgt beim Neugeborenen in einer Frequenz von 120 Kompressionen in der Minute durch rhythmischen Druck mit dem Daumen oder zwei Fingern auf die Mitte des Sternums. Bei zu weicher Unterlage kann man auch mit zwei Händen den Thorax des Kindes umfassen und mit beiden Daumen auf das Sternum drücken. Infolge des noch weichen und instabilen Thorax ist die Herzmassage beim Neugeborenen leichter und vor allem effektiver als bei Erwachsenen.

Die intratracheale Gabe von Adrenalin hat sich in den letzten Jahren besonders bei der Reanimation von Neugeborenen durchgesetzt [32]. In keinem Lebensabschnitt scheint die positive Wirkung dieser Methode so groß zu sein wie bei Neugeborenen, da ohnehin die kardiopulmonale Adaptation post partum auf einen hohen natürlichen Katecholaminspiegel angewiesen ist. Die Dosierung von Adrenalin ist in der letzten Zeit eher gesteigert worden, auch kann die gleiche Dosis bei ausbleibendem Erfolg noch ein- oder zweimal wiederholt werden. Mit der Beatmung wird das Medikament in der Lunge auf einer großen Oberfläche verteilt, so daß innerhalb von 10 bis 20 Sekunden (bei Erwachsenen nach 60 Sekunden) sich eine Wirkung zeigt, sofern gleichzeitig Herzmassage durchgeführt wird. Die intravenöse Gabe eines Katecholaminbolus ist dagegen unphysiologisch und kann leicht zu Kammerflimmern führen. Eine intrakardiale Injektion von Katecholaminen und anderen Medikamenten gilt heute bei vielen Neonatologen und Intensivmedizinern als obsolet, zumal anschließend eine suffiziente Herzmassage oft nicht mehr möglich ist.

5.1.2.6 Venöser Zugang

Bei der Akutversorgung eines Patienten mit Herzkreislaufstillstand ist heute die intratracheale Ap-

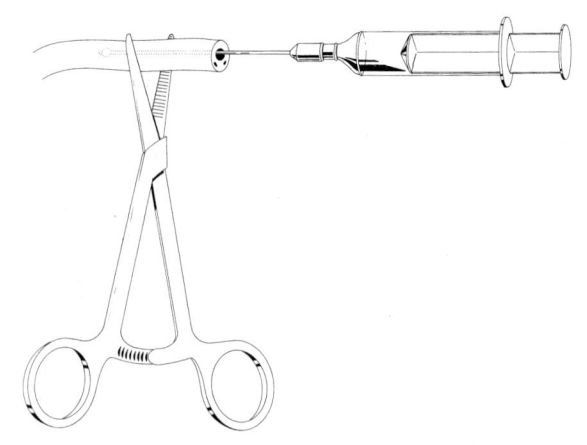

Abb. 31-7 Nabelvenenkatheterismus: Am 8 bis 10 cm langen Nabelende ist eine durchgängige Knopfsonde in die Nabelvene 2 bis 3 cm eingeführt und mit einer kräftigen stumpfen Klemme fixiert.

plikation einer Reihe von Medikamenten wie Adrenalin, Atropin, Lidocain, Theophyllin und Diazepam möglich. Dennoch ist nach den ersten Reanimationsmaßnahmen in der Regel rasch ein venöser Zugang notwendig, um Volumen, Energieträger und eventuell auch Puffersubstanzen dem Patienten zuführen zu können. Der intravenöse Zugang muß einfach, schnell und sicher sein und eventuell gleichzeitig während der primären Reanimationsmaßnahmen gelegt werden können. Beim Neugeborenen stellt die Nabelvene für den Notfall eine sehr gute Möglichkeit dar, auch wenn sie im Gegensatz zu früheren Vorstellungen als Weg für Langzeitinfusion wegen einer zu hohen Komplikationsrate nicht zu empfehlen ist.

Als sehr einfache, schnelle und zugleich sichere Methode hat sich uns folgendes Vorgehen im Notfall bewährt: Bei der primären Abnabelung wird ein Nabelschnurrest von 10 bis 15 cm belassen. Dieser wird auf ein steriles Tuch gelegt und etwa 8 bis 10 cm vom Nabelring entfernt mit einem Skalpell frisch durchtrennt. In einer solchen Entfernung vom Kind blutet es bereits ein bis zwei Minuten post partum in der Regel nicht mehr. Allerdings sollte stets eine Klemme bereitliegen. Auf der frischen Schnittfläche sind die Nabelgefäße gut zu unterscheiden. In die Nabelvene wird eine durchgängige Knopfsonde, die mit einer Spritze mit fünfprozentiger Glukose oder Humanalbumin verbunden ist, 2 bis 3 cm eingeführt (Abb. 31-7). Wegen des korkenzieherartigen Verlaufs der Nabelvene ist ein weiteres Vorschieben der Sonde kaum möglich. Unmittelbar anschließend werden Sonde und Nabelschnurende mit einer kräftigen Klemme fixiert. Ein Einbinden des Sondenendes ist kaum möglich, ohne daß die Sonde nach kurzer Zeit wieder herausrutscht. Nach Fixierung der Sonde muß die Injektion in die Nabelvene ohne Widerstand möglich sein. Blut läßt sich auf diese Weise nicht aspirieren. Anschließend wird die Sonde mit einem Infusionsschlauch und einer Infusionspumpe verbunden. Nabelschnurrest, Klemme und Infusionsschlauch werden in das sterile Tuch eingehüllt und neben das Kind gelegt. Mit etwas Übung läßt sich auf diese Weise innerhalb von 10 bis 20 Sekunden ein sicherer venöser Zugang schaffen, der ohne weiteres für die nächsten Stunden als Infusionsweg dienen kann.

Natürlich kann auch ein Nabelvenenkatheter verwendet werden, doch muß dann der Nabelvenenrest stärker gekürzt werden, um den Katheter genügend tief einzuführen. Nun ist lange bekannt, daß ein Nabelschnurkatheter in fast der Hälfte der Fälle nicht über den Ductus venosus die V. cava inf. erreicht, sondern in der Leberpforte liegt, so daß in solchen Fällen Medikamente und eventuell hypertone Infusionen wie Natriumbikarbonat direkt in die Leber gelangen. Aus diesem Grund muß betont werden, daß die Nabelvene nur im Notfall im Kreißsaal für kurzzeitige Infusionen oder eine Blutaustauschtransfusion benutzt werden darf. Auch die Katheterisierung der Nabelarterien ist möglich, doch ist sie technisch aufwendiger und nicht in Sekundenschnelle im Notfall durchführbar. Die Katheterisierung einer Nabelarterie dient in erster Linie zur Gewinnung von arteriellem Blut aus der Aorta und zur blutigen Blutdruckmessung.

5.1.2.7 Medikamentöse Therapie

Die medikamentöse Therapie des asphyktischen Neugeborenen nimmt heute einen sehr kleinen Raum ein. Das bereits diskutierte Adrenalin hat einen festen Platz bei der kardialen Reanimation. Die Verwendung von Orciprenalin (Alupent®) und Calcium gluconicum ist heute nicht mehr zu empfehlen [39, 40]. Auch die Bedeutung von Atemanaleptika wie Naloxon (Narcanti Neonatal®) ist in den letzten Jahren erheblich zurückgegangen, seitdem ein nicht ausreichend spontan atmendes Neugeborenes im Zweifelsfall intubiert wird. Wenn man von Glukose, Serumkonserven oder Albumin und Puffersubstanzen absieht, sind bei der Reanimation eines Neugeborenen in der akuten Phase sonst keine weiteren Medikamente erforderlich. Nach erfolgreicher Beendigung der Wiederbelebungsmaßnahmen kann es vor Beginn eines längeren Transports von einem beatmeten Neugeborenen im Einzelfall notwendig sein, das Kind zur Erleichterung der Beatmung z. B. mit Phenobarbital (20 bis 30 mg/kg als Startdosis) zu sedieren. Besteht bei Geburt der Verdacht auf eine perinatale B-Streptokokkeninfektion des Kindes, ist wegen des rasch progredienten Verlaufs schon vor Antritt eines Transports die erste Gabe von Penicillin G zu empfehlen. Im übrigen sollten noch vor der Verlegung alle Neugeborenen 1 mg Vitamin K (Konakion®) intramuskulär erhalten. Vor allem bei Frühgeborenen kann zum Zeitpunkt der Geburt ein gewisser Mangel an Vitamin K bestehen, doch werden vorhandene Vorstufen der Vitamin-K-abhängigen Faktoren (II, VII, IX, X) sehr rasch nach Gabe von Vitamin K in die wirksame Form umgewandelt.

5.1.2.8 Volumensubstitution

Wie bereits erwähnt, kann eine akute intrauterine Asphyxie zu einer plötzlichen Blutverschiebung vom Feten zur Plazenta führen. Andererseits kann eine subpartale Blutung (z. B. bei vorzeitiger Plazentalösung) einen massiven Volumenmangelschock beim Kind auslösen und damit zugleich Ursache einer Asphyxie sein. Insbesondere bei übertragenen oder dystrophen Kindern ist ein Volumenmangelschock post partum oft schwer zu erkennen, da diese Kinder ohnehin blaß aussehen. Läßt sich nach den Erstmaßnahmen wie Intubation, Beatmung und eventuell kardialer Reanimation keine ausreichende Besserung erzielen und bleibt das Kind blaß und schlaff trotz regelrechter oder meist beschleunigter Herzfrequenz, ist ein relativer oder absoluter Volumenmangel anzunehmen. Zur Volumensubstitution über die Nabelvene eignet sich am besten fünfprozentiges Humanalbumin oder eine Serumkonserve. Auch die Gabe von Fresh-frozen-Plasma (Gruppe AB) ist möglich, sofern es so rasch zur Verfügung steht. Wenn möglich, sollte noch im Kreißsaal der Hämatokritwert bestimmt werden. Besteht eine hochgradige Anämie mit einem Hämatokrit unter 0,3, so ist bereits im Kreißsaal die Gabe von Erythrozytenkonzentrat lebensnotwendig. In solchen Fällen werden ohne Kenntnis der kindlichen Blutgruppe 0-Rh-negative Erythrozyten verwendet. Es empfiehlt sich, in sehr großen geburtshilflichen Kliniken Erythrozytenkonzentrat der Blutgruppe 0-Rh-negativ (jedoch nicht älter als acht Tage) und Fresh-frozen-Plasma der Gruppe AB vorrätig zu halten. Volumenexpander wie Dextran oder Stärkepräparate werden zur Therapie des Neugeborenenschocks möglichst nicht verwendet.

5.1.2.9 Puffertherapie

Eine der umstrittensten Maßnahmen bei der Reanimation von Neugeborenen war in den letzten 20 Jahren die Gabe von Puffersubstanzen, die häufig völlig unkritisch zur Korrektur einer vermeintlichen Azidose injiziert wurden. Die großzügige Pufferung des Neugeborenen stammt aus der Zeit, da man aus technischen Gründen noch nicht in der Lage war, ein Neugeborenes suffizient zu reanimieren und zu beatmen. Die Anwendung von Natriumbikarbonat wurde durch die Arbeiten von Usher und Keuth besonders verbreitet [29, 55]. Im Vordergrund der Überlegungen über die Wirkung einer Puffertherapie stand die Vorstellung, daß die pulmonale Perfusion sich als Folge des raschen pH-Anstiegs im Blut bessern würde. Dies ist leider nur z. T. richtig, da die wichtigsten Voraussetzungen für den postpartalen Druckabfall in der A. pulmonalis der Anstieg des Sauerstoffpartialdrucks und der Abfall des pCO_2 sind. Natriumbikarbonat kann nur bei einer metabolischen Azidose eine Pufferwirkung haben, und zwar auch nur dann, wenn das entstehende Kohlendioxid abgeatmet wird. In einem geschlossenen System, also bei insuffizienter Ventilation, führt Natriumbikarbonat zu einem Anstieg des pCO_2 und zu keiner wesentlichen pH-Änderung [54]. Hohe Dosen von Bikarbonat und vor allem auch eine zu rasche Infusion können zu pH-Sprüngen, zu einer Hypokaliämie und zu einem unerwünschten Anstieg der Osmolalität mit Gefahr von Hirnblutungen führen.

Seitdem die Ventilation mit ausreichender Zufuhr von Sauerstoff bei jeder Reanimation an erster Stelle steht, hat die Azidosekorrektur bei einer Asphyxie an Bedeutung verloren. Das Neugeborene vermag das während einer Hypoxie angehäufte Laktat bei ausreichender Sauerstoffzufuhr in Energie umzuwandeln oder sogar zu Glukose zu resynthetisieren (siehe auch Abb. 31-2). Schwere metabolische Azidosen (pH unter 7,1,

Basenexzeß unter −15 mmol/l) sind bei der heutigen Überwachung in der Geburtshilfe eine große Seltenheit geworden. Haben die Primärmaßnahmen der Reanimation keine entscheidende Besserung gebracht oder bleibt gar eine Bradykardie trotz Applikation von Katecholaminen bestehen, so ist unbedingt eine sofortige Puffertherapie auch ohne Kenntnis des Säure-Basenstatus anzuraten. In solchen Fällen beträgt der Basenexzeß in der Regel unter −20 mmol/l. Für die Praxis läßt sich ableiten, daß bei einem anhaltend niedrigen Apgar-Wert unter 4 die Injektion von Natriumbikarbonat 1 (bis 2) mmol/kg innerhalb von zwei bis drei Minuten durchgeführt werden sollte. Die hochosmolale Bikarbonatlösung wird in der Regel 1:1 mit fünfprozentiger Glukose gemischt. Wenn die apparative Überwachung unter der Geburt belegt, daß bis zur vollständigen Entwicklung des Kindes ein Herzstillstand oder eine extreme Bradykardie länger als drei bis fünf Minuten bestanden haben, so ist eine so schwere metabolische Azidose anzunehmen, daß direkt nach den Primärmaßnahmen die Gabe von Natriumbikarbonat 1 (bis 2) mmol/kg empfohlen werden kann. Besser ist natürlich eine gezielte Puffertherapie, wenn bereits wenige Minuten post partum ein Säure-Basenstatus vorliegt. Man kann davon ausgehen, daß sich das Basendefizit bei suffizienter Ventilation in den ersten zehn Minuten post partum um etwa 10 mmol reduziert. Von dem verbleibenden Defizit versucht man die Hälfte auszugleichen. Beträgt das Basendefizit bei einem 3 kg schweren Neugeborenen z. B. −24 mmol/l, so läßt sich die notwendige Puffermenge nach folgender Gleichung berechnen:

$$\frac{BE\ (24-10)}{2} \times \frac{3\ (kg\ Körpergewicht)}{3\ (Extrazellulärvolumen)} = 7\ mmol$$

5.2 Mekoniumhaltiges Fruchtwasser

Eine typische Komplikation einer intrauterinen Asphyxie des Feten am Ende der Schwangerschaft ist der Abgang von Mekonium in das Fruchtwasser. Treten bei anhaltender intrauteriner Asphyxie tiefe Schnappatemzüge auf, besteht für den Feten bereits intrauterin die Gefahr einer Aspiration von mekoniumhaltigem Fruchtwasser. Ein vorzeitiger Mekoniumabgang wird ausgelöst durch eine Hypoxie und die damit verbundene erhöhte Ausschüttung von Katecholaminen. Bei 5 bis 8% aller Schwangerschaften läßt sich mekoniumhaltiges Fruchtwasser unter der Geburt beobachten [22, 47]. Bei etwa der Hälfte dieser Kinder kann Mekonium in der Trachea nachgewiesen werden [22]. Nur etwa 10% aller Neugeborenen mit mekoniumhaltigem Fruchtwasser haben schließlich klinisch und radiologisch Symptome einer Mekoniumaspiration. Doch auch von diesen Kindern entwickelt etwa nur ein Fünftel ein schweres, lebensbedrohliches Mekoniumaspirationssyndrom, sofern ein adäquates Vorgehen bei Geburt eingehalten wird [10, 47]. Es wird allgemein angenommen, daß eine massive Mekoniumaspiration erst post partum mit dem ersten Atemzug möglich ist, wenn der Nasenrachenraum noch voll Mekonium ist und dieses mit der ersten Inspiration bis tief in die kleinen Bronchien gelangt. Von dort ist eine sekundäre Entfernung des Mekoniums praktisch unmöglich. Das zähe Mekonium kann einen Großteil der kleinen Bronchien verstopfen und eine massive Atemnot des Neugeborenen verursachen. Die Folgen sind ein zunehmendes Airtrapping und die Entwicklung eines interstitiellen Emphysems mit der Gefahr eines Pneumothorax. Auch eine Fremdkörperpneumonie kann entstehen, insbesondere wenn das Mekonium bakteriell kontaminiert war. Die größte Gefahr droht für das Kind durch ein oft nicht zu beherrschendes PFC-Syndrom (persistierender fetaler Kreislauf). Um die Folgen einer Mekoniumaspiration zu vermeiden, muß alles getan werden, Mund und Nasenrachenraum bereits vor dem ersten Atemzug gut abzusaugen. Ist das Kind post partum asphyktisch, wird vor jeder Maskenbeatmung der Larynx inspiziert, um weiteres Mekonium gezielt absaugen zu können. Bei Verdacht auf Mekoniumaspiration sollte das Neugeborene bereits bei einem Apgar-Index von unter 7 großzügig intubiert werden, um über den Tubus wiederholt absaugen und auch Spülungen mit physiologischer Kochsalzlösung vornehmen zu können. Läßt sich aus der Trachea kein Mekonium absaugen und erholt sich das Kind rasch nach kurzer Beatmung, kann es sofort wieder extubiert werden. Im Zweifelsfall sollte der Tubus jedoch zunächst liegenbleiben, bis nach der Verlegung auf eine neonatologische Station Klarheit über den Grad der Aspiration besteht. Das schwere Mekoniumaspirationssyndrom gehört zu den größten Herausforderungen des Neonatologen.

5.3 Polyhydramnion und Oligohydramnion

Die normale Fruchtwassermenge beträgt am Ende der Schwangerschaft 1000 ml. Weniger als 500 ml bezeichnet man als Oligohydramnion, mehr als 2000 als Polyhydramnion [50] (siehe auch Kapitel 23). 120 bis 150 ml Fruchtwasser werden pro Tag und Kilogramm Körpergewicht des Feten gebildet. Vier Fünftel des Fruchtwassers sind fetaler Urin, etwa ein Fünftel ist Lungenflüssigkeit. Eine entsprechende Fruchtwassermenge wird täglich vom Feten getrunken und über seinen Gastrointestinaltrakt wieder resorbiert. Die wichtigste Ursache eines Polyhydramnions ist eine hohe intestinale Obstruktion. Ein Polyhydramnion kann aber auch bei Totgeburten, schweren Fehlbildungen des ZNS (Anenzephalie), Diabetes während der Schwangerschaft, Hydrops fetalis oder chronischer Nabelschnurkompression beobachtet werden. Nicht selten bleibt die Ursache ungeklärt. Post partum sollten alle Kinder nach einem Polyhydramnion intensiv untersucht werden, um eine Obstruktion des oberen Intestinaltrakts, z. B. eine Ösophagusatresie, auszuschließen.

Oligohydramnie wird mit einer Häufigkeit von 1,7% angetroffen, von Hobbins wird sogar ein Prozentsatz von 7 angegeben [26]. Bei Vorliegen eines Oligohydramnions wurden in 8,5% der Fälle schwere Fehlbildungen beobachtet, während

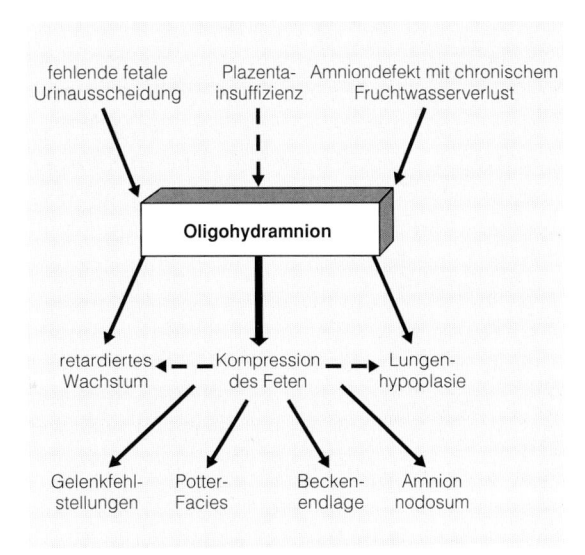

Abb. 31-8 Die Oligohydramnie- oder Potter-Sequenz: Ursachen und Folgen eines chronischen Oligohydramnions.

dies bei normaler Fruchtwassermenge nur in 0,2% der Fall war [53]. Die häufigste Ursache eines Oligohydramnions ist die Plazentainsuffizienz, die zu einer Wachstumsretardierung des Feten führt. Diese Kinder scheiden intrauterin wie auch in den ersten Tagen postpartal weniger Urin aus [58]. Klinisch relevant wird ein Oligohydramnion jedoch nur bei völlig fehlender Urinausscheidung des Feten (z. B. bei einer Nierenagenesie) oder bei chronischem Fruchtwasserverlust über einen Amniondefekt (Abb. 31-8). In solchen Fällen muß mit großer Wahrscheinlichkeit mit der Entwicklung einer Potter-Sequenz oder besser einer Oligohydramniesequenz gerechnet werden. Die Lungenentwicklung bleibt bei diesen Kindern auf einem Entwicklungsstand der 20. bis 26. Gestationswoche stehen, so daß eine normale Belüftung post partum nicht möglich ist. Bestehen bei Geburt Fehlstellungen der Gelenke sowie ein greisenhaftes „Potter-Gesicht", so ist in der Regel jeder Reanimationsversuch zwecklos. Dabei werden die Kinder meist lebensfrisch geboren, verfallen jedoch anschließend sehr rasch. Liegt der Oligohydramniesequenz eine Nierenagenesie zugrunde, sollte diese bereits beim Ultraschall-Screening in der 16. bis 20. Schwangerschaftswoche diagnostiziert worden sein, womit eine Indikation zur Abruptio graviditatis gegeben sein kann.

5.4 Hydrops fetalis

Ein Hydrops fetalis stellt bei der Reanimation eines Neugeborenen unabhängig von seiner Genese ein erhebliches Problem dar. Nach Ausschluß des heute nur noch selten zu beobachtenden Hydrops fetalis infolge Rh-Inkompatibilität muß bei etwa 0,3% aller Neugeborenen mit einem Hydrops gerechnet werden. Die wichtigsten Ursachen eines nicht immunologisch bedingten Hydrops sind Anomalien des Herzens und der Lunge sowie schwere Anämien und Infektionen des Feten (Tab. 31-6). Leider läßt sich in einer Reihe von Fällen keine plausible Ursache für den Hydrops finden. Es ist nur wichtig, daß die Diagnose eines Hydrops fetalis sonographisch bereits vor der Geburt gestellt wird, um rechtzeitig Vorbereitungen zur Reanimation zu ermöglichen.

Im Prinzip ist das therapeutische Vorgehen bei einem Neugeborenen mit Hydrops fetalis immer gleich. Eine Ausnahme stellt die supraventrikuläre Tachykardie als Ursache eines Hydrops dar, die bereits intrauterin durch Digitalisierung der Mutter erfolgreich behandelt werden kann. Postpartal versucht man die Herzfrequenz durch Injektion von Verapamil zu normalisieren. Jedes stark hydropische Neugeborene sollte unmittelbar post partum intubiert werden, da auch der Kehlkopfeingang ödematös geschwollen und damit die Spontanatmung behindert sein kann. Kommt es nach Insufflation von Sauerstoff mit hohem Druck über den intratrachealen Tubus nicht zu einer ausreichenden Thoraxexkursion, so müssen Pleuraergüsse angenommen werden. Oft ist eine

Tabelle 31-6 Einige Ursachen eines Hydrops fetalis (nach Giacoia [21]; e. B. = eigene Beobachtungen)

Massive chronische intrauterine Anämie
- Blutgruppeninkompatibilität im Rh-System
- α-Thalassämie, chronische feto-fetale oder feto-maternale Transfusion
- Morbus Gaucher
- Riesenchorangiom (e. B.)

Kardiale Erkrankungen und Fehlbildungen
- AV-Block 3. Grades
- supraventrikuläre Tachykardie (300/min), Tachyarrhythmie (e. B.)
- intrauteriner Verschluß des Foramen ovale oder des Ductus arteriosus (e. B.)
- hypoplastisches Herz (e. B.)
- Akardier (e. B.)
- Truncus arteriosus, arteriovenöse Fisteln
- intrakardiale Tumoren

Fehlbildungen der Lunge
- zystisch adenomatoide Malformation der Lunge (e. B.)
- Lymphangiomatose der Lunge (e. B.)
- Trachealatresie

Infektionen
- Zytomegalie
- Toxoplasmose
- Syphilis

Sonstige Ursachen
- kongenitales nephrotisches Syndrom
- intrauterine Nierenvenen- oder Nabelvenenthrombose
- Riesenteratom
- kongenitales Neuroblastom
- Achondroplasie
- Diabetes der Mutter

Ungeklärte Ursachen

beidseitige Pleurapunktion und bei stark aufgetriebenem Abdomen eventuell eine Aszitespunktion zur Entlastung notwendig. Hilfreich ist, wenn Pleuraergüsse und Aszites schon ante partum vom Geburtshelfer sonographisch diagnostiziert worden sind. Im Rahmen der Reanimation muß regelmäßig möglichst rasch ein Nabelvenenkatheter und eventuell auch ein Arterienkatheter eingeführt werden. Bei stark erhöhtem Venendruck (über 15 cm H_2O) ist ein Aderlaß zu empfehlen. Da häufig eine hochgradige Anämie besteht, sollte bei Geburt eines Kindes mit Hydrops fetalis möglichst 0-Rh-negatives Erythrozytenkonzentrat bereitgehalten werden.

5.5 Besonderheiten der Reanimation von Frühgeborenen

Im Prinzip gelten für die primäre Versorgung und Reanimation von Frühgeborenen bzw. stark untergewichtigen Kindern die gleichen Richtlinien wie für reife Neugeborene (Tab. 31-4). Wichtig ist, daß Frühgeborene grundsätzlich so schonend wie möglich behandelt werden. Alle untergewichtigen Neugeborenen werden post partum sofort in ein vorgewärmtes Molton- oder Frotteetuch eingehüllt und auf den gut vorgeheizten Reanimationstisch gelegt. Mit der Insufflation eines Luft-Sauerstoffgemisches über eine gut abdichtende Maske sollte man bei Frühgeborenen eher großzügig sein, um eine möglichst rasche Belüftung der Lunge zu erzielen. Frühgeborene, die schon in den ersten Lebensminuten Zeichen eines Atemnotsyndroms mit Einziehungen, stöhnender Ausatmung, leisem Atemgeräusch und vermehrtem Speichelfluß aufweisen, werden großzügig intubiert, auch wenn der Apgar-Index noch relativ gut erscheint. An vielen Orten werden Frühgeborene mit einem Gewicht unter 1000 g grundsätzlich intubiert. Da selbst sehr kleine Frühgeborene unter einer suffizienten Maskenbeatmung rasch rosig werden, empfiehlt sich, erst nach einigen Blähatemstößen per Maske das rosige Kind möglichst schonend und ohne Überstreckung des Kopfes nasal zu intubieren.

Jeder Gewaltakt bei einem Frühgeborenen, das sich bereits im Sauerstoffdefizit befindet, kann die Gefahr der so gefürchteten Hirnblutung erheblich verstärken. Technische Maßnahmen wie Anlegen eines venösen Zugangs, Ankleben der EKG-Elektrode, Legen einer Magensonde und erste genauere Untersuchung sollten möglichst im Inkubator durchgeführt werden, um den Wärmeverlust so niedrig wie möglich zu halten. Der anschließende Transport eines Frühgeborenen darf erst dann erfolgen, wenn das Kind nach den Primärmaßnahmen stabil erscheint. Der Transport selbst darf nicht überhastet mit Blaulicht erfolgen, sondern muß so langsam und vorsichtig wie nur möglich durchgeführt werden [6]. Die erste Gabe von Vitamin K ist unbedingt vor Beginn des Transports zu empfehlen. (Weitere Einzelheiten siehe Band 6, Kapitel 14.)

5.6 Mehrlingsgeburten

Bei Mehrlingsgeburten handelt es sich zumindest bei Drillingen um Frühgeborene mit einem erhöhten Risiko. Grundsätzlich sollen sich bei einer Mehrlingsgeburt so viele Ärzte und Schwestern an einer entsprechenden Zahl von Reanimationstischen bereithalten, wie Kinder zu erwarten sind. Jedes einzelne Kind hat das Recht, in gleicher Weise sofort und optimal versorgt zu werden. Bereits vor der Geburt ist zu regeln, wer das erste, das zweite oder dritte Kind zur Versorgung bekommt. Entsprechend hat an den einzelnen Reanimationstischen die Dokumentation der Geburtszeit, des jeweiligen Apgar-Index und die Identifikation der Kinder zu erfolgen. In der Regel wird zumindest ab drei Kindern eine Sectio durchgeführt, so daß genügend Zeit zur organisatorischen Vorbereitung der Reanimationsmaßnahmen besteht. Andererseits wird durch die hohen Anforderungen an Geburtshelfer und Neonatologen aber auch klar, daß Mehrlingsgeburten bei drei und mehr Kindern grundsätzlich nur an größeren perinatalen Zentren erfolgen sollten, wo die Zusammenarbeit von Geburtshilfe und Neonatologie unter den entsprechenden personellen Voraussetzungen gewährleistet ist.

5.7 Maßnahmen nach Reanimation eines Neugeborenen

Nach Primärversorgung eines Neugeborenen ist zu entscheiden, ob das Kind bei der Mutter bleibt, eine besonders intensive Überwachung noch notwendig ist oder das Kind sofort in eine neonatologische Abteilung einer Kinderklinik verlegt werden muß. Keine Probleme macht diese Frage, wenn Kinderklinik und Frauenklinik sich unter einem Dach befinden, so daß die Mutter ohne Schwierigkeiten jederzeit ihr Kind sehen kann. Leider werden bis heute kaum Versuche unternommen, die Geburtshilfe zu zentralisieren und gleichzeitig Frauen- und Kinderkliniken in einem Gebäude zu vereinigen. Solange aber Geburtshilfe und Kinderklinik getrennt sind und nicht bei jeder Geburt ein Pädiater anwesend sein kann, muß der Geburtshelfer nicht selten die Entscheidung über den weiteren Verbleib des Kindes selber treffen. Gemeinsame Richtlinien können hier wie am Würzburger Klinikum eine Entscheidungshilfe

Tabelle 31-7 Indikation zur Verlegung von Früh- und Neugeborenen in die Kinderklinik

- Gestationsalter < 35 Wochen
- Geburtsgewicht < 2250 g
- Neugeborene nach perinataler Asphyxie (Apgar 1' < 4; Apgar 5' < 7; Apgar 10' < 9)
- Neugeborene mit kardiorespiratorischen Problemen (z. B. Tachypnoe > 60/min, Einziehungen, Zyanose)
- Neugeborene mit auffallender Blässe (Anämie, Schock)
- Neugeborene mit zerebraler Symptomatik (z. B. Krämpfe, Apnoeanfälle, Lähmungen)
- Neugeborene mit behandlungsbedürftigen Fehlbildungen
- Morbus hämolyticus, Hyperbilirubinämie (> 18 mg/dl)
- Fetopathia diabetica

für die Verlegung eines Neugeborenen sein (Tab. 31-7).

Grundsätzlich sollten Pädiater und Frauenarzt bestrebt sein, Mutter und Kind nicht zu trennen. Aus diesem Grund ist in größeren Frauenkliniken die Einrichtung einer kleinen Überwachungseinheit für Neugeborene empfehlenswert. Die Voraussetzung ist, daß gewisse apparative Forderungen für eine lückenlose Überwachung dieser Kinder erfüllt sind und ein Neonatologe der nahen Kinderklinik die Verantwortung für diese Einheit übernimmt. Eine solche Einrichtung hätte zudem den Vorteil, daß ein Pädiater wirklich zu jeder Zeit im Kreißsaal zur Verfügung steht und gleichzeitig der notwendigen Zentralisierung der Geburtshilfe Vorschub geleistet werden könnte. Die mancherorts diskutierte Verlegung der gesamten Neonatologie einschließlich der neonatalen Intensivpflege in die Frauenklinik muß dagegen abgelehnt werden. Bei schwerkranken Früh- und Neugeborenen kann in Anbetracht der oft komplexen Diagnostik und Therapie nicht auf die gesamte personelle und apparative Ausstattung einer Kinderklinik verzichtet werden.

5.8 Grenzen der Reanimationspflicht

Bestehen post partum Lebenszeichen oder läßt sich vermuten, daß das Kind bis kurz vor Beendigung der Geburt noch gelebt hat, ist der Arzt verpflichtet, alle nach dem heutigen Wissensstand möglichen Maßnahmen zur Reanimation des Neugeborenen durchzuführen. Dies gilt auch für untergewichtige und unreife Neugeborene mit einem geschätzten Geburtsgewicht über 500 g bzw. einem Gestationsalter von mehr als 24 Wochen. Zeigen sich nach intensiver und vollständiger Durchführung aller Maßnahmen auch nach 20 Minuten keine Lebenszeichen, so ist eine weitere Fortsetzung der Reanimation abzubrechen. Aber auch bei primär vorhandenen Lebenszeichen gibt es Situationen, in denen der Arzt berechtigt ist, Maßnahmen zur Herstellung oder Aufrechterhaltung von Vitalfunktionen einzustellen [17]. Die Voraussetzungen sind hierzu gegeben, wenn nach dem aktuellen Stand der medizinischen Erfahrungen:

- das Leben des Neugeborenen nicht auf Dauer erhalten werden kann, sondern nur der sichere Tod hinausgezögert wird (z. B. schweres Dysraphiesyndrom, inoperabler Herzfehler)
- trotz Behandlung ausgeschlossen ist, daß das Neugeborene jemals die Fähigkeit zur Kommunikation erlangen wird (z. B. hochgradiger Mikrozephalus)
- die Vitalfunktionen des Neugeborenen auf Dauer nur durch intensivmedizinische Maßnahmen aufrechterhalten werden können und keine Aussicht auf Heilung besteht

Dagegen ist es nicht gerechtfertigt, lebenserhaltende Maßnahmen zu unterlassen, wenn bereits bei Geburt feststeht, daß ein späteres Leben nur mit einer geistigen oder körperlichen Behinderung möglich ist (z. B. Down-Syndrom).

6 Erstes Gespräch mit den Eltern

Das erste Gespräch mit der Mutter und dem meist bei Geburt anwesenden Vater führt der Geburtshelfer. Lag ein besonderes Risiko vor oder bestanden post partum irgendwelche Auffälligkeiten, die eine gezielte Untersuchung notwendig machen, sollte der Geburtshelfer die Eltern über alle Besonderheiten informieren und darauf hinweisen, daß der Pädiater das Kind noch genauer untersuchen werde und erst danach über den Verbleib des Kindes bei der Mutter entscheiden könne. Insbesondere sind die Eltern über alle ins Auge springenden Fehlbildungen zu unterrichten, ohne daß dabei eine besondere Sorge oder gar ein Entsetzen des Arztes auf die Eltern übertragen wird. Ein unklarer klinischer Verdacht aufgrund von äußeren Stigmata sollte nicht sofort den Eltern mitgeteilt werden.

Wird der Pädiater zur Geburt hinzugezogen, so sollte er nach kurzer Information über Schwangerschaft, Geburtsrisiken und bereits intrauterin erhobene sonographische Befunde der Mutter vom Geburtshelfer vorgestellt werden. Es ist wichtig, daß die Anwesenheit des Kinderarztes bzw. eines kompletten neonatologischen Teams die Mutter nicht verunsichert, sondern beruhigt. Soweit möglich, ist post partum die akut anstehende Problematik vom Pädiater und Geburtshelfer gemeinsam mit den Eltern zu besprechen. Ist eine Verlegung des Kindes insbesondere bei Frühgeborenen notwendig, so ist alles zu tun, die so wichtige primäre emotionale Bindung zwischen Mutter und Kind durch zu harte Kommentare in den ersten Minuten nicht zusätzlich zu belasten. Die Folgen der Trennung zwischen Mutter und Kind können erheblich sein. Selbst sehr kleine Frühgeborene sollten nach Abschluß der primären Maßnahmen vor einer Verlegung im Inkubator der Mutter gezeigt werden. Die Mutter darf in keinem Fall den Eindruck haben, daß ihr das Kind stillschweigend weggenommen wird. Die Eltern sollten auch darauf hingewiesen werden, daß sie ihr Kind zu jeder Tageszeit besuchen können und soweit möglich an der Pflege teilnehmen dürfen. Für jeden Kreißsaal ist die Anschaffung einer Polaroidkamera zu empfehlen, um der Mutter vor Verlegung eines Kindes zumindest ein Sofortbild zu hinterlassen.

Literatur

1. Alcorn, P., T. M. Adamson, T. F. Lambert, J. E. Moloney, B. C. Ritchie, P. M. Robinson: Morphological effects of chronic tracheal ligation and drainage in the fetal lamb lung. J. Anat. 123 (1977) 649.
2. Anderson, C., S. Aladjem, O. Ayuste, C. Caldwell, M. Ismail: An analysis of maternal transport within a suburban metropolitan region. Amer. J. Obstet. Gynec. 140 (1981) 499.
3. Apgar, V.: A proposal for a new method of evaluation of the newborn infant. Curr. Res. Anesth. Analg. 32 (1953) 260.
4. Blanco, C. E., C. B. Martin, M. A. Hanson, H. McCooke: Determinants of the onset of breathing at birth. Pediat. Res. 19 (1985) 334A.
5. Boddy, K., G. S. Dawes: Fetal breathing. Brit. med. Bull. 31 (1975) 3.
6. Boenisch, H., W. Gaden, G. Mau, U. Gohrbandt, H. O. Teuteberg, H. Braun, H. J. Beermann: Mechanische Belastungen Neugeborener bei Inkubatortransporten. Mschr. Kinderheilk. 133 (1985) 471.
7. Braun, A. W., R. C. Cefalo: Care of the newborn in the delivery room. Pediatrics 64 (1979) 970.
8. Burghard, R., U. Töllner: Transport des Risikoneugeborenen oder der Risikoschwangeren? Dtsch. med. Wschr. 106 (1981) 1019.
9. Cannon, B., J. Nedergaard: The function and properties of brown adipose tissue in the newborn. In: Jones, C. T. (ed.): The Biochemical Development of Fetus and Neonate, p. 697. Elsevier, Amsterdam–New York–Oxford 1982.
10. Carson, B. S., R. W. Losey, W. A. Bowes, M. A. Simmons: Combined obstetric and pediatric approach to prevent meconium aspiration syndrome. Amer. J. Obstet. Gynec. 126 (1976) 712.
11. Cheng, J. B., A. Goldfien, P. L. Ballard, J. M. Roberts: Glucocorticoids increase pulmonary β-adrenergic receptors in fetal rabbit. Endocrinology 107 (1980) 1646.
12. Clyman, R. I., F. Mauray, C. Roman, M. A. Heymann, B. Payne: Effect of gestational age on ductus arteriosus response to circulating prostaglandin E_2. J. Pediat. 102 (1983) 907.
13. Coceani, F., P. M. Olley: Role of prostaglandins, prostacyclins, and thromboxanes in the control of prenatal patency and postnatal closure of the ductus arteriosus. In: Heymann, M. A. (ed.): Prostaglandins in the Perinatal Period, p. 109. Grune & Stratton, New York–London–Toronto 1980.
14. Cordero, L., C. Backes, F. Zuspan: Very low birth weight infant: I. Influence of place of birth on survival. Amer. J. Obstet. Gynec. 143 (1982) 533.
15. Cordero, L., E. H. Hon: Neonatal bradycardia following nasopharyngeal stimulation. J. Pediat. 78 (1971) 441.
16. Correy, J. G., M. J. Robinson, L. L. Wilson: Care of well babies. Aust. Fam. Physician 11 (1982) 735.
17. Deutsch, E., A. Doenicke, H. Ewerbeck et al.: Grenzen der ärztlichen Behandlungspflicht bei schwerst geschädigten Neugeborenen. Mschr. Kinderheilk. 134 (1986) 828.
18. Dunn, P. M.: Newborn care in Britain. Lancet I (1981) 156.
19. Fewell, J. E., C. L. Chu, J. A. Kitterman: Effects of phrenic nerve section on the respiratory system of fetal lambs. J. appl. Physiol. 51 (1981) 293.
20. Gesetz über den Beruf der Hebamme und des Entbindungspflegers (Hebammengesetz-HebG). Bundesgesetzblatt 893, Teil 1, Nr. 26 (1985) 902.
21. Giacoia, G. P.: Hydrops fetalis (fetal edema) Clin. Pediat. (Philad.) 19 (1980) 334.
22. Gregory, G. A., C. A. Gooding, R. H. Phibbs, W. H. Tooley: Meconium aspiration in infants – a prospective study. J. Pediat. 85 (1974) 848.
23. Haas, G., B. Asprion, E. Leidig, M. Buchwald-Saal, H. Mentzel: Obstetrical and neonatal risk factors in very

low birth weight infants related to their neurological development. Europ. J. Pediat. 145 (1986) 341.
24. Harding, R., J. N. Sigger, P. J. D. Wickham, A. D. Bocking: The regulation of flow of pulmonary fluid in fetal sheep. Respir. Physiol. 57 (1984) 47.
25. Hill, J. R., K. A. Rahimtulla: Heat balance and the metabolic rate of newborn babies in relation to environmental temperature and the effect of age and weight on basal metabolic rate. J. Physiol. (London) 180 (1965) 239.
26. Hobbins, J. C., P. A. T. Grannum, R. L. Berkowitz, R. Silverman, M. J. Mahoney: Ultrasound in the diagnosis of congenital anomalies. Amer. J. Obstet. Gynec. 134 (1979) 331.
27. Karlberg, P.: Onset of breathing. In: Rooth, G., O. D. Saugstad (eds.): The Roots of Perinatal Medicine, p. 76. Thieme, Stuttgart–New York 1985.
28. Karlberg, P., R. P. Cherry, F. E. Escardo, G. Koch: Respiratory studies in newborn infants II. Pulmonary ventilations and mechanics of breathing in the first minutes of life, including the onset of respiration. Acta paediat. scand. 51 (1962) 121.
29. Keuth, U., H. G. Waiblinger: Untersuchungen zum pulmonal-vaskulären Soforteffekt von Natriumbikarbonat beim Membransyndrom des Früh- und Neugeborenen. Z. Kinderheilk. 106 (1969) 89.
30. Künzel, W.: Abnabelung – Überlegungen zur Wahl des richtigen Zeitpunkts. Z. Geburtsh. Perinat. 186 (1982) 59.
31. Leffler, C. W., J. R. Hessler, R. S. Green: The onset of breathing at birth stimulates pulmonary vascular prostacyclin synthesis. Pediat. Res. 18 (1984) 938.
32. Lindemann, R.: Resuscitation of the newborn. Endotracheal administration of epinephrine. Acta paediat. scand. 73 (1984) 210.
33. Linderkamp, O.: Frühabnabelung oder Spätabnabelung? Gynäkologe 17 (1984) 281.
34. Linderkamp, O., H. T. Versmold, K. Messow-Zahn: The effect of intra-partum and intra-uterine asphyxia on placental transfusion in premature and full-term infants. Europ. J. Pediat. 127 (1978) 91.
35. Loewenich, V. v.: Regionalisierung der perinatalen Medizin. Wohin gehört die Neonatologie? Klin. Pädiat. 198 (1986) 431.
36. Mann, L. I.: Effects of hypoxia on umbilical circulation and fetal metabolism. Amer. J. Physiol. 218 (1970) 1453.
37. Maurer, A., J. L. Micheli, Y. Schütz, D. Freymond, E. Jequier: Transepidermal water loss and resting energy expenditure in preterm infants. Helv. paediat. Acta 39 (1984) 405.
38. McCormick, M. C., S. Shapiro, B. H. Starfield: The regionalization of perinatal services. Summary of evaluation of a national demonstration program. J. Amer. med. Ass. 253 (1985) 799.
39. Meuret, G. H.: Pharmakotherapie in der Reanimation nach Herz-Kreislauf-Stillstand. Springer, Berlin–Heidelberg–New York 1984.
40. Meuret, G. H., M. Abel, W. Pringsheim, K. Wiemers: Therapieempfehlungen in der Reanimation von Kindern. Klin. Pädiat. 196 (1984) 21.
41. Milner, A. D., R. A. Saunders, I. E. Hopkin: Effects of delivery by caesarean section on lung mechanics and lung volume in the human neonate. Arch. Dis. Childh. 53 (1978) 545.
42. Milner, A. D., H. Vyas: Lung expansion at birth. J. Pediat. 101 (1982) 879.
43. Modanlou, H. D., W. Dorchester, R. K. Freeman, C. Rommal: Perinatal transport to a regional perinatal center in a metropolitan area: Maternal versus neonatal transport. Amer. J. Obstet. Gynec. 138 (1980) 1157.
44. Müller-Tyl, E., S. Szaley, U. Losert, H. Salzer: Intrauterine Trachealdruckmessungen beim fetalen Schaf. Z. Geburtsh. Perinat. 185 (1981) 354.
45. Odent, M.: Birth under water. Lancet II (1983) 1477.
46. Olver, R. E.: Of labour and the lungs. Arch. Dis. Childh. 56 (1981) 659.
47. Rosegger, H., K. Rosanelli, H. Hofmann, P. Pürster: Mekoniumhaltiges Fruchtwasser: Geburtshilflich-pädiatrisches Management zur Vermeidung des Mekoniumaspirationssyndroms. Klin. Pädiat. 194 (1982) 381.
48. Saling, E.: Zustandsdiagnose beim Neugeborenen unmittelbar nach der Geburt. Gynaecologia 160 (1965) 133.
49. Saling, E., K. H. Wulf: Zustandsdiagnostik beim Neugeborenen. Fortschr. Med. 89 (1971) 12.
50. Sandler, M.: Amniotic fluid and its clinical significance. Dekker, New York 1981.
51. Sauer, P. J. J., H. J. Dane, H. K. A. Visser: New standards for neutral thermal environment of healthy very low birth weight infants in week one of life. Arch. Dis. Childh. 59 (1984) 18.
52. Saunders, R. A., A. D. Milner: Pulmonary pressure/ volume relationships during the last phase of delivery and the first postnatal breath in human subjects. J. Pediat. 93 (1978) 667.
53. Schmidt, W., L. Gabelmann, K. Garoff, F. Kubli: Mißbildungsdiagnostik mittels Ultraschall. In: Rettenmaier, G. (Hrsg.): Ultraschalldiagnostik in der Medizin. Thieme, Stuttgart–New York 1981.
54. Steichen, J. J., L. I. Kleiman: Studies in acid-base balance. I. Effect of alkali therapy in newborn dogs with mechanically fixed ventilation. J. Pediat. 91 (1977) 287.
55. Usher, R.: Reduction of mortality from respiratory distress syndrome of prematurity with early administration of intra venous glucose and sodium bicarbonate. Pediatrics 32 (1963) 966.
56. Vyas, H., A. D. Millner, I. E. Hopkin: Intrathoracic pressure and volume changes during the spontaneous onset of respiration in babies born by caesarean section and by vaginal delivery. J. Pediat. 99 (1981) 787.
57. Vyas, H., A. D. Millner, I. E. Hopkin, A. W. Boon: Physiologic responses to prolonged and slow-rise inflation in resuscitation of the asphyxiated newborn infant. J. Pediat. 99 (1981) 635.
58. Wallenberg, H. C. S., J. W. Wladmiroff: The amniotic fluid. II Polyhydramnios and Oligohydramnios. J. perinat. Med. 6 (1977) 233.

32 Das gesunde und das kranke Neugeborene

H. B. von Stockhausen

Inhalt

1	Begriffsdefinitionen	522	4.2	Erkrankungen von Herz und Kreislauf ... 538
2	Das gesunde Neugeborene	522	4.2.1	Angeborene Herzfehler ... 538
2.1	Postpartale Adaptation	522	4.2.2	Kardiomyopathien und Rhythmusstörungen ... 540
2.2	Untersuchung des Neugeborenen	523	4.2.3	Persistierender fetaler Kreislauf ... 541
2.3	Körpermaße, Gestationsalter, Reifezeichen	525	4.3	Erkrankungen des Blutes ... 541
2.4	Screening-Untersuchungen	526	4.4	Erkrankungen des zentralen Nervensystems ... 544
2.5	Routineversorgung des Neugeborenen	526	4.5	Erkrankungen des Gastrointestinaltrakts ... 547
2.6	Ernährung des Neugeborenen und jungen Säuglings	527	4.6	Erkrankungen des Urogenitaltrakts ... 549
3	Das Risikoneugeborene	530	4.7	Störungen des Stoffwechsels und der endokrinen Organe ... 550
3.1	Das Frühgeborene	530		
3.2	Die pränatale Dystrophie	530	4.8	Icterus neonatorum ... 553
3.3	Das hypertrophe Neugeborene	532	4.9	Erkrankungen der Haut ... 557
3.4	Mehrlinge	532	4.10	Erkrankungen der Sinnesorgane ... 560
3.5	Perinatale Asphyxie	533	4.11	Fehlbildungen und Syndrome ... 561
4	Das kranke Neugeborene	533	4.12	Geburtstraumen ... 562
4.1	Erkrankungen der Atmungsorgane	533	4.13	Infektionen ... 565
4.1.1	Atemnotsyndrom	534	4.13.1	Pränatale Infektionen ... 565
4.1.2	Mekoniumaspirationssyndrom	535	4.13.2	Perinatale Infektionen ... 566
4.1.3	Pneumonien	536	4.13.3	Neonatale Infektionen ... 567
4.1.4	Transitorische Tachypnoe	536	4.14	Grundlagen der Therapie bei Neugeborenen ... 568
4.1.5	Fehlbildungen im Bereich der Atemwege	537		

1 Begriffsdefinitionen

Wir sprechen so lange von einem Neugeborenen, bis alle Lebensfunktionen sich dem extrauterinen Leben angepaßt haben. Im allgemeinen ist die Neonatalperiode im klassischen Sinne mit der reizlosen Abheilung des Nabels abgeschlossen. Da dieser Termin jedoch variabel ist und von verschiedenen Faktoren abhängt, gilt als Neugeborenenperiode heute der Zeitabschnitt bis zur Vollendung der vierten Lebenswoche (28. Lebenstag). Entsprechend sind alle Todesfälle bis zum 28. Lebenstag als „neonatale Sterblichkeit" definiert. Der Zeitraum bis zum Ende des siebten Lebenstags wird lediglich als „frühe Neonatalperiode" bezeichnet. Die frühe neonatale Sterblichkeit bis zum siebten Lebenstag ergibt zusammen mit allen Totgeburten die „perinatale Sterblichkeit".

2 Das gesunde Neugeborene

2.1 Postpartale Adaptation

Im wesentlichen lassen sich vier große Funktionsbereiche abgrenzen, die das Neugeborene unmittelbar nach der Geburt selbständig übernehmen muß:

- Gasaustausch und O_2-Versorgung
- Energiehaushalt einschließlich Temperaturregulation
- enterale Nahrungsaufnahme
- Regulation des Wasser- und Elektrolythaushalts und Ausscheidung von Stoffwechselendprodukten

Da die Kenntnis der kardiopulmonalen Adaptation und des Energiehaushalts zum Verständnis der Maßnahmen bei der unmittelbaren Erstversorgung bzw. Reanimation von Neugeborenen Voraussetzung ist, wurden diese beiden Punkte bereits in Kapitel 31 besprochen. An dieser Stelle soll daher nur auf die Adaptation der enteralen Nahrungsaufnahme und der Regulation der Homöostase näher eingegangen werden.

Enterale Nahrungsaufnahme

Die morphologische und funktionelle Entwicklung des Magen-Darmkanals ist bei einem Neugeborenen, das am Termin geboren wird, weitgehend ausgereift. Dennoch dauert es gut eine Woche, bis Nahrungsaufnahme, Digestion und Resorption so weit in Gang gekommen sind, daß der Stoffwechsel anabol wird und ein regelmäßiges Wachstum einsetzen kann. Die Koordination von Saugen, Schlucken und gleichzeitigem Atmen setzt im Laufe der ersten Tage ein, doch können bis zu 10% der Neugeborenen in den ersten zwei Wochen post partum noch gewisse Schluckstörungen aufweisen. Auch eine Chalasie der Kardia ist als ein physiologisches Reifungsphänomen zu bezeichnen, das sich im Laufe der ersten Lebenswochen bis Monate zurückbildet. Bei Geburt ist der Magen mit einer grünlich-gelblichen, opaleszenten Flüssigkeit gefüllt, die ein Gemisch von Fruchtwasser, Speichel und Magensaft darstellt. Das Einsetzen von Digestion und Resorption ist weitgehend abhängig vom Beginn und wahrscheinlich auch von der Art der Nahrungszufuhr. Untersuchungen an verschiedenen Säugetierspezies haben gezeigt, daß eine Ernährung mit arteigener Milch vom ersten Lebenstag an zu einer raschen, signifikanten Zunahme der Schleimhautmasse und des DNA-Gehalts der Schleimhaut von Magen, Duodenum, Jejunum und Ileum führt [44]. Künstliche Ernährung verzögert diese Entwicklung, während eine ausbleibende enterale Nahrungszufuhr sie sogar hemmt. In der Kolostralmilch des Menschen und einiger Säugetiere lassen sich Faktoren nachweisen, die das Wachstum der Darmschleimhaut anregen [39]. Mütterliche Milchsekretion und kindliche Fähigkeit zur Nahrungsaufnahme sind beim Neugeborenen hervorragend aufeinander abgestimmt.

Regulation der Homöostase

Die schrittweise Zunahme der enteralen Nahrungszufuhr ist beim Neugeborenen eng gekoppelt mit der renalen Regulation des Wasser- und Elektrolythaushalts sowie der selbständigen Elimination von Stoffwechselprodukten über Niere und Darm. Auch wenn die Niere bereits zwischen der 12. und 14. Gestationswoche den ersten Urin ausscheidet, so trägt sie bis zur Geburt keine Verantwortung für die Erhaltung der kindlichen Homöostase. Um so erstaunlicher ist die fast lückenlose Anpassung der Nierenfunktion an die Bedürfnisse des Neugeborenen nach der Geburt. Intrauterin befindet sich die Niere in einem Zustand der Diurese, soweit keine hochgradige Plazentainsuffizienz besteht. Sie scheidet reichlich hypotonen Urin in das Fruchtwasser aus. Nach der Abnabelung muß der kindliche Organismus bei nur langsam ansteigender Nahrungszufuhr mit seinem Wasser und seinen Elektrolyten zunächst haushalten. In den ersten zwei bis drei Lebenstagen wird nur wenig eines mäßig konzentrierten Urins ausgeschieden, wobei Urinmenge und Urinkonzentration ein Maß für den Grad der Wasser- und Elektrolytversorgung des Kindes zum Zeitpunkt der Geburt sind (Abb. 32-1). So läßt sich bei Frühgeborenen post partum eine stärkere Gewichtsabnahme mit Reduktion des Extrazellulärraums beobachten als bei reifen Neugeborenen oder gar dystrophen Kindern. Die Steuerung des Wasser- und Salzhaushalts in den ersten Lebensstunden und Tagen ist komplex und von verschiedenen Hormonen abhängig wie Adiuretin, Aldosteron, natriuretischem Hormon, Prolaktin und Prostaglandinen. Bemerkenswert ist die sehr hohe Adiuretinausschüttung unmittelbar post partum.

Dennoch erreicht die Urinkonzentration in den ersten beiden Lebenstagen kaum 600 mosm [92]. Dies liegt einerseits daran, daß nur relativ wenig harnpflichtige Substanzen anfallen, andererseits haben die Henle-Schleifen noch nicht ihre volle Länge erreicht, so daß kein hoher Konzentrationsgradient im Nierenmark aufgebaut werden kann. Mit zunehmender Trinkmenge von Muttermilch oder einer künstlichen Nahrung mit geringem Elektrolyt- und Eiweißgehalt steigt die Diurese rasch wieder an. Gleichzeitig fällt die Urinkonzentration auf Werte unterhalb der Osmolalität des Serums ab.

Neben den akut lebenswichtigen Funktionsbereichen lassen sich zahlreiche weitere Adaptationsvorgänge in den verschiedensten Organsystemen beobachten. Erwähnt werden soll hier nur noch die Leber, deren Aufgaben im Intermediärstoffwechsel mit der Abnabelung sich rasch ausweiten.

2.2 Untersuchung des Neugeborenen

Die Zustandsdiagnostik mit Hilfe des Apgar-Schemas (dargestellt in Kapitel 31, Tab. 31-1) ist für die unmittelbar post partum zu treffenden Maßnahmen vor allem bei gestörter Adaptation sehr wertvoll, doch kann sie nicht eine anschließende systematische Untersuchung des Neugebo-

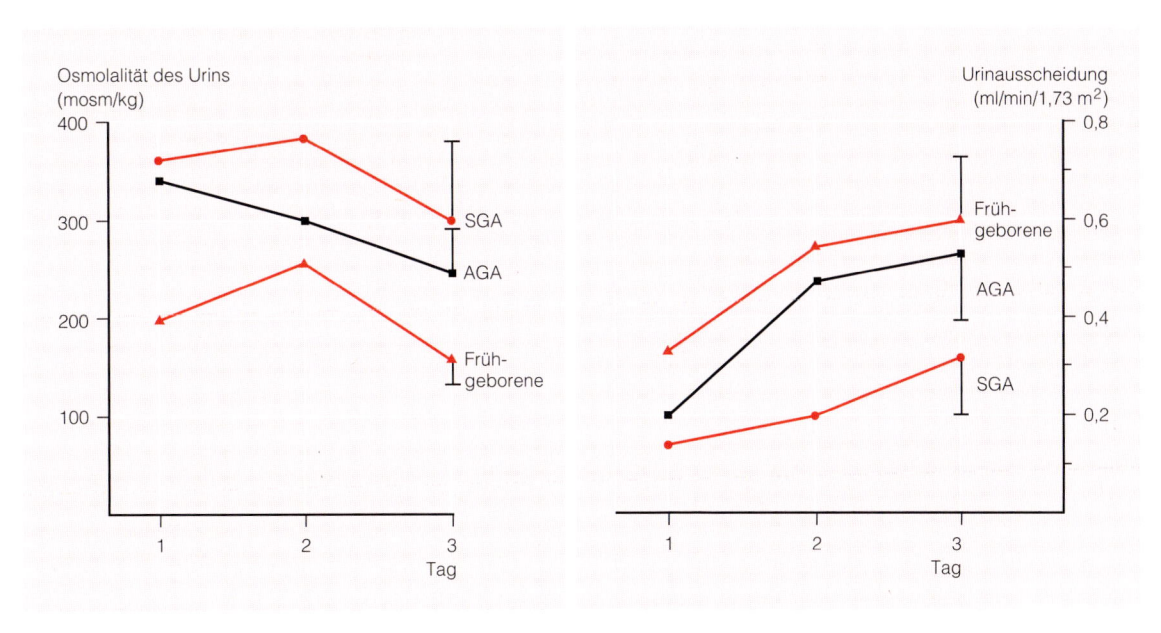

Abb. 32-1 Urinkonzentration und Urinmenge ($\bar{x} \pm s$) am ersten bis dritten Lebenstag bei reifen normalgewichtigen Neugeborenen (AGA), mäßig dystrophen reifen Neugeborenen (SGA) und mäßig unreifen Frühgeborenen, die alle gesund waren und ab der vierten Lebensstunde in gleicher Weise oral ernährt wurden (nach [92]).

renen ersetzen. Diese sollte am besten noch im Kreißsaal in den ersten Lebensstunden sowie ein zweites Mal im Rahmen der Vorsorgeuntersuchung etwa am fünften (dritten bis zehnten) Lebenstag als sogenannte U2 durchgeführt werden. Die erste Untersuchung (U1) wird in der Regel vom Geburtshelfer, die U2 von einem Pädiater vorgenommen.

Untersuchung am ersten Lebenstag

Mit Hilfe der ersten Untersuchung werden Geburtsverletzungen und leicht erfaßbare, aber nicht sofort ins Auge springende Fehlbildungen wie z. B. Gaumenspalte, Choanalatresie, Ösophagusatresie oder Analatresie ausgeschlossen. Die Hautfarbe ist im Alter von ein bis zwei Stunden mit Ausnahme der Akren rosig. Zeichen der Unreife oder Übertragung sind zu registrieren. Die Atmung hat eine Frequenz zwischen 30 und 50/min. Mit zunehmender Unreife ist die Atmung des Neugeborenen auffallend unregelmäßig und weist eine typische Periodik mit Atempausen und Phasen der Hyperventilation auf [28]. Nasenflügeln oder sternale Einziehungen sollten nicht mehr zu beobachten sein. Das Atemgeräusch ist in charakteristischer Weise scharf, Nebengeräusche sind nicht zu hören. Ein kurzes Systolikum kann am ersten Lebenstag vor allem über der Herzbasis und dem Erbschen Punkt zu hören sein. Eine hochgradige Organomegalie von Leber, Milz oder Niere (Zystennieren!) sollte bereits in den ersten Stunden durch ein aufgetriebenes Abdomen auffallen. Auf der Schnittfläche des Nabelschnurstumpfes ist auf die Zahl der Nabelgefäße zu achten.

Von besonderer Bedeutung für die Beurteilung der Vitalität des Neugeborenen sind der Muskeltonus und die Reaktionsbereitschaft auf äußere Reize. Beide werden bereits im Apgar-Schema geprüft, doch sollte man hierauf auch in den folgenden Lebensstunden achten. Das reife Neugeborene hat generell einen gesteigerten Beugetonus und reagiert sehr heftig auf jeden äußeren Reiz.

U2-Untersuchung

Sofern keine auffälligen Befunde bei der ersten Untersuchung erhoben werden, findet die wichtige U2-Vorsorgeuntersuchung frühestens am dritten und spätestens am zehnten Lebenstag möglichst noch in der geburtshilflichen Klinik statt (Tab. 32-1). Diese Untersuchung sollte in Gegenwart der Mutter durchgeführt werden, um neben der Erklärung von eventuellen Befunden alle akut anstehenden Probleme einschließlich der Frage der Ernährung des Neugeborenen mit der Mutter besprechen zu können. Es ist bemerkenswert, wie eine Mutter auffällige Befunde des Kindes bei Anwesenheit während der Untersuchung wesentlich besser akzeptiert, als wenn sie erst nach der Untersuchung davon in Kenntnis gesetzt wird.

Tabelle 32-1 Systematik der U2-Vorsorgeuntersuchung des Neugeborenen am dritten bis zehnten Tag post partum

1. Eintragung von Gewicht, Länge und Kopfumfang in ein Perzentilendiagramm
2. Bestimmung des Reifegrades einschließlich eventueller Zeichen einer Übertragung
3. *Haut:* Beschaffenheit, Farbe, Verletzungen, Hämatome, Ödeme, Fehlbildungen
4. *Schädel:* Nähte, Fontanelle, Verletzungen durch subpartale Kopfelektroden, Kephalhämatom
5. *Gesicht:* Inspektion der Mundhöhle (z. B. große Zunge, gespaltene Uvula, Zahnleistendefekte, Zysten), Augen (z. B. Motilitätsstörungen, Nystagmus, Katarakt, Kolobom, Mikrophthalmus), Ohr (äußere Fehlbildungen)
6. *Hals:* Schilddrüse, Fistelgänge, Schiefhals, Klavikulafraktur
7. *Thorax:* Äußere Form, Herzbuckel, Herzschwirren, Herztöne, Herzfrequenz und Rhythmus, Atmung und Atemgeräusche
8. *Abdomen:* Nabel, Leber, Milz, Nierenlager, abnorme Resistenzen
9. *Anogenitalregion:* Mißbildungen, Hodendeszensus, Klitorishypertrophie, Vaginalsekretion, Hernien, Analöffnung, Femoralispulse
10. *Wirbelsäule und Extremitäten:* Verletzungen, Fehlhaltungen, Fehlbildungen, abnorme Beweglichkeit, Ortolani-Zeichen des Hüftgelenks, Dermalsinus
11. *Motorik und ZNS:* Hypertonie, Hyperexzitabilität, Hypotonie, Apathie, Asymmetrie der Spontanbewegungen, Neugeborenenreflexe, Lagereaktionen

Bei gesunden, normalgewichtigen reifen Neugeborenen sind routinemäßig keine Laboruntersuchungen notwendig. Im Falle eines zunehmenden Neugeborenenikterus ist neben einer Bestimmung des Bilirubinspiegels auch eine Kontrolle von Hämoglobin und Hämatokrit anzuraten. Unmittelbar nach Abnabelung sind allerdings aus dem Nabelschnurblut eine Blutgasanalyse aus Nabelvene und -arterie sowie eine Untersuchung der Blutgruppe des Kindes zu empfehlen. Eine Blutzuckerkontrolle ist ebenfalls nur bei bestimmten Risikokindern notwendig.

2.3 Körpermaße, Gestationsalter, Reifezeichen

Nach einer normalen Schwangerschaftsdauer von 40 Wochen beträgt das Gewicht eines Neugeborenen im Durchschnitt 3300 bis 3500 g, die Länge 51 cm und der Kopfumfang 34,5 cm. Knaben sind in der Regel etwas größer und schwerer als Mädchen. Das Ausmaß eines Übergewichts oder Untergewichts bei Geburt läßt sich bei bekanntem Gestationsalter aus einer intrauterinen Wachstumskurve ablesen (siehe Band 7/I, Kapitel 2, Abb. 2-10a). Bei einem Geburtsgewicht über der 90. Perzentile sprechen wir von einem übergewichtigen oder hypertrophen Neugeborenen (big for gestational age infant = BGA), bei einem Geburtsgewicht unter der 10. Perzentile von einem untergewichtigen oder dystrophen Neugeborenen (small for gestational age infant = SGA). Neben dem Geburtsgewicht werden auch die Körperlänge und der Kopfumfang in die entsprechenden Wachstumskurven eingetragen. Dies ist die einfachste Methode, ein disproportioniertes Wachstum rasch zu erkennen und das rechnerisch wie klinisch ermittelte Gestationsalter zu kontrollieren.

Da die Regelanamnese oft unzuverlässig ist, muß zusätzlich eine klinische Beurteilung der Reife eines Früh- und Neugeborenen im Rahmen der Erstuntersuchung durchgeführt werden. Zahlreiche klinische Kriterien einschließlich der Körperhaltung und des Reflexstatus sind zur Ermittlung des Gestationsalters für verschiedene

Tabelle 32-2 Bestimmung der Reifepunkte nach Farr [27]

Merkmal	Wertpunkte 0	1	2	3	4
Hautbeschaffenheit	sehr dünn, Gelatinegefühl	dünn und weich	weich und mäßig dick, evtl. oberflächliche Schuppung	rauh, mit lamellärer Schuppung, besonders an Hand und Fuß	dick, pergamentartig mit oberflächlichen Rissen
Hautfarbe beim ruhigen Kind	dunkelrot	gleichmäßig rosa	blaßrosa mit blassen Partien	blaß, rosig nur an Ohren, Lippen und Handflächen	
Hautdurchsichtigkeit (Bauchhaut)	Venen mit Verzweigungen und Venolen gut sichtbar	Venen und Verzweigungen sichtbar	wenige große Gefäße deutlich sichtbar	wenige große Gefäße undeutlich sichtbar	keine Gefäße sichtbar
Ödeme	generalisierte Ödeme	geringe Ödeme	keine Ödeme		
Lanugo (am Rücken)	keine oder spärliche Lanugohaare	reichlich u. dicht über ganzem Rücken	dünner, besonders kaudal	wenige Lanugohaare	Rücken weitgehend lanugofrei
Ohrform (Inspektion)	fast formlos und flach	beginnendes Umschlagen des oberen Ohrrandes	obere Hälfte des Helix umgeschlagen	Helixrand ausgeprägt, Ohr gut modelliert	
Ohrfestigkeit (Palpation)	Ohr weich, faltbar ohne spontanen Ausgleich	obere Hälfte faltbar, langsamer Ausgleich	Knorpel bis Rand, sofortiges Zurückschnellen	kräftiger Knorpel	
Brustwarze und Areola (Inspektion)	Brustwarze kaum zu sehen, keine Areola	Brustwarze deutlich zu sehen, Areola flach	Areola getüpfelt, Durchmesser ≤ 7,5 mm	Durchmesser der Areola > 7,5 mm, Rand erhaben	
Brustdrüse (Palpation)	nicht tastbar	tastbar, Durchmesser ≤ 0,5 cm	Durchmesser 0,5–1 cm	Durchmesser > 1 cm	
plantare Hautfalten (bei gespannter Fußsohle)	keine	schwache rote Linien nur distal	deutliche rote Linien bis zur Ferse	Kerben distale Hälfte	tiefe Kerbung bis zur Ferse
Knaben (Hodenpalpation)	keine Hoden im Skrotum	mindestens ein Hoden hoch im Skrotum	mindestens ein Hoden voll deszendiert		
Mädchen (Genitalinspektion bei leicht abduzierten Beinen)	Klitoris und kleine Labien prominent, kaum große Labien	große und kleine Labien gleich hoch	große Labien bedecken die kleinen		

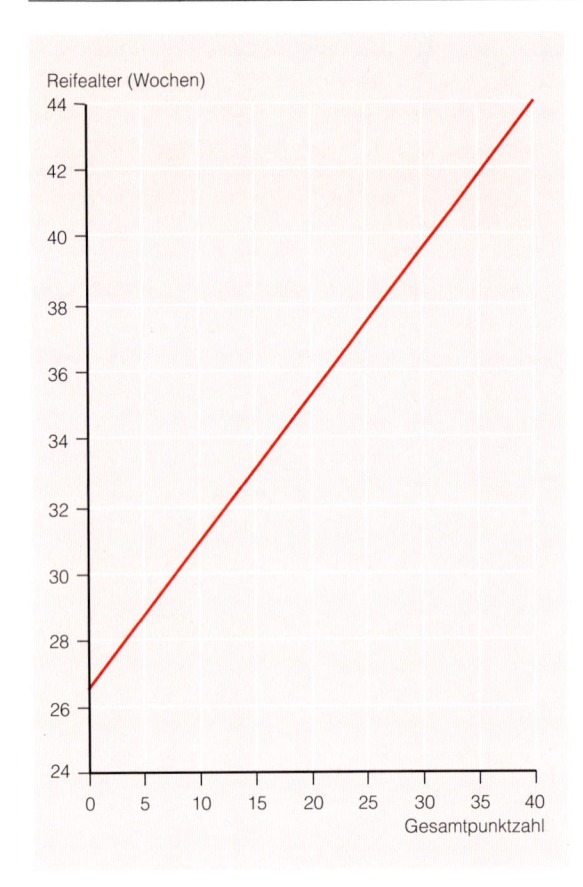

Abb. 32-2 Diagramm zur Ermittlung des Gestationsalters aus den Reifepunkten nach Farr [27] (siehe auch Tab. 32-2).

Reife-Scores vorgeschlagen worden. Am besten bewährt hat sich das Schema nach Farr, das auf der Untersuchung von elf externen Kriterien der Haut, des Ohres, der Brustdrüse und des äußeren Genitale beruht [27] und völlig unabhängig vom Allgemeinzustand des Kindes ist (Tab. 32-2). Mit Hilfe eines Diagramms läßt sich aus der gewonnenen Punktzahl das Gestationsalter leicht ermitteln (Abb. 32-2). Bei ausreichender Übung kann mit dieser Methode das Gestationsalter mit einer Genauigkeit von ± einer Woche bestimmt werden. Probleme bestehen allerdings bei der Untersuchung von Frühgeborenen mit einem Gestationsalter von weniger als 28 Wochen.

2.4 Screening-Untersuchungen

Als wichtigste Screening-Untersuchung ist eine gründliche U2-Vorsorgeuntersuchung am dritten bis zehnten Tag post partum zu bezeichnen. Die meisten angeborenen Fehlbildungen lassen sich bei dieser Untersuchung erkennen. Nicht ohne weiteres sind jedoch angeborene Stoffwechselerkrankungen klinisch zu diagnostizieren, die erst im Laufe der weiteren Entwicklung zu lebensbedrohlichen Störungen oder bleibenden Schäden führen.

Für mehr als ein Dutzend metabolische Erkrankungen des Menschen sind in den letzten Jahren einfache Testuntersuchungen entwickelt worden. Mittlerweile hat sich jedoch die Erkenntnis durchgesetzt, daß Screening-Untersuchungen nur für die Krankheiten sinnvoll sind, die einerseits klinisch zu spät entdeckt werden, andererseits aber erfolgreich behandelt werden können [10]. Auf dieser Basis wird heute ein Screening auf Hypothyreose, Phenylketonurie und Galaktosämie sowie in einigen Bundesländern auch auf Ahornsirupkrankheit durchgeführt, während eine Untersuchung auf Mukoviszidose, Duchenne-Muskeldystrophie, Homozystinurie, Histidinämie und Tyrosinämie nicht empfohlen wird.

Die zunehmende Entwicklung der Sonographie hat in den letzten vier Jahren dazu geführt, auch routinemäßige Ultraschalluntersuchungen bei Neugeborenen vorzuschlagen. Im Vordergrund der Diskussion steht die Sonographie des Hüftgelenks sowie der Nieren und des Kopfes. Bei ausreichender Erfahrung sollte dem Untersucher eine Hüftgelenksdysplasie klinisch nicht entgehen. Dennoch wird die routinemäßige Sonographie des Hüftgelenkkopfs bei Neugeborenen nahegelegt [36].

2.5 Routineversorgung des Neugeborenen

In den ersten sechs (bis zwölf) Stunden sollte routinemäßig wiederholt nach dem Kind geschaut werden, ob die Adaptation von Atmung und Kreislauf regelrecht verläuft. Eine leichte Akrozyanose gilt in dieser Phase nicht als krankhaft. Eine Hypopnoe verbunden mit auffälliger Ruhe und Hypotonie, aber auch eine erst mit einiger Verzögerung einsetzende zunehmende Tachypnoe, eventuell verbunden mit exspiratorischem Stöhnen und grau-blassem Aussehen, können noch im Verlauf des ersten Lebenstags eine Verlegung des Neugeborenen in eine Kinderklinik notwendig machen. Das Wochenbett sollten Mutter und Kind möglichst in engem Kontakt verbringen. Vielerorts hat sich das sogenannte Rooming-in-System durchgesetzt. Sofern gewährleistet ist, daß der Besucherstrom auf die engsten Familienangehörigen (Ehemann, eventuell ältere Kinder) beschränkt bleibt, bietet das Rooming-in für das Neugeborene eher einen größeren Infektionsschutz. Die Keimbesiedlung des Neugeborenen soll möglichst dem mütterlichen Keimspektrum entsprechen. Schwere Infektionen über das Personal in oft zu engen Neugeborenenzimmern, durch gemeinsame Wickeltische oder Badewannen sowie durch nicht streng getrennte Pflegesets lassen sich auf diese Weise vermeiden. Zudem kommt die Stillfähigkeit beim Rooming-in besser in Gang, und die Mutter lernt rascher, das Kind selbst zu versorgen.

Die eigentliche Pflege des Neugeborenen hat sich heute eher vereinfacht. Der Nabel ist nicht mehr der Fetisch, wie er es bei den älteren Kinderärzten war. Wichtig ist, daß der Nabel trockengehalten wird und möglichst um den Nabel keine feuchte Kammer entsteht. Das bedeutet, daß die klassische Nabelbinde als obsolet anzusehen ist. Allerdings sollte man darauf achten, daß die Windel, insbesondere bei Verwendung von Einmalwindeln aus Kunststoff, unterhalb des Nabels endet. Wird der Nabel konsequent trockengehalten, fällt der Nabelrest meist erst zwischen dem 10. und 14. Tag ab. Der Nabelgrund ist dann bereits weitgehend epithelisiert. Das von vielen Müttern gewünschte frühzeitige Abfallen des Nabels ist eher die Folge eines Abfaulens und geht relativ häufig mit der Bildung eines schmierigen Granuloms einher. Im allgemeinen genügt es, den Nabel ein- bis zweimal täglich mit einem sterilen Tupfer und einer alkoholischen Lösung zu reinigen. Leicht desinfizierende Puder sind nur bei einem feuchten Nabel zu verwenden. Die heute weit verbreitete Nabelklemme kann nach drei bis vier Tagen entfernt werden, damit das Kind in Bauchlage bequemer liegt.

Ein Neugeborenes wird täglich einmal gewaschen oder gebadet. Ein Bad darf auch bei noch nicht abgeheiltem Nabel vorgenommen werden. Mit der Verwendung von Seife und Badezusätzen sollte man jedoch äußerst sparsam umgehen, da die Haut des Neugeborenen sehr leicht aufweicht und anschließend zur Austrocknung neigt. Bad und Waschung haben ohnehin weniger einen reinigenden als einen roborierenden Effekt. Bei allen Neugeborenen ist in Abhängigkeit vom Reifegrad, insbesondere bei Übertragung, eine teils groblamelläre Schuppung der Haut in den ersten Lebenstagen zu beobachten. Eine Ölung des Körpers kann die Schuppung verdecken, aber nicht verhindern.

Zur Prophylaxe einer Hüftgelenksdysplasie wird eine breite Wickelung von Neugeborenen und jungen Säuglingen in den ersten vier bis sechs Wochen empfohlen. Allerdings sollte man auch nicht zuviel des Guten tun, um das Kind nicht in seinem Bewegungsdrang einzuschränken. Von Geburt an sollte man darauf achten, das Kind nach jeder Mahlzeit auf eine andere Körperseite zu legen, um Lagedeformitäten von Kopf, Thorax und Wirbelsäule zu vermeiden.

2.6 Ernährung des Neugeborenen und jungen Säuglings

Die Vorteile einer Ernährung mit Muttermilch sind erstaunlicherweise erst in den letzten 10 bis 15 Jahren wissenschaftlich belegt worden. Die Folge ist eine erfreuliche Renaissance des Stillens, nachdem in den zwei Jahrzehnten zuvor in vielen Ländern die aus Kuhmilch hergestellten Milchnahrungen das Stillen schon weitgehend abgelöst hatten. Die wichtigsten Vorteile einer Ernährung mit Muttermilch sind in Tabelle 32-3 zusammengefaßt. Leider können mit der relativ fettreichen Milch fettlösliche Medikamente und im Fettgewebe der Mutter gespeicherte *Pestizide* auf das

Tabelle 32-3 Wichtigste Vorteile einer Ernährung mit Muttermilch

---

- artspezifische Zusammensetzung der Nahrung mit besonderer Berücksichtigung des Stoffwechsels und der Funktion des kindlichen Verdauungsapparates
- Absorption von Nahrungsstoffen wie Vitaminen und Spurenelementen besser als aus Kuhmilchpräparaten
- spezifische Antikörper (IgA) gegen enterale Infektionen durch Bakterien und Viren
- zellulärer Infektionsschutz durch Makrophagen
- unspezifische Schutzstoffe bzw. Inhibine gegen bakterielle Infektionen (z. B. Komplement, Lysozym, Laktoferrin, Neuraminsäure, Linolsäure)
- epidermaler Wachstumsfaktor zur Stimulierung der Teilungsrate der Darmepithelien
- Schutz vor frühzeitiger Sensibilisierung gegen Fremdeiweiß
- Keimarmut
- Verbesserung der Beziehung zwischen Mutter und Kind

Kind übertragen werden, zumal der Mensch als Endglied der Nahrungskette im Vergleich zu den Säugetieren erst spät mit der Fortpflanzung beginnt und in der Regel bei einer oder zwei Schwangerschaften nur eine kurze Laktationsperiode zur Elimination gespeicherter Schadstoffe hat. Dennoch wird dieses Problem meist überschätzt. Nur wenige *Medikamente* gelten heute während der Laktationsperiode als kontraindiziert [1]:

- Zytostatika
- Thyreostatika
- Goldsalze
- Chinidin
- Sekalealkaloide
- Anti-Parkinson-Mittel
- starke Laxanzien
- Cimetidin
- Clemastin

Der Schadstoffgehalt der Muttermilch hat sogar durch das langsam zunehmende Umweltbewußtsein in den letzten zehn Jahren leicht abgenommen. Trotzdem sollte man empfehlen, nicht länger als sechs Monate voll zu stillen, da die Qualität der Muttermilch nach einem halben Jahr deutlich nachläßt und der Schadstoffgehalt auch bei langer Stillperiode nicht abnimmt. Um die Freisetzung von Schadstoffen aus dem Fettgewebe der Mutter nicht unnötig zu steigern, wird empfohlen, das Körpergewicht während der Laktation zu halten und keine Abmagerungskur vorzunehmen.

Das Neugeborene wird im allgemeinen innerhalb der ersten 30 Lebensminuten zum ersten Mal angelegt. Die Bedeutung des Saugreizes auf die Brustwarze und das Einsetzen des Milchflusses ist durch zahlreiche Untersuchungen belegt. Durch intensive Stimulation der Brustwarzen läßt sich selbst bei nie schwanger gewesenen Frauen eine Laktation auslösen [2]. Nach jedem Saugen kann ein Anstieg des Prolaktinspiegels im Serum der Frau nachgewiesen werden [35]. Auch wenn es in der Regel erst zwischen dem dritten und vierten Tag post partum zum Milcheinschuß kommt, sollte das Kind schon in den ersten drei Lebenstagen sechs- bis achtmal angelegt werden. Einerseits kommt auf diese Weise der Milchfluß besser in Gang, andererseits erhält das Kind nur so vollständig die wertvolle Kolostralmilch [12]. Allerdings ist zu empfehlen, das Kind in den ersten Tagen nicht länger als drei bis fünf Minuten anzulegen, um die in dieser Phase oft empfindlichen Brustwarzen der Mutter zu schonen.

Bei normalgewichtigen, vitalen Neugeborenen ist bis zum Ende des dritten Lebenstags keine Zufütterung von Wasser, Tee oder Glukoselösung erforderlich. In keiner Lebensphase ist die Toleranz gegenüber einer geringen Flüssigkeits- und Energiezufuhr so groß, wie in den ersten ein bis drei Tagen post partum. Untersuchungen an neugeborenen Schweinen haben gezeigt, daß auch eine Hunger- und Durstperiode von 96 Stunden nach der Geburt das Plasmavolumen nicht reduziert. Verabreicht man anderen Ferkeln post partum zunächst ein bis zwei Tage lang Nahrung, dann zeigt sich, daß sie anschließend selbst eine zweitägige Flüssigkeits- und Nahrungskarenz nicht ohne Folgen überstehen [33]. Der neugeborene Organismus ist mit seinem Stoffwechsel und seiner hormonellen Gesamtsituation ganz auf eine zunächst langsam steigende Flüssigkeits- und Nahrungszufuhr eingestellt. Beim gesunden Neugeborenen hat eine Glukosezufuhr am ersten Lebenstag auf die hormonelle Homöostase eher einen störenden Einfluß. Eine Ausnahme machen Frühgeborene und vor allem stark dystrophe Neugeborene, denen jegliche Reserven fehlen.

Vor Entlassung der Mutter aus der geburtshilflichen Klinik sollte ein Gespräch mit den Eltern über die Ernährung des Kindes (Abb. 32-3) und auch der Mutter geführt werden, um diesen Bereich nicht gänzlich den Medien und meist unqualifizierten Laien zu überlassen. Verschiedene Untersuchungen haben gezeigt, daß der Kinderarzt bei seiner ersten Konsultation nach vier bis sechs Wochen kaum noch einen Einfluß auf die Ernährung des Säuglings hat [91]. Im einzelnen läßt sich die Ernährung des Neugeborenen durch folgende Merksätze zusammenfassen:

- Gesunde normalgewichtige Neugeborene, die ab der ersten Lebensstunde angelegt werden, bedürfen keiner zusätzlichen Flüssigkeitszufuhr.
- Bei verzögert einsetzender Stillfähigkeit sollten nicht vor dem dritten bis vierten Lebenstag zusätzlich Flüssigkeit und ein Kuhmilchpräparat angeboten werden.
- Neu- und Frühgeborene mit einem Geburtsgewicht unter 2750 g bzw. über 4250 g sowie alle Kinder nach einer perinatalen Asphyxie oder

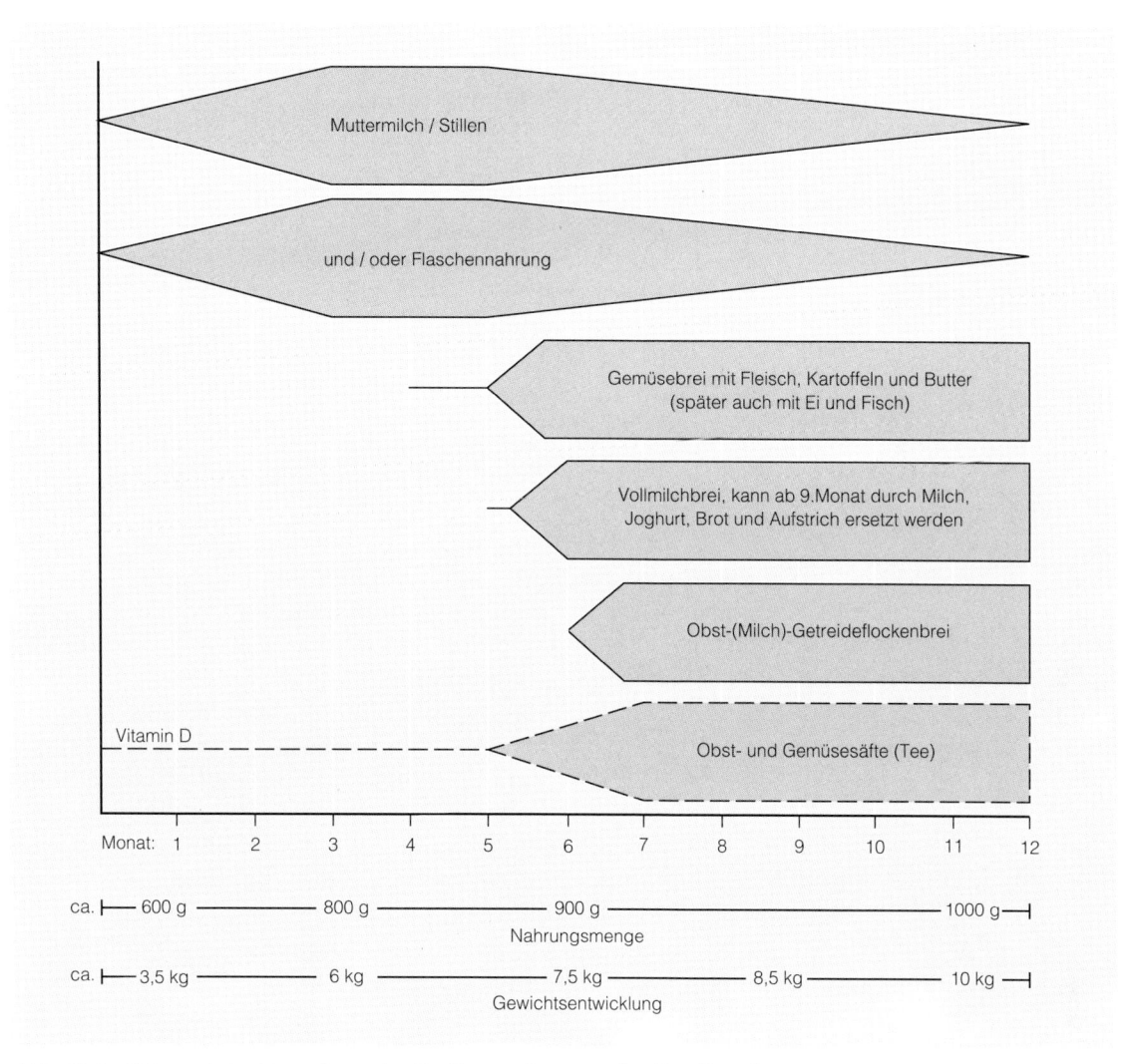

Abb. 32-3 Schematische Darstellung der Ernährung des gesunden Säuglings im ersten Lebensjahr.

mit ausgeprägten Zeichen einer Übertragung sollten zur Vermeidung einer Hypoglykämie in den ersten zwei bis drei Lebenstagen zusätzlich Glukose- oder besser eine Oligosaccharidlösung (Dextroneonat®) angeboten bekommen. Auch Kinder mit einer Phototherapie benötigen während dieser Zeit zusätzlich 10 bis 20 ml Flüssigkeit pro Kilogramm Körpergewicht und Tag.

– Möchte eine Mutter nicht stillen bzw. ist mit keiner Stillfähigkeit der Mutter zu rechnen, wird dem Kind ab der dritten bis zwölften Lebensstunde zweimal Flüssigkeit (Tee oder destilliertes Wasser) und dann eine adaptierte Nahrung ad libitum sechsmal pro Tag angeboten.

– Besteht eine verminderte Saug- und Schluckfähigkeit des Neugeborenen, so daß keine ausreichende Nahrungszufuhr gewährleistet ist, gilt auch heute noch die leicht abgewandelte Finkelstein-Regel: Lebenstage × 20 × kg (Körpergewicht) = Nahrungsmenge (in ml)/Tag

– Auch nach den ersten Lebenstagen ist bei gestillten Kindern bzw. bei Ernährung mit adaptierter Nahrung eine zusätzliche Flüssigkeitszufuhr selbst im Sommer unnötig (keine Nuckelflasche mit oder ohne Zucker!)

– Ein zusätzliches Flüssigkeitsangebot möglichst in Form einer Glukose-Salzlösung (z. B. Oralpädon® oder GS 45®) ist nur bei akuten Erkrankungen des Säuglings mit Fieber, Trinkunlust, Erbrechen oder Durchfällen notwendig.

– In den ersten vier bis sechs Monaten ist bei gestillten Kindern und auch allen Säuglingen, die mit einer adaptierten industriellen Nahrung ernährt werden, eine Fluor-Vitamin-D-Tablette mit 500 Einheiten Vitamin D und 0,25 mg Fluor die einzige notwendige Zufütterung. Sogenannte Beikost in Form von Breien und Säften wird erst ab dem fünften bis sechsten Monat empfohlen. Zu einem früheren Zeitpunkt ist Beikost unnötig und wegen der möglichen Gefahr einer vorzeitigen Nahrungsmittelallergisierung unter Umständen sogar schädlich.

3 Das Risikoneugeborene

Nach Erhebungen der bayerischen Perinatalstudie ist bekannt, daß etwa jedes zehnte Neugeborene schon am ersten Lebenstag so auffällig bzw. krank ist, daß eine kinderärztliche Betreuung notwendig ist. Bemerkenswert ist, daß bei neun von zehn auffälligen Neugeborenen das erhöhte Risiko bereits vor der Geburt dem Geburtshelfer bekannt ist, so daß er einen Pädiater rechtzeitig vor Geburt hinzuziehen sollte. Tabelle 32-4 gibt einen Katalog der aus pädiatrischer Sicht relevanten Risikofaktoren wieder, die mit einer erhöhten Morbidität des Neugeborenen einhergehen.

3.1 Das Frühgeborene

Bei einer Geburt vor dem 260. Gestationstag (37. Woche) spricht man von einer Frühgeburt. Findet die Geburt vor Vollendung der 32. Woche statt bzw. hat das Kind ein Geburtsgewicht unter 1500 g, so handelt es sich um ein hochgradig unreifes Frühgeborenes bzw. ein sogenanntes „Very-low-birthweight-Infant". Die untere Grenze der Lebensfähigkeit eines Frühgeborenen ist unscharf und hat sich in den letzten Jahren bis zur 24. bis 26. Gestationswoche verschoben. Eine zunehmende strukturelle und funktionelle Unreife eines Neugeborenen hat ein exponentiell zunehmendes Morbiditätsrisiko zur Folge. In der Reihenfolge ihrer Häufigkeit und Bedeutung sind folgende für Frühgeborene typische Erkrankungen zu nennen: intrakranielle Blutungen, Atemnotsyndrom infolge eines Mangels an Surfactant, zentrale Atemregulationsstörungen, fehlerhafte postpartale Adaptation des fetalen Kreislaufs, Infektionen, gastrointestinale und ophthalmologische Probleme. Natürlich sind bei Frühgeborenen auch Mißbildungen häufiger als bei reifen Neugeborenen zu erwarten.

Tabelle 32-4 Präpartale Risikofaktoren für das Neugeborene

Belastende Vorgeschichte der Mutter
– Mutter < 18 oder > 35 bei Erstpara bzw. > 40 Jahre bei Multipara
– Multipara (mehr als 6 Kinder)
– Totgeburten, Frühgeburten, Aborte
– Fehlbildungen des Uterus

Risikofaktoren von seiten der Mutter in der Schwangerschaft
– EPH-Gestose
– Diabetes mellitus
– Rhesus-Inkompatibilität
– Infektion der Mutter
– Medikamente und Genußmittelabusus
– extremes Übergewicht oder Untergewicht

Risikofaktoren von seiten des Feten und der Plazenta
– Blutungen im 3. Trimenon, vorzeitige Plazentalösung
– Placenta praevia
– Untergewicht, Unreife, Übertragung
– niedriger Lezithingehalt im Fruchtwasser
– Oligohydramnion, Hydramnion
– Mehrlinge
– Mißbildungen des Feten (Sonographie)

Risikofaktoren unter der Geburt
– Asphyxie
– vorzeitiger Blasensprung
– Fieber unter der Geburt
– abnorme Geburtslage
– Sturzgeburt, Nabelschnurvorfall usw.

3.2 Die pränatale Dystrophie

In den letzten 30 Jahren ist die Zahl der untergewichtigen Neugeborenen (unter 2500 g) mit rund 6% praktisch immer gleich geblieben. Nicht alle untergewichtigen Neugeborenen sind zu früh geboren [87]. Erst 1961 zog die WHO entsprechende Konsequenzen, indem Kinder unter 2500 g Geburtsgewicht nicht mehr als Frühgeborene, sondern allgemein als Kinder mit einem niedrigen Geburtsgewicht bezeichnet wurden. Liegt das Geburtsgewicht unterhalb der zehnten Perzentile der intrauterinen Wachstumskurve in bezug auf das Gestationsalter, so spricht man von einem Mangelgeborenen, einer intrauterinen Dystrophie oder international von einem „Small-for-gestational-age-Infant" (siehe Kapitel 2, Abb. 2-10a). Befinden sich bei Geburt auch Kopfumfang und Körperlänge unter der zehnten Perzentile, so wird nicht von einer Dystrophie, sondern von einer Hypotrophie (oder besser: Hypoplasie) des Neugeborenen gesprochen.

Der Anteil der Mangelgeborenen beträgt 30 bis 40% der untergewichtigen Kinder, in Entwicklungsländern sogar 80% [6]. Wichtigste Ursache einer intrauterinen Wachstumsstörung ist die nutritive Plazentainsuffizienz, wie sie bei einer EPH-Gestose, bei starken Raucherinnen, bei Mehrlingsschwangerschaften oder einer primär zu klein angelegten Plazenta beobachtet werden kann. Seltener spielen genetische Faktoren oder exogene Noxen wie Infektionen oder Alkoholabusus der Mutter eine Rolle.

Die Bedeutung der intrauterinen Dystrophie ist erheblich, da sie einen großen Einfluß auf den intrauterinen Fruchttod, die postpartale Morbidität und die spätere Lebenserwartung hat. Dystrophe Früh- und Neugeborene unterscheiden sich in einer Reihe von physiologischen und pathophysiologischen Eigenschaften von gleichschweren eutrophen Frühgeborenen (Tab. 32-5). Infolge einer relativ großen Körperoberfläche und geringer Energiereserve haben dystrophe Neugeborene die gleichen Probleme mit der Temperaturregulation wie Frühgeborene.

Ohne Glykogen und fast ohne Fett sind dystrophe Neugeborene allein auf die Glukoneogenese angewiesen. Die Folge ist eine ausgesprochene Neigung zu einer Hypoglykämie. Leider ist eine Hypoglykämie bei dystrophen Neugeborenen viel ernster zu werten als bei normalgewichtigen Kindern, da dem Gehirn bei gleichzeitig insuffizienter Lipolyse auch keine Ketonkörper zur Energiegewinnung zur Verfügung stehen. Die postpartale physiologische Hungerperiode können dystrophe Neugeborene wesentlich schlechter ohne Schaden überstehen. Andererseits ist aber auch immer wieder erstaunlich, wieviel rascher dystrophe Neugeborene bei ausreichender Zufuhr

Tabelle 32-5 Klinische Unterschiede sowie pathophysiologische Vorteile und Nachteile eines stark dystrophen Neugeborenen im Vergleich zu einem etwa gleichschweren eutrophen Frühgeborenen

	pränatale Dystrophie	Frühgeborene
Klinik:		
– Relativer Makrozephalus	+++	+
– Unterhautfettgewebe	–	+/++
– Ödeme	–	+++
– Epidermis	blaß, trocken, faltig	rosig, weich, glatt
– Exzitabilität	+++	+
– Muskeltonus	+++	+
– Trinklust	+++	(+)
– Neigung zum Spucken	+++	+
– postpartaler Gewichtsverlust	–	+++
– Hämatokrit, erhöhter Hämoglobingehalt	+++	+
– Thrombozytopenie	+++	+
Vorteile:		
– Atemnotsyndrom [71]	(+)	+++
– Apnoen	(+)	+++
– intrakranielle Blutung [71]	+	+++
– Wasser- und Elektrolythaushalt	stabil	labil
– Kreislauf (Blutdruck)	stabil	labil
– Leberreife inkl. Entgiftung [93]	+++	–
– Neugeborenenikterus [93]	+	+++
Nachteile:		
– perinatale Asphyxie	+++	++
– Mekoniumaspiration	+++	(+)
– Neugeborenenkrämpfe	+++	+
– Hypoglykämie	+++	++
– Anstieg der freien Fettsäuren post partum	(+)	++
– Gefahr eines erhöhten Eiweißkatabolismus	+++	+
– Infektionsgefahr	+++	+++
– ungünstige Spätprognose des ZNS	+++	++

in einen anabolen Stoffwechsel postpartal kommen und zu gedeihen anfangen [95]. Dystrophe Früh- und Neugeborene mit einem Geburtsgewicht unter der zehnten Perzentile gehören auf eine neonatologische Station, um in den ersten zwei bis drei Lebenstagen Glukose und Aminosäuren parenteral zu erhalten, bis eine ausreichende orale Nahrungszufuhr gewährleistet ist. Nur gelegentlich ist es möglich, das Nahrungsdefizit in den ersten Lebenstagen mit Oligosacchariden (Dextroneonat®) oral auszugleichen. Bei extremer Dystrophie (unter der dritten Perzentile) muß die Prognose hinsichtlich der späteren geistigen Entwicklung zumindest dann als zweifelhaft angesehen werden, wenn auch das Kopfwachstum intrauterin deutlich zurückgeblieben ist.

3.3 Das hypertrophe Neugeborene

Früh- und Neugeborene mit einem Geburtsgewicht oberhalb der 90. Perzentile gelten als hypertroph. Soweit sehr große Kinder zu früh geboren sind, werden sie oft in Unkenntnis ihres genauen Gestationsalters in ihrer Fähigkeit zur normalen postpartalen Adaptation überschätzt, obwohl sie besonders häufig Atemstörungen und andere Komplikationen zeigen können. Die hauptsächlichen Probleme von extrem übergewichtigen Neugeborenen (über 4500 g) sind jedoch geburtstraumatische Komplikationen als Folge einer schwierigen Entwicklung, wie z. B. Hämatome, periphere Nervenläsionen oder Frakturen.

Die wichtigste Ursache eines Übergewichts bei Geburt ist ein Diabetes der Mutter, doch können auch stark adipöse Frauen signifikant häufiger übergewichtige Kinder bekommen [51]. Kinder diabetischer Mütter gelten hinsichtlich ihrer neonatalen Morbidität als besonders gefährdet. Bei schlecht eingestelltem Diabetes der Mutter muß neben einer erhöhten Mißbildungsrate mit Frühgeburtlichkeit, postpartalen Atemstörungen infolge Surfactant-Mangels, Hyperbilirubinämie und einem erhöhten Risiko von Geburtstraumen infolge Übergewichts gerechnet werden. Unmittelbar post partum wirken die adipösen, polyglobulen Neugeborenen häufig völlig erschöpft und apathisch, vergleichbar der Erschöpfung nach einem zu üppigen Gelage. Ist der Diabetes der Mutter schon vor der Schwangerschaft bekannt, läßt sich unter strenger Einstellung und Überwachung des Diabetes vor und während der Schwangerschaft das Risiko einer diabetischen Embryopathie und Fetopathie erheblich vermindern. Heute ist eine diabetische Fetopathie mit Übergewicht meist die Folge einer während der Schwangerschaft erstmalig aufgetretenen und nicht erkannten prädiabetischen Stoffwechsellage, die post partum sich rasch wieder zurückbildet. Jedes Überangebot an Glukose führt zu einem Hyperinsulinismus beim Feten mit konsekutiver Steigerung der fetalen Lipogenese und Proteinsynthese.

Unmittelbar post partum geht ein Hyperinsulinismus jedoch mit einer Hemmung der notwendigen Lipolyse und Glukoneogenese einher, so daß das Kind zumindest in den ersten Lebensstunden der Gefahr einer Hypoglykämie ausgesetzt ist. Bemerkenswert ist, daß auch stark übergewichtige Neugeborene in verstärktem Maße zu Hypoglykämien neigen, auch wenn keinerlei Hinweis auf einen Diabetes während der Schwangerschaft besteht [51].

3.4 Mehrlinge

Komplizierte Geburtsverläufe sowie Dystrophie und Hypotrophie charakterisieren das Risiko von Mehrlingsgeburten. Abbildung 32-4 zeigt eindrucksvoll, in welchem Ausmaß das durchschnittliche Geburtsgewicht in Abhängigkeit vom Gestationsalter und der Zahl der Mehrlinge vom Normalgewicht abweicht [52]. Bedeutsam ist, daß bei Mehrlingen besonders häufig ein Kind durch eine mangelhafte plazentare Versorgung in seinem Wachstum zurückbleibt. So wird bei Drillingen die Dauer der Schwangerschaft häufig durch das kleinste Kind bestimmt. Zur Vermeidung des intrauterinen Fruchttods eines Mehrlings muß dann eine größere Unreife in Kauf genommen werden. Geburtshilfliche Komplikationen werden zumindest ab Drillingen durch eine primäre Sectio weitgehend vermieden.

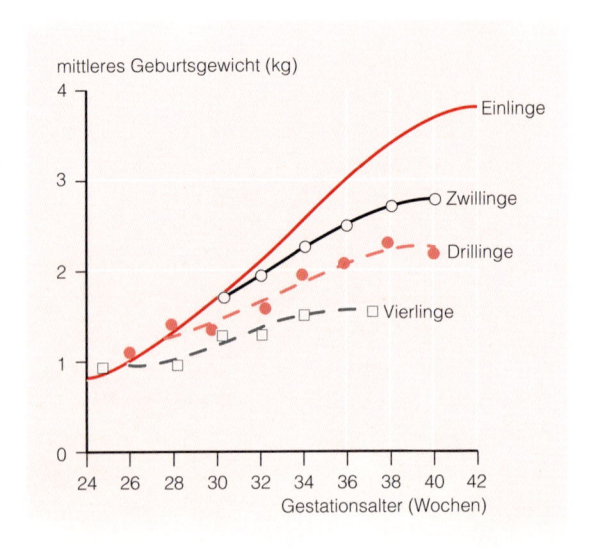

Abb. 32-4 Geburtsgewicht in Abhängigkeit vom Gestationsalter und der Zahl der Mehrlinge (nach Kliegman und King [52]).

3.5 Perinatale Asphyxie

Die perinatale Asphyxie beschreibt einen Zustand, der vor, unter und unmittelbar nach der Geburt mit einer mangelhaften oder gar völlig unterbrochenen Sauerstoffversorgung des Kindes aus unterschiedlichen Gründen einhergeht. Kann die Asphyxie nicht innerhalb weniger Minuten beseitigt werden, kommt es zum Herzstillstand und damit zum raschen Tod des Kindes. Auch wenn das Neugeborene die Asphyxie überlebt, ist unmittelbar post partum oder später mit gehäuften Folgekrankheiten oder gar bleibenden Schäden zu rechnen. Neben pulmonalen Komplikationen bis hin zu einem Mekoniumaspirationssyndrom stehen kardiale Adaptationsstörungen mit Schock oder einem Hirnödem der periventrikulären Hirnregionen im Vordergrund [85]. Das Hirnödem kann sich folgenlos zurückbilden, doch kann es auch zu einer Leukomalazie mit späterer Entwicklung einer zystischen Degeneration ganzer Hirnabschnitte kommen.

Zusätzlich können als Folge einer Asphyxie auch andere Organsysteme gestört sein und Begleitsymptome wie Neugeborenenkrämpfe, Hypothermie, Hypoglykämie, Hyponatriämie, Hypokalzämie, Hypomagnesämie und gehäufte Infektionen beobachtet werden. Diese Tatsachen zeigen, daß jedes Kind nach einer perinatalen Asphyxie, auch bei vermeintlich rascher Erholung, als besonderes Risikokind zu bezeichnen ist und wegen der erhöhten Morbiditätsgefahr einer besonders engmaschigen Überwachung in den ersten Lebensstunden und Tagen bedarf.

4 Das kranke Neugeborene

Die Pathologie der Neugeborenenperiode ist vielfältig und kann praktisch alle Organsysteme erfassen. Besonders beim Risikoneugeborenen ist während der Neonatalperiode mit zahlreichen krankhaften Störungen zu rechnen. Eine Reihe von Krankheiten können bereits in den ersten Lebensstunden ein lebensbedrohliches Ausmaß annehmen. Ihre rechtzeitige Erkennung muß deshalb ganz im Vordergrund stehen. Zur Vereinfachung haben sich in verschiedenen geburtshilflichen Kliniken sogenannte Checklisten oder Überwachungsbögen zur raschen Erkennung von akuten Störungen der Neonatalperiode als nützlich erwiesen (Abb. 32-5).

4.1 Erkrankungen der Atmungsorgane

Die fetale Lunge dient in utero nicht zum Gasaustausch, sie muß sich aber so entwickeln, daß sie diese Funktion im Moment der Abnabelung erfolgreich übernehmen kann. Es ist daher nicht verwunderlich, daß respiratorische Störungen zu den häufigsten Erkrankungen des Neugeborenen gehören und mit zunehmender Unreife erheblich zunehmen. Bis zum Beginn der modernen neonatalen Intensivpflege waren Atemstörungen des Neugeborenen mit einer extrem hohen Letalität behaftet. Bereits die normale Lunge des Neugeborenen ist durch eine sehr niedrige Compliance

Zeit:								
Atmung: – Frequenz (normal 30–60/min) – Einziehungen – Stöhnen – Nasenflügeln – Schäumen								

Kreislauf:
– Herzfrequenz
  (normal 100–160/min)
– Rekapillarisierungszeit
  (normal $\leq$ 3 s)								

Neurostatus: – Aktivität – Muskeltonus – Trinkfreude								
Haut: – Zyanose – Hautblutungen – Ikterus								
Rektaltemperatur (normal 36,5 – 37,5 °C)								
Labor: – pH – Hämatokrit – Blutzucker								
1. Mekoniumabgang: 1. Urinentleerung: Erbrechen								

Abb. 32-5 Einfacher Überwachungsbogen für die ersten Stunden post partum.

Tabelle 32-6 Ursachen einer Atemnot bei Neugeborenen

Obstruktion der Luftwege
- Choanalatresie
- Stridor congenitus
- Trachealstenose
- Pierre-Robin-Syndrom

Erkrankungen der Lunge
- idiopathisches Atemnotsyndrom
- Aspirationssyndrom
- Pneumonie
- Flüssigkeitslunge
- Atelektasen
- Lobäremphysem
- Pneumothorax
- Lungenblutung

Fehlbildungen von Lunge und Thorax
- Lungenhypoplasie, -agenesie
- Lungenzysten
- Lungensequestration
- Chylothorax
- Zwerchfellhernie
- Dysplasie des Thoraxskeletts
- tracheoösophageale Fistel

Extrapulmonale Ursachen
- Herzfehler
- persistierende fetale Zirkulation
- zentralnervöse Ursachen (Zwerchfellparese, Myopathie)
- metabolische Azidose
- Anämie, Polyzythämie
- Methämoglobinämie

charakterisiert, die mit 5 ml/cm H_2O nur etwa $1/20$ des Erwachsenenwerts beträgt. Gleichzeitig ist der Atemwiderstand der Bronchien vielfach höher als beim Erwachsenen, während umgekehrt der Thorax bei paralleler Rippenstellung noch sehr instabil ist und eine hohe Compliance hat. Das Neugeborene atmet praktisch ausschließlich mit dem Zwerchfell. Bei Atemnot wird das Atemminutenvolumen weniger durch Vergrößerung des Atemzugvolumens als durch Steigerung der Atemfrequenz (bis maximal 150/min) erhöht. Als Folge dieser atemphysiologischen Besonderheiten führen alle pulmonalen Erkrankungen wie auch eine Vielzahl von extrapulmonalen Störungen zu einem relativ gleichförmigen, aber charakteristischen klinischen Bild mit Tachypnoe und ausgeprägten sternalen Einziehungen (Tab. 32-6).

4.1.1 Atemnotsyndrom

Das idiopathische Atemnotsyndrom des Neugeborenen ist eine typische Erkrankung der Lunge während der ersten Lebenstage. Die Ursache des Atemnotsyndroms ist ein entwicklungsbedingter Surfactant-Mangel, der besonders die unreifen Neugeborenen betrifft. Ab der 24. bis 26. Gestationswoche beginnen die Pneumozyten II Surfactant zu produzieren, doch ist erst in der 35. Woche in der Regel mit einer ausreichenden Synthese zu rechnen. Die Aktivität der Enzyme, die an der Synthese des Surfactant beteiligt sind, ist vom Reifegrad abhängig. Schock, Hypoxie und Azidose können die Enzyme inhibieren. Ein Surfactant-Mangel führt zu einer verminderten alveolären Stabilität. Die Folge sind eine weitere Erniedrigung der Compliance der Lunge und ein dichtes Nebeneinander von Mikroatelektasen und zum Teil überblähten Alveolen. Die verminderte alveoläre Ventilation führt zu einem funktionellen intrapulmonalen Rechts-links-Shunt. Azidose, Hypoxämie, Schock und pulmonale Hypoperfusion sind im Gegensatz zum adulten RDS (Schocklunge) nicht kausale Faktoren, sondern Folgezustände des Atemnotsyndroms beim Neugeborenen. Sie können im Sinne eines Circulus vitiosus den Krankheitsverlauf jedoch negativ beeinflussen.

Zumindest bei extrem unreifen Frühgeborenen nimmt das Atemnotsyndrom noch immer einen großen Teil der neonatalen Morbidität und Sterblichkeit ein. Doch auch fast reife Neugeborene können gelegentlich ein typisches Atemnotsyndrom entwickeln, selbst wenn der Apgar-Index und der pH-Wert im Nabelschnurblut normal waren. Es ist wichtig zu wissen, daß das Atemnotsyndrom in den ersten 12 bis 24 Stunden eine starke Tendenz zur Verschlechterung hat. Treten bis zur zwölften Stunde keine Zeichen einer Atemnot auf, so ist nicht mehr mit der Entwicklung eines Atemnotsyndroms zu rechnen. Zur Durchführung der oft sehr aufwendigen Therapie gehört jedes Früh- und Neugeborene mit den klinischen Zeichen eines Atemnotsyndroms auf eine neonatologische Intensivstation. Dennoch hat sich insgesamt die Prognose des Atemnotsyndroms erstaunlich gebessert. So ist die Letalität in den letzten 20 Jahren von 70 bis 80% auf 10 bis 15% zurückgegangen. Neue Beatmungskonzepte und die bereits heute mancherorts mögliche Substitution von Sur-

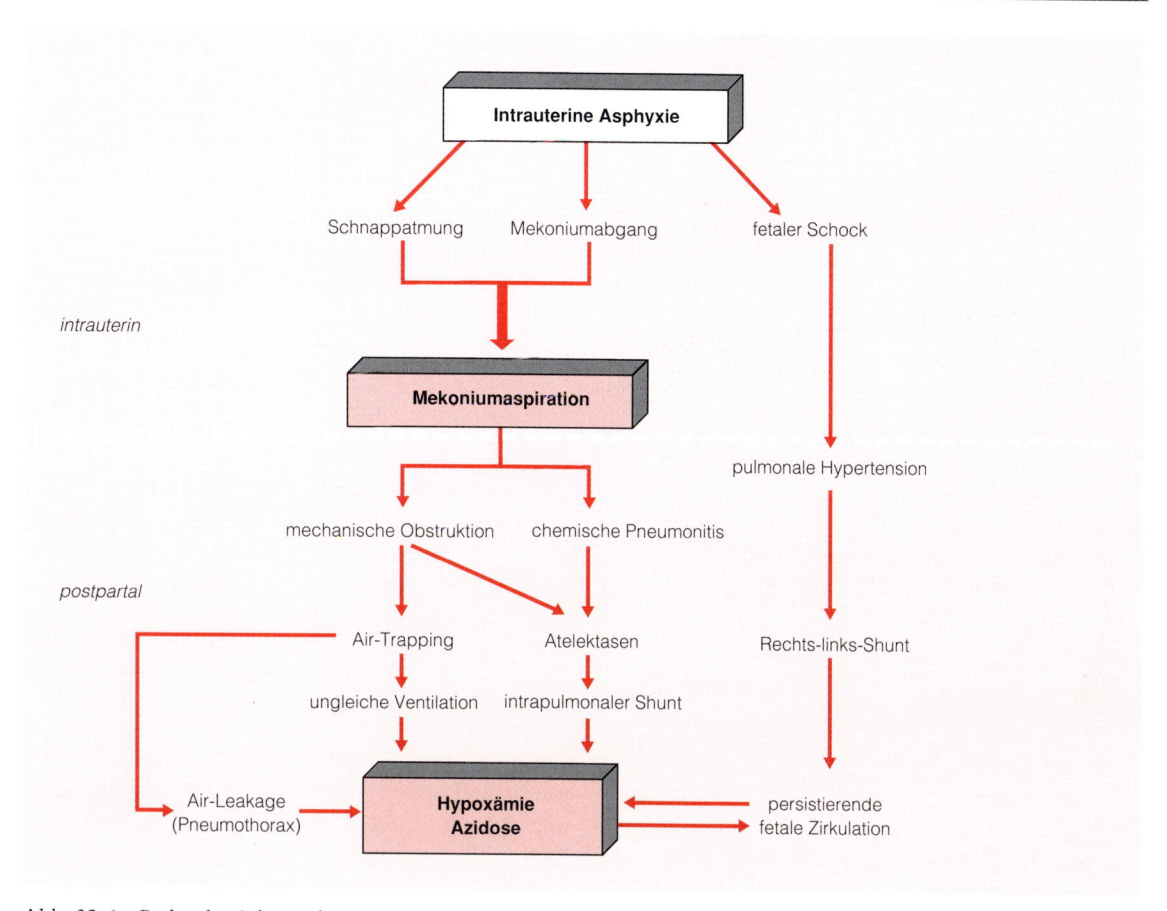

Abb. 32-6 Pathophysiologie des Mekoniumaspirationssyndroms beim Neugeborenen.

factant werden die Prognose des Atemnotsyndroms wahrscheinlich noch weiter verbessern [34, 78]. (Einzelheiten zu Klinik, Therapie und Prävention siehe Band 6, Kapitel 9 und 15.)

4.1.2 Mekoniumaspirationssyndrom

Das Mekoniumaspirationssyndrom ist Folge und Ausdruck eines vielschichtigen pathophysiologischen Geschehens, an dessen Anfang eine intrauterine Hypoxämie des Feten mit Abgang von Mekonium in das Fruchtwasser steht (Abb. 32-6). Über Häufigkeit und unmittelbar post partum notwendige Maßnahmen ist bereits im Kapitel 31 berichtet worden. Der Verlauf einer Mekoniumaspiration hängt davon ab, wie viele Stufen des pathophysiologischen Geschehens bereits durchlaufen sind (Abb. 32-6). So können manchmal selbst röntgenologisch massive Befunde mit einer relativ geringen klinischen Symptomatik einhergehen und sich rasch zurückbilden. Solche Kinder haben nur vorübergehend einen erhöhten Sauerstoffbedarf und fallen durch eine ausgeprägte Tachypnoe bei erniedrigtem Kohlendioxidpartialdruck auf. Die Tachypnoe kann einige Tage anhalten, doch ist das Röntgenbild schon drei bis vier Tage später wieder völlig unauffällig. In anderen Fällen entwickelt sich dagegen eine massive respiratorische Insuffizienz, die nur schwer beherrschbar ist (Abb. 32-7). Die wichtigste Prophylaxe eines massiven Mekoniumaspirationssyndroms ist ein optimales Management des Neugeborenen im Kreißsaal mit dem Ziel, jede Zunahme einer perinatalen Asphyxie zu vermeiden. Läßt sich postpartal Mekonium aus der Trachea absaugen und besteht auch nur eine mäßiggradige Asphyxie (Apgar ≤ 6), so sollte ein Neugeborenes großzügig intubiert werden und der Tubus bis zur vollständigen Erholung des Kindes belassen werden. In den meisten Fällen spielen Infektionen und Pneumonien nach einer Mekoniumaspiration nur eine untergeordnete Rolle, doch können sie gelegentlich bei gleichzeitigem Amnioninfektionssyndrom zusätzliche Probleme machen.

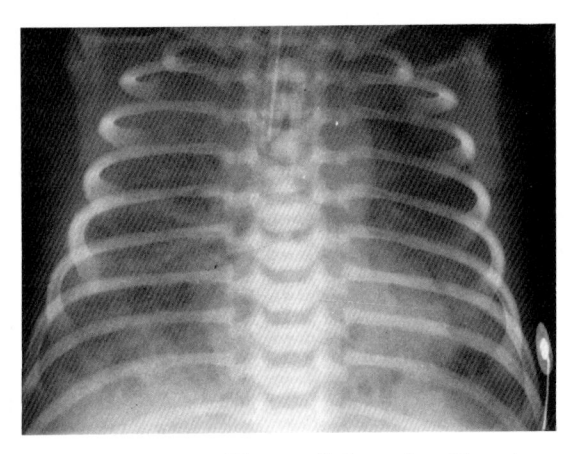

Abb. 32-7 Röntgen-Thoraxaufnahme eines Neugeborenen mit massiver Mekoniumaspiration, bei dem über drei Wochen eine äußerst schwierige Beatmung mit hohen Sauerstoffkonzentrationen notwendig war.

Auch postpartal können Aspirationen von Mageninhalt, Nahrung und sogar Muttermilch auftreten. In solchen Fällen muß wohl häufiger mit einer bakteriellen Superinfektion gerechnet werden. Dennoch ist erstaunlich, wie in einer eigenen Beobachtung eine massive Muttermilchaspiration sich innerhalb 36 Stunden vollständig zurückbildete, obwohl es zu einer primär schweren Asphyxie mit sofort notwendiger Intubation gekommen war.

4.1.3 Pneumonien

Pneumonien spielen unter den Atemstörungen des Neugeborenen eher eine bescheidene Rolle, auch wenn sie insgesamt gar nicht so selten sind. Grundsätzlich unterscheidet man angeborene und postpartal erworbene Pneumonien. Einige der bekannten transplazentar erworbenen Infektionen des Feten, wie z. B. Lues, Listeriose oder Zytomegalie, können mit einer Pneumonie einhergehen, wobei es sich vorwiegend um eine interstitielle Pneumonie handelt. Perinatal erworbene Infektionen können ebenfalls mit Pneumonien kombiniert sein, insbesondere wenn sie durch die gefürchteten B-Streptokokken ausgelöst werden. In der Regel ist die Pneumonie jedoch eher ein Begleitsymptom einer septischen Infektion. Postpartale Pneumonien können als Komplikation einer Intensivtherapie mit Langzeitbeatmung auftreten. In früheren Jahren waren abszedierende Pneumonien nach hämatogener Aussaat von Hautinfektionen durch Staphylokokken gefürchtet. Diese Form der Pneumonie ist heute fast so selten wie die seit gut 20 Jahren nicht mehr beobachtete interstitielle Pneumonie des Frühgeborenen durch Pneumocystis carinii. Die Pneumocystis-Pneumonie trat früher endemisch auf und hat ganze Frühgeborenenstationen dahingerafft. Es ist nicht bekannt, warum diese Erkrankung heute in der neonatalen Intensivmedizin nicht mehr beobachtet wird, obwohl der Erreger weit verbreitet ist. Eine zunehmende Ursache von Pneumonien bei Neugeborenen und jungen Säuglingen sind die Chlamydien. Meist erfolgt die Infektion mit Chlamydia trachomatis unter der Geburt durch Keime aus dem Genitaltrakt der Mutter. Eine Pneumonie mit begleitender Tracheobronchitis und einem typischen pertussiformen Husten entwickelt sich erst vier bis fünf Wochen später. In der Regel geht der Erkrankung eine Konjunktivitis voraus.

4.1.4 Transitorische Tachypnoe

Die sogenannte transitorische Tachypnoe ist eine gutartige Form des klinischen Atemnotsyndroms und wird besonders häufig bei reifen oder nur mäßig unreifen Neugeborenen beobachtet. Die Atemfrequenz kann auf Werte bis über 100/min erhöht sein. Exspiratorisches leises Stöhnen ist durchaus möglich, während stärkere inspiratorische Einziehungen kaum zu sehen sind. Passager kann eine leichte Zyanose als Ausdruck einer mäßigen Hypoxämie bestehen. In den meisten Fällen ist die Symptomatik spätestens nach ein bis drei Tagen wieder verschwunden. Als Ursache der transitorischen Tachypnoe wird eine verzögerte Resorption der fetalen Lungenflüssigkeit angesehen. Bis zur Geburt ist die Lunge im Bereich der Luftwege mit Flüssigkeit gefüllt und auch im Interstitium als flüssigkeitsreich zu bezeichnen. Post partum wird diese Flüssigkeit aus den Alveolen resorbiert und aus dem Interstitium innerhalb weniger Minuten bis Stunden über die Blutgefäße und Lymphwege abdrainiert. Nach einer Sectio ist der Luftgehalt der Lunge nach den ersten Atemzügen gegenüber Kindern nach Spontangeburt signifikant reduziert [60], da keine entsprechende Menge Flüssigkeit während der Entbindung durch Kompression des Thorax herausgepreßt wird. Es ist daher nicht verwunderlich, wenn besonders nach einer primären Sectio häufiger eine transitorische Tachypnoe (wet lung disease) zu beobachten ist. Klinisch nicht zu unterscheiden ist die „feuchte Lunge" des Neugeborenen von einem Mantelpneumothorax. Ein „Mantelpneu" tritt gar nicht so selten spontan oder nach etwas zu forcierter Maskenbeatmung in den ersten Lebensminuten auf. Er ist röntgenologisch leicht zu erkennen und resorbiert sich ohne jede Therapie innerhalb von ein bis zwei Tagen. Trotz guter Prognose kann die transitorische Tachypnoe immer wieder erhebliche differentialdiagnostische Schwierigkeiten mit ernsteren pulmonalen Erkrankungen machen. In den meisten Fällen wird das Röntgenbild des Thorax eine Klärung bringen, doch muß gerade bei reifen Neugeborenen auch an eine beginnende B-Streptokokkensepsis gedacht werden.

4.1.5 Fehlbildungen im Bereich der Atemwege

Zahlreiche Fehlbildungen im Bereich des Respirationstraktes und des Thorax können post partum die Adaptation der Atmung behindern und zu erheblichen lebensbedrohlichen Atemstörungen führen (siehe auch Tab. 32-6). Im Rahmen dieses Beitrags können nur die wichtigsten Veränderungen besprochen werden, die zudem für den Geburtshelfer besonders relevant sind.

Eine doppelseitige Choanalatresie wie auch eine Ösophagusatresie sollten bei der heute üblichen Primärversorgung des Neugeborenen bereits in den ersten Lebensminuten durch Sondierung des Magens über die Nase ausgeschlossen werden. Mit einer Choanalatresie ist bei 0,1% [45], mit einer Ösophagusatresie bei 0,4% der Neugeborenen zu rechnen. In jedem Fall sollte eine lebensbedrohliche postpartale Asphyxie infolge einer Choanalatresie ebenso der Vergangenheit angehören wie eine massive Aspiration bei zu spät entdeckter Ösophagusatresie.

Diagnostische und therapeutische Probleme macht der sogenannte Stridor congenitus, der als führendes Symptom aller angeborenen einengenden Veränderungen im Bereich von Pharynx, Larynx und Trachea anzusehen ist. Das stridoröse Geräusch und der Grad der Atembehinderung hängen vom Ausmaß der Einengung ab und können bis zur respiratorischen Insuffizienz mit massiven Einziehungen und Zyanose führen. Alle Stenosen der Luftwege kranial der Thoraxapertur gehen mit einem überwiegend inspiratorischen Stridor einher. Schleimansammlungen, vor allem im Pharynx, können zusätzlich ein in- und exspiratorisches Karcheln verursachen. Die Symptomatik kann unmittelbar post partum einsetzen oder sich erst jenseits der Neugeborenenperiode im Rahmen eines ersten Infekts mit Schleimhautschwellung bemerkbar machen. Auch Kompressionen von Trachea und Kehlkopf von außen, z. B. durch eine Struma congenita, ein Hämangiom, ein Lymphangiom, zervikale Zysten und Teratome oder einen doppelten Aortenbogen werden meist erst nach den ersten Lebenstagen klinisch relevant. Die häufigste Ursache eines Stridor congenitus ist eine Malazie von Epiglottis, Kehlkopf oder Trachea, die sich als funktionelle Reifestörung in der Regel spontan zurückbildet. Bedeutsam für die Betreuung von Neugeborenen mit einem Stridor congenitus ist die häufige Lageabhängigkeit. Das Kind sollte stets in der atemgünstigsten Position gelagert werden, wobei meist die Bauchlage oder eine überstreckte Kopfhaltung sich als günstig erweist. Die Behandlung eines Stridor congenitus richtet sich mehr nach dem Grad der klinischen Symptomatik als nach der Ätiologie. Werden keine Zeichen einer respiratorischen Insuffizienz in Ruhe oder bei Belastung (Trinken) beobachtet, sollte man mit diagnostischen und therapeutischen Maßnahmen zurückhaltend sein.

Während Anomalien des Bronchialbaums in der Neugeborenenperiode noch keine Rolle spielen, können Fehlbildungen des Lungenparenchyms schon im Kreißsaal sich bemerkbar machen. Ganz im Vordergrund steht die Lungenhypoplasie, deren Ursache eine primäre Entwicklungsstörung oder sehr viel häufiger eine sekundäre Beeinträchtigung der fetalen Lungenentwicklung durch ganz verschiedene mechanische und funktionelle Behinderungen sein kann (z. B. einseitige Zwerchfellhernie, größere Lungenzysten und Lungensequester, kongenitale zystische adenomatoide Malformationen einzelner Lungenlappen, Deformierung des Thoraxskeletts, angeborene Zwerchfellähmung, kongenitale Lymphangiektasie, chronisches Oligohydramnion). Die Lungenhypoplasie ist kombiniert mit einer Reduktion des intrapulmonalen Gefäßquerschnitts bei gleichzeitiger Hypertrophie der Tunica media der Arterien. Die Folge ist postpartal ein pulmonaler Hypertonus mit persistierendem Rechts-links-Shunt über die fetalen Blutwege, wodurch die Sauerstoffaufnahme noch zusätzlich gestört ist. Besonders beim angeborenen Enterothorax

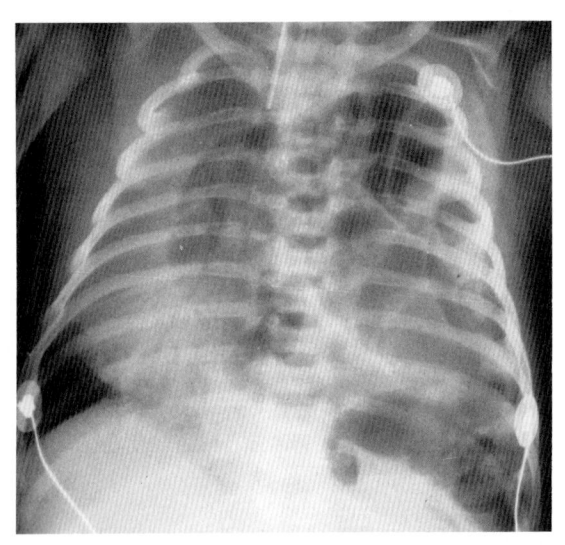

Abb. 32-8 Röntgenbild eines Enterothorax bei einem Neugeborenen mit Zwerchfellhernie und deutlicher Verlagerung des Mediastinums nach rechts.

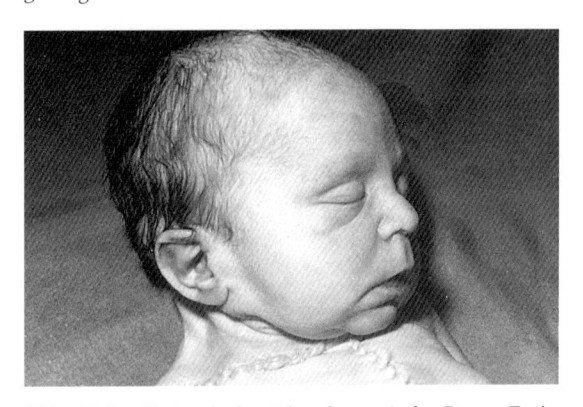

Abb. 32-9 Greisenhaft wirkende, typische Potter-Fazies eines kurz nach Geburt verstorbenen Neugeborenen mit charakteristischer, halbkreisförmiger Falte des Unterlids und tiefsitzenden, großen dysplastischen Ohren.

(Abb. 32-8) infolge einer Hernie oder einer Relaxatio des Zwerchfells kann dieses Problem auch nach erfolgreich durchgeführter Operation noch in 30 bis 40% der Fälle zum Tode führen [8]. Für den Geburtshelfer ist von großem Interesse, daß ein chronisches Oligohydramnion unabhängig von seiner Genese zu einer Lungenhypoplasie führen kann. Lange ist bekannt, daß beim Potter-Syndrom nicht die Nierenagenesie, sondern die Lungenhypoplasie bereits in den ersten Lebensstunden zum Tode führt. Aber auch ein anhaltender Fruchtwasserverlust nach einem vorzeitigen Blasensprung zwischen der 20. und 30. Schwangerschaftswoche kann zu einer Lungenhypoplasie führen [67], was sich experimentell an Schafsfeten bestätigen ließ [61]. Bei näherer Untersuchung fallen diese Kinder regelmäßig durch zusätzliche äußere Stigmata als Folge des chronischen Oligohydramnions auf. Sie sind dystroph, haben ein auffallend greisenhaftes Gesicht mit knorpelarmen, dysplastischen Ohren (Abb. 32-9), eine Cutis laxa sowie plumpe Hände und Füße mit z. T. erheblichen Fehlstellungen. Im Gegensatz zum klassischen Potter-Syndrom infolge Nierenagenesie kann die Diagnose einer Lungenhypoplasie nach vorzeitigem Blasensprung schwierig sein, da die äußeren Stigmata unterschiedlich ausgeprägt sind. Meist fallen die Kinder erst nach Verlegung in eine Kinderklinik durch ihr schwer therapierbares Atemnotsyndrom auf.

4.2 Erkrankungen von Herz und Kreislauf

Erkrankungen des kardiovaskulären Systems spielen in der Neugeborenenperiode eine große Rolle. In vielen Fällen sind sie klinisch für den Unerfahrenen nicht von einem Atemnotsyndrom im weiteren Sinne zu unterscheiden (siehe auch Tab. 32-6), da Zyanose und Atemnot auch hier ganz im Vordergrund stehen.

4.2.1 Angeborene Herzfehler

Mit einem angeborenen Herzfehler muß bei 8,8‰ aller Neugeborenen gerechnet werden, von denen etwa jedes siebte auch heute noch im Verlauf der ersten Lebensmonate verstirbt [16]. Ein Drittel der Mortalität aller reifen Neugeborenen ist auf einen Herzfehler zurückzuführen. Gut zwei Drittel aller angeborenen Herzerkrankungen fallen durch ihre klinische Symptomatik schon in der Neugeborenenperiode auf (Tab. 32-7). In der Hälfte der Fälle ist eine primäre Zyanose das erste auffällige Symptom. Zusätzlich können vor allem Trinkschwierigkeiten, Tachydyspnoe, vermehrtes Schwitzen und Unruhe, ein gelegentlicher Stridor, fehlende Pulse und ein präkardiales Schwirren die Aufmerksamkeit auf das betroffene Kind lenken. Zeichen einer beginnenden Herzinsuffizienz sind eine rasche Gewichtszunahme (60 bis 100 g pro Tag) bei gleichzeitig reduzierter Trinklust, Tachykardie, Hepatomegalie, Muskelhypotonie und auffallend kühlen Extremitäten. In Einzelfällen können sich schließlich auch zunehmende Rasselgeräusche über der Lunge bemerkbar machen. Dagegen ist eine Akrozyanose kaum für einen Herzfehler verdächtig.

Tabelle 32-7 Wichtigste Herzfehler mit und ohne Zyanose, die bereits in der Neugeborenenperiode klinisch bedeutsam sind

Herzfehler mit Zyanose
- Transposition der großen Gefäße
- Pulmonalatresie, Pulmonalstenose
- Fallot-Tetralogie
- Truncus arteriosus
- singulärer Ventrikel
- Trikuspidalatresie
- hypoplastisches Linksherzsyndrom
- präduktale Aortenisthmusstenose (unterbrochener Aortenbogen)

Herzfehler ohne Zyanose
- AV-Kanal
- Ventrikelseptumdefekt
- Ductus arteriosus persistens
- postduktale Aortenisthmusstenose
- Endokardfibroelastose

Ein zyanotischer Herzfehler wird in der Regel in den ersten Lebensstunden auffallen. Dennoch ist bedeutsam, daß diese Kinder nach einem normalen Apgar-Index zunächst relativ rosig aussehen. Für die weitere Prognose ist wichtig, daß die Patienten möglichst frühzeitig einer Diagnostik und Therapie zugeführt werden. Neben Klinik, Röntgen-Thoraxaufnahme, EKG und Hyperoxietest ist heute die Echokardiographie die wichtigste Untersuchungsmethode. Letztere kann in zahlreichen Fällen eine aufwendige Herzkatheteruntersuchung überflüssig machen. Der Hyperoxietest hat sich für die Differentialdiagnose einer Zyanose in der Vorfelddiagnostik als besonders nützlich erwiesen und ist mit Hilfe der transkutanen Sauerstoffmessung (tc-pO_2) sehr einfach durchführbar. Man läßt den Patienten zunächst Luft und anschließend für ca. zehn Minuten hundertprozentigen Sauerstoff einatmen. Steigt der tc-pO_2 nur wenig oder gar nicht an und ist gleichzeitig der Kohlendioxidpartialdruck im Kapillarblut normal oder kaum erhöht, so ist eine respiratorische Ursache der Zyanose sehr unwahrscheinlich. Besonders einfach läßt sich mit Hilfe des Hyperoxietests eine Zyanose als Folge einer Polyzythämie oder einer angeborenen Methämoglobinämie ausschließen. In beiden Fällen würde der tc-pO_2 unter Sauerstoff auf normale Werte von mindestens 200 mmHg ansteigen.

Eine Transposition der großen Gefäße ist mit 30% der häufigste angeborene zyanotische Herzfehler. Es handelt sich vorwiegend um eine Transposition von Aorta und Arteria pulmonalis, seltener um eine Fehleinmündung der Hohlvene und der Lungenvenen. In beiden Fällen kann es zu einer völligen Trennung des Lungen- und Körperkreislaufs kommen, so daß kein mit Sauerstoff angereichertes Blut in den großen Kreislauf gelangt. Kommt es zum Verschluß der fetalen Blutwege über Foramen ovale und Ductus arteriosus am ersten oder zweiten Lebenstag, so ist ohne einen zusätzlichen Septumdefekt kein weiteres Leben möglich. Die Kinder verfallen rasch, sehen zunehmend blaß-zyanotisch aus und versterben an einem protrahierten Herz-Kreislaufschock als Folge von Hypoxämie und Azidose. Doch gerade dieser Herzfehler hat durch die Fortschritte der Kardiochirurgie heute eine gute Prognose.

Wenn nicht gleich in den ersten Lebenstagen eine chirurgische Totalkorrektur durchgeführt werden kann, muß zunächst eine Atrioseptostomie nach Rashkind vorgenommen werden [73]. Man versucht einen Herzkatheter durch das Foramen ovale vom rechten in den linken Vorhof vorzuschieben. Nach Auffüllung eines Ballons am Katheterende wird dieser ruckartig zurückgezogen mit dem Ziel, das Vorhofseptum einzureißen. Damit ist in den meisten Fällen eine für das Leben ausreichende Mischung des großen und kleinen Kreislaufs gewährleistet, bis eine endgültige Korrekturoperation im Alter von fünf bis acht Monaten durchgeführt werden kann.

Neben der Atrioseptostomie hat sich bei einigen zyanotischen Herzfehlern die Infusion von Prostaglandin E_1 (Minprog-Päd®) als lebensrettende Palliativmaßnahme bis zur Durchführung einer Korrekturoperation erwiesen. Auf diese Weise läßt sich der Ductus arteriosus offenhalten bzw. bei schon weitgehendem Verschluß wieder öffnen. Ohne einen offenen Ductus wäre bei der Pulmonalatresie oder der Trikuspidalatresie eine Durchblutung des Lungenkreislaufs nicht möglich. Mittlerweile wird der Einsatz von Prostaglandinen relativ großzügig gehandhabt, da ein weit offener Ductus sich auch bei einer Transposition der großen Gefäße oder einer pulmonalen Hypertonie als nützlich erwiesen hat [30].

Das hypoplastische Linksherz stellt ein ausgesprochen trauriges Kapitel der Neugeborenenkardiologie dar. Mit 8% aller angeborenen Herzfehler ist das hypoplastische Linksherz bei weitem die häufigste kardiale Fehlbildung, die nicht mit dem Leben vereinbar ist und für die es bis heute keine erfolgreiche Therapie gibt. Bei diesem Herzfehler besteht in wechselnder Ausprägung eine Hypoplasie oder Atresie von Mitralis und Aortenklappe bei gleichzeitig hochgradiger Hypoplasie des ganzen linken Ventrikels und der aszendierenden Aorta. Eine Versorgung des großen Kreislaufs ist nur über den rechten Ventrikel und über den Ductus arteriosus möglich. Mit Verschluß des Ductus entwickeln die Patienten einen protrahierten kardialen Schock mit Anurie und zunehmender Azidose. Die Kinder sind auffallend blaß und die peripheren Pulse nur unsicher tastbar. Je nach Ausprägung der Hypoplasie und dem Zeitpunkt des Ductusverschlusses versterben die Kinder in den ersten Tagen bis Wochen. Jegliche Therapie ist zur Zeit problematisch.

Nichtzyanotische Herzfehler fallen in der Neonatalperiode nur auf, wenn sie hämodynamisch wirksam sind und bereits frühzeitig mit einer beginnenden Herzinsuffizienz einhergehen. Hierzu gehören ein großer Ventrikelseptumdefekt, der AV-Kanal und ein persistierender Ductus arteriosus. Letzterer spielt allerdings fast nur bei hochgradig unreifen Frühgeborenen mit einem Atemnotsyndrom eine besondere Rolle. Bei Frühgeborenen unter 1500 g gilt der persistierende Ductus als eine der häufigsten Beatmungskomplikationen.

4.2.2 Kardiomyopathien und Rhythmusstörungen

Erkrankungen des Myokards

Schon beim Neugeborenen kann sich angeboren (Zytomegalie) oder postpartal durch erworbene virale Erkrankungen (Coxsackie B) eine lebensbedrohliche Myokarditis mit ausgedehnten Muskelfaseruntergängen entwickeln. Die besonders gefürchtete Infektion mit Coxsackie-B-Viren kann von den Eltern wie auch dem Pflegepersonal übertragen werden. In seltenen Fällen können degenerative Prozesse des Myokards auch die Folge von angeborenen Stoffwechselerkrankungen wie bei der Glykogenose Typ II sein. Eine häufige, jedoch rasch reversible Kardiomyopathie infolge Glykogeneinlagerung stellt die Kardiomegalie bei Kindern mit einer diabetischen Fetopathie dar. Eine besonders gefürchtete Form der Kardiomyopathie ist die Endokardfibroelastose, die schicksalhaft innerhalb weniger Wochen zum Tode führt. Bei dieser Erkrankung ist das Endokard bis auf das Zehnfache durch muskelfaserfreies Bindegewebe verdickt. Im EKG zeigt sich eine ausgeprägte Linkshypertrophie. Schließlich muß auch daran gedacht werden, daß eine hochgradige Hypoxämie im Rahmen einer perinatalen Asphyxie zu einer Myokardschädigung führen kann [19]. Nach dem Gehirn stellt das Herz den wichtigsten begrenzenden Faktor bei einer Reanimation nach Herzkreislaufstillstand dar. Bei jeder Kardiomyopathie stehen die Zeichen einer Herzinsuffizienz im Vordergrund. Röntgenologisch ist das Herz beidseitig stark dilatiert und zeigt auffallend geringe Kontraktionen bei der Echokardiographie. Im Vordergrund der Therapie steht die Verabreichung von Katecholaminen mit vorwiegend β_1-Wirkung.

Rhythmusstörungen

Mit Rhythmusstörungen hat der Geburtshelfer nicht selten schon vor der Geburt zu tun. Extrasystolen lassen sich beim Feten und Neugeborenen sehr häufig registrieren. Sie gelten als gutartig und bedürfen keiner Therapie. Auch kurzfristige Bradykardien bis unter 100/min sind bei sonst gesunden Neugeborenen ohne klinische Bedeutung. Bei anhaltender Herzfrequenz unter 100/min sollte das Kind allerdings zur weiteren Überwachung und Diagnostik in eine pädiatrische Abteilung überwiesen werden. Insgesamt reagiert die Herzfrequenz des Feten und auch des Neugeborenen sehr empfindlich auf Medikamente, Genußmittel und psychische Stimmungen der Mutter. Von größter Bedeutung sind der ebenfalls schon intrauterin diagnostizierbare totale AV-Block und die paroxysmale supraventrikuläre Tachykardie. Der AV-Block mit Bradykardie hat eine schlechte Prognose, sofern es nicht bald post partum gelingt, das Kind mit einem Schrittmacher zu versorgen. Die paroxysmale Tachykardie kann intrauterin wie auch postpartal bei längerem Bestehen von Frequenzen über 300/min lebensbedrohlich sein. Nicht ganz selten ist eine intrauterine paroxysmale Tachykardie Ursache eines nicht immunologisch bedingten Hydrops fetalis [62]. Da Digitalis und Beta-Blocker plazentagängig sind, ist eine Therapie des Feten möglich und auch empfehlenswert. Bei der Dosierung muß allerdings berücksichtigt werden, daß im Serum der Mutter ausreichende Wirkspiegel erreicht werden [79]. Die Ursache einer paroxysmalen Tachykardie kann ein Wolff-Parkinson-White-Syndrom oder ein ektoper atrialer Fokus sein. Wichtig ist, daß auch durch Tokolytika eine Tachykardie des Feten verursacht werden kann [5]. Bei einem Teil der Patienten mit paroxysmaler Tachykardie sind begleitende Herzfehler möglich. Wegen der hohen Rezidivgefahr gerade im jungen Säuglingsalter ist eine Langzeittherapie während des ganzen ersten Lebensjahrs mit Digitalis, Beta-Blockern oder Antiarrhythmika notwendig. Ein akuter Anfall einer paroxysmalen Tachykardie läßt sich meist durch Injektion von Verapamil (0,3 mg/kg) unterbrechen. Bei ausbleibendem Erfolg muß auch bei Neugeborenen gelegentlich eine Kardioversion durchgeführt werden [96].

4.2.3 Persistierender fetaler Kreislauf

Post partum kommt es im Verlauf der ersten Lebensstunden zu einem Druckabfall im Lungen- und einem Druckanstieg im Körperkreislauf. Bleibt der präpartal physiologisch hohe Druck im Lungenkreislauf erhalten oder steigt er sekundär wieder auf Druckwerte an, die über dem Körperkreislauf liegen, hat dies für das Neugeborene fatale Folgen. Ein akuter Druckanstieg in der A. pulmonalis kann zu einer reflektorischen Vasokonstriktion der peripheren Lungenarterien mit Reduktion der Lungenperfusion führen [4]. Gleichzeitig bleiben der intrauterin physiologische Rechts-links-Shunt über dem Ductus arteriosus und das Foramen ovale erhalten oder werden wieder erhöht. Da in solchen Situationen praktisch die intrauterinen Kreislaufverhältnisse nachgeahmt werden, spricht man von einer persistierenden fetalen Zirkulation (PFC-Syndrom). Erreicht der Rechts-links-Shunt 90% des zirkulierenden Blutvolumens, so ist das Neugeborene trotz Zufuhr von hundertprozentigem Sauerstoff nicht lebensfähig. In weniger ausgeprägten Fällen kann zumindest das präduktale Strömungsgebiet im Bereich des Kopfes und der oberen Extremitäten ausreichend mit Sauerstoff versorgt werden [81].

Die Ursachen eines PFC-Syndroms können vielfältig sein (Tab. 32-8), auch werden meist ein primäres und ein sekundäres PFC-Syndrom unterschieden. Von besonderer Bedeutung ist, daß alle Zustände, die mit einer massiven Hypoxie, Hyperkapnie und Azidose einhergehen, zu einer Kreislaufzentralisation führen und damit in charakteristischer Weise beim Neugeborenen ein PFC-Syndrom auslösen können. Klinisch kann

Tabelle 32-8 Ursachen einer persistierenden fetalen Zirkulation (PFC-Syndrom)

Primäres PFC-Syndrom
– idiopathisches PFC-Syndrom
– angeborene Mediahyperplasie der Pulmonalarterien
– Lungenhypoplasie (z. B. Zwerchfellhernie, Potter-Syndrom)

Sekundäres PFC-Syndrom
– perinatale und postpartale Asphyxie
– Kreislaufschock beim Neugeborenen (inkl. Sepsis)
– Aspirationssyndrom
– Atemnotsyndrom
– Spannungspneumothorax
– Hyperviskosität des Blutes (Polyzythämie)

ein PFC-Syndrom manchmal schwer von einer Transposition der großen Gefäße unterschieden werden. Hier muß die Echokardiographie weiterhelfen. Wichtig ist, daß Kinder mit einem PFC-Syndrom extrem kreislaufsensibel reagieren und jede eingreifende invasive Maßnahme die Situation nur verschlechtern kann. Die wichtigste prophylaktische Maßnahme gegen die Entwicklung eines PFC-Syndroms ist die Vermeidung einer perinatalen Asphyxie bzw. eines neonatalen Schocks. Eine besondere Variante eines persistierenden pulmonalen Hypertonus ist der antepartale Verschluß des Ductus arteriosus, wenn die Mutter in den letzten Tagen vor Geburt reichlich salizylathaltige Medikamente eingenommen hat, die bereits beim Feten als Prostaglandinsynthetasehemmer den Ductus verschließen können [11].

4.3 Erkrankungen des Blutes

Während der Schwangerschaft nehmen die Hämoglobinkonzentration, der Hämatokritwert und die Zahl der Erythrozyten bis zum Termin zu, während sich gleichzeitig die mittlere Größe der fetalen Erythrozyten vermindert. Unter der Geburt und an den ersten beiden Lebenstagen kommt es zu einem weiteren leichten Anstieg von Hämoglobin und Hämatokrit, während danach bis zum Ende des dritten Lebensmonats ein kontinuierlicher Abfall bei weiterer Verkleinerung der Erythrozyten zu beobachten ist (Tab. 32-9). In den ersten Lebenstagen ist die Sauerstofftransportkapazität des kindlichen Blutes rund 70% größer als mit drei Monaten. Gleichzeitig ist die Sauerstoff-

Tabelle 32-9 Die wichtigsten hämatologischen Daten im Nabelschnurblut sowie im Verlauf der ersten sechs Lebensmonate [18, 50]

Alter	Hämoglobin (g/l)	HbF (%)	Hämatokrit (%)	Erythrozyten (10^6/mm^3)	MCV (µm^3)	Retikulozyten (‰)	Leukozyten (10^3/mm^3)	Neutrophile (10^3/mm^3)	Lymphozyten (10^3/mm^3)
Nabelschnur	16,8 (14,2–20,7)	80	53	5,25	107	45 (30–70)	18,1 (9,0–30,0)	11,0 (6,0–26,0)	5,5 (2,0–11,0)
1. Tag	18,4 (15,4–21,4)	77	58 (44–70)	5,5 (4,5–6,5)	108	42 (15–65)	18,9 (9,4–34,0)	11,5 (5,0–21,0)	5,8 (2,0–11,5)
3. Tag	17,8 (15,5–22,0)	–	55 (45–68)	5,3 (4,5–6,3)	107	41 (13–60)	–	–	–
1. Woche	17,0 (14,0–20,0)	75	51 (41–61)	5,2 (4,4–5,9)	103	10 (5–15)	12,2 (5,0–21,0)	5,5 (1,5–19,0)	5,0 (2,0–17,0)
2. Woche	15,5 (13–18,5)	71	46 (36–56)	5,0 (4,0–5,5)	–	8 (3–13)	11,4 (5,0–20,0)	4,5 (1,0–9,5)	5,5 (2,0–17,0)
4. Woche	13,5 (11,5–15,5)	60	37 (29–45)	4,5 (3,9–5,2)	100	8 (3–13)	10,8 (5,0–19,5)	3,8 (1,0–9,0)	6,0 (2,5–16,5)
3. Monat	12,0 (10,0–14,0)	23	34 (28–40)	3,8 (3,0–4,0)	88	19 (10–35)	11,5 (6,0–17,5)	3,8 (1,0–9,0)	6,8 (3,5–14,5)
6. Monat	12,2 (10,5–13,5)	5	37 (30–43)	4,2 (3,5–5,0)	77	8 (3–13)	11,9 (6,0–17,5)	3,8 (1,0–8,5)	7,3 (4,0–13,5)

dissoziationskurve bei einem Anteil von 75% fetalem Hämoglobin noch stark nach links verschoben (Abb. 32-10). Das bedeutet, daß bei hoher Sauerstofftransportkapazität die Sauerstoffaufnahme auch bei erschwerter Atmung erleichtert, die Sauerstoffabgabe jedoch erschwert ist [65].

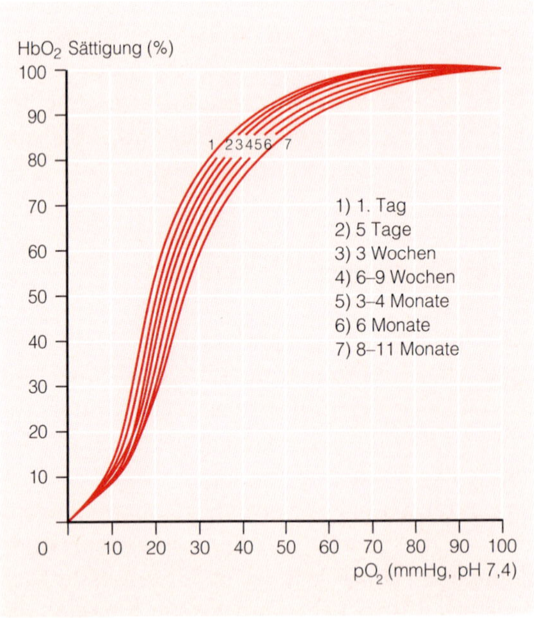

Anämie

In Anbetracht der komplizierten Adaptation von Atmung und Kreislauf braucht das Neugeborene eine ausreichende Menge von roten Blutkörperchen bzw. Hämoglobin. Bei einem Hämoglobinwert unter 15,5 g/dl im Nabelschnurblut bzw. unter 16 g/dl an den ersten beiden Lebenstagen, unter 14 g/dl am dritten bis siebten Tag und unter 12,5 g/dl in der zweiten Woche sprechen wir von einer Neugeborenenanämie. Treten gleichzeitig Atemstörungen mit einem erhöhten Sauerstoffbedarf auf, besteht bei diesen Werten bereits Transfusionspflicht. Ursache einer Neugeborenenanämie sind in erster Linie Blutungen unter der Geburt (z. B. vorzeitige Plazentalösung, Insertio velamentosa, Placenta praevia), fetomaternelle oder fetofetale Transfusionen oder innere Blutungen als Folge von Geburtstraumen. Hämolytische Anämien als Folge einer Blutgruppeninkompatibilität oder einer angeborenen Infektion sind in den letzten Jahren erheblich zurückgegangen. Selten können genetisch bedingte Defekte des Erythrozyten und des Hämoglobins bereits in der Neonatalperiode Ursache einer Anämie sein. Besonders bei übertragenen Neugeborenen, die oh-

Abb. 32-10 Verlauf der Sauerstoff-Dissoziationskurve in Abhängigkeit von HbF-Anteil und seinem Abfall mit zunehmendem Alter [65]. Alkalose, Hypokapnie und Hypothermie verursachen eine Verschiebung der Kurven nach links, Azidose, Hyperkapnie und Hyperthermie nach rechts.

Legende:
1) 1. Tag
2) 5 Tage
3) 3 Wochen
4) 6–9 Wochen
5) 3–4 Monate
6) 6 Monate
7) 8–11 Monate

nehin blaß aussehen, kann die rechtzeitige Erkennung einer Anämie manchmal Schwierigkeiten bereiten. Neben Blässe sind Tachypnoe und Tachykardie die wichtigsten Symptome. Eine chronische, bereits intrauterin länger bestehende ausgeprägte Anämie kann unabhängig von der Ursache bei Geburt mit Ödemen, Hepatomegalie und Herzinsuffizienz einhergehen. In solchen Fällen ist ein partieller Blutaustausch mit Erythrozytenkonzentrat indiziert.

Polyzythämie

Bei einem venösen Hämatokrit über 70% bzw. einem Hämoglobin über 24 g/dl sprechen wir von einer Polyzythämie. Eine Polyzythämie beobachtet man vorwiegend bei dystrophen Neugeborenen mit einer plazentaren Dysfunktion oder nach zu später Abnabelung des Kindes. Die Viskosität des Blutes kann bei einer Polyzythämie so ansteigen, daß ernste Komplikationen befürchtet werden müssen, z. B. gestörte Mikrozirkulation, pulmonaler Hypertonus, Herzinsuffizienz, Krampfanfälle, Hirnblutungen, nekrotisierende Enterokolitis, verstärkter Ikterus und eine besondere Neigung zur Hypoglykämie. Manchmal fallen die Kinder nur durch Apathie und leichte Atemstörungen auf. Die beste Therapie ist die Prophylaxe in Gestalt eines differenzierten Vorgehens bei der Abnabelung [56] (siehe auch Kapitel 29, Abschnitt 2.2 und Kapitel 31, Abschnitt 3).

Morbus hämorrhagicus neonatorum

Bis auf Thrombozyten und Fibrinogen sowie Faktor V und VIII sind alle Gerinnungsfaktoren beim Neugeborenen und noch stärker beim Frühgeborenen erniedrigt. Dennoch ist physiologischerweise die Blutungs- und Gerinnungszeit bei Früh- und Neugeborenen im Vergleich zum Erwachsenen eher verkürzt. Ebenso ist auch die Fibrinolyse bei Neugeborenen sehr effektiv, was dadurch belegt wird, daß Thrombosen und Embolien in der Neonatologie sehr selten sind. Die Gerinnungsfunktion des Neugeborenen beweist, daß nicht die Quantität der einzelnen Gerinnungsfaktoren für eine suffiziente Blutstillung entscheidend ist, sondern das harmonische Gleichgewicht zwischen Gerinnung und Fibrinolyse sowie den verschiedenen Inhibitoren und Aktivatoren beider Prozesse. Dennoch muß bei 2 bis 3% aller Neugeborenen

Tabelle 32-10 Gerinnungsstörungen bei Früh- und Neugeborenen

Kongenitale Koagulopathien
Produktionskoagulopathien (primärer Morbus haemorrhagicus)
– Vitamin-K-Mangel
– Erkrankungen der Leber
Verbrauchskoagulopathien (sekundärer Morbus haemorrhagicus)
isolierte Thrombozytopenien
Thrombozytopathien
iatrogene Koagulopathien

mit einer klinisch relevanten Blutungsneigung gerechnet werden [53], deren Ursachen in Tabelle 32-10 zusammengestellt sind. Die sehr häufigen lokalen Hämatome eines Neugeborenen als Folge der Geburt haben in der Regel nichts mit einer erhöhten Blutungsbereitschaft zu tun. Kongenitale Koagulopathien machen sich nur höchst selten, z. B. in Form einer Spätblutung aus dem Nabelstumpf, bereits in der Neugeborenenperiode bemerkbar. Am häufigsten sind Produktionskoagulopathien infolge eines Vitamin-K-Mangels. Die Versorgung des Neugeborenen und noch mehr des Frühgeborenen mit Vitamin K ist sehr anfällig, da Vitamin K schlecht plazentagängig ist und vielfältige Faktoren die Vitamin-K-Versorgung des Feten und Neugeborenen zusätzlich beeinflussen können (Tab. 32-11). Besonders bei gestillten Kindern kann sich ein Vitamin-K-Mangel zum Zeitpunkt der Geburt erst durch eine

Tabelle 32-11 Ursachen eines Mangels der Vitamin-K-abhängigen Faktoren (II, VII, IX, X)

– Vitamin-K-Mangel der Mutter (z. B. pflanzenarme Ernährung, Abführmittelabusus, Malabsorption, chronische Cholestase)
– Vitamin-K-Antagonisten in der Schwangerschaft (Cumarin)
– Antiepileptika in der Schwangerschaft (Diphenylhydantoin, Primidon, Barbiturate)
– Rifampicin in der Schwangerschaft
– Unreife des Neugeborenen
– später Nahrungsbeginn, Muttermilch, parenterale Ernährung
– Antibiotikatherapie, chronische Durchfälle
– verminderte Vitamin-K-Resorption (z. B. Kurzdarm, Cholestase)
– Vitamin-K-Verwertungsstörung bei akuten und chronischen Lebererkrankungen

Spätblutung im Alter von 2 bis 16 Wochen manifestieren. Aus diesem Grunde wird neuerdings auch in der Bundesrepublik Deutschland eine generelle Vitamin-K-Prophylaxe bei allen Neugeborenen empfohlen [23]. Über die Art der Durchführung sind sich die pädiatrischen Hämostasiologen leider nicht ganz einig. Alle Früh- und Neugeborenen mit erhöhtem Risiko (z. B. Asphyxie, erschwerte Geburt) erhalten in Würzburg einmalig 1 mg Vitamin K1 postpartal intramuskulär injiziert. Alle übrigen Neugeborenen bekommen mit der ersten Nahrung sowie zum Zeitpunkt der U2 und U3 je 2 mg Vitamin K oral zugeführt. Bemerkenswert ist, daß die Gerinnungsparameter beim „klassischen" Morbus hämorrhagicus in Form von Meläna oder Hämatemesis nicht oder nur wenig verändert sind. Hier spielen bei 60 bis 70% der Fälle Faktoren eine Rolle, die nichts mit der Gerinnung zu tun haben, wie z. B. verschlucktes mütterliches Blut oder lokale Ursachen wie eine hämorrhagische Gastritis oder ein Streßulkus.

Relativ häufig werden bei Neugeborenen Thrombozytopenien beobachtet. Sie können durch mütterliche Antikörper ausgelöst werden, doch findet man sie besonders häufig bei Polyzythämie, pränataler Dystrophie sowie bei angeborenen und postpartal erworbenen Infektionen. Nur selten führt eine Thrombozytopenie bei Neugeborenen zu ernsten Blutungen. Verbrauchskoagulopathien werden heute in der Neonatalperiode nur noch sehr selten beobachtet. Sie treten meist als Begleitphänomen im Finalstadium eines septischen Schocks auf. Ist der Schock als Ursache der Gerinnungsstörung beherrschbar, normalisiert sich die Gerinnung spontan. In Einzelfällen ist bei wirklich ernsten Blutungen die Infusion von Fresh-frozen-Plasma das Mittel der Wahl, da auf diese Weise dem Patienten eine Mischung aus allen Faktoren, Aktivatoren und Inhibitoren der Gerinnung angeboten wird.

4.4 Erkrankungen des zentralen Nervensystems

Im Rahmen dieses Kapitels soll nur über die Erkrankungen des zentralen Nervensystems gesprochen werden, für die ein Zusammenhang mit Schwangerschaft, Geburt oder der unmittelbaren postpartalen Adaptationsperiode angenommen werden kann (Tab. 32-12). Die meisten Erkrankungen des zentralen Nervensystems gehen in der Neugeborenenperiode mit Atemstörungen einher. Als wichtigste diagnostische Maßnahme hat sich auch hier die Sonographie des Schädels über die noch offene Fontanelle einen festen Platz erobert und die Computertomographie zurückgedrängt. Im übrigen richtet sich das diagnostische und therapeutische Vorgehen nach der klinischen Symptomatik. So sind die neurologischen Befunde und das motorische Verhalten eines Neugeborenen durch die noch mangelhafte Ausreifung des Großhirns bestimmt. Das gesunde Neugeborene zeigt vielfältige, aber gesetzmäßig gesteuerte Bewegungsmuster. Neben den bekannten Muskeleigenreflexen lassen sich eine Vielzahl von einfachen und komplexen Fremdreflexen auslösen. Infolge der mangelhaften Ausdifferenzierung des Großhirns sind Herdsymptome bei lokaler Schädigung kaum nachweisbar. Eine subtile neurologische Untersuchung des Neugeborenen ist daher schwierig, äußerst zeitraubend und dem Fachmann vorbehalten. In der Routine hat sich eine einfache Beurteilung des Neugeborenen nach abnormen neurologischen Verhaltensmustern im Sinne von charakteristischen klinischen Syndromen bewährt.

Das apathische Neugeborene

Beim Apathiesyndrom zeigt das Kind wenige und verlangsamte Spontanbewegungen. Die Neuge-

Tabelle 32-12 Wichtigste Erkrankungen des ZNS in der Neonatalperiode

Hypoxämische Enzephalopathien

Hirnblutungen
- subependymale Blutungen mit Einbruch in die Ventrikel oder das Parenchym (vorwiegend unreife Frühgeborene)
- Abriß der Brückenvenen (subarachnoidale Blutungen)
- Ruptur der Vena Galeni } (Blutung in die hintere
- Einriß des Tentoriums } Schädelgrube)
- subdurale Blutung (Abriß der Brückenvenen)

Infektionen des ZNS
- Meningitis
- Enzephalitis

Liquorzirkulationsstörungen
- Hydrozephalus

Mißbildungen

borenenreflexe sind abgeschwächt oder verzögert auslösbar. Meist sind Trink- und Schluckverhalten gestört. Auffällig ist ein seltener Lidschlag der Augen, die häufig für längere Zeit weit offengehalten werden. Eine Steigerung des Apathiesyndroms ist das zerebrale Koma. Ursache des Apathiesyndroms ist meist eine ernste hypoxämische Schädigung des Gehirns oder eine erhebliche intrakranielle Blutung. Vom Apathiesyndrom ist eine alleinige Muskelhypotonie abzugrenzen. Man spricht in solchen Fällen von einem „Floppy-Infant". Dieser Störung kann eine Verletzung des Myelons oder eine Myopathie zugrunde liegen.

Hyperexzitabilitätssyndrom

Das Gegenteil einer Apathie ist die Hyperexzitabilität mit gesteigerten Eigen- und Fremdreflexen. Die Kinder zeigen oft einen anhaltenden Tremor und schlafen wenig. Auf jeden äußeren Reiz reagieren sie mit einem Zusammenzucken. Die Kinder schreien auffällig schrill und meckernd. Die Ursachen der Hyperexzitabilität sind vielfältig, doch ist die Prognose meist günstiger als beim Apathiesyndrom. Die Hyperexzitabilität kann Ausdruck einer leichten Hirnschädigung sein. Meist beobachtet man sie bei dystrophen Neugeborenen und Kindern mit einer Neigung zu Hypoglykämie oder Hypokalzämie. Der erhöhte Beugemuskeltonus dieser Kinder darf nicht verwechselt werden mit einem insgesamt erhöhten Strecktonus (einschließlich Opisthotonus) oder einem Rigor. Diese Symptome sind im Gegensatz zum Hyperexzitabilitätssyndrom Ausdruck einer ernsteren zentralnervösen Schädigung.

Halbseitensyndrom

Asymmetrische Bewegungsmuster sind insgesamt seltener und meist die Folge einer peripheren Schädigung von Nerven, Muskeln und Skelett.

Neugeborenenkrämpfe

Bei fast 1% aller Neugeborenen werden in der Neonatalperiode Krämpfe beobachtet. Sie sehen meist anders aus als bei älteren Kindern, zumal nur selten generalisierte tonisch-klonische Krämpfe vorkommen. Sofern der Krampfanfall nicht mit einer gleichzeitigen Apnoe einhergeht, tritt keine Zyanose auf. Meist beobachtet man klinische Zuckungen wechselnder Lokalisation, ohne daß auf einen Herd geschlossen werden kann. Je unreifer die Kinder sind, desto weniger dramatisch verläuft der Krampfanfall. Besonders ernst zu nehmen sind die seltenen Streckkrämpfe, die sehr viel häufiger mit einer Apnoe einhergehen. Bei reifen Neugeborenen können sich Krampfanfälle hinter einer isolierten Apnoe mit Zyanose verbergen. Die Ursachen eines Krampfanfalls bei Neugeborenen sind sehr vielfältig (Tab. 32-13) und haben nicht immer etwas mit einer Störung des zentralen Nervensystems zu tun. Trotz breiter Diagnostik bleibt leider bei einem großen Prozentsatz der Kinder die Krampfursache ungeklärt. Auch wenn der hypoxämiebedingte iktogene Schaden des Gehirns bei Neugeborenenkrämpfen weniger bedeutsam ist als im späteren Leben, sollte jeder länger anhaltende Krampfanfall medikamentös (z. B. mit Phenobarbital oder Diazepam-Rectiole) unterbrochen und das Kind zur weiteren Diagnostik in eine Kinderklinik verlegt werden.

Tabelle 32-13 Ätiologie von Neugeborenenkrämpfen

Elektrolytstörungen
– Hypokalzämie
– Hypomagnesämie
– Hyponatriämie und Wasserintoxikation
– Hypernatriämie

Stoffwechselstörungen
– Hypoglykämie
– Störungen des Aminosäurenstoffwechsels
– Kernikterus
– Vitamin-B6-Mangel

Perinatale Enzephalopathien
– Blutungen
– Schädel-Hirntraumen
– hypoxämische Schäden

Infektionen
– Meningitis
– Enzephalitis

Erkrankungen von Herz und Kreislauf
– Ischämie
– Hypoxämie
– Hyperviskosität (Polyzythämie)

Mißbildungen und Tumoren

Intoxikationen, Drogenentzug

Apnoe

Atemstillstände von mehr als 20 Sekunden treten in Abhängigkeit von der Unreife gehäuft auf. Bei hochgradig unreifen Frühgeborenen unter 1200 g Geburtsgewicht sind sie fast regelmäßig ab dem dritten Lebenstag zu beobachten. Sie können über Wochen und Monate bestehenbleiben und gehen in der Regel mit einer Bradykardie sowie rasch einsetzender Hypotonie und Apathie einher. Solche Apnoen sind von der besonders bei Frühgeborenen charakteristischen periodischen Atmung mit kurzen Atempausen von drei bis höchstens zehn Sekunden zu unterscheiden [28]. Apnoen sind bei Frühgeborenen meist Ausdruck der Unreife der zentralnervösen Atemregulation. Während einer Apnoe kann die Amplitude des EEG bis auf die Null-Linie absinken. Seltener kann auch eine Obstruktion der oberen Luftwege besonders in Rückenlage oder bei starker Beugung des Kopfes auf die Brust die Ursache einer Apnoe sein. Charakteristisch ist, daß diese Kinder besonders rasch zyanotisch werden und am EKG-Monitor zunächst eine Tachykardie zeigen. Bei reiferen Neugeborenen sind Apnoen eher Ausdruck eines Krampfanfalls. Entsprechend zeigt das EEG eine verstärkte Krampfaktivität. Bedeutsam ist, daß eine Reihe von exogenen und endogenen Ursachen die Neigung zu Apnoen steigern kann, wie z. B. respiratorische Insuffizienz, zu niedriger Sauerstoffgehalt der Atemluft, beginnender septischer Schock, Hypothermie, Anämie, Ikterus, Azidose, Hypoglykämie, erhöhter Hirndruck bei intrakraniellen Blutungen oder Meningitis. Die früher übliche Gabe eines zentralnervösen Analeptikums gilt heute als Kunstfehler, da sie die hypoxische Schädigung des Gehirns verstärkt. Auch die in den letzten Jahren verbreitete Anwendung von Xanthinderivaten (z. B. Euphyllin, Koffein) ist nach neueren Untersuchungen nicht mehr ganz unumstritten [9].

Fehlbildungen des ZNS

Fehlbildungen des zentralen Nervensystems sind relativ häufig und sehr vielfältig. Ihre Ätiologie kann unterschiedlich sein (genetisch, toxisch, hypoxisch, infektiös), doch bleibt sie häufig ungeklärt. Wegen der z. T. erheblichen geburtshilflichen Relevanz sollen an dieser Stelle kurz die dysrhaphischen Störungen und der angeborene Hydrozephalus erwähnt werden. Das Spektrum der dysrhaphischen Störungen reicht vom Anenzephalus und der totalen Rachischisis des Rückenmarks über die Enzephalozele und Myelomeningozele bis zur harmlosen Spina bifida occulta. Die schwersten Formen sind nicht oder kaum mit dem Leben vereinbar. Sie sollten heute möglichst rechtzeitig sonographisch entdeckt werden, damit eine Unterbrechung der Schwangerschaft durchgeführt werden kann. Kleinere Myelo- und Meningozelen bleiben leider meist unerkannt. Sie sind post partum mit dem Leben vereinbar und heilen in der Regel auch ohne Operation spontan ab. Aus diesem Grund ist wegen der besseren Lebenserwartung eine Frühoperation bald nach der Geburt anzuraten. Myelomeningozelen gehen zu 90% mit einem Hydrozephalus und einem sogenannten Lückenschädel einher. Bei vielen Kindern besteht zusätzlich eine Arnold-Chiari-Fehlbildung. Soweit es sich nicht um eine isolierte Meningozele handelt, muß bei Myelozelen meist mit erheblichen Behinderungen und Spätkomplikationen gerechnet werden (Querschnittslähmung, Fehlstellung der Beine und Füße, Blasen- und Mastdarmlähmung, chronische Pyelonephritis, zunehmender Hydrozephalus, Atem- und Schluckstörungen). Eine einfache, aber unter Umständen folgenschwere dysrhaphische Störung ist der Dermalsinus. Er liegt lumbal oder gelegentlich auch okzipital im Bereich der Wirbelsäule. Es handelt sich um einen engen Verbindungskanal zwischen der Haut und dem Subarachnoidalraum. Am distalen Ende kann ein Dermoid auf das Rückenmark drücken und zu funktionellen Ausfällen führen. Die äußere Öffnung ist häufig durch starke Behaarung oder ein kleines Lipom erkennbar. Ein Dermalsinus kann auch Eintrittspforte für lebensbedrohliche Meningitiden sein. Er sollte möglichst bald nach seiner Entdeckung operativ entfernt werden.

Ein Hydrozephalus des Neugeborenen kann prä-, peri- und postpartal entstehen. In ausgeprägten Fällen kann er zum Geburtshindernis werden, sofern er mit einer Vergrößerung des Kopfes einhergeht. Infektionen (z. B. Toxoplasmose), Fehlbildungen, aber auch eine Leukomalazie nach Zirkulationsstörungen und Hypoxie können die Ursache sein. Der Hydrozephalus wird heute frühzeitig durch den Geburtshelfer intrauterin sonographisch entdeckt. Therapiebedürftig ist post partum nur der wachsende Hydrozephalus, der sich durch eine gespannte Fontanelle und weit klaffende Nähte auszeichnet. Durch Druck auf das Mittelhirn bieten solche Kinder ein charakteristisches Sonnenuntergangsphänomen der Augen. Die Entwicklungsprognose eines Kindes mit rechtzeitig durch Shuntoperation behandelten Hydrozephalus ist gut. Bei allen Extremfällen, die mit komplexen Entwicklungsstörungen des Gehirns kombiniert sind, ist die Prognose jedoch infaust.

4.5 Erkrankungen des Gastrointestinaltrakts

Die Erkrankungen des Magen-Darmkanals sind in der Neugeborenenperiode geprägt von den differentialdiagnostischen Schwierigkeiten zwischen häufigen funktionellen Adaptationsstörungen auf der einen und anatomischen Fehlbildungen auf der anderen Seite. Erstere bedürfen in der Regel keiner Therapie, während angeborene Fehlbildungen einer raschen chirurgischen Intervention zugeführt werden müssen. Die wichtigsten Leitsymptome gastrointestinaler Erkrankungen sind Nahrungsverweigerung, Schluckstörungen, galliges oder nicht galliges Erbrechen, aufgetriebenes Abdomen und fehlende oder mangelhafte Mekoniumentleerung. Bei Obstruktion der proximalen Abschnitte des Magen-Darmkanals läßt sich aufgrund eines Polyhydramnions bereits präpartal ein Verdacht äußern. Auffallend gestaute Darmschlingen können sogar schon intrauterin sonographisch erkannt werden. Schluckstörungen können bei Frühgeborenen, bei zerebralen Affektionen, bei Myopathien und vor allem bei einer Ösophagusatresie auftreten. Letztere sollte unbedingt vor der ersten Fütterung entdeckt werden, indem bald nach der Geburt eine Probesondierung des Magens durchgeführt wird. Im übrigen fallen Kinder mit einer Ösophagusatresie post partum durch vermehrtes Speicheln auf. Sehr schwer ist bei Neugeborenen das Symptom Erbrechen zu werten, da mindestens jedes zweite Neugeborene zum Erbrechen neigt. Viele Neugeborene versuchen, sich von verschlucktem blutigem Fruchtwasser zu befreien. Auch eine funktionelle Kardiainsuffizienz ist in den ersten Lebenswochen bis Monaten sehr häufig. Erbrechen nach jeder Nahrungszufuhr und vor allem galliges Erbrechen bedürfen jedoch einer diagnostischen Abklärung.

Ohne Gallebeimengung kann es sich um eine Pylorusstenose oder eine suprapapilläre Duodenalstenose handeln. Ist das Erbrochene grünlich verfärbt, ist darauf zu achten, ob das Abdomen aufgetrieben ist (tiefsitzende Passagestörung) oder nicht (infrapapilläre Duodenalstenose). Je distaler die Obstruktion liegt, desto später setzt die klinische Symptomatik ein, und desto schwieriger ist die Diagnose. Ein Dünndarm- oder Dickdarmileus ist häufig auch die Folge einer primär nicht-gastroenterologischen Erkrankung mit Sepsis, Schock oder Pyelonephritis.

Das gesunde Neugeborene setzt das erste Mekonium in der Regel innerhalb der ersten 24 Stunden, das Frühgeborene innerhalb von 48 Stunden ab. Die einfachste Ursache einer verzögerten Entleerung ist ein Mekoniumpfropfsyndrom. Doch können auch sedierende Medikamente, die die Mutter vor Geburt erhielt, Geburtstraumen oder eine Hypothyreose an einer verspäteten Mekoniumentleerung schuld sein. Nach Stimulation des Anus durch Finger, Thermometer oder Darmrohr kann es zu einer schlagartigen Entleerung des Mekoniums kommen, wobei dem Mekonium meist ein weißlich schleimiger Pfropf aufsitzt.

Selbstverständlich können auch schon in der Neugeborenenperiode Durchfälle auftreten. Besonders am dritten und vierten Lebenstag sind die sogenannten Übergangsstühle oft dünnbreiig, zerhackt und mit Schleim durchsetzt. Besonders Muttermilchstuhl ist manchmal von Unerfahrenen kaum von einer Diarrhö zu unterscheiden. Andererseits sind Infektionen, z. B. mit Rotaviren, auch bei gestillten Kindern schon in der Neugeborenenperiode möglich.

Blutig-schleimige Beimengungen können bei gestillten wie künstlich ernährten Neugeborenen in den ersten Lebenstagen beobachtet werden. Sie können völlig harmlos sein und bald wieder verschwinden, doch kann in Einzelfällen auch eine ernste Ursache zugrunde liegen. Sicherheitshalber ist eine Stuhluntersuchung auf Keime und insbesondere auf Rotaviren anzuraten. Selbst bei reifen Neugeborenen können blutige Stuhlbeimengungen gelegentlich das erste Symptom der besonders bei unreifen Frühgeborenen gefürchteten nekrotisierenden Enterokolitis sein (Abb. 32-11a). Ihre Ursache ist bis heute nicht geklärt. Unreife, Schock, Asphyxie, Nabelarterienkatheterismus, hyperosmolale Nahrungen und Medikamente, eine Polyzythämie in den ersten Lebenstagen und lokale Durchblutungsstörungen des Darmes werden als mögliche Ursachen diskutiert. Meist völlig überraschend beginnt die Erkrankung erst in der zweiten Lebenswoche. Es kommt zu einer akuten, die Darmwand penetrierenden Entzündung an gleichzeitig mehreren Stellen des Dickdarms und des distalen Ileums. Sekundär dringen anaerobe Darmkeime, z. B. Clostridium difficile, in die Submukosa ein und führen dort durch lokale Gasbildung zu einer charakteristischen Pneumatosis intestinalis (Abb. 32-11 b). Die Kinder fallen zunächst durch eine verzögerte Magenentleerung, ein aufgetriebenes Abdomen und durch blutige Stühle auf. Sepsis und Schock können sekundär hinzukommen, insbesondere wenn sich nach multiplen Darmperforationen eine diffuse Peritonitis entwickelt. Aus Furcht vor Darmperforationen ist bei Verdacht die Palpation des Abdomens nur sehr vorsichtig vorzunehmen. Auch wenn die Therapie heute überwiegend konservativ ist (Absetzen jeglicher enteralen Nahrungszufuhr, Magenablaufsonde, parenterale Ernährung, Antibiotika und eventuell künstliche Beatmung), läßt sich oft eine Laparotomie mit Anlage eines Anus praeter nicht vermeiden.

Erkrankungen bzw. Fehlbildungen der Bauchwand und des Nabels haben zumindest indirekt etwas mit dem Gastrointestinaltrakt zu tun und sind in der Neugeborenenperiode von relativ großer Bedeutung. Nabelinfektionen durch Staphylokokken oder gramnegative Enterobakterien sind bei einer adäquaten Nabelpflege heute eine Rarität. In früheren Jahren war eine eitrige Nabelinfektion häufig Ausgangspunkt einer lebensbe-

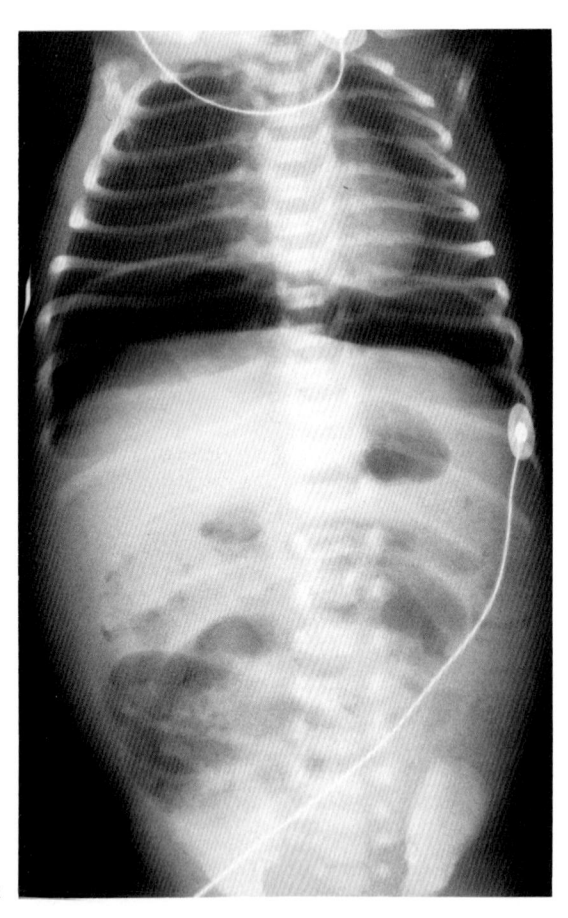

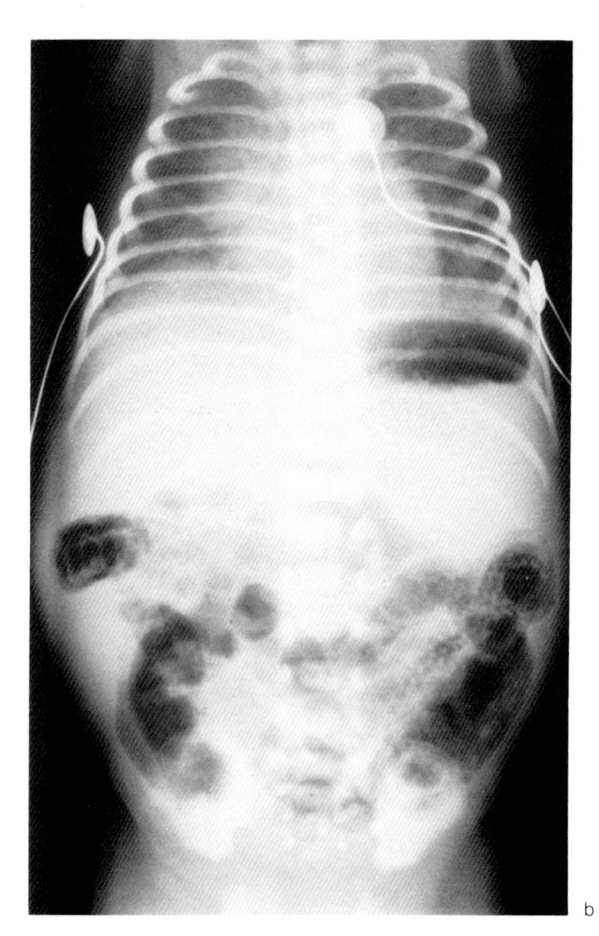

Abb. 32-11 Abdomenübersichtsaufnahmen
a) von einem sechs Tage alten reifen Neugeborenen mit freier Luft unter beiden Zwerchfellen nach Dickdarmperforation infolge nekrotisierender Enterokolitis
b) von einem zwölf Tage alten Frühgeborenen mit ausgeprägter Pneumatosis intestinalis infolge nekrotisierender Enterokolitis
Bei beiden Kindern waren blutig-schleimige Stühle vorausgegangen.

drohlichen Sepsis. Um so mehr muß bei einem anhaltend nässenden Nabel an die Möglichkeit eines persistierenden Ductus omphaloentericus oder eines Urachusgangs gedacht werden. In solchen Fällen ist eine chirurgische Intervention notwendig. Der Nabelring in der Bauchwand ist anfangs relativ weit, so daß kleine Nabelbrüche im frühen Säuglingsalter relativ häufig sind. Sie bilden sich meist spontan zurück. Gelegentlich kann der Nabelring eine so ungewöhnliche Größe haben, daß bereits intrauterin sich größere Teile des Darmes und auch der Leber in die Nabelschnur hinein entwickeln. Man spricht dann von einer Omphalozele, die in Einzelfällen bis Kindskopfgröße erreichen kann.

Als Gastroschisis bezeichnet man einen paraumbilikalen Bauchwanddefekt, der sich stets rechts neben der normal inserierenden Nabelschnur befindet. Die meist vollständig prolabierten Eingeweide liegen völlig frei vor der Bauchhöhle. Ein Neugeborenes mit einer Gastroschisis sollte post partum nach nasaler Intubation und Versorgung mit einem venösen Zugang möglichst direkt in den Operationssaal einer kinderchirurgischen Abteilung verlegt werden. Post operationem ist trotz der längeren Intensivtherapie mit Beatmung die Prognose gut.

4.6 Erkrankungen des Urogenitaltrakts

Die Nierenfunktion des Früh- und Neugeborenen bezeichnet man heute nicht mehr als unreif, sondern als angemessen für die Bedürfnisse des Neugeborenen. Eine Niereninsuffizienz, die sich klinisch durch Oligurie oder Anurie ausdrückt, ist nur selten durch primäre Nierenerkrankungen bedingt (Mißbildungen, Entzündungen), sondern meist die Folge eines prärenalen Nierenversagens bei Schock und Hypoxämie. Mit Beherrschung der Grundkrankheit kommt auch die Nierenfunktion nach einer gewissen Latenzzeit wieder in Gang und zwar um so schneller, je erfolgreicher eine Hydrämie und Hyponatriämie zu vermeiden sind.

Von allen Organfehlbildungen finden sich 30 bis 40% im Bereich des Urogenitaltrakts. Viele anatomische Veränderungen bleiben post partum zunächst unerkannt. Massive Fehlbildungen, die mit Anurie oder einer ausgeprägten Harnabflußstörung einhergehen, haben post partum jedoch eine große klinische Bedeutung. Häufig werden sie vom Geburtshelfer sonographisch bereits im letzten Drittel der Schwangerschaft entdeckt. Handelt es sich um eine Nierenagenesie, hat sich intrauterin eine nicht lebensfähige Potter-Sequenz entwickelt. Große Unsicherheit bestand zeitweilig über das Vorgehen bei einer angeborenen Hydronephrose und der infantilen Form der großzystischen Nierendegeneration, die relativ leicht präpartal sonographisch entdeckt werden. Vorübergehend glaubte man, daß es gut sei, die Geburt vorzeitig einzuleiten, um diese Kinder so früh wie möglich dem Kinderchirurgen zuführen zu können. Intrauterine Ableitungen des Harns oder eine vorzeitig eingeleitete Frühgeburt haben jedoch keine Vorteile ergeben [14, 15]. Post partum sollte allerdings jedes Kind zur Klärung der genauen Diagnose in eine Kinderklinik überwiesen werden, wobei selbst post partum nicht selten ein konservatives Abwarten unter entsprechenden Kontrollen bevorzugt wird.

Harnwegsinfektionen haben bereits in der Neugeborenenperiode eine große Bedeutung. Bei 1% aller Neugeborenen und 3% aller Frühgeborenen kann eine signifikante Bakteriurie nachgewiesen werden [20]. In der Neugeborenenperiode sind Knaben häufiger betroffen als Mädchen, wobei Mißbildungen in den ersten Lebenswochen nicht die Rolle spielen wie nach der Neugeborenenperiode. Häufig ist eine Harnwegsinfektion Begleitsymptom einer Sepsis. Entsprechend verlaufen Harnwegsinfekte bei Neugeborenen meist asymptomatisch, doch können gelegentlich auch schwere uroseptische Krankheitsbilder mit Lethargie, Anorexie, Erbrechen, Hyperbilirubinämie und Fieber beobachtet werden.

Eine besonders in früheren Jahren sehr gefürchtete und meist letal verlaufende Erkrankung der Niere in der Neugeborenenperiode ist die ein- oder auch beidseitige Nierenvenenthrombose. Mehr als zwei Drittel aller Patienten mit einer Nierenvenenthrombose sind weniger als einen Monat alt. Dehydratation und Hyperosmolalität in Kombination mit einer Polyzythämie sind die wichtigsten pathogenetischen Faktoren, die zusammen mit einer perinatalen Asphyxie und Schock eine Nierenvenenthrombose auslösen können. Die Nierenvenenthrombose ist ein hochakutes Krankheitsbild mit rascher Verschlechterung des Allgemeinzustandes, fehlender Trinklust, Tachypnoe, auffallender Blässe sowie

Hämaturie und Oligurie. Mit zunehmend besserer Kenntnis der Physiologie und Pathologie des Neugeborenen ist die Nierenvenenthrombose in den letzten Jahren zu einer Rarität geworden.

Besonders vielfältig sind Fehlbildungen der äußeren Genitalorgane. Sie fallen bereits bei Geburt dem ersten Untersucher auf und reichen vom einfachen Maldescensus testis bis zur Blasenektopie mit kompletter Epispadie. Verständlicherweise kann hier nicht auf alle Einzelheiten eingegangen werden. Wegen der praktischen Bedeutung sollen nur zwei relativ harmlose Veränderungen erwähnt werden. Eine Phimose ist bei Knaben als physiologisch zu bezeichnen. Da in diesem Alter noch Verklebungen zwischen dem inneren Vorhautblatt und der Glans bestehen, sollten jegliche Versuche unterbleiben, die Vorhaut zurückzustreifen. Sie führen zwangsweise zu Einrissen, so daß eine Balanitis und eine echte narbige Phimose die Folge sein können. Nur bei angeborener wirklicher Obstruktion des Präputialrings mit erschwerter Harnentleerung ist ein Eingreifen indiziert.

Abgesehen von religiösen Gründen sind bis heute keine einleuchtenden medizinischen Argumente für eine frühe Zirkumzision bekannt, dafür aber um so mehr ernstzunehmende Komplikationen [40]. Erst wenn nach Beendigung des zweiten Lebensjahres sich die Vorhaut noch nicht beim Baden zurückstreifen läßt, darf von einer krankhaften Phimose gesprochen werden. Bei der Primäruntersuchung von weiblichen Neugeborenen sollten unbedingt die großen Labien gespreizt werden. Nur so können eine pathologische Klitorishypertrophie und eine Hymenalatresie erkannt werden. Aufgrund der starken Östrogenwirkung beim weiblichen Neugeborenen ist in den ersten Lebenstagen regelmäßig weißlich-glasiger Schleim im Scheidenvorhof zu erkennen. Ein völliges Fehlen ist verdächtig auf eine Fehlbildung des weiblichen Genitales, wobei im einfachsten Fall eine Hymenalatresie vorliegt.

4.7 Störungen des Stoffwechsels und der endokrinen Organe

Hypoglykämie

Die bei weitem häufigste Stoffwechselstörung in der Neugeborenenperiode ist die Hypoglykämie, wobei man in den meisten Fällen mehr von einer transitorischen Adaptationsstörung sprechen sollte. Wie bereits angedeutet, verwischen sich in kaum einem Bereich so sehr Physiologie und Pathologie beim Neugeborenen. Schwierig ist bereits die Festlegung der unteren Grenzwerte des Blutzuckers. Im allgemeinen spricht man von einer Hypoglykämie in der Neonatalperiode, wenn der Blutzucker in den ersten drei Lebenstagen unter 30 und nach dem dritten Tag unter 40 mg/dl liegt. Bei Frühgeborenen wird die Grenze mit 20 bzw. 30 mg/dl etwas tiefer angesetzt [41]. Die Symptomatik einer Hypoglykämie ist durchaus nicht immer charakteristisch und kann von Hyperexzitabilität mit Myoklonien und Krämpfen bis zur Apathie verbunden mit Trinkunlust, Zyanoseanfällen, Apnoen, Bradykardie und Hypothermie reichen. Wie bereits in Abschnitt 2.6 berichtet, ist der Stoffwechsel des Neugeborenen auf einen passageren Glukosemangel post partum gut eingerichtet. Man sollte allerdings die Risikogruppen kennen, bei denen eine Hypoglykämie besonders ausgeprägt sein kann und die physiologischen Kompensationsmechanismen des Stoffwechsels nicht ausreichen. Hypoxie, Azidose, Hypothermie, Unreife sowie intrauterine Dystrophie und Hypertrophie sind die wichtigsten Ursachen einer Hypoglykämie; aber auch bei einer Erythroblastosis fetalis infolge einer Blutgruppeninkompatibilität und bei einer Polyzythämie kann es zu einer Hypoglykämie kommen. Die größten Gefahren drohen stark dystrophen Neugeborenen, da bei ihnen wegen Substratmangels die Lipolyse und Ketogenese unzureichend sind. Zur Vermeidung einer Hypoglykämie sollte bei einem Geburtsgewicht über der 90. Perzentile und unter der 10. Perzentile, bei jedem Geburtsgewicht unter 2500 g, bei einem pH-Wert im Blut der Nabelarterie unter 7,1 bzw. nach einer perinatalen Asphyxie sowie bei Kindern diabetischer Mütter in den ersten Lebensstunden der Blutzucker kontrolliert werden. Liegen die Blutzuckerwerte grenzwertig niedrig, so ist die Gabe von Dextroneonat® indiziert. Ein bis zwei Stunden später sowie mindestens zwei- bis dreimal am zweiten Lebenstag sind weitere Kontrollen des Blutzuckers zu empfehlen. Wird der Grenzwert von 30 mg/dl wiederholt unterschritten, muß das Kind zur Glukoseinfusion bzw. weiteren Diagnostik in eine Kinderklinik verlegt werden.

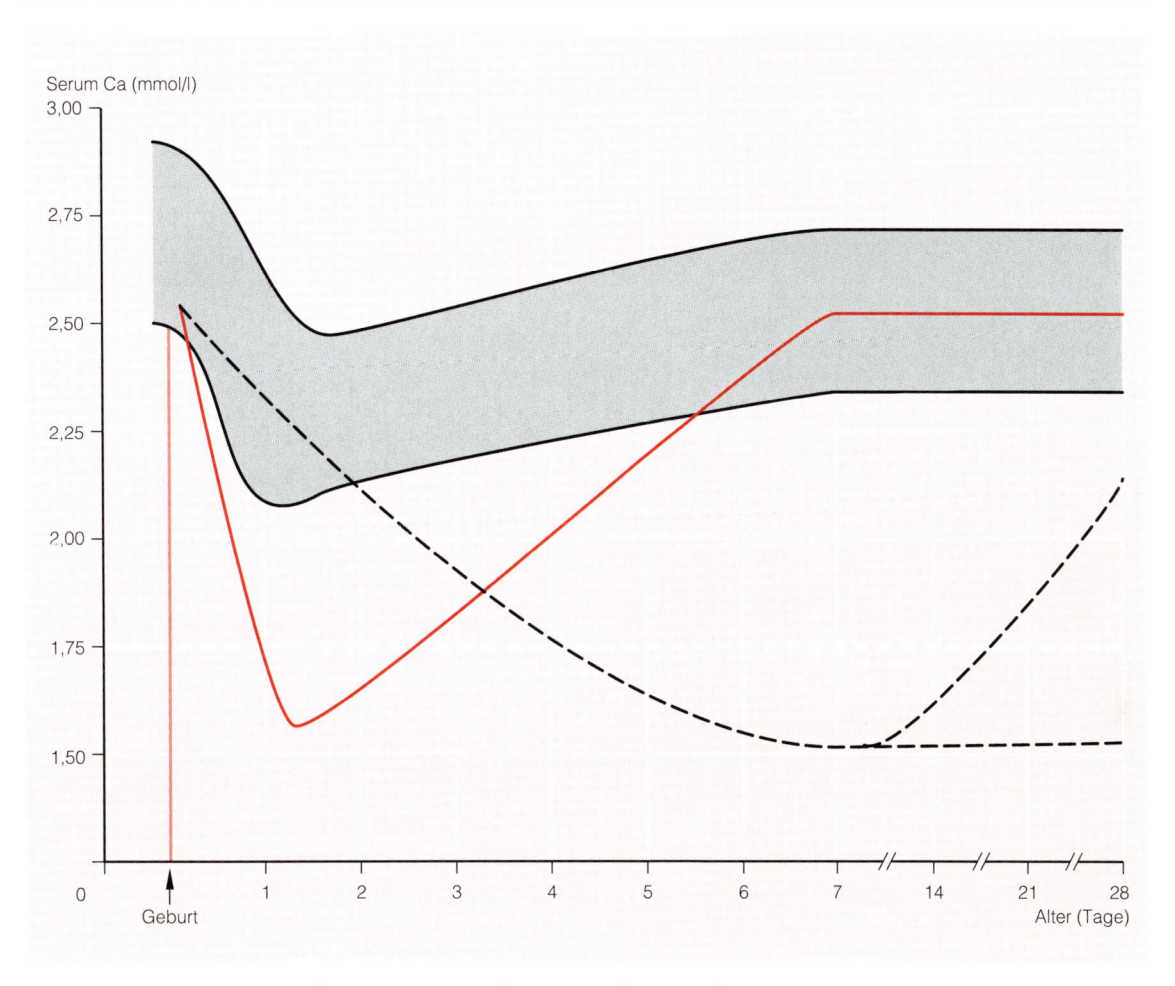

Abb. 32-12 Normaler Verlauf des Kalziumspiegels im Serum bei Neugeborenen in Beziehung zur Früh- (rote ausgezogene Linie) und Spätform (gestrichelte Linie) einer Hypokalzämie. Die Grenze zur pathologischen Hypokalzämie (klinische Symptome) ist bei 1,75 mmol/l eingetragen (nach Fanconi [26]).

Hypokalzämie

Auch der Kalziumspiegel des Neugeborenen fällt mit Unterbrechung des mütterlichen Angebots post partum ab, bis eine ausreichende hormonelle Gegenregulation einsetzt. Mit Zunahme der Aktivität der Nebenschilddrüse sowie der enteralen Aufnahme von Kalzium und Phosphat aus der Milch normalisieren sich ab dem dritten bis fünften Lebenstag die erniedrigten Kalziumwerte. Besonders niedrige Kalziumspiegel findet man bei Frühgeborenen (in Abhängigkeit vom Grad der Unreife) und bei der perinatalen Asphyxie, wobei hier neben der anfangs verminderten Aktivität der Nebenschilddrüse auch noch eine passagere Endorganresistenz auf Parathormon hinzukommt [57]. Klinische Symptome in Form von Hyperexzitabilität, gesteigerten Eigenreflexen, Muskelzittern und eventuell Krämpfen sind allerdings weniger vom Gesamtkalzium als von der Höhe des ionisierten Kalziums abhängig. Da Frühgeborene ein geringeres Gesamteiweiß haben und auch der pH-Wert des Serums meist etwas niedriger liegt, können sie ohne klinische Symptome niedrigere Kalziumspiegel im Serum tolerieren [26]. Grundsätzlich kann eine sehr häufige, fast als physiologisch zu bezeichnende frühe Form der Hypokalzämie in den ersten drei Lebenstagen von einer späten Form unterschieden werden (Abb. 32-12).

Die klinische Bedeutung der relativ seltenen späten Form der Hypokalzämie ist sehr viel größer. Sie tritt am Ende der ersten Lebenswoche vorwiegend bei reifen Neugeborenen auf und kann zu Neugeborenenkrämpfen führen. Die Ursache ist ein passagerer Hypoparathyreoidismus. Ein zusätzlich auslösender Faktor kann ein Hyperparathyreoidismus der Mutter sein. Die Prognose der späten Form einer Hypokalzämie ist insgesamt gut, doch sollte in jedem Fall zumindest vorübergehend parenteral oder oral Kalzium substituiert werden. Eine besondere Form der Störung des Kalzium- und Phosphatstoffwechsels beschäftigt die Neonatologen bei der Betreuung von sehr kleinen unreifen Frühgeborenen. Als Folge einer langen Immobilisation bei Beatmung und einer unzureichenden Zufuhr von Kalzium und Phosphat während einer parenteralen Infusionstherapie oder auch bei Ernährung mit Muttermilch in einer Phase des besonders schnellen Wachstums kann es zur Entwicklung einer ausgeprägten Substratmangelrachitis mit Osteopenie kommen [58]. Es besteht die Gefahr von Spontanfrakturen. Trotz des ähnlichen klinischen Bildes ist die Störung nicht mit einer Vitamin-D-Mangelrachitis gleichzusetzen.

Angeborene Stoffwechselstörungen

Von den hereditären Störungen des Kohlenhydratstoffwechsels können zwei Erkrankungen schon in der Neugeborenenperiode zu lebensbedrohlichen Komplikationen führen. Dies sind die Fruktoseintoleranz und die Galaktosämie. Erhält ein Neugeborenes mit einer Fruktoseintoleranz in der Neonatalperiode eine saccharosehaltige Nahrung, kann es hochakut zu einem lebensbedrohlichen Krankheitsbild mit ausgeprägter Hypoglykämie und den Zeichen eines akuten Leber- und Nierenversagens kommen. Die klinischen Symptome sind Erbrechen, Krämpfe oder Apathie, Ikterus, Blutungen, Oligurie und Ödeme. Im späteren Leben ist der Krankheitsbeginn nicht ganz so dramatisch, so daß dringend vor einer unkritischen Anwendung von fruktosehaltigen Kohlenhydraten bei Neugeborenen und jungen Säuglingen zu warnen ist. Die Galaktosämie wird heute in der Regel bereits am fünften Lebenstag durch den Guthrie-Test erfaßt, doch können schon am Ende der ersten Lebenswoche die ersten Symptome auftreten. Auch hier ist eine stürmische Entwicklung charakteristisch, wobei die klinischen Symptome zunächst als Sepsis mit Leberbeteiligung imponieren. Völlige Milchzuckerkarenz kann die Gefahren dieser lebensbedrohlichen Stoffwechselstörung ganz abwenden, sofern die Leberveränderungen vor Beginn der Therapie noch nicht zu weit fortgeschritten sind und auch noch kein Katarakt als zusätzliche Komplikation entstanden ist. Generell muß eine anhaltende metabolische Azidose bei reifen Neugeborenen ohne Hinweis für Schock und Sauerstoffmangel als verdächtig für eine angeborene Stoffwechselstörung angesehen werden. Sie ist eine ausreichende Indikation für die Einleitung einer breiten Stoffwechseldiagnostik. Bei kleinen Frühgeborenen ist dagegen eine mäßige metabolische Azidose zwischen der zweiten und vierten Lebenswoche so häufig, daß man auch von einer physiologischen Spätazidose des unreifen Neugeborenen spricht [49]. Als Ursache ist eine erniedrigte Bikarbonatschwelle der Niere anzusehen.

Endokrine Störungen beim Neugeborenen

Hypoglykämie und Hypokalzämie zeigen die enge Verbindung des Stoffwechsels zu den endokrinen Organen des Neugeborenen. Jahrelang galt das besondere Interesse bei der Erstuntersuchung eines Neugeborenen der rechtzeitigen Entdeckung einer angeborenen Hypothyreose. Bei oft nur minimalen klinischen Symptomen (verminderte Vitalität, Stuhlentleerungsstörungen, Icterus prolongatus, etwas große Zunge, großer Hautnabel oder Nabelbruch) war die Diagnose jedoch sehr schwierig. Mit Einführung des Hypothyreose-Screenings am fünften Lebenstag kann diese häufigste endokrinologische Störung fast immer rechtzeitig entdeckt werden. Es sollte allerdings betont werden, daß die Blutabnahme für das Hypothyreose-Screening auch wirklich am fünften Tag erfolgt, da die Normalwerte für TSH vor diesem Zeitpunkt höher und danach niedriger liegen. Durch die regelmäßige Untersuchung des Schilddrüsenstoffwechsels beim Neugeborenen sind in den letzten Jahren einige neue Erkenntnisse über Störungen der Schilddrüse gewonnen worden. So besteht offensichtlich eine sehr große Empfindlichkeit von Frühgeborenen und in geringerem Maße auch von Neugeborenen auf eine exogene Jodzufuhr (jodhaltige Desinfektionsmittel, Röntgenkontrastmittel), die zumindest vorübergehend mit einer primären Hypothyreose mit hohen TSH-Werten reagieren und substituiert werden müssen [75, 83]. Andererseits kann man bei unreifen Frühgeborenen wie auch beim Neugeborenen nach lebensbedrohlichen Zuständen mit Schock und Hypoxämie eine sogenannte tertiäre Hypothyreose mit niedrigen T_3- und T_4-Werten bei normaler TSH-Konzentration beobachten [75]. Diese Störung bedarf keiner Therapie und ist eher als Schutzmechanismus des Organismus anzusehen.

Zum Schluß soll noch auf eine wohl seltene, aber sehr typische und meist bereits in der Neonatalperiode zu diagnostizierende endokrine Störung eingegangen werden. Es handelt sich um das kongenitale adrenogenitale Syndrom, das als autosomal-rezessives Leiden auf einer Biosynthesestörung des Cortisols beruht und bei 4000 Neugeborenen etwa einmal auftritt. In den meisten Fällen liegt ein 21-Hydroxylasemangel vor. Die gestörte Cortisolsynthese führt zu einer Enthemmung der Funktion des Hypophysenvorderlappens mit konsekutiver Nebennierenrindenhyperplasie und gesteigerter Testosteronproduktion, dessen Bildung aus gemeinsamen Vorstufen der Steroidhormone regelrecht ist. Die Folge ist eine bereits im Fetalleben einsetzende Virilisierung des äußeren Genitales bei Mädchen bis hin zu einem Pseudohermaphroditismus. Bei Mädchen kann daher der Verdacht auf diese angeborene Erkrankung relativ leicht bei Geburt gestellt werden. Jungen fallen nicht so schnell auf, doch ist bei ihnen das äußere Genitale vergrößert und das Skrotum auffallend dunkel pigmentiert. Meist wird die Erkrankung bei Knaben jedoch erst erkannt, wenn Trinkunlust, Erbrechen und Exsikkose auftreten und die Serumelektrolyte die typische Konstellation einer Hyponatriämie und Hyperkaliämie zeigen. Die Gabe von Kochsalz, Cortisol und Aldosteron kann den manchmal lebensbedrohlichen Zustand rasch bessern, doch ist anschließend auch weiterhin eine differenzierte Hormonsubstitution notwendig (siehe auch Band 1, Kapitel 2, Abschnitt 4.3).

4.8 Icterus neonatorum

Ein Ikterus als sichtbare Manifestation einer Hyperbilirubinämie ist jenseits der Neugeborenenperiode als krankhaftes Symptom anzusehen, das diagnostisch abgeklärt werden muß. Bei Neugeborenen darf dagegen bis zu einem gewissen Grad der Ikterus als physiologisch bezeichnet werden. Bis zur Geburt wird praktisch das gesamte aus dem Hämoglobinabbau anfallende Bilirubin über die Plazenta an die Mutter zur weiteren Verstoffwechselung und Exkretion abgegeben. Post partum ist die Aktivität der UDP-Glukuronyltransferase vor allem bei Frühgeborenen zunächst noch vermindert. Gleichzeitig ist in Abhängigkeit vom Grad der Unreife die Aktivität der β-Glukuronidase im Darm erhöht. Die Folge ist eine reduzierte Bilirubinausscheidung bei gleichzeitig vermehrter Bilirubinabsorption aus dem Darm (Abb. 32-13). Ein verstärkter Hämoglobinabbau spielt dagegen physiologischerweise nur eine untergeordnete Rolle als Ursache einer Hyperbilirubinämie. Der Icterus neonatorum ist damit eine typische postpartale Adaptationsstörung, wobei in der Regel zwischen dem vierten und siebten Lebenstag der höchste Bilirubinspiegel beobachtet wird [84]. Be-

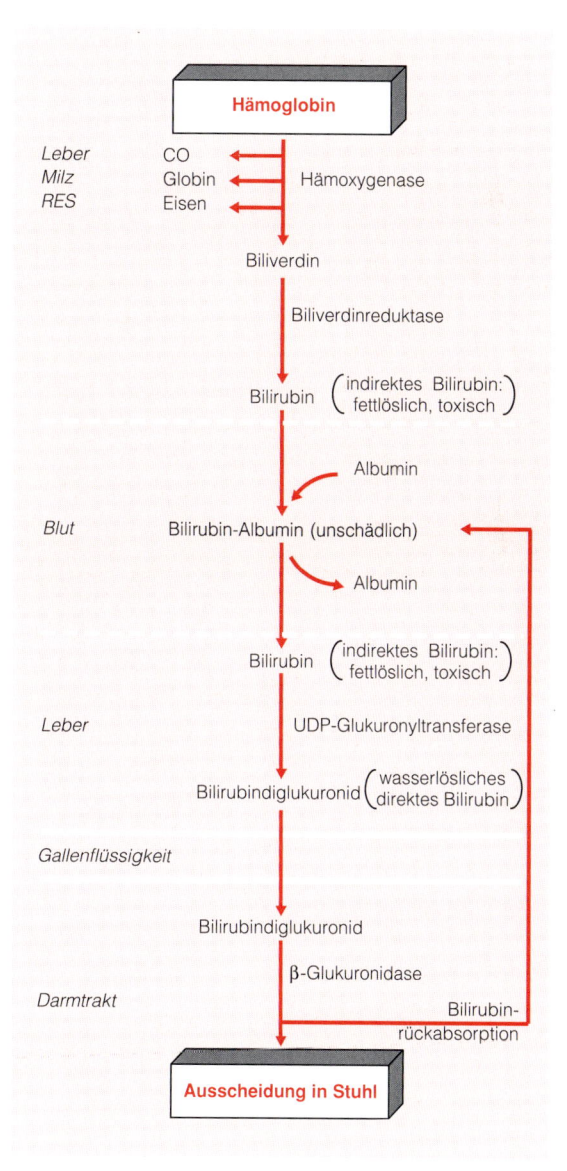

Abb. 32-13 Vereinfachte Darstellung des Hämoglobin- und Bilirubinstoffwechsels bei Neugeborenen einschließlich des enterohepatischen Kreislaufs von Bilirubin.

steht schon am ersten Lebenstag eine sichtbare Hyperbilirubinämie (über 7mg/dl), so spricht man von einem Icterus praecox. Hält die Hyperbilirubinämie über die zweite Lebenswoche hinaus an, so nennt man dies einen Icterus prolongatus. Relativ willkürlich wird ein Bilirubinspiegel über 15 mg/dl bei reifen Neugeborenen und über 12 mg/dl bei Frühgeborenen als Icterus gravis bezeichnet. Ein verstärkter Icterus neonatorum gilt allgemein als ein häufiges neonatologisches Problem. Amerikanische Untersuchungen an sehr großen Kollektiven von Früh- und Neugeborenen zeigen allerdings deutlich, daß ein Icterus gravis zumindest bei reifen Neugeborenen mit 2,9% relativ selten ist. Bei Frühgeborenen kann jedoch mit zunehmender Unreife bei einem Drittel der Kinder mit einer Hyperbilirubinämie von mehr als 12 mg/dl gerechnet werden [43].

Bilirubin besteht bei Neugeborenen laborchemisch vorwiegend aus dem fettlöslichen „indirekten" Bilirubin. In der ersten Lebenswoche ist eine Erhöhung des wasserlöslichen glukuronidierten direkten Bilirubins eher selten. Dennoch ist auch in der Neugeborenenperiode eine Differenzierung von direktem und indirektem Bilirubin aus diagnostischen und auch therapeutischen Gesichtspunkten zumindest nach dem fünften Lebenstag dringend notwendig. So können schon beim Neugeborenen eine Reihe von wichtigen Erkrankungen zu einem Anstieg des direkten Bilirubins führen (Tab. 32-14).

Die Ätiologie einer pathologischen Erhöhung des indirekten Bilirubins ist bei Neugeborenen insgesamt vielfältig und kann im Einzelfall oft nicht befriedigend geklärt werden. Wenn man von einer verzögerten Aktivierung der Glukuronyltransferase vor allem bei Frühgeborenen absieht, ist die wichtigste Ursache eines Icterus gravis eine verstärkte Hämolyse. Allgemein bekannt ist der Morbus haemolyticus neonatorum infolge Blutgruppeninkompatibilität zwischen Mutter und Kind im Rh- oder AB0-System, worauf bereits im Band 5, Kapitel 6, ausführlich eingegangen worden ist. Auch Infektionen und zahlreiche, meist hereditäre Defekte der Erythrozyten und des Hämoglobins können zu einer verstärkten Hämolyse führen. Kinder mit ausgedehnten geburtstraumatischen Hämatomen oder einer Polyzythämie nach zu später Abnabelung neigen zu höheren Bilirubinwerten infolge eines verstärkten Hämoglobinabbaus. Große Kephalhämatome spielen je-

Tabelle 32-14 Ursachen eines Ikterus bei Neugeborenen

I. Erhöhung des indirekten Bilirubins

  A. Vermehrte Bilirubinbildung

   1. Verstärkte Hämolyse
      – Morbus haemolyticus neonatorum
      – Infektionen
      – hereditäre Defekte des Erythrozytenstoffwechsels (z. B. Glukose-6-Phosphatdehydrogenasemangel)
      – pathologisches Hämoglobin (z. B. Sichelzellanämie)
      – Strukturanomalien der Erythrozytenmembran (z. B. familiäre Sphärozytose)

   2. Vermehrter Blutabbau
      – Polyzythämie
      – Resorption von Hämatomen

  B. Störung der Bilirubinaufnahme in die Leberzelle
      – Gilbert-Meulengracht-Syndrom

  C. Störung der Glukuronidierung
      – mangelhafte Aktivität der Glukuronyltransferase infolge Unreife der Leber (Frühgeborenenikterus)
      – angeborenes Fehlen der Glukuronyltransferase (Crigler-Najjar-Syndrom)
      – Hemmung der Glukuronyltransferase durch Medikamente und Muttermilch

  D. Gesteigerter enterohepathischer Kreislauf
      – hochgradige Unreife
      – intestinale Obstruktionen, Mekoniumileus
      – Muttermilchernährung

II. Erhöhung des direkten Bilirubins

  A. Hepatozelluläre Störungen der Bilirubinexkretion

   1. Neugeborenenhepatitis (z. B. Zytomegalie, Toxoplasmose, Lues, Listeriose)

   2. Toxische Schädigung der Leber (z. B. bakterielle Sepsis, parenterale Langzeiternährung, Ischämie)

   3. Angeborene metabolische Störungen (z. B. Alpha-1-Antitrypsinmangel, Galaktosämie, Lipidspeicherkrankheiten, Zellweger-Syndrom)

   4. Gestörte Ausscheidung von Bilirubin aus der Leberzelle infolge eines Membrandefektes (z. B. Rotor-Syndrom, Dubin-Johnson-Syndrom)

  B. Intra- und extrahepatische Cholestase (z. B. Zustand nach intrauteriner Hepatitis, Syndrom der eingedickten Galle, extrahepatische Gallengangsatresie)

doch keine Rolle als Ursache einer Hyperbilirubinämie, da die Resorption und Organisation des Hämatoms extrem langsam über viele Wochen gehen. Von Bedeutung ist, daß einige Medikamente wie Oxytocin, Bupivacain, Novobiocin,

Chloramphenicol oder Steroidhormone zu einer Erhöhung des indirekten Bilirubins führen können. Der Wirkungsmechanismus ist im einzelnen nicht immer sicher bekannt, doch wird in der Regel eine Inaktivierung der Glukuronyltransferase angenommen [84].

Besonderes Interesse erregt noch immer die bis heute nicht abgeschlossene Diskussion über die Ursachen eines verstärkten Ikterus bei gestillten Kindern. Die durchschnittlichen Bilirubinwerte sind generell etwas höher bei gestillten als bei künstlich ernährten Neugeborenen [13]. Differentialdiagnostische Schwierigkeiten kann gelegentlich ein Icterus gravis et prolongatus machen. Bei Ernährung mit Muttermilch ist damit bei einem von 200 Kindern zu rechnen [69]. Charakteristisch ist, daß eine Unterbrechung der Muttermilchzufuhr über 24 bis 48 Stunden zu einem sofortigen Abfall des Bilirubinspiegels führt. Eine Familiarität scheint zu bestehen, zumal gestillte Geschwisterkinder mit einer Wahrscheinlichkeit von 70% auch eine Hyperbilirubinämie aufweisen. In der Muttermilch betroffener Kinder konnte eine stark erhöhte Lipaseaktivität gemessen werden, was zu einer beschleunigten Resorption von freien, vorwiegend ungesättigten Fettsäuren führt. Plötzliche Anflutung von freien Fettsäuren soll die Aktivität der Glukuronyltransferase hemmen [70]. Andererseits ist aber offensichtlich auch der enterohepatische Kreislauf des Bilirubins bei gestillten Kindern gesteigert [32]. Physiologischerweise wird die β-Glukuronidase mit zunehmender Nahrungsaufnahme und Aufbau der normalen Darmflora post partum gehemmt. Unter einer Ernährung mit Muttermilch geht die Aktivität der β-Glukuronidase nur verzögert zurück [13]. Dagegen wird heute die lange Zeit angenommene kompetitive Hemmung der Glukuronyltransferase durch eine höhere Konzentration von Steroidhormonen (z. B. Pregnandiol) in der Muttermilch als Ursache eines Muttermilchikterus abgelehnt [84]. Generell besteht Einigkeit, daß ein verstärkter und auch verlängerter Icterus neonatorum kein Grund zur Unterbrechung oder gar Beendigung des Stillens ist.

Die verbreitete und in der Regel nur noch bei Frühgeborenen berechtigte Furcht vor einem Neugeborenenikterus beruht auf der Affinität des nicht glukuronidierten Bilirubins zum Nervengewebe [42]. Besonders in der grauen Substanz der Stammganglien kann sich Bilirubin intrazellulär anreichern und als Zellgift wirken. Man spricht dann von einem Kernikterus, der eine Atrophie der betroffenen Abschnitte mit Degeneration der Nervenfasern zur Folge hat. Neugeborene mit einem beginnenden Kernikterus fallen durch Apathie, Opisthotonus, Trinkfaulheit und schrilles Schreien auf. Krämpfe und Apnoen können zu akuter Lebensgefahr führen. Überlebende Kinder sind meist erheblich geschädigt. Ihre klinische Symptomatik ist durch extrapyramidale Bewegungsstörungen, Taubheit und Sprachstörungen gekennzeichnet, während eine geistige Behinderung nur in Einzelfällen hinzukommt. Für die Entstehung eines Kernikterus ist weniger der absolute Serumspiegel an indirektem Bilirubin verantwortlich, sondern das freie, nicht an Albumin gebundene Bilirubin. Ein reifes Neugeborenes mit einer normalen Albuminkonzentration von knapp 3 g/dl vermag im Serum etwa 30 mg nicht glukuronidiertes Bilirubin zu binden. Bei Frühgeborenen mit einem Albuminspiegel von 2 g/dl und weniger, aber auch bei Azidose und Hypoxie ist die Bindungskapazität entsprechend niedriger. Zusätzlich können zahlreiche Medikamente wie Salizylsäure, Sulfonamide, Diazepam sowie verschiedene Stabilisatoren Bilirubin aus seiner Bindung an Albumin verdrängen. Insgesamt muß festgestellt werden, daß die Gefahr eines Kernikterus bei reifen Neugeborenen häufig überbewertet und bei Frühgeborenen eher unterschätzt wird.

Ein wichtiger Schritt zur Vermeidung eines Kernikterus war vor allem beim Morbus haemolyticus neonatorum die Einführung der Blutaustauschtransfusion im Jahre 1946. Die Indikation für eine Austauschtransfusion wurde zunächst mit Hilfe des Bilirubinnomogramms von Polacek gestellt [68]. Später wurden Nomogramme verwendet [29], die zusätzlich das unterschiedliche Risiko eines Kernikterus bei Neugeborenen in Abhängigkeit vom Reifegrad und eventuellen Komplikationen berücksichtigen (Abb. 32-14). Mittlerweile ist die Austauschtransfusion selbst in größeren Kinderkliniken eine Seltenheit. Dies ist nur z. T. auf den Rückgang des Morbus haemolyticus bei Rh-Inkompatibilität infolge breiter Anti-D-Prophylaxe zurückzuführen. Weitaus wirksamer war die Einführung der Phototherapie Anfang der siebziger Jahre. Treffen Photonen des sichtbaren Lichtes auf ein Bilirubinmolekül in der Haut, so entstehen zwei verschiedene Photoprodukte (Abb. 32-15).

32 Das gesunde und das kranke Neugeborene

Abb. 32-14 Modifiziertes Bilirubinnomogramm nach Brüster und Wirtz. Für alle Gruppen sind Bilirubinspiegel angegeben, bei deren Erreichen eine Phototherapie (■) bzw. eine Austauschtransfusion (●) durchgeführt werden sollte (zitiert nach Fischer und Poschmann [29]).

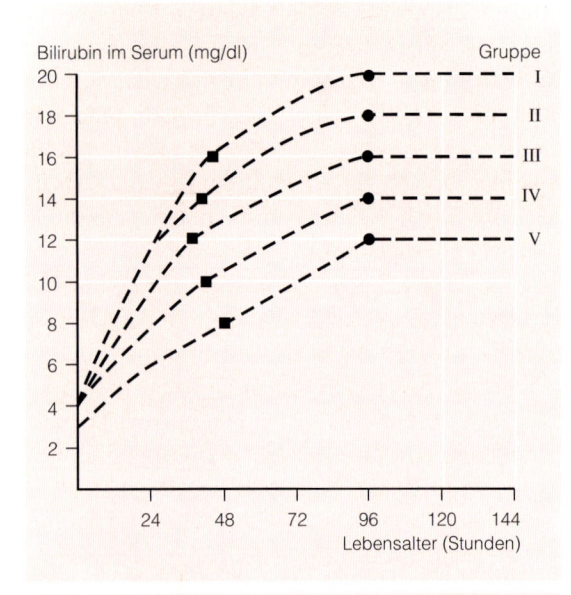

Geburtsgewicht	Komplikationen	Gruppe
> 2500 g	Ø	I
	+	II
1501–2500 g	Ø	II
	+	III
1001–1500 g	Ø	III
	+	IV
< 1001 g	Ø	IV
	+	V

Das 4Z,15E-Bilirubin ist ein räumliches Isomer entsprechend einer Cis-trans-Formation, das wohl in großen Mengen bei der Phototherapie entsteht, sich aber leicht wieder in normales Bilirubin zurückverwandelt. Ein weiteres Produkt der Phototherapie ist das Lumirubin, bei dem es sich um ein strukturell verändertes Isomer des Bilirubins handelt [21]. Es wird nur in relativ geringer Menge gebildet, doch ist die Reaktion praktisch irreversibel. Da die Eliminationshalbwertszeit für Lumirubin nur zwei Stunden im Gegensatz zu 15 Stunden für das räumliche Isomer des Bilirubins beträgt, hat das Lumirubin nach neuerer Ansicht wahrscheinlich die größere Bedeutung bei der Phototherapie [22].

Zur Phototherapie werden weißes, blaues und neuerdings auch weniger energiereiches grünes Licht verwendet. In der Praxis ist weißes Licht zu bevorzugen, da die Kinder klinisch besser beurteilt werden können.

Die eindrucksvollen Erfolge der Phototherapie haben zu einer recht unkritischen, sehr breiten Anwendung geführt. Leider ist auch die Phototherapie nicht ganz ohne Nebenwirkungen. Liegt der Bilirubinspiegel sehr niedrig, wird ein großer Teil der Photonen nutzlos bleiben oder andere Wirkungen auslösen. So kann Wärme entstehen, der Wasserumsatz ist erhöht, auch können andere lichtempfindliche Substanzen, z. B. Vitamine, zerstört werden. Eine prophylaktische Phototherapie sollte daher nicht durchgeführt werden. Das schon erwähnte Bilirubinnomogramm läßt sich ohne weiteres auch auf den Einsatz der Phototherapie erweitern (Abb. 32-14). So empfiehlt sich, mit der Phototherapie zu beginnen, wenn der Bilirubinspiegel 4 mg unter der jeweiligen Austauschgrenze für die einzelnen Gruppen liegt. Nach Abfall der Bilirubinkonzentration um mindestens 3 mg/dl wird die Phototherapie abgebrochen. Im Fall eines erneuten Wiederanstiegs ist es besser, das Kind ein zweites Mal für 12 bis 24 Stunden unter die Lampe zu legen, als das Kind kontinuierlich zu bestrahlen. Ein Neugeborenenikterus mit einem Anteil des direkten Bilirubins von über 2 mg/dl sollte nicht bestrahlt werden. Direktes Bilirubin wird in ein bronzefarbenes Pigment umgewandelt, das nur sehr verzögert ausgeschieden wird und über dessen toxische Wirkungen bisher nichts Sicheres bekannt ist [64]. Vor Beginn einer Phototherapie sollte zumindest bei allen Kindern nach dem fünften Lebenstag das direkte Bilirubin be-

Abb. 32-15 Räumliche und strukturelle Umwandlung von Bilirubin durch Photonen (hv) während einer Phototherapie.

stimmt werden. Besteht Verdacht auf eine Infektion, ist große Zurückhaltung mit einer Phototherapie angezeigt. Um keine Anämie oder Polyzythämie zu übersehen, sind bei jedem verstärkten Ikterus Hämoglobin und Hämatokrit zu kontrollieren. Die Frage nach einer Blutgruppenunverträglichkeit sollte schon vor der Geburt abgeklärt worden sein.

Bei der Durchführung einer Phototherapie müssen die folgenden Richtlinien beachtet werden [97]:

– Eine prophylaktische Phototherapie ist nicht indiziert, da die Effizienz der Bestrahlung zunimmt, je höher die Bilirubinkonzentration ist.
– Um die Bestrahlungsfläche und -intensität zu vergrößern, muß das Kind bis auf einen dringend notwendigen Augenschutz vollständig entkleidet werden. Der Abstand der Lampe ist möglichst kurz zu halten. Zusätzlich läßt sich die Effektivität der Bestrahlung durch seitliche Reflektoren in Form von weißen Tüchern erhöhen.
– Alle drei bis vier Stunden sollte das Kind umgelagert werden. Eine intermittierende Lichttherapie ist insgesamt wirkungsvoller. Aus diesem Grunde dürfen die Kinder auch zum Füttern oder Stillen aus dem Inkubator herausgenommen werden.
– Eine Phototherapie erhöht den Flüssigkeitsbedarf des Kindes um etwa 20 ml/kg und Tag. Zusätzliche Flüssigkeit wird dem Kind in Form von Tee, Glukoselösung oder Dextroneonat® angeboten. Eventuell auftretende dünnbreiige und gehäufte Stühle sind zur Unterbrechung des enterohepatischen Bilirubinkreislaufs bei einer Phototherapie erwünscht.
– Besonders bei Verwendung von blauem Licht soll das Kind wegen der schlechten klinischen Beurteilbarkeit durch einen EKG-Monitor überwacht werden. Zusätzlich ist wegen der erhöhten Wärmeproduktion die Körpertemperatur zu kontrollieren.
– Die Effektivität einer Phototherapie hängt im großen Maße davon ab, ob die Lampen hinsichtlich ihrer Leuchtkraft regelmäßig überprüft werden. Im Durchschnitt müssen nach 2000 Bestrahlungsstunden die Leuchtstoffröhren ausgetauscht werden.

Neben Phototherapie und Austauschtransfusion ist es auch gelungen, durch Induktion der Glukuronyltransferase (z. B. mit Phenobarbital oder Nikethamid) das Ausmaß eines Neugeborenenikterus besonders bei Frühgeborenen zu reduzieren [24]. Da diese Therapie praktisch immer prophylaktisch vor Entwicklung eines Ikterus erfolgen muß und alle mikrosomalen Enzyme in ihrer Aktivität gesteigert werden können, wird eine generelle Enzyminduktion bei Neugeborenen als Eingriff in die physiologische Reifung neonataler Enzymsysteme angesehen und heute überwiegend abgelehnt. Werden Medikamente wie Phenobarbital aus anderen Gründen (wie z. B. zur Sedierung des Kindes) eingesetzt, so ist eine Induktion der Glukuronyltransferase ein angenehmer Nebeneffekt. Auch durch Infusion von Humanalbumin hat man versucht, die Toxizität des Bilirubins zu vermindern. Leider enthalten die meisten handelsüblichen Humanalbumine zu viel Stabilisatoren, so daß nach Infusion dieser Präparate keine Besserung der Bilirubinbindungskapazität zu erwarten ist.

4.9 Erkrankungen der Haut

Anpassungsstörungen

Vom Zeitpunkt der Geburt an ist auch die Haut als Organ des Neugeborenen erheblichen Belastungen ausgesetzt [46]. Im Vordergrund stehen eine Änderung des Milieus, Temperaturunterschiede, mechanische Irritationen und eine rasche Besiedlung mit einer Vielzahl von Mikroorganismen. In der ersten Lebenswoche kommt es zu einer vollständigen Desquamation der bereits intrauterin verhornten Epidermis. Bei übertragenen Kindern ist dies schon am Tag der Geburt deutlich sichtbar, mit zunehmender Unreife wird die Abschilferung der Haut später und in geringerem Umfang beobachtet.

Bei 30 bis 70% aller Neugeborenen, jedoch mit abnehmender Häufigkeit bei Frühgeborenen, wird in den ersten zwei bis fünf Lebenstagen das Erythema toxicum allergicum neonatorum beobachtet. Charakteristisch sind 1 bis 2 mm große, blaßgelbliche Papeln oder Bläschen, die von einem unterschiedlich großen, z. T. konfluierenden roten Hof umgeben sind. Bevorzugte Regionen sind der Rücken, die Brust und das Gesicht. Der Bläscheninhalt ist steril. Histologisch fällt eine dichte Infiltration mit eosinophilen Granulozyten auf. Die Differentialdiagnose zu einer beginnenden Pyodermie ist manchmal schwierig. Spätestens nach einer Woche verschwindet das Erythema toxicum spontan ohne jede Therapie. Die Ätiologie ist bis heute ungeklärt. Bis zu einem gewissen Grad kann man von einer Adaptationsstörung der Haut sprechen, wobei der Name Erythema toxicum allergicum das Geschehen übertrieben darstellt.

Auch die Milien stellen eine Anpassungsstörung der Haut dar. Es handelt sich um kleinste epidermale Zysten, die mit überschüssigem Hornmaterial gefüllt sind und als weiße Punkte vor allem das Gesicht übersäen können. Nach einigen Wochen verschwinden sie spontan.

Eine weitere Besonderheit ist, daß auch die Haut des Neugeborenen sogenannte Schwangerschaftsreaktionen zeigen kann. Infolge maternaler und auch fetaler Androgene kommt es bevorzugt bei reifen männlichen Neugeborenen zu einer Hyperplasie der Talgdrüsen und Hyperkeratose der Follikel mit Entwicklung von Komedonen besonders auf Wange und Nase. Kommen Entzündungsreaktionen hinzu, so kann sich das typische Bild einer Acne neonatorum entwickeln. Auch diese Veränderungen bilden sich im Verlauf der ersten beiden Lebenswochen ohne jede Therapie vollständig zurück. Relativ empfindlich reagiert die Haut des Neugeborenen auf äußere Reize wie Pflaster, Plastikwindeln und Exkremente in Form von Speichel, Urin und Kot. Eine typische Überempfindlichkeitsreaktion ist die sogenannte Windeldermatitis.

Die Haut des Neugeborenen ist häufig ein Spiegel für verschiedene Allgemeinerkrankungen. Krankhafte Störungen des Kreislaufs sind in der Regel zuerst an der Haut erkennbar. Typische Veränderungen sind nicht nur Zyanose oder Blässe, sondern auch eine auffallende Marmorierung, plötzliches Sichtbarwerden der subkutanen kleinen Venen oder ein rascher Wechsel von Rötung und Blässe. Ikterus, petechiale Blutungen, Exantheme, eine Adiponecrosis subcutanea mit Verhärtung des subkutanen Fettgewebes sowie ein Sklerödem oder ein Sklerem sind weitere charakteristische Hautveränderungen bei verschiedenen Erkrankungen des Neugeborenen. Schon bei der Geburt können winzige weiße Flecken der Haut oder in noch stärkerem Maße ein Adenoma sebaceum erste Zeichen einer tuberösen Sklerose sein. Jeder halbseitige Naevus flammeus im Bereich einzelner Äste des Nervus trigeminus ist verdächtig auf ein Sturge-Weber-Syndrom. Auch bei zahlreichen Mißbildungssyndromen können im Bereich des äußeren Integuments Stigmata erkennbar sein.

Neu- und Fehlbildungen

Von den verschiedenen kutanen Neu- und Fehlbildungen sollen an dieser Stelle nur drei erwähnt werden, die von allgemeinem Interesse sind. Zu den häufigsten Fehlbildungen der Haut gehören die Hämangiome, die in die Naevi teleangiectatici (Feuermale, Storchenbiß) und die kavernösen Hämangiome eingeteilt werden. Letztere können als planotuberöse oder tuberonodöse Hämangiome einzeln und gehäuft auftreten, wobei sie in seltenen Fällen ein monströses Ausmaß annehmen (Abb. 32-16). Die Hämangiome bestehen aus embryonalem Gewebe mit einer endothelialen und einer retikulären Komponente, wobei der retikuläre Anteil mit zunehmendem Alter kollagenisiert. Bemerkenswert ist, daß die Ausdifferenzierung eines Hämangioms erst einige Tage bis Wochen post partum erfolgt. Bei Geburt fallen spätere Hämangiome in der Regel nur durch einen scharf begrenzten, weißen bis blaßroten Hautbezirk auf. Wegen ihrer oft unangenehmen Lokalisation im Gesicht oder in der Anogenitalregion sind die Hämangiome verständlicherweise bei Eltern gefürchtet. Wenn man von sehr seltenen Riesenhämangiomen absieht, bilden sich alle Hämangiome im Verlauf des Kindesalters bis spätestens zur Pubertät zurück [38]. Das kosmetische Ergebnis ist bei spontaner Rückbildung immer am besten, sofern eine Ulzeration des Hämangioms in Grenzen gehalten werden kann.

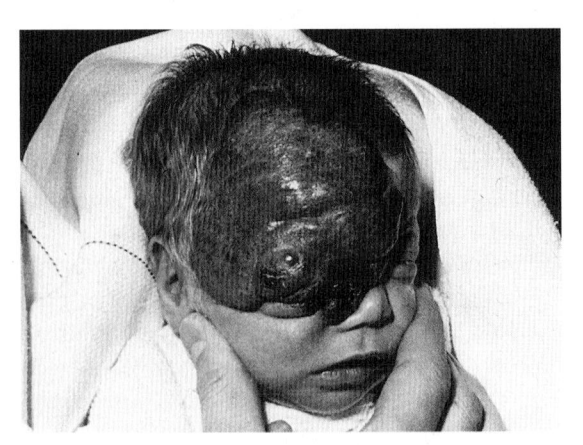

Abb. 32-16 Kavernöses Riesenhämangiom des Oberlids und der Stirn bei einem drei Monate alten ehemaligen Frühgeborenen.

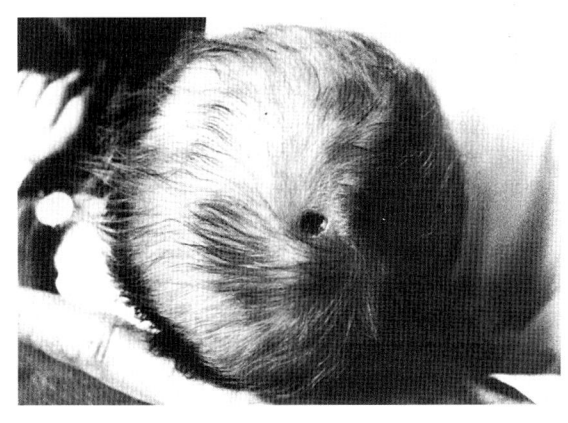

Abb. 32-17 Wie ausgestanzt wirkende Aplasia circumscripta cutis congenita im Bereich des Hinterhaupts eines Neugeborenen.

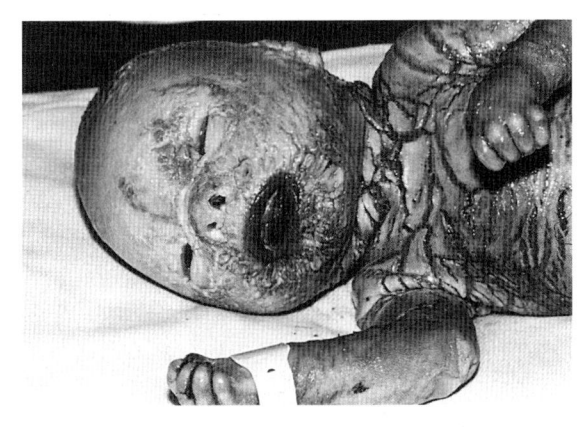

Abb. 32-18 Typisches Harlekinbaby bei Ichthyosis congenita.

Eine etwas rätselhafte Fehlbildung der Haut stellt die Aplasia circumscripta cutis congenita dar. Besonders am Kopf können kreisrunde, wie ausgestanzt wirkende, völlig reizlose Defekte der Haut bestehen (Abb. 32-17). Meist sind sie nur linsen- bis pfenniggroß, doch können sie auch ein größeres Ausmaß annehmen. Als Ursache wird ein lokaler Amniondefekt diskutiert, wodurch es zu umschriebenen zeitweiligen Verwachsungen mit dem Chorion kommen kann, doch wird auch eine hereditäre Genese beschrieben [25]. Bemerkenswert ist, daß solche Hautdefekte intrauterin reizlos bleiben und keinerlei Heilungstendenz zeigen, während zumindest die kleineren Defekte post partum sich bald spontan verschließen. Größere Aplasien, die meist symmetrisch an Rumpf und Extremitäten beobachtet werden, bedürfen jedoch einer plastischen Deckung.

Die Ichthyosis congenita ist eine weitere merkwürdige Störung der Haut, die bereits bei Geburt auffällt [25]. Als Folge einer gesteigerten Keratinisierung ist die Haut bei Geburt stark verdickt sowie auffallend steif und rissig. Die Erkrankung wird autosomal rezessiv übertragen. In Einzelfällen können die Neugeborenen ein groteskes Aussehen haben, das an einen Harlekin erinnert (Abb. 32-18). Soweit diese Kinder nicht schon bald postpartal sterben, versucht man therapeutisch durch keratolytisch wirkende Salben eine Abstoßung der überschüssig verhornten Epidermis zu erreichen.

Infektionen

Große Bedeutung haben in der Neonatalperiode Infektionen der Haut. Besonders gefürchtet ist die manchmal epidemisch auftretende Impetigo bullosa neonatorum. Es handelt sich um eine Infektion mit Staphylococcus aureus der Phagengruppe II mit Bevorzugung des Typs 71. Infektionsquellen können die Mutter, Pflegepersonal oder auch andere Kinder sein. Es besteht die Gefahr, daß die Erkrankung einen septischen Verlauf nimmt und als Komplikation eine abszedierende Pneumonie hinzukommt. Insgesamt ist die Häufigkeit der Impetigo bullosa bei Neugeborenen stark zurückgegangen. Erfreulicherweise gilt dies auch für die extrem schwere Form, die Dermatitis exfoliativa neonatorum Ritter von Rittershain, die vor Einführung der Antibiotika praktisch immer letal verlief. Verursacht wird auch diese Hauterkrankung durch Staphylococcus aureus der Phagengruppe II, Typ 71. Dieser Keim bildet ein exfoliatives Toxin, gegenüber dem die Haut von Neugeborenen und jungen Säuglingen besonders empfindlich reagiert [31]. Klinisch erinnert die Erkrankung an eine großflächige Verbrühung der Haut. Das Nikolski-Phänomen ist positiv, d. h. die Haut läßt sich durch Scherkräfte leicht ablösen. Streptokokken oder gramnegative Stäbchen spielen als Ursache einer bakteriellen Hautinfektion bei Neugeborenen nur eine untergeordnete Rolle. Um so wichtiger sind Hautinfektionen mit Candida albicans. Mit Hefesporen werden die meisten Neugeborenen bereits unter der Geburt kontaminiert. Primär wird die Mundschleimhaut befallen und anschließend mehr oder weniger der ganze Magen-Darmkanal besiedelt. Nur bei stärkerem Befall der Mundhöhle lassen sich typische, nicht abwischbare weiße Beläge erkennen. Schon bald scheidet das Neugeborene kontinuierlich Candida albicans mit dem Stuhl aus. Unterstützt durch eine Windeldermatitis kann es im Anogenitalbereich zu einer sich rasch flächenhaft ausbreitenden Candidiasis der Haut kommen. Charakteristisch ist, daß die geröteten, z. T. konfluierenden Papeln von einer Schuppenkrause umgeben sind. Trotz der großen Verbreitung von Candida albicans bei Neugeborenen und jungen Säuglingen ist die Gefahr einer septischen Pilzinfektion sehr gering und betrifft im allgemeinen nur Kinder nach längerer antibiotischer Therapie mit einer schweren Allgemeinerkrankung oder mit einem angeborenen Immundefekt. Dennoch sollte die Therapie der Haut konsequent mit lokal wirksamen antimykotischen Cremes und Suspensionen durchgeführt werden. Bei Therapieresistenz ist der Einsatz eines enteral schwer resorbierbaren Antimykotikums nicht zu vermeiden. Die prophylaktische Gabe eines enteralen Antimykotikums bei jedem Neugeborenen kann nicht empfohlen werden.

4.10 Erkrankungen der Sinnesorgane

Augen

Auch das Auge des Neugeborenen sollte bei der Erstuntersuchung durch den Geburtshelfer oder Pädiater Beachtung finden, um frühzeitig einige wichtige angeborene Fehlbildungen, wie z. B. einen Katarakt, ein Kolobom, einen Mikrophthalmus, eine Blepharophimose oder einen Buphthalmus (Glaukom) zu erkennen. Die Ursachen eines Katarakts können sehr vielfältig sein. In einer Zusammenstellung von 386 Fällen waren 32 genetisch bedingt, 74 die Folge einer Rötelnembryopathie und 46 Nebensymptom von komplexen Syndromen und Stoffwechselerkrankungen [59]. Nur 23mal stand der Katarakt in Beziehung zu einer isolierten Augenmißbildung, 88mal war er Folge oder Begleitsymptom einer Erkrankung des zentralen Nervensystems, während 123mal die Ätiologie ungeklärt blieb. Von Interesse sind beim Neugeborenen eine Ptosis des Oberlids sowie einige Stigmata des Auges, wie z. B. eine auffällige Lidachsenstellung, ein abnormer Augenabstand und ein ausgeprägter Epikanthus.

Infektionen des Auges sind bei Neugeborenen ausgesprochen häufig. Ganz im Vordergrund steht die eitrige Konjunktivitis, von der vor allem die spezifischen Formen in Gestalt der *Gonoblennorrhö* und der *Einschlußblennorrhö* gefürchtet sind. Die Gonoblennorrhö kommt am ersten und zweiten Lebenstag zum Ausbruch und ist durch eine exzessive Lidschwellung gekennzeichnet, so daß das Auge kaum untersucht werden kann. Das zunächst seröse Sekret kann rasch blutig und eitrig werden. Ohne Therapie ist eine Spontanheilung selten. Meist kommt es zu Ulzerationen der Kornea, die schließlich zu einer Perforation und zum Verlust des Auges führen können. Die rechtzeitige Therapie mit Penicillin hat eine rasche, vollständige Heilung zur Folge. Seit 1884 wird in Deutschland die von dem Geburtshelfer Karl Credé eingeführte Gonoblennorrhöprophylaxe mit der Gabe von je einem Tropfen einprozentiger Lösung von Argentum nitricum in jedes Auge erfolgreich durchgeführt. Der Nachteil dieser Methode ist, daß sie bei vielen Neugeborenen eine unspezifische Reizkonjunktivitis mit eitriger Sekretion auslöst. Ein Auswischen des Auges mit einem sterilen Tupfer, der mit steriler physiologischer Kochsalzlösung getränkt ist, führt zu rascher Besserung.

Sehr ähnlich, aber meist nicht so dramatisch und auch mit einer etwas besseren Prognose verläuft die *Einschlußblennorrhö,* die erst am sechsten bis zehnten Lebenstag klinische Symptome zeigt. Ausgelöst wird sie durch Chlamydia trachomatis, deren Übertragung in den Geburtswegen erfolgt [82]. Die Chlamydien sind relativ kleine kokkoide Bakterien, deren kulturelle Züchtung wegen ihres obligaten Zellparisitismus technische Schwierigkeiten bereitet, doch lassen sich im Konjunktivalabstrich in der Giemsa-Färbung charakteristische zytoplasmatische Einschlußkörperchen nachweisen. Eine Chlamydienkonjunktivitis zeichnet sich durch eine ausgesprochene Hartnäckigkeit gegenüber einer lokalen Therapie aus. Neben den Augen kann bei Geburt auch der Nasenrachenraum kontaminiert werden. Mit einer Latenzzeit von vier bis sechs Wochen können die Chlamydien zur Entwicklung einer Pneumonie führen. Aus diesem Grunde wird bei der Einschlußblennorrhö eine systemische Therapie mit Erythromycin empfohlen.

Unter den Erkrankungen des Auges beim Neugeborenen darf die *retrolentale Fibroplasie* nicht unerwähnt bleiben, auch wenn sie für den Geburtshelfer nicht die Bedeutung hat wie für den Neonatologen. Unter einer retrolentalen Fibroplasie versteht man das narbige Endstadium einer Erkrankung von Retina und Glaskörper, die auch heute noch als häufigste Ursache einer frühkindlichen Erblindung gilt. Das Vollbild einer retrolentalen Fibroplasie entwickelt sich nicht vor dem dritten bis vierten Lebensmonat. Vorangegangen ist ein komplexes Geschehen, das in verschiedenen Stadien (I bis V) abläuft. Eine epidemische Häufung dieser Erkrankung in den vierziger Jahren, vor allem bei Frühgeborenen, führte 1951 zu der Erkenntnis, daß die unkritische Anwendung von hohen Sauerstoffkonzentrationen als überwiegende Ursache anzusehen ist. Die strikte Einschränkung der Sauerstoffzufuhr in Inkubatoren auf eine Konzentration von maximal 40% war wohl mit einem Rückgang der retrolentalen Fibroplasie verbunden, doch wurde dieser Erfolg mit einem erheblichen Anstieg der perinatalen Mortalität und einer Häufung von hypoxämischen Hirnschädigungen erkauft. Heute gilt als Selbstverständlichkeit, daß durch transkutane und arterielle Überwachung des Sauerstoffpartialdrucks jede Sauerstoffzufuhr exakt zu dosieren ist, um eine Hyperoxämie oder

Hypoxämie zu vermeiden. Dennoch hat sich die retrolentale Fibroplasie nicht ganz ausrotten lassen und nimmt zur Zeit sogar wieder zu.

Nach heutigen Vorstellungen handelt es sich bei der Erkrankung um ein multifaktorielles Geschehen, bei dem eine zu hohe oder zu niedrige arterielle Sauerstoffkonzentration wohl der wichtigste Faktor ist, jedoch Unreife des Augenhintergrunds, eine Hyperkapnie, rezidivierende Apnoen oder septische Infektionen auch eine erhebliche Rolle spielen können [7, 72]. Je mehr extrem unreife Frühgeborene in der Zukunft überleben werden, desto häufiger ist mit der Entwicklung einer retrolentalen Fibroplasie zu rechnen [7]. Glücklicherweise entwickeln sich meist nur die Stadien I bis III, die mehr oder weniger vollständig rückbildungsfähig sind. Bei subtiler Untersuchung werden die frühen Stadien bei unreifen Frühgeborenen sehr häufig beobachtet. In Anbetracht dieser Tatsachen wird heute allgemein nicht mehr von einer retrolentalen Fibroplasie, sondern von einer Retinopathia praematurorum gesprochen.

Gehör

Erkrankungen anderer Sinnesorgane einschließlich des Ohres spielen beim Neugeborenen nur eine geringe Rolle. Dennoch interessiert den Neonatologen das äußere Ohr nicht nur als Reifezeichen oder bei mangelhafter Modellierung als Stigma im Hinblick auf mögliche Mißbildungssyndrome. So ist schon in der Neonatalperiode und im frühen Säuglingsalter die Entwicklung einer Otitis media möglich und wahrscheinlich sehr viel häufiger als allgemein bekannt. Neuerdings sind auch Hörprüfungen schon beim Neugeborenen möglich [94]. Während die Schalleitung über das Mittelohr bei Neugeborenen noch sehr schlecht entwickelt ist, so daß bei Hörprüfungen erhebliche Lautstärken bis 90 Dezibel notwendig wären, genügen bei Ausnutzung der Knochenleitung 40 Dezibel. In einigen Kliniken wird diese Methode bereits als Screening-Untersuchung zur frühen Erfassung von Hörstörungen in der Neugeborenenperiode angewendet, da therapeutische Maßnahmen in Form von Hörgeräten bereits ab dem sechsten bis siebten Lebensmonat empfohlen werden.

4.11 Fehlbildungen und Syndrome

Etwa 2% aller Neugeborenen (in einzelnen Ländern schwankend von 1 bis 10%) weisen bei Geburt einen ernstzunehmenden, pränatal determinierten Defekt auf [74, 76]. Die neonatale Mortalität wie auch die gesamte Säuglingssterblichkeit werden heute zu 30 bis 40% durch komplexe Fehlbildungen verursacht. Bei 20% der an Mißbildungen verstorbenen Neugeborenen handelt es sich um Defekte des zentralen Nervensystems, bei 45% um solche des Herzkreislaufsystems, bei 6% um Defekte der Verdauungsorgane und bei 29% um Fehlbildungen anderer oder multipler Organe [76]. Grundsätzlich können die Ursachen angeborener Defekte in genetische und nicht genetische Ursachen unterteilt werden. Dabei lassen sich im einzelnen Störungen der Morphogenese und des Stoffwechsels unterscheiden. Hier soll lediglich auf die angeborenen strukturellen Defekte kurz eingegangen werden.

Primäre oder endogene Fehlbildungen sind stets vom Zeitpunkt der Befruchtung der Eizelle an determiniert, gleichgültig ob es sich um einen isolierten Gendefekt oder gar um eine Chromosomenaberration handelt. Die Ausprägung des späteren strukturellen Defekts kann unterschiedlich sein. Von außen läßt sich die Entwicklung des Feten jedoch nicht positiv beeinflussen. Hier stehen die genetische Beratung und eventuell die pränatale Diagnostik ganz im Vordergrund. Für den Geburtshelfer und den Neonatologen sind von besonderem Interesse alle *sekundären Fehlbildungen,* die durch exogene Faktoren bedingt sind [88]. Hier handelt es sich um eine primär gesunde Eianlage, die durch ganz unterschiedliche Noxen geschädigt werden kann (Tab. 32-15). Dabei spielen im wesentlichen drei Faktoren eine Rolle:

- Infektionen
- toxische Substanzen oder Medikamente (siehe auch Band 4, Kapitel 5)
- mechanische Behinderung des Feten durch Platzmangel

Vor allem orthopädisch zu behandelnde Fehlbildungen der Extremitäten sind häufig die Folge mechanischer Einwirkungen auf den Feten.

Bestehen Defekte verschiedener Organsysteme und lassen sich im Wiederholungsfall Gesetzmäßigkeiten erkennen, so kann von einem definierten Syndrom gesprochen werden. Bei zahlreichen Syndromen stellen multiple kleine äußere Anomalien und Dysplasien einen ersten klinischen Hinweis dar. Trifft die Störung zu einem frühen Zeitpunkt der Embryogenese ein ganzes sogenanntes Entwicklungsfeld, aus dem verschiedene Organe entstehen, so können sie alle mehr oder weniger von diesen Defekten betroffen sein (z. B. Holoprosenzephalie, kaudales Regressionssyn-

Tabelle 32-15 Ursachen einer exogen ausgelösten, sekundären Fehlbildung des Feten

Erkrankungen der Mutter
- Diabetes
- Phenylketonurie
- Alkoholkrankheit

Intrauterine Infektionen
- Röteln
- Zytomegalie
- Toxoplasmose
- Varizellen

Störungen seitens des Uterus und des Amnions
- Mißbildungen des Uterus
- Amniondefekte
- Oligohydramnion
- Platznot des Feten (z. B. Mehrlinge)

Medikamente, physikalische Schäden
- Thalidomid
- Antiepileptika
- Zytostatika
- Antikoagulanzien
- Vitamin-A-Analoga
- Quecksilber
- weibliche Sexualhormone
- erhöhte Strahlenbelastung

drom; siehe auch Band 5, Kapitel 23). Andererseits kann eine Fehlbildung eines einzigen Organs zu verschiedenen Sekundärdefekten führen. Man spricht dann von einer Sequenz. Eine heute bereits als klassisch zu bezeichnende Sequenz ist das Potter-Syndrom, bei dem eine ausbleibende intrauterine Urinausscheidung (z. B. infolge einer Nierenagenesie) eine Gesichtsdysplasie, multiple Extremitätenfehlbildungen und eine mit dem Leben nicht vereinbare Lungenhypoplasie zur Folge hat. Andere typische Sequenzen sind das Prune-belly-Syndrom oder das Pierre-Robin-Syndrom.

Die Zahl der ätiologisch völlig ungeklärten Mißbildungen und Syndrome hat in den letzten Jahren ständig abgenommen. Zahlreiche bedeutsame strukturelle Fehlbildungen können heute zu einem immer früheren Zeitpunkt mit Hilfe der Sonographie entdeckt werden (siehe auch Band 4, Kapitel 9). Soweit auf diese Weise ernste, nicht mit dem Leben zu vereinbarende Defekte frühzeitig erkannt werden, kann im Einzelfall eine rechtzeitige Unterbrechung der Schwangerschaft für die Eltern eine Erleichterung sein. Handelt es sich jedoch um Fehlbildungen, die therapierbar sind und allenfalls kosmetische Probleme machen oder zu einer tolerierbaren Dauerbehinderung führen, kann eine frühzeitige sonographische Diagnose für die Eltern und auch den Arzt erhebliche Gewissenskonflikte verursachen. Hier sind aufklärende Gespräche mit den Eltern über Prognose und alle späteren therapeutischen Möglichkeiten von großer Bedeutung. Es ist auch wichtig, daß die Schwangerschaft möglichst ausgetragen wird, da Frühgeburtlichkeit die Prognose einer Fehlbildung nicht verbessert.

4.12 Geburtstraumen

Ernste Geburtsverletzungen sind in den letzten Jahren als Erfolg der modernen Geburtshilfe selten geworden. Leichte Geburtstraumen wie Hämatome oder Druckmarken der Haut sind dagegen häufig und fast als physiologisch zu bezeichnen. Sie haben in der Regel keine klinische Bedeutung für das Kind. Am häufigsten sind Petechien oder flächenhafte Blutungen im Bereich des vorangehenden Körperteils. Auch subkonjunktivale Blutungen sind nicht selten und können die Eltern in Aufregung versetzen. Gelegentlich kann der ganze Kopf einschließlich des Gesichts blau verfärbt sein, so daß eine tiefe Zyanose vorgetäuscht wird. Im Gegensatz zu einer echten Zyanose läßt sich die Verfärbung mit dem Finger nicht wegdrücken. Es handelt sich hier um ein sogenanntes Stauungsgesicht, das besonders häufig nach einer Sturzgeburt oder einer Nabelschnurumschlingung auftritt.

Die *Geburtsgeschwulst,* das Caput succedaneum, ist besonders ausgeprägt nach einer Vakuumextraktion. Sie besteht meistens nur aus einem Ödem mit geringer Einblutung. Gelegentlich kann sich allerdings auch ein ausgedehntes fluktuierendes Kopfschwartenhämatom entwickeln, in das das Kind mehr als 100 ml Blut verloren hat. In einer eigenen Beobachtung hatte ein zu spät entdecktes Kopfschwartenhämatom fast 200 ml erreicht (Obduktion) und zu einem irreversiblen Volumenmangelschock mit Exitus letalis etwa zwölf Stunden post partum geführt. Das Hämatom reichte von der Stirn bis in den Nacken und hatte praktisch die gesamte Kopfschwarte abgehoben.

Vom Caput succedaneum ist das *Kephalhämatom* streng zu unterscheiden, das mit einer Inzidenz von 0,5 bis 2,5% zu den häufigsten Geburtsverletzungen gehört [48]. Es handelt sich um eine meist arterielle Blutung zwischen Periost und Knochen, die zu einer Abhebung des Periosts führt. Das Kephalhämatom ist aus diesem Grunde stets auf einen Schädelknochen beschränkt und überschreitet im Gegensatz zum Kopfschwartenhämatom nie eine Schädelnaht. In 5 bis 18% der Fälle können zusätzliche Knochenfissuren vorliegen [99]. Meist entsteht das Kephalhämatom einseitig im Bereich des rechten Os parietale. Gelegentlich können auch mehrere Schädelknochen befallen sein (Abb. 32-19). Die Resorption des nicht gerinnenden Blutes aus dem Kephalhämatom dauert unter Umständen Wochen bis Monate. Zunächst setzt vom Rande des Hämatoms eine Verkalkung des Periosts ein, die schließlich das ganze Hämatom erfaßt. Die Prognose ist gut, doch können extrem große Kephalhämatome noch nach Jahren eine Schädeldeformität bzw. einen Pseudotumor des Schädels verursachen. Aus diesem Grunde sollte man ein Kephalhämatom mit einem geschätzten Volumen von über 25 ml Blut punktieren. Bei Einhaltung einer strengen Asepsis ist die Furcht vor einer Infektion nicht berechtigt. Der Einstich erfolgt tangential 1 bis 2 cm vom Rand des Kephalhämatoms entfernt. Bei Punktion muß das Hämatom komplett entleert werden. Anschließend wird für etwa 24 Stunden ein gut sitzender Druckverband angelegt, damit das Periost möglichst rasch wieder mit dem Knochen verklebt. In der Regel ist eine Punktion vor dem fünften bis siebten Lebenstag post partum nicht angezeigt, da so lange noch mit einer Größenzunahme zu rechnen ist. Zu einer Infektion des Kephalhämatoms kann es gelegentlich auch ohne Punktion kommen, wobei als Erreger Staphylokokken, gramnegative Stäbchen und auch Anaerobier eine Rolle spielen können [54]. Hier können oberflächliche Verletzungen der Haut über dem Hämatom, z. B. als Folge einer subpartal angelegten Kopfschwartenelektrode oder einer Mikroblutuntersuchung, die Ursache sein. In solchen Fällen ist eine sofortige Punktion oder gar Inzision mit anschließender breiter antibiotischer Therapie indiziert.

Die häufigste Knochenverletzung ist die *Klavikulafraktur,* die sowohl bei Beckenendlage wie Schädellage auftreten kann. Im allgemeinen läßt sie sich auch ohne Röntgenbild schon am ersten oder zweiten Lebenstag leicht diagnostizieren. Immer dann, wenn der Verlauf der Klavikula nicht eindeutig zu palpieren ist, muß eine Fraktur angenommen werden. In den meisten Fällen schont das Kind den befallenen Arm, so daß der Moro-Reflex nicht symmetrisch auslösbar ist. Eine Krepitatio spürt man nur bei Palpation mit größerem Druck. Die Klavikulafraktur heilt in der Regel ohne jede Maßnahme folgenlos ab. Man sollte allerdings nicht vergessen, die Eltern darauf hinzuweisen, daß nach etwa zehn Tagen ein ca. walnußgroßer Tumor als Folge einer lebhaften Kallusentwicklung auffällig wird. *Frakturen der langen Röhrenknochen oder Epiphysenlösungen,* insbesondere am proximalen Humerusende, sind in der modernen Geburtshilfe eine Rarität geworden. Treten Frakturen auf, ohne daß die Geburt besonders kompliziert war, muß an eine Osteogenesis imperfecta gedacht werden. Nach Ruhigstellung heilen auch Frakturen der großen Röhrenknochen rasch und folgenlos aus.

Nach schwieriger Entwicklung der Schulter, aber auch bei Beckenendlage können gelegentlich *Einrisse und Blutungen im Bereich des M. sternocleidomastoideus auftreten.* Post partum fällt erst einige Tage später eine derbe Schwellung des Muskels auf. Durch Schrumpfungsprozesse und Fehlhaltungen kann ein Schiefhals entstehen, der zu Schädeldeformitäten (Plagiozephalus) und einer Skoliose der Wirbelsäule führen kann. Lagerung und krankengymnastische Therapie lassen diese Komplikation leicht verhindern. Ein muskulärer Schiefhals des Sternokleidomastoideus kann auch ohne Geburtstrauma bereits intrauterin durch bindegewebige Degeneration möglicherweise als Folge von intrauterinen Fehlhaltungen entstehen. Die Therapie ist hier die gleiche; nur selten ist eine chirurgische Intervention notwendig.

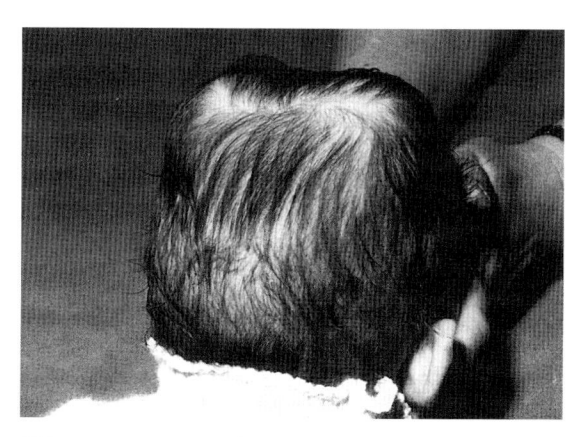

Abb. 32-19 Drei Kephalhämatome bei einem Neugeborenen im Bereich beider Scheitelbeine und des Os occipitale.

Die Entwicklung von sehr großen Neugeborenen – insbesondere bei Beckenendlage – kann zu *Quetschungen, Dehnungen* oder gar zum *Zerreißen von peripheren Nerven* führen. Am häufigsten ist eine Läsion der peripheren Äste des *N. facialis*, die vorwiegend durch Druck auf das Promontorium oder nach Forzepsentbindung entstehen kann. Die einzelnen Fazialisäste können unterschiedlich befallen sein. Ohne jede Therapie bildet sich eine geburtstraumatische Fazialisparese in der Regel innerhalb weniger Wochen vollständig zurück. Ernster zu bewerten sind Schädigungen des Plexus brachialis. Werden die Nervenfasern der Segmente C5 und C6 geschädigt, spricht man von einer oberen Plexusläsion, die auch als Erbsche Lähmung bezeichnet wird. Sie führt zu einer Lähmung des M. rhomboideus, des M. teres major, der Pars clavicularis des M. pectoralis, des M. deltoideus, des M. biceps, des M. brachialis und des M. brachioradialis. Die Folge ist eine typische Haltung des Armes, der im Schultergelenk schlaff herabhängt und zugleich innenrotiert, proniert und in der Ellenbeuge gestreckt ist. Der Moro-Reflex und der Bizepssehnenreflex fehlen. Bei ausgedehnter Plexusläsion können auch die benachbarten Segmente C4 und C7 betroffen sein. In solchen Fällen bestehen gleichzeitig eine Lähmung des Zwerchfells (C4), eventuell mit Atemnot, und eine Parese des M. triceps. Sehr viel seltener kommt es zu einer unteren Plexusläsion mit Schädigung der Segmente C8 und Th1. Die Folge ist hier eine Parese der kleinen Handmuskeln, des M. flexor carpi ulnaris und des M. flexor digitorum. Das Handgelenk wird schlaff gebeugt gehalten.

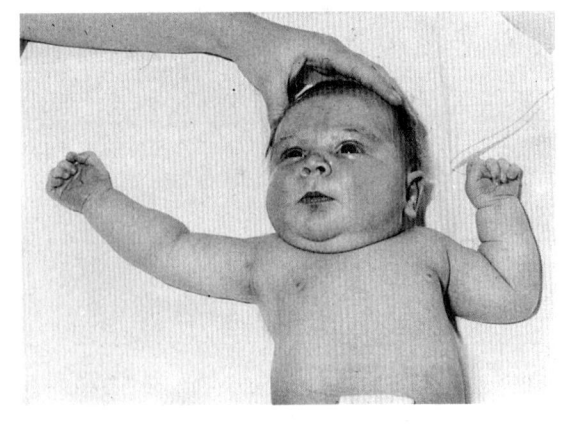

Abb. 32-20 Makrosomes Neugeborenes mit Hornerschem Symptomenkomplex, Zwerchfellparese rechts und schlaffer Lähmung des ganzen rechten Arms infolge Plexusabrisses.

Meist sind die Plexusläsionen gutartig, sofern die Ursache der Schädigung nur eine Zerrung oder ein lokales Ödem ist. In den ersten acht bis zehn Tagen stellt man den Arm am Körper liegend ruhig, um jede zusätzliche Läsion zu vermeiden. Anschließend wird eine intensive krankengymnastische Behandlung eingeleitet, um vor allem Gelenkkontrakturen zu vermeiden. Infaust ist allerdings die Prognose, wenn es zu einem Ausriß von Wurzelfasern gekommen ist (Abb. 32-20).

Von sehr großer Bedeutung können gelegentlich auch *Organverletzungen von Leber, Milz und Nebennieren* sein [47]. In der Regel treten sie nur bei der Entwicklung ausgesprochen makrosomer Kinder oder bei bereits präpartal bestehender massiver Hepatosplenomegalie, wie z. B. infolge einer Rh-Inkompatibilität, auf. Ohne rasche chirurgische Intervention und oft ausgiebige Bluttransfusionen kann der Tod eintreten. Nicht selten laufen Verletzungen innerer Organe zweizeitig ab. Zunächst besteht nur ein subkapsuläres Hämatom der Leber, das erst ein bis zwei Tage post partum einreißt und dann zu einer massiven lebensbedrohlichen Blutung in die Bauchhöhle führt.

Bis heute werden von allen Geburtstraumen die intrakraniellen Blutungen am meisten gefürchtet. Erfreulicherweise sind Blutungen der hinteren Schädelgrube nach einem Einriß des Tentoriums oder gar einem Abriß der V. galeni magna ebenso selten geworden wie ausgedehnte subdurale und subarachnoidale Hämatome. Um so häufiger sind dafür intrakranielle Blutungen bei unreifen Frühgeborenen, die als kleine subependymale Blutungen paraventrikulär im Bereich der Venae thalamostriatae beginnen und oft mehrzeitig noch bis zum 14. Tag post partum zu einer Massenblutung in das Parenchym oder die Ventrikel führen können. Hier handelt es sich im eigentlichen Sinne nicht um ein Geburtstrauma, sondern um ein multifaktorielles Geschehen auf der Basis der besonderen anatomischen Verhältnisse des Gehirns beim unreifen Frühgeborenen. Zu den zahlreichen Risikofaktoren einer solchen Blutung zählen neben Unreife und erschwerter Geburt eine perinatale Hypoxie, eine lang anhaltende Hyperkapnie, eine Azidose, akuter Anstieg oder Abfall des Blutdrucks, eine zu rasche Erhöhung der Serumosmolalität (z. B. nach Bikarbonatinfusionen), eine Hypervolumämie, eine erschwerte Beatmung, ein akuter Pneumothorax und natürlich auch Gerinnungsstörungen [55]. Leichte Blutungen können

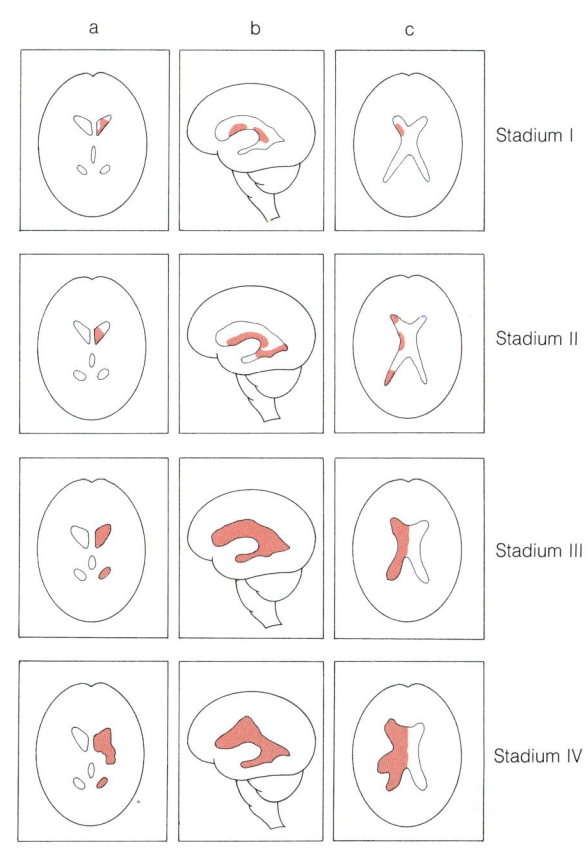

Abb. 32-21 Einteilung der sonographischen Befunde einer intrakraniellen Blutung bei Frühgeborenen in vier Stadien nach Untersuchung in drei Schnittebenen:
a) koronar
b) parasagittal
c) axial (nach Dittrich und Mitarbeitern [17] und Shankaran und Mitarbeitern [86])

bei bis zu 50% der unreifen Frühgeborenen beobachtet werden. Klinisch relevant werden sie allerdings erst bei Einbruch der Blutung in das Ventrikelsystem oder das Parenchym. Sonographisch werden die intrakraniellen Blutungen bei Früh- und Neugeborenen in vier Stadien eingeteilt (Abb. 32-21). Als Folge der neonatalen Intensivpflege werden selbst die schweren Formen vielfach überlebt. In solchen Fällen ist mit einer Inzidenz von 55% mit Spätschäden einschließlich eines Hydrozephalus zu rechnen [98].

Schließlich müssen unter den geburtstraumatischen Verletzungen des zentralen Nervensystems auch die seltenen, aber besonders folgenschweren spinalen Verletzungen erwähnt werden. Die Geburt eines großen Kindes bei Schulterdystokie, aber auch eine sehr schwierige Entwicklung des Kopfes bei Beckenendlage kann in seltenen Fällen zu einer Hämatomyelie im Bereich des Halsmarks führen. Die Folge kann eine irreversible hohe Querschnittslähmung im Bereich des Halsmarks sein. Leider wird die Diagnose meist erst einige Tage post partum gestellt, wenn die primär beatmeten Kinder keine Spontanatmung zeigen und eine zunehmend schlaffe oder spastische Parese von Rumpf und Extremitäten entwickeln.

4.13 Infektionen

Die Infektionen des Neugeborenen lassen sich nach dem Infektionszeitpunkt in pränatale, perinatale und neonatale einteilen. Entsprechend werden ein vertikaler und ein horizontaler Infektionsweg unterschieden. Im ersteren Fall wird das Kind entweder hämatogen über die Plazenta oder aufsteigend über die Geburtswege von der Mutter infiziert. Von einem horizontalen Infektionsweg spricht man, wenn postpartal die Umgebung des Kindes für die Infektion verantwortlich zu machen ist. Das Erregerspektrum kann je nach Infektionszeitpunkt und Infektionsweg verschieden sein. Insgesamt muß betont werden, daß bakterielle Infektionen bei Neugeborenen ähnlich wie im Greisenalter eine größere Rolle spielen als virale. Nach den Atemstörungen nehmen die Neugeboreneninfektionen den größten Anteil der neonatalen Morbidität ein. Trotz großer therapeutischer Erfolge ist die Letalität der Neugeboreneninfektionen noch immer relativ hoch. Der wichtigste Grund für die hohe Infektionsrate insbesondere von Frühgeborenen ist das erhöhte Infektionsrisiko infolge einer noch verminderten zellulären und humoralen Abwehr. Leider ist während eines langen stationären Aufenthalts eines Neugeborenen in einer neonatologischen Intensivstation nicht nur die Disposition, sondern auch die Exposition des Kindes gegenüber Infektionen erhöht [89].

4.13.1 Pränatale Infektionen

Pränatale Infektionen können zu jedem Zeitpunkt der Embryonal- und Fetalperiode auftreten, wobei praktisch alle Erreger (Viren, Bakterien, Protozoen, Pilze) die Frucht erreichen können. Die Durchlässigkeit der Plazenta für die einzelnen Keime ist höchst unterschiedlich. Bei hämatogen-diaplazentarem Infektionsweg muß eine massive Erregerämie der Mutter vorausgehen. Fast immer besteht eine fetale Inkubationszeit, da zunächst nur die Plazenta infiziert wird und es von einem Plazentaherd erst sekundär zu einer Erregerämie des Feten kommt. Von praktischer Relevanz sind in der Neonatalperiode all die pränatalen Infektionen, die post partum noch floride sind und diagnostische sowie therapeutische Probleme bereiten, wie z. B. Röteln, Zytomegalie, Listeriose, Syphilis und Toxoplasmose. Diese Krankheitsbilder sowie einige weitere, sehr seltene pränatale Infektionen sind ausführlich in Band 5, Kapitel 19, besprochen.

4.13.2 Perinatale Infektionen

Jedes Neugeborene wird bei Geburt durch Keime der Anogenitalregion der Mutter besiedelt. Auch vor der Geburt ist bei vorzeitigem Blasensprung oder Vorliegen einer Chorioamnionitis eine Kontamination des Feten möglich. Selbst eine stehende Fruchtblase ist generell kein Hindernis für eine Keimbesiedlung des Feten, insbesondere wenn das Fruchtwasser mekoniumhaltig ist [66]. Grundsätzlich ist die Kontamination des Kindes mit Bakterien unter der Geburt als physiologisch zu bezeichnen. Bei einseitiger Verschiebung des mütterlichen Keimspektrums oder bei erhöhter Disposition des Neugeborenen infolge Geburtskomplikationen, Asphyxie und Unreife besteht jedoch erhöhte Gefahr, so daß sich eine Kontamination zu einer bedrohlichen Allgemeininfektion entwickeln kann.

Bakterielle Infektionen

B-Streptokokken, E. coli und Anaerobier sind die häufigsten Erreger einer perinatalen bakteriellen Infektion des Kindes, wobei weltweit zur Zeit die B-Streptokokken am meisten gefürchtet werden [89]. Sie können bereits wenige Stunden post partum zu einem septischen Schock des Neugeborenen mit gleichzeitiger Entwicklung eines sekundären Atemnotsyndroms mit hoher Letalität führen. Ähnliche klinische Bilder können gelegentlich auch andere Streptokokken der Gruppe C, D, G und L verursachen. Für eine Infektion des Neugeborenen mit Streptokokken ist offensichtlich entscheidend, daß die mütterlichen Geburtswege erst kurz vor Geburt erstmalig besiedelt worden sind, und die Mutter dadurch noch keine eigenen Antikörper besitzt [3]. Vielerorts werden daher besonders bei drohender Frühgeburt und vorzeitigem Blasensprung vom Geburtshelfer Abstrichuntersuchungen der Geburtswege vorgenommen und bei positivem Ausfall prophylaktisch Antibiotika an die Mutter verabreicht.

Beginnt eine Infektion des Neugeborenen in den ersten drei Lebenstagen, so ist sie perinatal bzw. subpartal erworben. Man spricht von der Frühform oder „Early-onset-Form" der Neugeborenensepsis. Charakteristisch ist, daß in der Vorgeschichte Geburtskomplikationen häufig sind und die Erkrankung besonders fulminant beginnt. Leider läßt sich dem Neugeborenen bei Geburt klinisch fast nie ansehen, ob in den nächsten Stunden bis Tagen mit der Entwicklung einer Infektion zu rechnen ist. Besonders bei Frühgeborenen mit gleichzeitigen Atemstörungen kann eine B-Streptokokkeninfektion praktisch nicht ausgeschlossen werden. Untersuchungen des Magensafts sowie von Nabel- und Gehörgangsabstrichen zeigen zumindest, ob das Kind mit B-Streptokokken bei Geburt kontaminiert worden ist. Da sich eine beginnende Infektion mit B-Streptokokken relativ leicht mit einer Gabe von Penicillin G (200 000 I.E./kg täglich in vier Dosen) beherrschen läßt, wird in den letzten Jahren zumindest bei Frühgeborenen mit beginnenden Zeichen einer Atemstörung großzügig Penicillin eingesetzt [89]. Auch anamnestische Risikofaktoren von seiten der Mutter wie positive Entzündungsparameter, Fieber unter der Geburt oder übelriechendes Fruchtwasser sind eine Indikation für den Einsatz von Antibiotika beim Kind. Läßt sich der Verdacht einer Neugeboreneninfektion vom „Early-onset-Typ" bis zum zweiten Lebenstag nicht bestätigen, wird jegliche antibiotische Therapie sofort wieder abgesetzt [89].

Virale Infektionen

Neben bakteriellen Infektionen können auch einige virale Erkrankungen des Neugeborenen in der Perinatalperiode eine erhebliche Bedeutung haben. Es handelt sich vorwiegend um Viren, deren transplazentare Übertragung nur selten oder gar nicht stattfindet. Ist die Mutter zum Zeitpunkt der Geburt jedoch Virusträgerin, so ist bei beginnender Plazentalösung hämatogen oder direkt über die Geburtswege eine Infektion des Kindes möglich. Hierzu zählen Hepatitis B, HIV, Herpes simplex genitalis und (sehr selten) Masern. Wegen der immer wieder bestehenden Unsicher-

kongenitales Varizellensyndrom
(oder blande Infektion)
sehr selten

konnatale Varizellen
geringes Risiko | hohes Risiko für das Neugeborene
4. Tag a. p. ⟶ 2. Tag p. p.

neonatale Varizellen
geringes Risiko

10 20 30 // 270 275 280
Wochen   Tage
Gestationsalter   **Geburt**

5 10
Tage post partum
Neonatalperiode

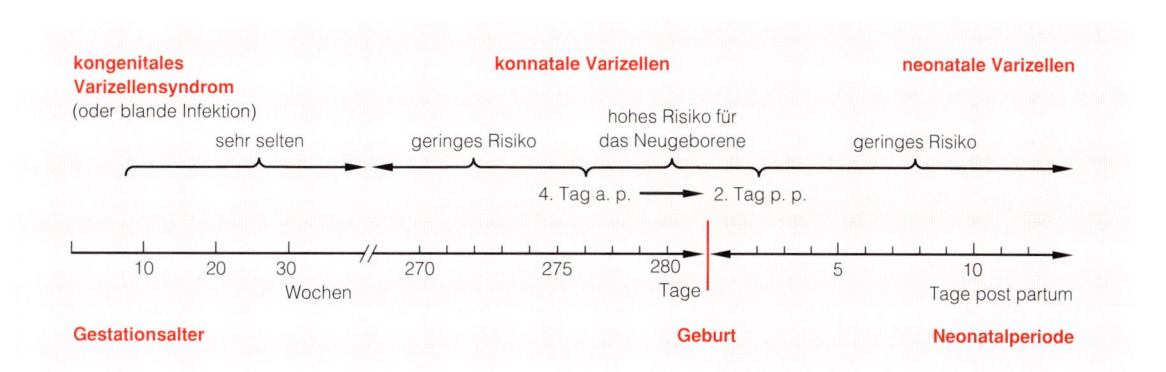

Abb. 32-22 Zeitpunkt des Krankheitsbeginns maternaler Windpocken während der Schwangerschaft bzw. unmittelbar post partum und Ausmaß des Risikos für den Feten und das Neugeborene (nach [90]).

heit bei Geburtshelfern wie auch Pädiatern bezüglich des praktischen Vorgehens soll an dieser Stelle nur kurz auf die Varizellen eingegangen werden. Einzelheiten zu den übrigen viralen Erkrankungen bei Neugeborenen sind in Band 5, Kapitel 19, nachzulesen.

Aufgrund exakter Analyse der publizierten Einzelkasuistiken kann heute die Gefahr für das Kind sehr genau vorausgesagt werden (Abb. 32-22). Danach ist eine transplazentare Übertragung des Varicella-Zoster-Virus während der ganzen Schwangerschaft möglich, jedoch insgesamt selten. Im ersten und im zweiten Schwangerschaftstrimenon kann ein sogenanntes kongenitales Varizellensyndrom auftreten (siehe auch Band 5, Kapitel 19, Abschnitt 5.3), doch sind bis heute erst etwa 25 Fälle bekanntgeworden. Auch eine blande Infektion des Feten ohne jede spätere Folge ist möglich. Am Ende der Schwangerschaft führt eine Erkrankung der Mutter bei einem Viertel der Neugeborenen zu klinisch manifesten Varizellen. Erkrankt die Mutter zwischen dem vierten Tag ante partum und dem zweiten Tag post partum, so beträgt die Mortalität bei infizierten Kindern ohne Therapie etwa 30 % [90]. Todesursache sind Varizellenpneumonie und Enzephalitis. Wichtig ist, daß die besonders gefährdeten Neugeborenen erst zwischen dem fünften und zehnten Lebenstag post partum erkranken. Haben die Neugeborenen bereits bei Geburt ein Windpockenexanthem oder stecken sie sich erst post partum an, so verlaufen die Varizellen relativ gutartig. Auch wenn das kongenitale Varizellensyndrom selten ist, wird während der Schwangerschaft meist die Gabe von Hyperimmunserum an die Mutter innerhalb von 72 Stunden nach Inkubation empfohlen. Erkrankt die Mutter am Geburtstermin an Varizellen, ist alles zu tun, die Schwangerschaft möglichst noch fünf bis sechs Tage bis nach dem Ausbruch des Exanthems zu erhalten. Da die Antikörperproduktion vom IgG-Typ ab dritten bis vierten Tag nach Ausbruch des Exanthems in Gang kommt, wird das Kind auf diese Weise noch ausreichend von der Mutter geschützt. Erfolgt die Geburt im risikoreichen Zeitabschnitt, kann das Kind durch sofortige Gabe von Hyperimmunserum unmittelbar post partum leider nicht ausreichend geschützt werden [90]. Hier sind eine sorgsame klinische Beobachtung und der prophylaktische Einsatz des Virustatikums Aciclovir vom ersten bis fünften Lebenstag zu empfehlen.

4.13.3 Neonatale Infektionen

Postpartal erworbene Infektionen des Neugeborenen werden nur in Ausnahmefällen durch die Mutter übertragen. Hier ist die Umgebung des Kindes der Ausgangspunkt. In den meisten Fällen handelt es sich um nosokomiale Infektionen im Neugeborenenzimmer oder in der Kinderklinik. Entsprechend umfaßt das Keimspektrum typische Hospitalkeime wie gramnegative Enterobakterien sowie Staphylococcus aureus und epidermidis. Der Beginn einer postpartal erworbenen Infektion liegt nach dem dritten bis vierten Tag. Man spricht daher auch von der „Late-onset-Form" einer Neugeboreneninfektion. Der klinische Beginn ist nicht ganz so dramatisch wie bei der Frühform, doch geht dafür die Infektion häufiger mit einer Meningitis einher. Die klinischen Symptome sind wie bei allen Neugeboreneninfektionen bakterieller und viraler Genese wenig spezifisch und vorwiegend durch die *Zeichen des beginnenden septischen Schocks* charakterisiert:

- Temperaturlabilität mit Hyper- oder Hypothermie
- blaß-graue Hautfarbe
- verlängerte Rekapillarisierungszeit (mehr als drei Sekunden)
- rezidivierende Apnoen
- gastrointestinale Symptome mit Blähbauch und galligem Erbrechen
- Leber- und Milzvergrößerung, eventuell mit Zeichen einer Cholestase

Auch bei einer Meningitis sind die Symptome wenig charakteristisch, doch können häufig Krampfanfälle und eine vorgewölbte Fontanelle beobachtet werden. Laborparameter wie erhöhtes

C-reaktives Protein, Anstieg der Leukozytenelastase im Serum sowie Leukopenie oder Leukozytose mit Linksverschiebung sind bei bakteriellen Infektionen in charakteristischer Weise verändert. Eine zunehmende metabolische Azidose ist Ausdruck eines beginnenden septischen Schocks.

Bei jedem klinischen Verdacht auf eine Neugeborenensepsis werden sofort die üblichen Entzündungsparameter untersucht, eine Blutkultur abgenommen und zunächst eine antibiotische Therapie begonnen. Die Wahl der Antibiotika richtet sich nach dem örtlichen Keimspektrum und der jeweiligen Resistenzlage. In der Regel wird eine Kombination von einem Aminoglykosid mit einem Zephalosporin oder einem Breitbandpenizillin zu empfehlen sein. Wichtig ist, daß generell die Therapie sofort wieder abgesetzt wird, wenn sich nach einem oder zwei Tagen der Sepsisverdacht nicht bestätigen läßt. Bei manifester Neugeborensepsis sind neben der antibiotischen Therapie intensivmedizinische Maßnahmen zur Stabilisierung von Kreislauf und Ventilation sowie zur Vermeidung von Hypoglykämie, Elektrolytverschiebungen und Flüssigkeitsimbalanzen von großer Bedeutung.

4.14 Grundlagen der Therapie bei Neugeborenen

Eine medikamentöse Therapie wird im Neugeborenenzimmer einer geburtshilflichen Abteilung nur höchst selten erforderlich sein. Doch auch in der Kinderklinik ist in den letzten Jahren die Zurückhaltung gegenüber jeglicher Pharmatherapie beim Neugeborenen eher größer geworden. Die Gründe liegen in einer besseren Kenntnis der zahlreichen Besonderheiten des Neugeborenen hinsichtlich seiner Pharmakokinetik und Pharmakodynamik. Man kann sagen, daß die neue Disziplin der klinisch pädiatrischen Pharmakologie von der Neonatologie ihren Ausgang genommen hat. Ein besonderes Problem stellen zunehmend die bislang kaum beachteten und auf den Beipackzetteln nur selten deklarierten Zusätze wie Lösungsvermittler und Konservierungsstoffe in zahlreichen Medikamenten dar. Die Entscheidung zu einer medikamentösen Therapie in der Neonatalperiode sollte nur nach kritischer Prüfung des zu erwartenden Nutzens im Verhältnis zum Risiko getroffen werden. Im Rahmen dieses Beitrags kann nur auf einige charakteristische Besonderheiten hingewiesen werden, auf die bei einer Pharmatherapie in der Neugeborenenperiode geachtet werden muß [77].

Resorption: Bei oraler Applikation ist die Resorption eines Medikaments infolge einer geringeren Oberfläche des Intestinaltraktes, einer noch unzureichenden Digestion und schlechteren Darmdurchblutung verzögert. Auch wenn ein bestimmtes Medikament schließlich vollständig resorbiert wird, kann nicht der gleiche maximale Wirkspiegel erreicht werden wie etwa bei einem älteren Kind. Die primär orale Applikation eines Medikaments zur Akuttherapie, insbesondere bei Gabe von Antibiotika, ist daher nicht zu empfehlen. Wegen der geringen Muskelmasse, vor allem bei Frühgeborenen und dystrophen Neugeborenen, ist auch die intramuskuläre Applikation von Medikamenten zur Akuttherapie zumindest bei verminderter peripherer Durchblutung nicht geeignet. Oft werden auch intramuskuläre Depots gesetzt, die im Verhältnis zur Muskelmasse zu groß sind und daher nur schlecht bzw. mit großer zeitlicher Verzögerung resorbiert werden. Bei jeder Akuttherapie ist daher in der Neonatalperiode die intravenöse Applikation vorzuziehen.

Verteilung: Die notwendige Dosis eines Medikaments hängt vom Verteilungsvolumen im Organismus ab. In der Regel entspricht für viele Medikamente der Extrazellulärraum dem Verteilungsvolumen. Dieser beträgt jedoch beim Frühgeborenen 50%, beim reifen Neugeborenen ca. 33% und beim Erwachsenen nur 15% des Körpergewichts. Hinzu kommt, daß gerade beim Neugeborenen in den ersten Lebenstagen der Extrazellulärraum 10 bis 20% abnehmen und bei der Entstehung von Ödemen auch wieder zunehmen kann. Der größere Extrazellulärraum kann in einigen Fällen eine relativ hohe Dosierung beim Neugeborenen erforderlich machen. Auf der anderen Seite ist die Verteilung eines Pharmakons im starken Maße von der Bindung an Plasmaproteine abhängig, diese ist jedoch bei Neugeborenen vermindert, wobei einerseits eine geringere Affinität des Eiweißes zu Medikamenten besteht und andererseits vor allem Frühgeborene mit einem niedrigen Gesamteiweiß bzw. Albumin ausgestattet sind. Schließlich können Pharmaka durch Bilirubin und freie Fettsäuren aus ihrer Eiweißbindung verdrängt werden bzw. umgekehrt den Anteil des freien Bilirubins im Plasma erhöhen. Ein aktuell gemessener Serumspiegel sagt daher im Einzelfall beim Neugeborenen relativ wenig über den tatsächlichen Wirkspiegel aus.

Metabolisierung und Exkretion: Ein akzeptiertes Maß für die Metabolisierung bzw. Exkretion eines Pharmakons ist die Eliminationshalbwertszeit. Sie ist bei Neugeborenen erheblich verlängert, und zwar bis zum Faktor 10 bis 50. Andererseits ist zu beachten, daß die Metabolisierungsrate gesteigert sein kann, wenn gleichzeitig ein Medikament wie z. B. Phenobarbital gegeben wird, das die Aktivität einiger Leberenzyme zu induzieren vermag. Bedeutsam kann auch sein, daß der bei Neugeborenen gesteigerte enterohepatische Kreislauf zu einer erhöhten Reabsorption von Medikamenten führen kann.

Die geschilderten, allgemein bekannten Tatsachen bestätigen, daß nur die Medikamente Verwen-

Tabelle 32-16 Dosierungsrichtlinien und Applikationsart einiger in der Neonatologie besonders gebräuchlicher Medikamente

Medikament	Dosis	Applikationsart	Indikation, Kommentar
Antibiotika			
– Ampicillin	200 mg/kg/Tag	i. v. in 3 Dosen	Enterokokken, Listerien
– Azlocillin	200 mg/kg/Tag	i. v. in 3 Dosen	Pseudomonas
– Cefamandol	150 mg/kg/Tag	i. v. in 3 Dosen	in Kombination mit Gentamicin bei Spätform der Neugeborenensepsis, gute Wirkung bei St. epidermidis
– Cefotaxim	100–150 mg/kg/Tag	i. v. in 3 Dosen	wegen guter Liquorgängigkeit bevorzugt bei Meningitis
– Cefoxitin	100 mg/kg/Tag	i. v. in 3 Dosen	in Kombination mit Penicillin und evtl. Gentamicin bei Frühform der Neugeborenensepsis zur Erfassung von Anaerobiern
– Erythromycin	20 mg/kg/Tag	oral in 2–3 Dosen	Chlamydien
– Gentamicin	1. Woche: 4–5 mg/kg/Tag 2. Woche: 5–7,5 mg/kg/Tag	i. m. oder i. v. in 2 Dosen	Möglichst Blutspiegelkontrollen
– Penicillin G	1. 200000 E/kg/Tag 2. 500000 E/kg/Tag	i. v. als Kurzinfusion in 4 Dosen	1. Frühform (B-Streptokokken) 2. Meningitis
– Vancomycin	30–40 mg/kg/Tag	i. v. in 2–3 Dosen	Reserveantibiotikum für St. epidermidis
Blutderivate			
– Humanalbumin 5 %	10 (–20) ml/kg	i. v.	bei Schock in 10 min; zur Substitution langsam infundieren. Vorsicht vor Hypervolumämie!
– Erythrozytenkonzentrat	10–12 ml/kg	i. v.	langsam in 3–4 Stunden
– Fresh-frozen-Plasma	10 (–20) ml/kg	i. v.	Substitution von Gerinnungsfaktoren (vgl. Kommentar zu Albumin)
– Serum-Konserve	10 (–20) ml/kg	i. v.	Eiweißsubstitution (vgl. Kommentar zu Albumin)
Sedativa			
– Diazepam	1–2 mg/kg/Dosis	langsam i. v.	Neugeborenenkrämpfe. Vorsicht vor paravenöser Injektion, ausgedehnte Nekrose
– Phenobarbital	Sättigungsdosis 10–20 mg/kg Erhaltungsdosis 3–5 mg/kg/Tag	i. v., evtl. mit physiologischem NaCl verdünnt	gutes Sedativum und Antikonvulsivum
Sonstige Medikamente			
– Adrenalin (Suprarenin®, Epinephrin)	0,25–0,5 mg/kg/Dosis	1:1 verdünnt mit physiologischem NaCl intratracheal	zur Reanimation bei Bradykardie oder Herzstillstand
– Atropin	0,01–0,02 mg/kg/Dosis	i. v., s. c.	Therapieversuch bei anhaltender Bradykardie
– Calcium gluconicum 10 %	1–2 ml/kg/Dosis	langsam i. v.	Substitution, Herzfrequenzkontrolle
– Coffein	Sättigungsdosis 8–10 mg/kg Erhaltungsdosis 2,5 mg/kg/Tag	oral	Apnoeprophylaxe bei Frühgeborenen
– Furosemid	1–2 mg/kg/Dosis	i. v.	Anwendung mit Zurückhaltung, keine Wirkung bei Hyponatriämie
– Natriumbikarbonat 8,4 %	1–2 ml/kg/Dosis	möglichst verdünnt mit 5%iger Glukose als Kurzinfusion über 2–10 min	metabolische Azidose mit einem Basenexzeß unter –12 mmol/l
– Theophyllin	Sättigungsdosis 6 mg/kg Erhaltungsdosis 2 mg/kg/12 Std.	als Dauerinfusion	zur Apnoeprophylaxe bei Frühgeborenen
– Verapamil	0,1–0,3 mg/kg/Dosis	langsam i. v.	paroxysmale Tachykardie
– Vitamin K_1	1 mg	s. c. oder i. m.	einmalige Gabe nach Geburt, Wiederholung nur bei ausschließlich parenteraler Ernährung einmal/Woche notwendig

dung finden sollten, für die Pharmakokinetik und Dynamik sowie eventuelle Interaktionen bekannt sind. Leider ist dies für viele in der Neonatologie gebräuchliche Medikamente bis heute nicht der Fall. Nur selten findet man Dosisangaben des Herstellers, die zudem Gestationsalter, postpartales Alter und bestimmte Krankheitssituationen berücksichtigen. Die Erarbeitung von therapeutischen Richtlinien mit Hilfe von pharmakokinetischen Methoden ist daher eine besondere Herausforderung der Neonatologie. Die Liste der Medikamente, die im Kreißsaal zur Reanimation von Neugeborenen bzw. anschließend im Neugeborenenzimmer einer geburtshilflichen Klinik notwendig sind, ist klein und sollte auch in Zukunft nicht größer werden (Tab. 32-16). Viel entscheidender als jeder Versuch einer Therapie ist eine ausreichende Grundkenntnis der wichtigsten möglichen Erkrankungen und Komplikationen bei Neugeborenen und deren rechtzeitiges Erkennen. Der Geburtshelfer wird in der Regel einen Neonatologen hinzuziehen oder das Kind zur weiteren Beobachtung und Therapie in die neonatologische Abteilung einer Kinderklinik verlegen müssen, sofern nicht wie im Idealfall sich Geburtshilfe und Neonatologie unter einem Dach befinden und für jedes Neugeborene ständig ein Kinderarzt zur Verfügung steht.

Literatur

1. American Academy of Pediatrics: Committee on drugs: The transfer of drugs and other chemicals into human breast milk. Pediatrics 72 (1983) 375.
2. Auerbach, K. G., J. L. Avery: Induced lactation: A study of adoptive nursing by 240 women. Amer. J. Dis. Child. 135 (1981) 340.
3. Baker, C. J., M. S. Edwards, D. L. Kasper: Role of antibody to native type III polysaccharide of group B streptococcus in infant infection. Pediatrics 68 (1981) 544.
4. Baylen, B. G., G. C. Emmanouilides, C. E. Juratsch, Y. Yoshida, W. J. French, J. M. Criley: Main pulmonary distension: A potential mechanism for acute pulmonary hypertension in the human newborn infant. J. Pediat. 96 (1980) 540.
5. Beitzke, A., R. Winter, M. Zach, H. M. Bruggauer: Kongenitales Vorhofsflattern mit Hydrops fetalis durch mütterliche Tokolytikamedikation. Klin. Pädiat. 191 (1979) 410.
6. Belizan, J. M., A. Lechting, J. Villar: Distribution of low-birth-weight babies in developing countries. Amer. J. Obstet. Gynec. 132 (1978) 704.
7. Bossi, E., F. Körner: Frühgeborenen-Retinopathie. Mschr. Kinderheilk. 134 (1986) 428.
8. Brereton, R. J., D. Kumar, L. Spitz: Diaphragmatic hernia in neonate. Z. Kinderchir. 40 (1985) 75.
9. Bucher, H. U.: Störungen der Atemregulation bei Frühgeborenen. Thieme, Stuttgart – New York 1987.
10. Bundesgesundheitsamt: Neugeborenen-Screening auf angeborene Stoffwechselkrankheiten und Hypothyreose. Merkblatt Nr. 44. Deutscher Ärzteverlag, Köln 1983.
11. Corby, D. G.: Aspirin in pregnancy: Maternal and fetal effects. Pediatrics 62 (1978) 930.
12. DeCarvalho, M., S. Robertson, A. Friedman, M. Klaus: Effect of frequent breast-feeding on early milk production and infant weight gain. Pediatrics 72 (1983) 307.
13. DeCarvalho, M., S. Robertson, M. Klaus: Fecal bilirubin excretion and serum bilirubin concentrations in breast-fed and bottle-fed infants. J. Pediat. 107 ('85) 786.
14. Dell'Agnola, C. A., U. Nicolini, G. Pistor, G. Alzen: Konsequenzen aus der pränatalen Sonographie von Harnwegsfehlbildungen. Z. Kinderchir. 40 (1985) 338.
15. Diament, M. J., R. N. Fine, R. Ehrlich, H. Kangerloo: Fetal hydronephrosis: Problems in diagnosis and management. J. Pediat. 103 (1983) 435.
16. Dickinson, D. F., R. Arnold, J. L. Wilkinson: Congenital heart diseases among 160480 liveborn children in Liverpool to 1969. Implications for surgical treatment. Brit. Heart J. 46 (1981) 55.
17. Dittrich, M., E. Dinkel, H. Peters: Sonographische Klassifikation und Verlaufsbeobachtung der Hirnblutung bei Risikoneugeborenen. In: Haller, U., L. Wille (Hrsg.): Diagnostik intrakranieller Blutungen beim Neugeborenen, S. 95. Springer, Berlin–Heidelberg–New York 1983.
18. Documenta Geigy: Wissenschaftliche Tabellen. 7. Aufl. Geigy, Basel 1968.
19. Donelly, W. H., R. L. Bucciarelli, R. M. Nelson: Ischemic papillary muscle necrosis in stressed newborn infants. J. Pediat. 96 (1980) 295.
20. Edelmann, C. M. Jr., J. E. Ogwo, B. P. Fine, A. B. Martinez: The prevalence of bacteriuria in full term and premature newborn infants. J. Pediat. 82 (1973) 125.
21. Ennever, J. F.: Phototherapy in a new light. Pediat. Clin. N. Amer. 33 (1986) 603.
22. Ennever J. F., I. Knox, S. C. Denne, W. T. Speck: Phototherapy for neonatal jaundice: In vivo clearance of bilirubin photoproducts. Pediat. Res. 19 (1985) 205.
23. Ernährungskommission der Deutschen Gesellschaft für Kinderheilkunde: Empfehlungen zur Vitamin-K-Prophylaxe bei Neugeborenen. Mschr. Kinderheilk. 134 (1986) 823.
24. Ertel, I. J., W. A. Newton: Therapy in congenital hyperbilirubinemia: Phenobarbital and diethylnicotinamide. Pediatrics. 44 (1969) 43.
25. Esterly, N. B., L. M. Solomon: Congenital and hereditary disorders of the skin. In: Avery, M. E., H. W. Taeusch, jr. (eds.): Schaffer's Diseases of the Newborn. 5th ed., p. 868. Saunders, Philadelphia – London 1984.

26. Fanconi, A.: Kalzium-Homöostase des Neugeborenen. Pädiat. Pädol. 18 (1983) 113.
27. Farr, V., R. G. Mitchel, G. A. Neligan, J. M. Parkin: The definition of some external characteristics used in the assessment of gestational age in the newborn infant. Develop. Med. Child. Neurol. 8 (1966) 507.
28. Fenner, A., U. Schalk, H. Hoenicke, A. Wendenburg, T. Roehling: Periodic breathing in premature and neonatal babies: Incidence, breathing pattern, respiratory gas tensions, response to changes in the composition of ambient air. Pediat. Res. 7 (1973) 174.
29. Fischer, K., A. Poschmann: Morbus haemolyticus neonatorum (fetalis). In: Bachmann, K. D., H. Ewerbeck, G. Joppich, E. Kleihauer, E. Rossi, G. R. Stalder (Hrsg.): Pädiatrie in Praxis und Klinik, Band 1, S. 1.83. Thieme, Stuttgart–New York 1978.
30. Freed, M. D., M. A. Heymann, A. B. Lewis, S. L. Roehl, R. C. Kensey: Prostaglandin E_1 in infants with ductus arteriosus-dependent congenital heart disease. Circulation 64 (1981) 899.
31. Fritsch, P.: Staphylogene toxische epidermale Nekrolyse. Z. Hautkrankh. 50 (1975) 477.
32. Gartner, L. M., K. S. Lee, A. D. Moscioni: Effect of milk feeding on intestinal bilirubin absorption in the rat. J. Pediat. 103 (1983) 464.
33. Gentz, J., G. Bengtsson, J. Hakkarainen, R. Hellstrom, B. Perrson: Metabolic effects of starvation during the neonatal period in the piglet. Amer. J. Physiol. 218 (1970) 622.
34. Gitlin, J. D., R. F. Soll, R. B. Parad, et al.: Randomized controlled trial of exogenous surfactant for the treatment of hyaline membrane disease. Pediatrics 79 (1987) 31.
35. Glasier, A., A. S. McNeilly, P. W. Howie: The prolactin response to suckling. Clin. Endocr. 21 (1984) 109.
36. Graf, R.: Sonographie der Säuglingshüfte. Enke, Stuttgart 1985.
37. Gross, I.: The hormonal regulation of fetal lung maturation. Clin. Perinat. 6 (1979) 377.
38. Grothusen, G.: Spontane Rückbildungsvorgänge an Hämangiomen des Säuglingsalters, I und II. Aesthet. Med. 17 (1968) 27; 47.
39. Growth-promoting factors in mammalian milks. Nutr. Rev. 42 (1984) 389.
40. Grupe, E.: Abnormalities of the genital tract. In: Avery, M. E., H. W. Taeusch, jr. (eds.): Diseases of the Newborn, 5th ed., p. 401. Saunders, Philadelphia–London 1984.
41. Gutberlet, R. L., M. Cornblath: Neonatal hypoglycemia revisited. Pediatrics 58 (1976) 10.
42. Hansen, T. W. R., D. Bratlid: Bilirubin and brain toxicity. Acta paediat. scand. 75 (1986) 513.
43. Hardy, J. B., J. S. Drage, E. C. Jackson: The First Year of Life. The Collaborative Perinatal Project of the National Institutes of Neurological and Communicative Disorders and Stroke. p. 104. Johns Hopkins University Press, Baltimore 1979.
44. Heird, W. C., S. M. Schwarz, I. H. Hansen: Colostrum-induced enteric mucosal growth in beagle puppies. Pediat. Res. 18 (1984) 512.
45. Hobolth, N., G. Buchman, L. E. Sandberg: Congenital choanal atresia. Acta paediat. scand. 56 (1967) 286.
46. Kahn, G.: Diseases of the skin of the newborn. In: Ruiz-Maldonado, R. (ed.): Modern Problems in Paediatrics. Bd. XVII, S. 95. Karger, Basel 1975.
47. Kellnar, S.: Zur Nebennierenblutung beim Neugeborenen. Klin. Pädiat. 197 (1985) 305.
48. Keuth, U.: Geburtstraumatische Schäden. In: Bachmann, K. D., H. Ewerbeck, G. Joppich, E. Kleihauer, E. Rossi, G. R. Stalder (Hrsg.): Pädiatrie in Praxis und Klinik, Bd. 1, S. 1.132. Thieme, Stuttgart–New York 1978.
49. Kildeberg, P.: Disturbances of hydrogen ion balance occuring in premature infants II. Late metabolic acidosis. Acta paediat. scand. 53 (1964) 517.
50. Klaus, M. H., A. A. Fanaroff: Care of the High-risk Neonate. Saunders, Philadelphia–London 1973.
51. Kliegman, R., T. Gross, S. Morton, R. Dunnington: Intrauterine growth and postnatal fasting metabolism in infants of obese mothers. J. Pediat. 104 (1984) 601.
52. Kliegman, R., K. C. King: Intrauterine growth retardation: Determinants of aberrant fetal growth. In: Fanaroff, A. A., R. J. Martin (eds.): Behrman's Neonatal-perinatal Medicine, 3rd ed., p. 49. Mosby, St. Louis–Toronto 1983.
53. Künzer, W., H. Niederhoff, S. Schumacher: Häufigkeit und klinisches Bild der erworbenen Blutungskrankheiten bei Neugeborenen. In: Goebel, U. (Hrsg.): Erworbene Gerinnungsstörungen im Kindesalter, S. 1. Enke, Stuttgart 1977.
54. Lee, Y., R. B. Berg: Cephalhematoma infected with bacteroides. Amer. J. Dis. Child. 121 (1971) 77.
55. Levene, M. I., C. L. Fawer, R. F. Lamont: Risk factors in the development of intraventricular haemorrhage in the preterm neonate. Arch. Dis. Childh. 57 (1982) 410.
56. Linderkamp, O.: Frühabnabelung oder Spätabnabelung? Gynäkologe 17 (1984) 281.
57. Manzke, H., K. Kruse: Physiologie und Pathophysiologie des Kalzium- und Phosphat-Stoffwechsels im Neugeborenenalter. Mschr. Kinderheilk. 132 ('84) 203.
58. Manzke, H., H. Schröder: Knochenstoffwechselstörungen bei Frühgeborenen. Mschr. Kinderheilk. 134 (1986) 650.
59. Merin, S., J. S. Crawford: The etiology of congenital cataracts. Canad. J. Ophthal. 6 (1971) 178.
60. Milner, A. D., R. A. Saunders, I. E. Hopkin: Effects of delivery by cesarean section on lung mechanics and lung volume in the human neonate. Arch. Dis. Childh. 53 (1978) 545.
61. Moessinger, A. C., J. E. Fewell, R. I. Stark et al.: Lung hypoplasia and breathing movements following oligohydramnios in fetal lambs. In: Jones, C. T., P. W. Nathanielsz (eds.): The Physiological Development of the Fetus and Newborn, S. 293. Academic Press, London–New York–Tokio 1985.
62. Newburger, J. W., J. F. Keane: Intrauterine supraventricular tachycardia. J. Pediat. 95 (1979) 780.
63. Obladen, M.: Factors influencing surfactant composition in the newborn. Europ. J. Pediat. 128 (1978) 129.
64. Onishi, S., S. Itoh, K. Isobe, H. Togari, H. Kitoh, Y. Nishimura: Mechanism of development of bronze baby syndrome in neonates treated with phototherapy. Pediatrics 69 (1982) 273.
65. Oski, F. A., M. Delivoria-Papadopoulos: The red cell, 2,3-diphosphoglycerate, and tissue oxygen release. J. Pediat. 77 (1970) 941.
66. Pass, M. A., B. M. Gray, S. Khare, H. C. Dillon: Prospective studies of group B streptococcal infections in infants. J. Pediat. 95 (1979) 437.

67. Perlman, M., J. Williams, M. Hirsch: Neonatal pulmonary hypoplasia after prolonged leakage of amniotic fluid. Arch. Dis. Childh. 51 (1976) 349.
68. Polacek, K.: Die frühzeitige Indikationsstellung zur Austauschtransfusion bei hämolytischen Neugeborenenerkrankungen, Mschr. Kinderheilk. 111 (1963) 3.
69. Poland, R. L.: Breast-milk jaundice. J. Pediat. 99 (1981) 86.
70. Poland, R. I., G. Schultz, G. Garg: High milk lipase activity associated with breast milk jaundice. Pediat. Res. 14 (1980) 1328.
71. Procianoy, R. S., J. A. Garcia-Prats, J. M. Adams, A. Silvers, A. J. Rudolph: Hyaline membrane disease and intraventricular haemorrhage in small for gestational age infants. Arch. Dis. Childh. 55 (1980) 502.
72. Purohit, D. M., C. Ellison, S. Zierler, O. S. Miettinen, A. S. Nadas: Risk factors for retrolental fibroplasia. Experience with 3025 premature infants. Pediatrics 76 (1985) 339.
73. Rashkind, W. G., W. W. Miller: Creation of an atrial septal defect without thoracotomy. J. Amer. med. Ass. 196 (1966) 991.
74. Regemorter, N. van, J. Dodion, C. Druart et al.: Congenital malformations in 10000 consecutive births in a university hospital: Need for genetic counseling and prenatal diagnosis. J. Pediat. 104 (1984) 386.
75. Riedel, F., H. B. von Stockhausen, P. Ball: Schilddrüsenfunktionsdiagnostik bei Frühgeborenen in der Intensivpflege. Pädiat. Pädol. 22 (1987) 235.
76. Riegel, K.: Säuglingssterblichkeit – Verlauf, Ursachen, Verbesserungsmöglichkeiten. Mschr. Kinderheilk. 131 (1983) 552.
77. Roberts, R. J.: Principles of neonatal pharmacology. In: Avery, M. E., H. W. Taeusch, jr. (eds.): Diseases of the Newborn. 5th ed., p. 950. Saunders, Philadelphia–London 1984.
78. Robertson, B., et al.: An international randomized clinical trial of surfactant replacement therapy in severe neonatal respiratory distress syndrome. Pediatrics 82 (1988) 683.
79. Rogers, M. S., J. T. Willerson, A. Goldblatt, T. W. Shmith: Serum digoxin concentrations in the human fetus, neonate, and infant. New Engl. J. Med. 287 (1972) 1010.
80. Rosegger, H., K. Rosanelli, H. Hofmann, P. Pürster: Mekoniumhaltiges Fruchtwasser: Geburtshilflich-pädiatrisches Management zur Vermeidung des Mekoniumaspirationssyndroms. Klin. Pädiat. 194 (1982) 381.
81. Rudolph, A. M.: Circulatory changes during the perinatal period. Pediat. Cardiol. 4 (1983) 17.
82. Schaefer, C., R. Harrison, T. Boyce, M. Lewis: Illnesses in infants born to women with chlamydia trachomatis infection. Amer. J. Dis. Childh. 139 (1985) 127.
83. Schönberger, W., W. Grimm: Transiente Hypothyreose durch jodhaltige Desinfizienzien bei Neugeborenen. Dtsch. med. Wschr. 107 (1982) 1222.
84. Schröter, W.: Die transitorische Neugeborenenhyperbilirubinämie und ihre biochemischen Grundlagen. Ergeb. Inn. Med. Kinderheilk. 29 (1970) 220.
85. Schulze, A., D. Gmyrek, H. Tellkamp, K. Köhler, K. Vock: Klinische und computertomographische Verlaufsbeobachtungen bei Neugeborenen mit generalisiertem Hirnödem infolge perinataler Asphyxie. Mschr. Kinderheilk. 133 (1985) 43.
86. Shankaran, S., T. L. Slovis, M. P. Bedard, R. L. Poland: Sonographic classification of intercranial hemorrhage. A prognostic indicator of mortality, morbidity and short-term neurologic outcome. J. Pediat. 100 (1982) 469.
87. Söderling, B.: Pseudoprematurity. Acta paediat. scand. 42 (1953) 520.
88. Spranger, J.: Pathogenetische Klassifikation morphologischer Defekte. In: Schulte, F. J., J. Spranger (Hrsg.): Lehrbuch der Kinderheilkunde, 26. Aufl., S. 139. Fischer, Stuttgart–New York 1985.
89. Stockhausen, H. B. v.: Prävention und Therapie von bakteriellen Neugeboreneninfektionen. In: Stehr, K., D. Harms (Hrsg.): Infektionen im Kindesalter, S. 49. Perimed, Erlangen 1986.
90. Stockhausen, H. B. v., W. Coerdt, R. Dennin, K. Fischer, H. Grimm, R. H. Willig: Risiko von Windpokken in der Schwangerschaft und Neonatalperiode. Dtsch. med. Wschr. 109 (1984) 1192.
91. Stockhausen, H. B. v., H. Schulz: Durchführung der Beikost in der Praxis. In: Grüttner, R., I. Eckert (Hrsg.): Beikost in der Säuglingsernährung, S. 131. Springer, Berlin–Heidelberg–New York 1985.
92. Stockhausen, H. B. v., M. Struve: Untersuchungen über die osmolale Clearance bei gesunden Früh- und Neugeborenen sowie atemgestörten Kindern mit unterschiedlichen Infusionsmengen. Mschr. Kinderheilk. 123 (1975) 438.
93. Stockhausen, H. B. v., M. Struve: Investigation of accelerated metabolic function in small for gestational age infants. Europ. J. Pediat. 132 (1979) 169.
94. Uttenweiler, V.: Hörprüfung bei Neugeborenen über Knochenleitung. Sprache, Stimme, Gehör 5 (1981) 86.
95. Wagen, A. v. d., A. Okken, J. Zweens, W. G. Zijlstra: Composition of postnatal weight loss and subsequent weight gain in small for date newborn infants. Acta paediat. scand. 74 (1985) 57.
96. Weber, H., H. Wesselhoeft, G. Eigster: Notfallbehandlung von Herzrhythmusstörungen im Neugeborenen- und Säuglingsalter. Mschr. Kinderheilk. 131 (1983) 779.
97. Wiese, G.: Die Hyperbilirubinämie des Neugeborenen. Mschr. Kinderheilk. 131 (1983) 193.
98. Wille, L., U. Keller, M. Dillenz, U. Stenzel: Zur Frühprognose der intrakraniellen Blutung bei Frühgeborenen. Mschr. Kinderheilk. 134 (1986) 422.
99. Zilson, C., S. J. Lee, M. Pearl: The incidence of skull fractures underlying cephalhematomas in newborn infants. J. Pediat. 85 (1974) 371.

Sachverzeichnis

Die Zahlenangaben beziehen sich auf Seitenzahlen; T = Tabellen; A = Abbildungen;
fette Ziffern zeigen die Hauptfundstelle

A

Abnabelung 452
- Blutverlust 456A
- Gefäßdrucke des Neugeborenen 453
- nach Lachgasinhalation 406
- bei Narkose 407
- Technik 452
- Zeitpunkt 452–454, 504
Abort(us)
- induzierter, Uterusruptur 370
- infizierter, Schock, septischer 324
Abruptio placentae s. Plazentalösung
Absaugen
- Neugeborene 504
- – Asphyxie 509
Abstillen 477
Acne neonatorum 558
Adenoma sebaceum, Neugeborene 558
Adiuretinsekretion, Neugeborene 523
Adnexitis, Mikroorganismen 340
Adrenalin
- intratracheal, Neugeborene, Asphyxie 512, 513
- Uterusaktivität 417
adrenogenitales Syndrom, Neugeborene 553
AFP (Alpha-Fetoprotein), Hydramnion 376
Ahlfeld-Zeichen, Plazentalösung 457
Akuttokolyse **310**
- s.a. Tokolyse
- Bradykardie, fetale 310
- Fenoterol 312
- Halbseitenlagerung 312
- Indikationen 313
- Kontraindikationen 313
- Laktatkonzentrationen, fetale 311
- Nabelschnurvorfall 353
- Pharmakologie 312
- pH-Wert, fetaler 311
- Sauerstoffatmung der Mutter 313
- Tachykardie, fetale 311
- Volumensubstitution 312
- Wirkung auf den Feten 310–311
Albuminspiegel, Neugeborene 555
Alkoholabusus
- Fruchttod, intrauteriner 431
- Mangelgeborene 531
- Stillperiode 478
Allgemeinanästhesie
- Geburtshilfe, Ketamin 406
- Schnittentbindung, abdominale 407–408
Amnioninfektionssyndrom 339
- Ätiologie 340
- Cerclage 342
- C-reaktives Protein 342

Amnioninfektionssyndrom
- Definition 340
- Diagnostik 342
- Eihäute, Farbe 461
- Frühgeburtlichkeit 344
- Geburtsverlauf, protrahierter nach Blasensprung 341
- Gestationsalter 341
- Häufigkeit 340
- Komplikationen 343
- Manipulationen an der Zervix 341
- prädisponierende Faktoren 340
- Prophylaxe 344
- Schock, septischer 324
- Symptome 342
- Therapie 343
Amnioninfusionssyndrom s. Fruchtwasserembolie
Amnioskopie, Vena-cava-Okklusionssyndrom 299
Amniotomie
- bei Armvorfall 367
- Hydramnion 376
- Nabelschnurvorfall 352
Amniozentese
- Amnioninfektionssyndrom 340
- Fruchttod, intrauteriner 433
Anämie, Neugeborene 542
Anästhesie
- Asthma bronchiale 423
- Blutungen unter der Geburt 422
- Eklampsie 421–422
- EPH-Gestose 421–422
- Geburtshilfe 403
- – Einfluß auf die Physiologie 415, 416T
- – Historie 402
- – juristische Haftung 423
- – Komplikationen 419
- – Technik 403
- Herzerkrankungen 423
- Komplikationen 421
- Nierenerkrankungen 423
- Uterusinversion, puerperale 361
- Vena-cava-Okklusionssyndrom 299
Analgesie
- Geburtshilfe, Einfluß auf die Physiologie 415, 416T
- – Historie 402
- – juristische Haftung 423
- – Komplikationen 421
- – Technik 403
Analgetika
- Geburtshilfe 404
- Stillperiode 479
Anenzephalie
- Hydramnion 375
- Polyhydramnion 515
Anenzephalus 546
Angst-Spannungs-Schmerz-Syndrom, Geburt 382

Anoxämie, Fetus, Bradykardie, akute 304
Antibiotika, Stillperiode 478
Anti-D-Gammaglobulin, Wöchnerin 480
Antiepileptika, Stillperiode 479
Antihistaminika, Stillperiode 479
Antihypertensiva, Präklampsie/Eklampsie 334
Antihypertonika, Stillperiode 479
Anurie
- Eklampsie 329
- Neugeborene 549
Anxiolytika, Geburtshilfe 405
Apathie-Syndrom, Neugeborene 544
Apgar-Score **505**, 505T
- Asphyxie 508T
- Einflüsse von Analgesie/Anästhesie 408, 418
Aplasia circumscripta cutis congenita 559
Apnoe
- Frühgeborene nach Absaugen 509
- Neugeborene 546
Armvorfall 365–368
- Ätiologie 366
- Definition 366
- Diagnose 367
- Häufigkeit 366
- Komplikationen 367
- Nabelschnurvorfall 367
- Prognose 367
- Querlage 368
- Schädellage 367
- Therapie 367–368
- unvollkommener 366–367
- Verlauf 367
- vollkommener 366, 368
Armvorliegen, Schädellage 366–367
Arnold-Chiari-Fehlbildung 546
Arteria(-ae) ovarica, Thrombophlebitis 485
Asphyxie
- blasse 311
- fetale, Plazentahämatom 460
- intrauterine, Abnabelungszeitpunkt 454
- – Blutvolumen des Feten 504
- – Fruchtwasserembolie 323
- Neugeborene 506
- – Apgar-Score 505, 508T
- – medikamentöse Therapie 513
- – Puffertherapie 514
- – Reanimation 507, 509
- – – Richtlinien 508T
- – Ursachen 507
- – Volumensubstitution 513
- perinatale 533
- – Nabelschnurvorfall 351
- subtotale, Bradykardie, akute 305

575

Aspiration, pulmonale, Geburtshilfe 419–420
Asthmaanfall
– durch Anästhetika 423
– durch Barbiturate 405
– durch Opioide 405
Atemdepression
– durch Anxiolytika 405
– Fetus 405
– Neugeborene durch Barbiturate 405
– durch Opioide 405
Atemfrequenz, Neugeborene 524
Atemnotsyndrom
– Frühgeborene 530
– Kortikosteroide 500
– Neugeborene 534
– Tachypnoe, transitorische 536
Atemwegsfehlbildungen, Neugeborene 537
Atmung
– fetale, Hyperkapnie 500
– – Hypoxämie 499
Augenerkrankungen, Neugeborene 560
Austreibungsphase
– nach Katheterperiduralanästhesie 412
– Pudendusanästhesie 393
– Schmerzen 403
autogenes Training, Geburtsvorbereitung 385–386
AV-Block, Fetus 540
Azidose
– Atmung, Neugeborene 501
– fetale durch Opioide 405
– – nach Zervikalblockade 397
– metabolische, Neugeborene 552
– Nabelarterienblut, Einteilung 506

B

Bandl-Furche, hochgestiegene, Uterusruptur 370
Barbiturate
– Abbau 405
– Einflüsse auf die geburtshilfliche Physiologie 405, 416T
– Plazentadurchblutung 417
– Wehentätigkeit 417
Bardenheuer-Schnitt, Mastitis puerperalis 489
Beckenendlage
– Nabelschnurvorfall 352
– – Häufigkeit 350
Beckenvenenthrombose, septische, Endometritis puerperalis 487
Beckenverengung, Armvorfall 366
Beinvenenthrombose, tiefe, Wochenbett 484
Benzodiazepine
– Einflüsse 416T
– Einflüsse auf die geburtshilfliche Physiologie 416T
Blasenektopie 550

Blasensprung
– vorzeitiger 340
– – Amnioninfektionssyndrom 340–341
– – Nabelschnurvorfall 352
Blutdruck
– arterieller, Schwangere in Abhängigkeit der Lagerung 295
– – – Spinalanästhesie 299
– – Vena-cava-Okklusionssyndrom 295
– maternaler, Akuttokolyse 312
– venöser, Schwangere in Abhängigkeit der Lagerung 296
– – Vena-cava-Okklusionssyndrom 296
– Wöchnerin 472
Blutgerinnungsstörungen
– Eklampsie 329
– intrapartale 318
– – Therapie 320
– Neugeborene 544
– Pudendusanästhesie 394
Blutgruppeninkompatibilität, Abnabelung 504
Blutungen
– unter der Geburt, Anästhesie 422
– intrakranielle, Neugeborene 564–565
– Nachgeburtsperiode 462
– – Prophylaxe 467
– Plazentarperiode 456
– postpartale **318**, 463
– – Ursachen 318
– – Uterusinversion 359
– subendokardiale, Präeklampsie/Eklampsie 337
– uteroplazentare, Akuttokolyse 313
– Wochenbett 482–483
– zerebrale, HELLP-Syndrom 325
Bradykardie
– akute, fetale 303
– – – Definition 304
– – – Diagnose 306–308
– – – Differentialdiagnose 306
– – – Fenoterol 310
– – – Geburtsbeendigung 308
– – – Halbseitenlagerung 312
– – – Hirnschädigung, kindliche 305
– – – Kreislaufversagen, fetales/maternales 304
– – – Nabelschnurkomplikationen 304
– – – Nabelschnurvorfall 352
– – – Parazervikalanästhesie 304
– – – Parazervikalblockade 395, **397**
– – – Pathomechanismus 304
– – – Plazentadurchblutung 304
– – – Plazentainsuffizienz 304
– – – praktisches Vorgehen 313–314
– – – Pulmonalinsuffizienz, maternale 304
– – – Reanimation, intrauterine 308, **310**
– – – Reanimationsmaßnahmen, adjuvante 312
– – – Sauerstoffbeatmung der Mutter 313

Bradykardie, akute, fetale
– – – Therapie 308–309, 309A
– – – Tokolyse **310**
– – – Ursachen 306
– – – Uteruskontraktionen 304
– – – Vagusstimulierung 305
– Frühgeborene nach Absaugen 509
– Wöchnerin 473
Bromocriptin
– Abstillen 477
– Mastitis puerperalis 489
Bupivacain, Periduralanästhesie 412, 413A

C

Caput succedaneum 562
Cerclage, Amnioninfektionssyndrom 342
Chlamydieninfektion, Schwangerenberatung 344
Chlamydienkonjunktivitis, Neugeborene 560
Chloroprocain, Geburtshilfe 392
Choanalatresie 537
Chorangiom 460
Chorioamnionitis 566
Choriontrophoblast, Hydramnion 375
Chromosomenanalyse, Fruchttod, intrauteriner 438
Chromosomenanomalien, Fruchttod, intrauteriner 431–432
Coombs-Test, Nabelschnurblut 452
Cor pulmonale, Fruchtwasserembolie 322
C-reaktives Protein, Amnioninfektionssyndrom 342

D

Dammrisse 465
– Infiltrationsanästhesie 392
Dead-fetus-Syndrome 324, 434
Delta-E-Bestimmung, Rh-Inkompatibilität 434
Depressionen, postpartale 490
Dermalsinus 546
Dermatitis exfoliativa neonatorum Ritter von Rittershain 559
Dezelerationen
– Hypoxie, fetale 313
– Nabelschnurvorfall 351
– prolongierte, Bradykardie, fetale 304
Diabetes
– mellitus, Bradykardie, fetale 307
– – Fruchttod, intrauteriner 431
– – Hydramnion 375
– – insulinpflichtiger, Therapie, intrapartal 348
– – Neugeborene, hypertrophe 532
Diarrhö, Neugeborene 547

Dick-Read-Methode,
  Geburtsvorbereitung 382–383
Diethylstilbestrol, Uterusruptur 370
Diffusionshypoxie, Neugeborene
  durch Lachgas 406
Digoxin, Stillperiode 479
Down-Syndrom, Reanimationspflicht
  518
Drogenabhängigkeit, Fruchttod,
  intrauteriner 431
Ductus
– arteriosus persistens 540
– – Verschluß, antepartaler nach
    Salizylaten 541
– omphaloentericus, offener 549
Duncan-Technik, Plazentalösung 455
Duodenalatresie, Hydramnion 375
Duodenalstenose, Neugeborene 547
Dysraphiesyndrom,
  Reanimationspflicht 518
Dystrophie
– myotone, Hydramnion 375
– pränatale 530

E

Eihäute
– Amnioninfektionssyndrom 461
– Beurteilung 461
Einschlußblennorrhö, Neugeborene
  560
Einstellungsanomalien
– Armvorfall 366
– Hydramnion 376
Eklampsie
– Anästhesie 421–422
– Antihypertensiva 334
– Beta-1-Blocker 334
– Beta-Sympathomimetika 335
– Definition 328
– Diagnose 329
– Diazepam 333
– Diazoxid 334
– Differentialdiagnose 330
– Dihydralazin 334
– Diuretika 335
– drohende 328
– Häufigkeit 328
– HELLP-Syndrom 330
– Infusionstherapie 335
– interkurrente 330
– Klinik 329
– Koagulopathie, intrapartale 324
– Laborparameter 331
– Lungenreifeinduktion 335
– Magnesium 333
– Natriumnitroprussid 334
– Periduralanästhesie 422
– Prognose 336–337
– Schwangerschaftsbeendigung 334
– Sedativa 333
– Substanzen, vermeidbare 335
– Therapie 332
– Todesursachen 336
– Tokolyse 335
– Ursachen 328
– Verlaufsformen 330

Embolie, Wochenbett 483–484
Embryopathie, diabetische 532
Embryotransfer, Dead-fetus-
  Syndrome 324
Endometritis
– postpartale,
  Amnioninfektionssyndrom 343
– puerperalis 482
– – Beckenvenenthrombose,
    septische 487
– – Heparinprophylaxe 485
– – Keime 486T
– – Komplikationen 487
– – Mikroorganismen 340–341
– – Therapie 486–487
– – Ursachen 486
– – Wochenbettfieber 485–486
Endometriumveränderungen,
  Wochenbett 474
Endomyometritis, puerperale,
  Schock, septischer 324
Energiehaushalt, Neugeborene 502
Enterokolitis
– nekrotisierende, Frühgeborene
  547–548
– – Neugeborene 453
Enterothorax, Neugeborene 537
Enzephalopathie
– hypoxisch-ischämische,
  Bradykardie, fetale 305
– hypoxische, Neugeborene 507
Enzephalozele 546
EPH-Gestose
– Anästhesie 421–422
– Leitungsanästhesie 420
– Mangelgeborene 531
– Periduralanästhesie 422
– Plazentalösung, vorzeitige 299
Epiduralanästhesie, Geburtshilfe 411
Episiotomie, Infiltrationsanästhesie
  392
Epispadie 550
Eröffnungsphase
– Angst-Spannungs-Schmerz-
  Syndrom 382
– Diazepam 383
– Parazervikalblockade 395
– Periduralanästhesie 412
– Pethidin 383
– Schmerzen 403
Erythema toxicum allergicum
  neonatorum 557–558
Erythroblastose
– fetale, Hydramnion 375
– – Hypoglykämie 550

F

Familienplanung nach prä- und
  perinatalem Kindstod 444
Farr-Schema, Reife-Zeichen, Früh-
  und Neugeborene 525A, 526
Fehlbildungen
– Fruchttod, intrauteriner 432
– der Gefäße und des Herzens,
  Nabelarterienanzahl 461
– Hydramnion 375

Fehlbildungen
– Neugeborene 561–562
– Oligohydramnion 374, 515
– Polyhydramnion 515
Fehlgeburt, verhaltene s. Fruchttod,
  intrauteriner
Fehllagen, Periduralanästhesie 421
Fenoterol
– Akuttokolyse 312
– Bradykardie, fetale 310
Ferguson-Reflex 403
Fetopathie
– diabetische 532
– – Abnabelung 504
– – Kardiomegalie 540
fetoplazentare Einheit, Blutvolumen
  452
Fetoskopie,
  Amnioninfektionssyndrom 340
Fetozid, Dead-fetus-Syndrome 324
Fetus
– abortierter, Omphalozele 437A
– – Pena-Shokeir-Syndrom 438A
– – postmortale Veränderungen 432
– – Zwergwuchs, thanatophorer
    437A
– Asphyxie, blasse 311
– – intrauterine, Mekoniumaspiration
    514
– Atemzug, erster 499
– AV-Block 540
– Bradykardie, akute 303
– Einflüsse von Analgesie/Anästhesie
  416T, 417–418
– Hirnschädigung, Bradykardie,
  akute, fetale 305
– Hyperinsulinismus 532
– Tachykardie,
  Amnioninfektionssyndrom 342
Fibrinolyse, Wochenbett 484
Fibroplasie, retrolentale,
  Neugeborene 560
Fieber, Wochenbett 485
Fremdkörperpneumonie,
  Neugeborene, Mekoniumaspiration
  515
Frischplasma, Infektionsrisiko 320
Fritsch-Lagerung,
  Nachgeburtsperiode 467A, 468
Fruchttod
– intrauteriner **427**, 437A
– – Ätiologie 431–432
– – Armvorfall 368
– – Bradykardie, fetale 308
– – Chromosomenanalyse 438
– – Diagnostik 433
– – Dokumentation 436–438
– – Fruchtwasserembolie 322
– – Geburtseinleitung 435
– – Geburtsüberwachung 436
– – Häufigkeit 430
– – klinische Symptome 432–433
– – Koagulopathie, intrapartale
    324
– – Komplikationen 434
– – Nabelschnurvorfall 350
– – Nachweis 430
– – Oligohydramnion 374

Fruchttod, intrauteriner
– – pathologisch-anatomische Untersuchungen 438
– – Plazentalösung, vorzeitige 312
– – postmortale Veränderungen der Frucht 432
– – serologische Untersuchungen 439
– – Therapie 435
– – nach Zervikalblockade 397
Fruchtwasser
– Delta-E-Bestimmung, Rh-Inkompatibilität 434
– mekoniumhaltiges, Asphyxie, fetale 514
– – Bradykardie, fetale 307
– – Farbe der Eihäute 461
– Menge, Geburtsverlauf 373
– – Schwangerschaftsende 515
Fruchtwasserembolie 322
– Differentialdiagnose 323
– Klinik 322–323
– Pathogenese 322
– Therapie 323
– Vena-cava-Okklusionssyndrom 300
– Verbrauchskoagulopathie 319, 322
Fruchtwasserfarbe
– Fruchttod, intrauteriner 432
– Vena-cava-Okklusionssyndrom 299
Fruchtwasseruntersuchung, Fruchttod, intrauteriner 438
Frühgeborene 530
– Abnabelungszeitpunkt, Folgen 453
– Apnoe 546
– Atemnotsyndrom 534
– Azidose, metabolische 552
– Blutungen, intrakranielle 564–565
– dystrophische 531
– Enterokolitis, nekrotisierende 547, 548
– Gewichtsabnahme 523
– Hypoglykämie 529, 550
– Hypokalzämie 551
– Hypothermie 503
– Hypovolämie, Mortalität 453
– Icterus gravis 554
– Intubation 510–511
– Kernikterus 555
– Mekoniumabsatz 547
– Neutraltemperatur 503
– Perspiratio insensibilis 502
– Reanimation, Besonderheiten 517
– Schluckstörungen 547
– unreife, Absaugen 509
– Urin, Konzentration und Menge 523A
– Vitamin-K-Mangel 513
– Volumenmangelschock 504
Frühgeburt
– Amnioninfektionssyndrom 340, 344
– Armvorfall 366
– Parazervikalblockade 398
– Periduralanästhesie 421
Frühwochenbett 472

Fruktoseintoleranz, Neugeborene 552
Fußlage, Nabelschnurvorfall 352
Fußvorfall, Schädellage 367

G

Galaktosämie, Neugeborene 552
Gastroschisis 549
Gebärstörungen, Angst-Spannungs-Schmerz-Syndrom 382
Geburt
– Abnabelung 452–454
– Allgemeinnarkose 383
– Angst-Spannungs-Schmerz-Syndrom 382
– Blutungsursachen 318T
– Bradykardie, akute, fetale 304
– Diabetes mellitus, insulinpflichtiger, Therapie 348
– Ferguson-Reflex 403
– Hydramnion 375
– Koagulopathien, Therapie 320
– Nabelschnurvorfall 349, 352
– pathologische, Neugeborenenversorgung 506
– Plazentalösung 454
– Psychopharmaka 383
– Schmerzschwelle 403
– Schock, septischer 324
– Uterusruptur 370
– Verbrauchskoagulopathie 318, 319T
– Verlustkoagulopathie 318
Geburtseinleitung
– Bradykardie, akute, fetale 308
– Fruchttod, intrauteriner 435
Geburtshilfe
– Allgemeinanästhesie, Regeln 420, 429
– Anästhesie, Historie 402
– – juristische Haftung 423
– – Komplikationen 419
– – Technik 403
– Analgesie, Historie 402
– – juristische Haftung 423
– – Technik 403
– Analgetika 404
– Anxiolytika 405
– Aspiration, pulmonale 419–420
– Asthma bronchiale, Anästhesie 423
– Barbiturate 405
– Chloroprocain 392
– Einflüsse von Analgesie/Anästhesie auf die Physiologie 415, 416T
– Enfluran 406
– Epiduralanästhesie 411
– Gerinnungsstörungen, Therapie 320
– Halothan 406
– Herzerkrankungen, Anästhesie 423
– Infiltrationsanästhesie 392
– Inhalationsanästhetika 406
– Isofluran 406
– Katheterperiduralanästhesie 412
– Ketamin 406
– Lachgas 406

Geburtshilfe
– Lokalanästhesie 391
– – des Dammes 392
– Narkose, Durchführung 407–408
– Neuroleptika 405
– Nierenerkrankungen, Anästhesie 423
– Opioide 404
– Parazervikalblockade 395
– Periduralanästhesie 411–412
– Pethidin 404
– Pudendusanästhesie 392
– Regionalanästhesie 409
– – neurologische Komplikationen 420
– Sedativa 405
– Spinalanästhesie 409–411
Geburtskomplikationen, Perinatalinfektionen 566
Geburtsschmerz 382
– Innervation 403A
– Leitungsanästhesie 383
Geburtsstillstand
– Amnioninfektionssyndrom 343
– Armvorfall, vollkommener 367
Geburtstermin
– Überschreitung, Abnabelung 504
– – Bradykardie, fetale 307
– – Fruchtwasserembolie 300
Geburtsüberwachung, Fruchttod, intrauteriner 436
Geburtsverlauf
– Armvorfall 367
– Fruchtwassermenge 373
– nach Katheterperiduralanästhesie 412
– Mehrlingsgeburt 532
– protrahierter nach Blasensprung, Amnioninfektionssyndrom 341
– – Uterusruptur 370
Geburtsverletzungen 464
– Dammriß 465
– Druckschäden 466
– Hämatome 466
– Labienriß 466
– Neugeborene 562–564
– Parametriumverletzungen 464
– Scheidenriß 464
– Zervixriß 464
Geburtsvorbereitung
– Anästhesie 383
– autogenes Training 385–386, 386T
– Dick-Read-Methode 382–383
– englische 382–383, 386T
– französische 384, 386T
– Hypnose 386T
– individuelle 388
– Kontraindikationen 388
– Kreißsaalbegehung 388
– Lamaze-Methode 382, **384**
– Methoden 382–383
– – gymnastische 385
– – psychosomatische 381–382
– – – erweiterte 386–388
– – – Rahmenbedingungen 388
– – suggestive 385

Geburtsvorbereitung
- Psychopharmaka 383
- russische 384, 386T
- Sauerstoffmaske 384
- Schwangerenvorsorge 387
- Sonderformen 384
- Tübinger Badegespräch 384

Gerinnungshemmer, Stillperiode 479

Gestose
- Definition 328
- Oligohydramnion 374
- Plazentainfarkte 460
- Plazentalösung, vorzeitige 321, 431

β-Glukuronidase, Neugeborene 553

Glukosetoleranztest, Vena-cava-Okklusionssyndrom 298

Gonoblenorrhö, Neugeborene 560

Grand-mal Anfall, HELLP-Syndrom 331

Guthrie-Test 552

Gyrasehemmer, Stillperiode 479

H

Hämangiome, Neugeborene 558

Hämatokrit, Neugeborene 453, 513

Hämatom
- parametranes durch Parazervikalblockade 396
- retroperitoneales 466
- retroplazentares, Bradykardie, fetale 307
- – Plazentalösung, vorzeitige 312
- subarachnoidales, Neugeborene 564
- sublevatorielles 466
- supralevatorielles 466

Hämatomyelie, Neugeborene 565

Hämoglobinurie, Eklampsie 330

Hämolyse
- Präeklampsie/Eklampsie 337
- Verbrauchskoagulopathie, intrapartale 318

Hämorrhagie
- Nachgeburtsperiode 462
- peripartale, Plazentalösung, vorzeitige 322

Hämorrhoiden, Wöchnerin 481

Hämostasestörungen, Fruchttod, intrauteriner 434

Halbseitenlagerung, Vena-cava-Okklusionssyndrom 312

Halbseitensyndrom, Neugeborene 545

Haltungsanomalien, Armvorfall 366

Handgriff nach Küstner 457

Harnwegsinfektionen, Neugeborene 549

HELLP-Syndrom 330
- Differentialdiagnose 331
- Koagulopathie, intrapartale 325
- Laborparameter 331
- Schistozyten 331

Hepatitis B, Übertragung auf das Neugeborene 566

Herpes-Infektionen, Übertragung auf das Neugeborene 566

Herzerkrankungen, Geburtshilfe, Anästhesie 423

Herzfehler, angeborene 538–540

Herzfrequenz
- fetale nach Akuttokolyse 311
- – Atropin 418
- – Fruchttod, intrauteriner 433
- – Nabelschnurvorfall 351
- – Uterusdurchblutung 298
- – Vena-cava-Okklusionssyndrom 298
- maternale, Akuttokolyse 312
- Wöchnerin 472

Herzinsuffizienz, Schwangere 294

Herzmassage, Neugeborene, Asphyxie 512

Herzminutenvolumen
- Schwangere in Abhängigkeit der Lagerung 295
- – Spinalanästhesie 299
- Uteruskontraktionen 295
- Vena-cava-Okklusionssyndrom 294
- Wöchnerin 472

Herzrhythmusstörungen
- fetale, Bradykardie, fetale 308
- Neugeborene 540

Herzstillstand, Neugeborene 506

Hirnblutungen
- Frühgeborene nach Intubation 510
- Neugeborene nach Puffertherapie 514
- parenchymatöse, Präklampsie/Eklampsie 336

Hirnödem
- fetales, Bradykardie, akute 305
- – Laktatkonzentration im Hirngewebe 305

HIV-Infektion
- Frischplasma 320
- Übertragung auf das Neugeborene 566

Holoprosenzephalie 561

HPL (humanes Plazentalaktogen) 475

HSW-Kanüle 393A

Hüftgelenksdysplasie, Neugeborene 526

Hydramnion 375–377
- Armvorfall 366
- Chorangiom 460
- Fruchttod, intrauteriner 431
- idiopathisches 375
- Plazentalösung, vorzeitige 321

Hydronephrose, Neugeborene 549

Hydrops fetalis 516
- Polyhydramnion 515
- Tachykardie, paroxysmale 540
- Ultraschalluntersuchung 517
- Ursachen 516T

Hydrozephalus 546
- Bradykardie, fetale 305
- Hydramnion 375

Hygroma colli, Fruchttod, intrauteriner 432

Hyperbilirubinämie, Neugeborene 553–555

Hyperexzitabilitätssyndrom, Neugeborene 545

Hypergalaktie 478

Hyperkapnie
- Atmung, fetale 500
- – Neugeborene 501
- Einfluß auf den Feten 418
- – auf die geburtshilfliche Physiologie 416T, 417
- uteroplazentarer Kreislauf 417
- Uterusaktivität 417

Hyperoxietest, Herzfehler, Neugeborene 539

Hyperpolysytolie, Bradykardie, fetale 307

Hyperthermie
- Eklampsie 330
- Neugeborene 503

Hypertonie
- pulmonale, Fruchtwasserembolie 322
- schwangerschaftsinduzierte 328
- – Bradykardie, fetale 307

Hyperviskositätssyndrom, Neugeborene 504

Hypofibrinogenie, Fruchttod, intrauteriner 324

Hypoglykämie, Neugeborene 529, **550**

Hypokaliämie, Neugeborene nach Puffertherapie 514

Hypokalzämie, Neugeborene 551

Hypoparathyreoidismus, Neugeborene 551

Hypopnoe, Neugeborene 526

Hypotension, Leitungsanästhesie 420

Hypothermie
- Fetus durch Anxiolytika 405
- Neugeborene 503

Hypothyreose, Neugeborene 552

Hypotonie
- maternale, Bradykardie, fetale 307
- Neugeborene 526

Hypoxämie
- Atmung, fetale 499
- – Neugeborene 501
- fetale, Bradykardie, fetale 304
- – Plazentadurchblutung 304

Hypoxie
- Einfluß auf die geburtshilfliche Physiologie 416T
- fetale, Akuttokolyse 310
- – Dauerdezelerationen 313
- – Hirnödem 305
- intrauterine, Geburtsbeendigung 308
- – Nabelschnurvorfall 350–351
- Neugeborene durch Lachgas 406

Hysterektomie, Verlustkoagulopathie, intrapartale 318

I

Ichtyosis congenita 559

Icterus neonatorum 553–556
- Austauschtransfusion 555
- Kernikterus 555

Icterus neonatorum
– Muttermilch 555
– Phototherapie 555–557
– Ursachen 554T
IgA, Muttermilch 476
Ileus
– paralytischer 488
– Puerperalsepsis 488
Immunglobuline, Muttermilch 476
Impetigo bullosa neonatorum 559
Impfprophylaxe, Wöchnerin 480
Infiltrationsanästhesie, Episiotomie 392
Inhalationsanästhesie
– Einflüsse 418
– Einfluß auf den Feten 418
– Geburtshilfe 406
– Plazentadurchblutung 417
– Uterusaktivität 417
– Vena-cava-Okklusionssyndrom 299
Insuffizienz, kardiorespiratorische, Fruchtwasserembolie 322
intrauterine fetal death s. Fruchttod, intrauteriner
Intubation
– Frühgeborene 510–511
– Neugeborene, Asphyxie 510–511
Inversio uteri puerperalis s. Uterusinversion, puerperale

J

Johnson-Methode, Uterusinversion, Reposition 360

K

Kardiomegalie, Fetopathie, diabetische 540
Kardiomyopathie, Neugeborene 540
Kardiotokographie, Vena-cava-Okklusionssyndrom 298
Katecholaminsekretion, maternale und Oxygenation, fetale 408
Katheterperiduralanästhesie, Geburtshilfe 412
Kehrer-Spinelli-Technik, Uterusinversion, puerperale 362
Kephalhämatom 562–563
Kernikterus
– Fetus durch Anxiolytika 405
– Frühgeborene 555
Ketamin
– Einflüsse 416T
– Geburtshilfe 406
– Physiologie 416T
– Plazentadurchblutung 417
– Uterusaktivität 417
Kindbettfieber 485
Klavikulafraktur, Neugeborene 563
Klein-Zeichen, Plazentalösung 457
Knielage, Nabelschnurvorfall 352
Koagulopathien
– intrapartale 318–319

Koagulopathien, intrapartale
– – Fruchttod, intrauteriner 324
– – Fruchtwasserembolie 322
– – HELLP-Syndrom 325
– – Plazentalösung, vorzeitige 321
– – Präeklampsie 324
– – Schock, septischer 324
– – Therapie 320
– – Verbrauchskoagulopathie 318
– – Verlustkoagulopathie 318
– Neugeborene 543
Kobak-Nadel 393A
Koffein, Stillperiode 478
KOH-Test, Schwangerenberatung 344
Kollateralkreislauf, Vena-cava-Okklusionssyndrom 296
Kolostrum 476, 528
– Wachstum der Darmschleimhaut 522
Kolpozöliotomie
– hintere, Uterusinversion 362
– vordere, Uterusinversion 362
Kontrazeption, Stillperiode 479
Kopfschmerz
– postspinaler, Periduralanästhesie 411
– – Spinalanästhesie 409–411
Kopfschwartenelektrode, Vena-cava-Okklusionssyndrom 299
Kopfschwartenhämatom 562
Kortikosteroide
– Atemnotsyndromprophylaxe 500
– Stillperiode 479
Krämpfe, Neugeborene 545
Kreislauf, fetaler, persistierender s. PFC-Syndrom
Kreislaufstillstand, Neugeborene, Asphyxie 511–512
Kreißsaal, Reanimationsplätze für Neugeborene 507, 509T
Küstner-Handgriff, Plazentalösung 457, 457A
Küstner-Piccoli-Technik, Uterusinversion, puerperale 362

L

Lachgas
– Einfluß auf die geburtshilfliche Physiologie 416T
– Geburtshilfe 406
– Uterusaktivität 417
Laerdal-Beatmungsbeutel für Neugeborene 510A
Lageanomalien, Hydramnion 376
Lagerung nach Fritsch 467A, 468
Laktation 477
– Abstillen 477
– Auslösen und Aufrechterhalten 477
– Hypergalaktie 478
– Körpergewicht, maternales 528
– Kolostrum 476
– Mammakarzinom 490
– Medikamente, kontraindizierte 528
– Oxytocin 476
– Prolaktin 477, 528

Laktation
– Stillen 477
Laktatkonzentrationen
– fetale nach Akuttokolyse 311
– Großhirnhemisphäre, Bradykardie, fetale 305
Lamaze-Methode, Geburtsvorbereitung 382, **384**
Laryngoskop für Neugeborene 511A
Leberhämatome, Präeklampsie/Eklampsie 337
Leberruptur, Präeklampsie/Eklampsie 330
Leitungsanästhesie
– Geburtsschmerz 383
– Hypotension 420
Leopold-Handgriffe, Vena-cava-Okklusionssyndrom 298
Linksherz, hypoplastisches, Neugeborene 539
Liquordichte und Lokalanästhetika 409
Listeriose, Fruchttod, intrauteriner 431
Lisurid
– Abstillen 477
– Mastitis puerperalis 489
Lithotomieposition, Herzminutenvolumen 295
Lochialfluß 475
– Infektiosität 480
Lokalanästhesie
– Einfluß auf die geburtshilfliche Physiologie 416T
– Geburtshilfe 391
– Pudendusblockade 394
– Uterusruptur, drohende 422
– Uterusaktivität 417
lowa-Trompete 393A
Lunge, Neugeborene 500
Lungenembolie
– intrapartale, Differentialdiagnose 323
– Wochenbett 485
Lungenemphysem, interstitielles, Neugeborene, Mekoniumaspiration 515
Lungenhypoplasie, Neugeborene 537
Lungenmißbildungen, Hydramnion 375
Lungenödem
– Eklampsie 330, 337
– Präeklampsie 337

M

Magill-Zange für Neugeborene 511A
Makrotransfusionen, fetomaternale, Fruchttod, intrauteriner 432
Maldescensus testis 550
Mamma
– Aufbau 476
– laktierende 475
Mammakarzinom, Laktation 490
Mammogenese 475

Mangelgeborene 531
Maskenbeatmung, Neugeborene,
 Asphyxie 510
Massenblutungen, zerebrale,
 Eklampsie 329
Mastitis
– puerperalis 488
– – Klinik 489
– – Komplikationen 489
– – Pathologie 488
– – Prophylaxe 490
– – Therapie 489
Meckel-Gruber-Syndrom 437A, 438
Mehrgebärende
– Fruchtwasserembolie 300
– Uterusruptur 370
Mehrlingsgeburt
– Armvorfall 366
– Geburtsgewicht, mittleres 532A
– Geburtsverlauf 532
– Reanimation 517
Mehrlingsschwangerschaft
– Fruchttod, intrauteriner 432
– Hydramnion 375
– Periduralanästhesie 421
Mekoniumaspirationssyndrom
 514–515, **535**
Mekoniumpfropfsyndrom 547
Mendelson-Syndrom 419–420
Meningomyelozele, Hydramnion
 375
Mesenterialvenenthrombose,
 Wochenbett 485
Methylergometrin,
 Nachgeburtsperiode 467
Metritis dissecans 487
Metronidazol, Stillperiode 479
Mikrozephalus, Reanimationspflicht
 518
missed abortion, Definition 430
Morbus haemolyticus neonatorum
 543
– Kernikterus 555
Moro-Reflex 564
Müttersterblichkeit
– Blutungen, postpartale 318
– Fruchtwasserembolie 322
– Parazervikalblockade 396
– Präeklampsie/Eklampsie 336
– Uterusruptur 370, **371**
Musculus(-i) sternocleidomastoideus,
 Neugeborene, Blutungen 563
Muttermilch 476
– Bestandteile 476
– – und Icterus neonatorum 555
– Immunglobuline 476
– Medikamente, kontraindizierte
 528
– Vorteile 527T
Myelomeningozele 546
Myokarditis, Neugeborene 540

N

Nabelinfektionen 548
Nabelschnur
– Gefäße 461

Nabelschnur
– Länge 461
– Wharton-Sulze 461
Nabelschnurblut
– Azidose, Einteilung 506T
– Coombs-Test 452
– hämatologische Daten 542T
– Rhesusfaktorbestimmung 452
– Säure-Basenstatus 452
Nabelschnurdurchblutung,
 Nabelschnurvorfall 351
Nabelschnurknoten 462
Nabelschnurkomplikationen
– Bradykardie, fetale 304, 307
– Plazentadurchblutung 304
Nabelschnurkompression
– Bradykardie, fetale 307
– Polyhydramnion 515
Nabelschnurtod 432
Nabelschnurumschlingung,
 Hochschieben des vorangehenden
 Teils 312
Nabelschnurvorfall 349
– Akuttokolyse 353
– Armvorfall 367
– Beckenhochlagerung 353
– Definition 350
– Diagnose 352
– Entbindungsmodus 353–354
– Häufigkeit 351T
– Hochschieben des
 vorangegangenen Teils 353
– Hypoxie, intrauterine 350–351
– intrapartaler 352
– manifester 350
– okkulter 350
– Pathogenese 350
– präpartaler 352
– Prophylaxe 352
– Reposition 353
– Schnittentbindung, abdominale
 354
– Therapie 353
Nabelschnurzeichen, Plazentalösung
 456
Nabelvenenkatheter 512A
Nachblutungen
– atonische nach Inhalationsanästhesie
 406
– – nach Uterusinversion,
 vorausgegangener 358
Nachgeburt, Beurteilung 459–461
Nachgeburtsperiode 451
– Abnabelung 452–454
– Blutungen 462
– – Prophylaxe 467
– – Therapie 463
– – Ursachen 463
– Blutverlust 456
– Dammriß 465
– Geburtsverletzungen 464
– Hämatome 466
– Komplikationen 462
– Labienriß 466
– Lagerung nach Fritsch 467A, 468
– Leitung 462, **466**
– Lösungsblutung 463
– Methylergometrin 467

Nachgeburtsperiode
– Oxytocin 467
– Plazenta, Inspektion 459–461
– Plazentalösung 454
– – Kürettage 460
– – Nachtastung 460
– Plazentaretention 462
– Scheidenriß 464
– Überwachung 468
– Wehentätigkeit 456
– Zervixriß 464
Nachwehen, Wochenbett 480
Naevi teleangiectatici, Neugeborene
 558
Naevus flammeus 558
Narkose, Geburtshilfe, Durchführung
 407–408
Neonatalperiode 498–499
– Definition 522
– Infektionen 559
Neonatalsterblichkeit
– Definition 522
– Fehlbildungen 561
Nervensystem, Opioidrezeptoren 404
Nervenverletzungen, Neugeborene
 564
Nervus(-i)
– pudendus, Topographie 392
– – Zugang, transperinealer 392
– – – transvaginaler 393
Neugeborene 495
– Abnabelung 504
– Absaugen 504
– Acne neonatorum 558
– Adaptation, kardiopulmonale
 498–499
– – postpartale 522
– Adenoma sebaceum 558
– Adiuretinsekretion 523
– Adrenalin, intratracheale Gabe 512
– adrenogenitales Syndrom 553
– Albuminspiegel 555
– Anämie 542
– Anurie 549
– apathische 544
– Apgar-Score 505, 523
– Aplasia circumscripta cutis
 congenita 559
– Apnoe 546
– Arnold-Chiari-Fehlbildung 546
– Asphyxie **506**, 510
– – Apgar-Score 508T
– – Bradykardie 514
– – Herzmassage 512
– – Intubation 510
– – Katecholamine 514
– – Kreislaufstillstand 511–512
– – Maskenbeatmung 510
– – medikamentöse Therapie 513
– – Nabelvenenkatheter 512–513
– – perinatale 533
– – Puffertherapie 514
– – Reanimation 507, 509
– – – kardiale 511–512
– – – Richtlinien 508T
– – Ursachen 507
– – venöser Zugang 512–513
– – Volumensubstitution 513

Neugeborene
- Atemfrequenz 524
- Atemnotsyndrom 534
- Atemwege, Fehlbildungen 537
- Atemwegserkrankungen 533
- Atemzug, erster 499–502
- – – Druck-Volumendiagramm 501A
- Atmung, periodische 502
- Augenerkrankungen 560
- Azidose, metabolische 514, 552
- Azidosekorrektur 514
- Bad 505
- Bilirubinspiegel 524, 554
- Blasenektopie 550
- Bluterkrankungen 541
- Blutungen, intrakranielle 564–565
- Blutzuckerkontrolle 524
- Blutzuckerwerte 550
- Candida-Infektionen 559
- Caput succedaneum 562
- Chalasie der Kardia 522
- Chlamydienkonjunktivitis 560
- Chonalatresie 537
- Compliance 533
- Dermatitis exfoliativa neonatorum 559
- Diarrhö 547
- Diffusionshypoxie durch Lachgas 406
- Ductus arteriosus persistens 540
- Duodenalstenose 547
- dystrophe 525, **530**
- Einschlußblennorrhö 560
- Elektrolythaushalt 522–523
- endokrine Erkrankungen 552
- Energiehaushalt 502–503
- Enterokolitis, nekrotisierende 453
- Enterothorax 537
- Enzephalopathie, hypoxische 507
- Epispadie 550
- Erbrechen 547
- Ernährung 527–529
- Erstuntersuchung 505
- Erstversorgung 498
- Erythema toxicum allergicum 557–558
- Fehlbildungen 561–562
- Feuermale 558
- Fibroplasie, retrolentale 560
- Frakturen 563
- Fruktoseintoleranz 552
- Galaktosämie 552
- Gastrointestinaltrakt, Erkrankungen 547
- Gastroschisis 549
- Geburtsverletzungen 562–564
- Gefäßdrucke nach Abnabelung 453
- Gerinnungsfaktoren 543
- Gestationsalter 525
- gesunde 522
- – Versorgung 503–504
- Gewichtsabnahme 523
- Glukosezufuhr 528
- β-Glukuronidase 553
- Gonoblennorrhö 560
- Guthrie-Test 552

Neugeborene
- Hämangiome 558
- Hämatokrit 453, 513
- Hämatome 564
- Hämatomyelie 565
- Halbseitensyndrom 545
- Harnwegsinfektionen 549
- Haut, Schwangerschaftsreaktionen 558
- Hauterkrankungen 557
- Hautfarbe 524
- Hepatitis-B-Infektion 566
- Herpes-Infektionen 566
- Herzfehler, angeborene 538–540
- Herzstillstand 506
- Hirnblutungen nach Puffertherapie 514
- HIV-Infizierung 566
- Hörstörungen 561
- Holoprosenzephalie 561
- Homöostase, Regulation 522
- Hüftgelenksdysplasie 526
- Hydronephrose 549
- Hydrops fetalis 516
- Hydrozephalus 546
- Hymenalatresie 550
- Hyperbilirubinämie 553–554
- Hyperexzitabilitätssyndrom 545
- Hyperkeratose 558
- Hyperoxietest 539
- Hyperthermie 503
- hypertrophe 525, **532**
- Hyperviskositätssyndrom 504
- Hypoglykämie 529, **550**
- Hypokaliämie nach Puffertherapie 514
- Hypokalzämie 551
- Hypoparathyreoidismus 551
- Hypopnoe 526
- Hypothermie 503
- Hypothyreose 552
- Hypotonie 526
- Ichthyosis congenita 559
- Icterus neonatorum 552
- Ikterus 524, 554–556
- Impetigo bullosa neonatorum 559
- Infektionen 559, 565
- – – bakterielle 566
- – – Mikroorganismen 340
- – – neonatale 566
- – – nosokomiale 567
- – – perinatale 566
- – – pränatale 565
- – – virale 566–567
- Inspiration 500
- intrapleuraler Druck 500
- Intubation 511
- Kardiomyopathien 540
- Katecholaminfreisetzung 500
- Kephalhämatom 562–563
- Kernikterus 555
- Klavikulafraktur 563
- Klitorishypertrophie 550
- Koagulopathien 543
- Körpermaße 525
- Körpertemperatur 502
- Konedome 558
- Kopfschwartenhämatom 562

Neugeborene
- Kopfumfang 525
- Krampfanfälle 545
- – – Hypokalzämie 551
- kranke 533
- Kreislauf „transitorischer" 499
- Laboruntersuchungen 524
- Laerdal-Beatmungsbeutel 510A
- Lagerung 504
- Linksherz, hypoplastisches 539
- Lunge 500
- Lungenbelüftung 499
- Lungenhypoplasie 537
- Maldescensus testis 550
- Medikamente, Dosierungsrichtlinien 569T
- Mekoniumabsatz 547
- Mekoniumaspiration 514–515, **535**
- Morbus haemolyticus neonatorum 543
- Muskeltonus 524
- Muttermilch 527
- Myokarditis 540
- Nabelinfektionen 548
- Nabelpflege 527
- Naevi teleangiectatici 558
- Naevus flammeus 558
- Nahrungsaufnahme 522
- Nervenläsionen 564
- Nervensystemerkrankungen 544
- Neutraltemperatur 503
- Nierenagenesie 549
- Nierenvenenthrombose 549
- Ösophagusatresie 537, 547
- Omphalozele 549
- Organverletzungen 564
- Otitis media 561
- pCO_2 501
- Perspiratio insensibilis 502
- PFC-Syndrom 541
- Pharmakodynamik 568, 570
- Pharmakokinetik 568, 570
- Phimose 550
- Pierre-Robin-Syndrom 562
- Plagiozephalus 563
- Plexusläsionen 564
- Pneumonie 536
- Polyzythämie 504, 543
- Potter-Gesicht 516, 538
- Potter-Syndrom 562
- Prostacyclinsynthese 499
- Prune-belly-Syndrom 562
- Pulmonalarteriendruck 453
- Pylorusstenose 547
- Randel-Baker-Maske 510
- Reanimation, Gespräch mit den Eltern 518
- – – Grenzen der Reanimationspflicht 518
- – – Maßnahmen, anschließende 517–518
- Regressionssyndrom, kaudales 561
- Reifezeichen 525
- – – nach Farr 525T, 526
- Rektaltemperatur 503
- Residualkapazität 501
- Rhythmusstörungen 540
- Risikofaktoren, präpartale 530

Neugeborene
– Rooming-in-System 527
– Routineversorgung 526
– Säure-Basenstatus 506
– Schilddrüsenstoffwechsel 552
– Schluckstörungen 522
– Schocksymptome 567
– Screening-Untersuchungen 526
– Sepsis 568
– Sinnesorgane, Erkrankungen 560
– Sternocleidomastoideus, Blutungen 563
– Stoffwechsel 502
– Stoffwechselstörungen, angeborene 552
– Storchenbiß 558
– Stridor congenitus 537
– Sturge-Weber-Syndrom 558
– Surfactant 500
– Tachypnoe, transitorische 453, **536**
– Therapie, medikamentöse, Grundlagen 568–570
– Thrombozytopenie 544
– Transposition der großen Gefäße 539
– UDP-Glukuronyltransferase 553
– Überwachungsbogen 533A
– Ultraschalluntersuchung 526
– Umstellung des Fetalkreislaufs 498–499
– Untersuchung 523
– Urin, Konzentration und Menge 523A
– Urogenitaltrakt, Erkrankungen 549
– Varizellen-Infektion 567
– Vernix caseosa 505
– Versorgung 497
– Vitalitätsbeurteilung 505
– Vitamin-B_{12}-Mangel 481
– Vitamin-K-Mangel 543
– Volumenmangelschock 504, 513
– U1-Vorsorgeuntersuchung 524
– Wärmehaushalt 502–503
– Wasserhaushalt 522–523
– Windeldermatitis 559
– Wolff-Parkinson-White-Syndrom 540
– ZNS-Fehlbildungen 546
Neugeborenenperiode, Definition 522
Neuralrohrdefekte, Hydramnion 375
Neuroleptika, Einflüsse auf die geburtshilfliche Physiologie 416T
Neutraltemperatur, Neugeborene 503
Nierenagenesie 549
– Oligohydramnion 374
Nierendysgenesie, Oligohydramnion 374
Nierenerkrankungen, Geburtshilfe, Anästhesie 423
Nierenfunktion, Vena-cava-Okklusionssyndrom 300
Nierenrindennekrose, Eklampsie 329
Nierenvenenthrombose, Neugeborene 549
Nikolski-Phänomen 559

Nikotinabusus
– Fruchttod, intrauteriner 431
– Stillperiode 478
Notfalltokolyse, Bradykardie, fetale 310

O

Oberbauchschmerzen
– Eklampsie 329
– HELLP-Syndrom 330
Ösophagusatresie 537, 547
– Hydramnion 375
– Polyhydramnion 515
Östrogene, Mammogenese 475
Oligohydramnion 374–375
– Bradykardie, fetale 307
– Fehlbildungen des Feten 515
– Potter-Sequenz 515A, 516
– Potter-Syndrom 538
Oligurie, Eklampsie 329
Omphalozele 437A, 549
– Fruchttod, intrauteriner 432
Opiate, Einflüsse auf die geburtshilfliche Physiologie 416T
Opioide
– Geburtshilfe 404
– Plazentapassage 405
– Wirkung 405
Opioidrezeptoren, Nervensystem 404
Oszillationen
– nach Akuttokolyse 311
– Nabelschnurvorfall 351
Otitis media, Neugeborene 561
Ovarialvenenthrombose, septische, Schock 324
Oxygenation
– fetale nach Akuttokolyse 311
– – bei Katecholaminsekretion, maternaler 408
– – Sectiolagerung 299
Oxytocin
– Laktation 476
– Nachgeburtsperiode 467
– Überdosierung, Uterusruptur 370

P

Parametritis
– puerperalis 487
– – Heparinprophylaxe 485
Parasympathikomimetika, Wochenbett 473
Parazervikalanästhesie, Bradykardie, fetale 304
Parazervikalblockade 395
– Bradykardie, akute, fetale 395
– Führungskanülen 393A
– Indikationen 396
– Komplikationen, fetale 397
– – mütterliche 396
– Kontraindikationen 398
– Technik 395–396
Pena-Shokeir-Syndrom 438, 438A

Periduralanästhesie
– Analgesie 411
– Bupivacain 412, 413A
– Einfluß auf den Feten 418
– Eklampsie 422
– EPH-Gestose 422
– Eröffnungsphase 412
– Fehllagen 421
– Frühgeburt 421
– Geburtshilfe 411–412
– Herzerkrankungen 423
– Kontraindikationen 414
– Kopfschmerz, spinaler 411
– Mehrlingsschwangerschaft 421
– Nachinjektionen 411
– Nebenwirkungen 415
– Nierenerkrankungen 423
– Punktionshöhe 412
– Schnittentbindung, abdominale 412, **414**
– Seitendifferenzen 412
– Uterusruptur, drohende 422
– Wirkungseintritt 411
Perinatalperiode
– Asphyxie 506
– Infektionen 566
Perinatalsterblichkeit
– Abnabelungszeitpunkt 453
– Atemnotsyndrom 534
– Definition 522
– ethische Aspekte 442
– Kindstod nach Sectio 443
– Neugeborene, hypertrophe 532
– Präklampsie/Eklampsie 336
– Uterusruptur 370, **371**
Perinatalzentrum, Reanimationsplätze für Neugeborene 507, 509T
Perspiratio insensibilis, Neugeborene 502
PFC-Syndrom 499, **541**
– Mekoniumaspiration 515
Pharmakokinetik, Neugeborene 568–569
Phimose, Neugeborene 550
Phlebitis, Wochenbett 483–484
Phonokardiogramm, Fruchttod, intrauteriner 433
Phototherapie, Icterus neonatorum 555–557
Pierre-Robin-Syndrom 562
Placenta
– accreta 462
– – Uterusinversion 358
– adhaerens 462
– – Uterusinversion 358
– circumvallata 459
– extrachorialis 459
– fenestrata 459
– increta 462
– marginata 459
– membranacea 459
– percreta 462
– – Uterusruptur 370
– praevia, Akuttokolyse 313
– – Bradykardie, fetale 309
– – Fruchttod, intrauteriner 432
– – Neugeborenenanämie 542

Plagiozephalus 563
Plazenta
- Beurteilung 459–461
- Blutvolumen 452
- Durchmesser 459
- Form 459
- Geschwülste 460
- Gewicht 459
- Hämatome 460
- Infarkte 460
- Insertio velamentosa 461
- Polypen 482
- Retention 462
- Vollständigkeitsproben 461
Plazentadurchblutung
- Barbiturate 417
- Bradykardie, fetale 304, 313
- Hypoxämie, fetale 304
- Inhalationsanästhetika 417
- Ketamin 417
- Kreislaufversagen, fetales/maternales 304
- Nabelschnurkomplikationen 304
- Parazervikalblockade 397
- Plazentainsuffizienz 304
- Pulmonalinsuffizienz, maternale 304
- bei Regionalanästhesie 414
- Uteruskontraktionen 304
- Vasokonstringenzien 418
Plazentainsuffizienz
- Blutvolumen des Feten 504
- Bradykardie, fetale 304, 307–308
- Fruchttod, intrauteriner 431
- Mangelgeborene 531
- Oligohydramnion 516
- Plazentagewicht 460
- Ursachen 431
Plazentalösung 454
- Ahlfeld-Zeichen 457
- nach Duncan 455
- Expression 458
- Extraktion 458–459
- Fundusstand 457
- Hämorrhagie 462–463
- Klein-Zeichen 457
- Kürettage 460
- Küstner-Handgriff 457, 457A
- Lösungsmechanismus 454–456
- Lösungszeichen 456–457
- manuelle, Spinalanästhesie 411
- - Uterusinversion, puerperale 361
- Nabelschnurzeichen 456, **457**
- Nachtastung 460
- Probezug 457
- Schröder-Zeichen 457
- nach Schultze 455
- Uterusinversion 358, 458
- vorzeitige, Ätiologie 321
- - Akuttokolyse 313
- - Bradykardie, fetale 307, 309
- - Eklampsie 335
- - EPH-Syndrom 299
- - Fruchttod, intrauteriner 321, 431
- - Fruchtwasserembolie 300, 322
- - Neugeborenenanämie 542
- - Präeklampsie 335
- - Schnittentbindung, abdominale 322

Plazentalösung, vorzeitige
- - Therapie 321
- - Vena-cava-Okklusionssyndrom 299
- - Verbrauchskoagulopathie 319, **321**
- - Virusinfektionen 566
- - Zervixspasmus 457
Plazentapassage
- Anxiolytika 405
- Barbiturate 405
- Opioide 405
- Sedativa 405
Plazentarperiode
- Blutungen 456
- - Therapie 463
- Schocksymptome, Uterusinversion 359
Plazentaveränderungen, Hydramnion 375
Plexusläsionen, Neugeborene 564
Pneumatosis intestinalis, Frühgeborene 548
Pneumonie
- Neugeborene 536
- Präeklampsie/Eklampsie 337
Pneumothorax, Neugeborene, Mekoniumaspiration 515
Polyhydramnion, Fehlbildungen des Feten 515
Polyzythämie
- Hyperviskositätssyndrom 504
- Neugeborene 543
Porenzephalie, Bradykardie, fetale 305
Postplazentarperiode, Atonien, Therapie 463
Potter-Sequenz, Oligohydramnion 515A, 516
Potter-Syndrom 516, 538, 562
PP-Nadel Woelm 393A
Präeklampsie
- Antihypertensiva 334
- Beta-1-Blocker 334
- Beta-Sympathomimetika 335
- Clomethiazol 334
- Definition 328
- Diagnose 329
- Diazepam 333
- Diazoxid 334
- Differentialdiagnose 330
- Dihydralazin 334
- Diuretika 335
- Fruchttod, intrauteriner 431
- Häufigkeit 328
- HELLP-Syndrom 330
- Infusionstherapie 335
- Klinik 329
- Koagulopathie, intrapartale 324
- Laborparameter 331
- Lungenreifeinduktion 335
- Magnesium 333
- Natriumnitroprussid 334
- Prognose 336–337
- Schwangerschaftsbeendigung 334
- Sedativa 333
- Substanzen, vermeidbare 335
- Therapie 332

Präeklampsie
- Todesursachen 336
- Tokolyse 335
- Ursachen 328
- Verlaufsformen 330
Pränatalperiode, Infektionen 565
Pränatalsterblichkeit
- ethische Aspekte 442
- Häufigkeit 430
- Kindstod nach Sectio 443
Preßperiode
- Bradykardie, akute, fetale 308
- Katheterperiduralanästhesie 412
- Pudendusanästhesie 394
Progesteron, Mammogenese 475
Prolaktin, Laktation 477
Propylthiouracil, Stillperiode 479
Prostacyclinsynthese, Neugeborene 499
Prostaglandine
- Blutstillung 463
- Fruchttod, intrauteriner 435
- Herzfehler, Neugeborene 539
- Plazentarperiode 463
- Verlustkoagulopathien, intrapartale 318
Proteinurie, Eklampsie 329
Prothrombinzeit, Verbrauchskoagulopathie 319
Prune-belly-Syndrom 562
Pseudotrisomie 438, 438A
Psychopharmaka, Eröffnungsperiode 383
Psychosen, postpartale 491
Pudendusanästhesie 392–394
- Führungskanülen 393A
- Indikationen 393
- Komplikationen 394
- Kontraindikationen 394
- Lokalanästhetika 394
- Preßreflex 395
- Topographie 392
- Zugang, transperinealer 393
- - transvaginaler 393
Puerperalfieber 485
Puerperalinversion s. Uterusinversion, puerperale
Puerperalsepsis 488
Puffertherapie, Neugeborenenasphyxie 514
Pulmonalinsuffizienz, maternale, Bradykardie, fetale 304
Purpura thrombotische thrombozytopenische, Präeklampsie/Eklampsie 330, 331T
Pyelonephritis, Schock, septischer 324
Pylorusstenose, Neugeborene 547

Q

Querlage
- Armvorfall, Häufigkeit 366
- - Therapie 368
- Nabelschnurvorfall, Häufigkeit 350

R

Rachischisis 546
radioaktive Substanzen, Stillperiode 478
Randel-Baker-Maske, Beatmung, Neugeborene 510
Read-Methode, Geburtsvorbereitung 382–383
Reanimation
- Frühgeborene, Besonderheiten 517
- intrauterine, Bradykardie, fetale 308, **310**
- – Indikationen 313
- – Kontraindikationen 313
- – praktisches Vorgehen 313–314
- Mehrlingsgeburten 517
- Neugeborene, Asphyxie 507, 509, 511–512
- – – Richtlinien 508T
- – Gespräch mit den Eltern 518
- – Grenzen der Reanimationspflicht 518
- – Hydrops fetalis 516
- – Maßnahmen, anschließende 517–518
- – Potter-Gesicht 516
Rechtsherzversagen, Fruchtwasserembolie 322
Regionalanästhesie
- Asthma bronchiale 423
- Geburtshilfe, Kontraindikationen 414
- – neurologische Komplikationen 420
- Schnittentbindung, abdominale 412
- Wehentätigkeit 408
Regressionssyndrom, kaudales 561
Rektaltemperatur, Neugeborene 503
Reptilasezeit, Verbrauchskoagulopathie 319
Residualkapazität, Neugeborene 501
Rh-Inkompatibilität
- Bradykardie, fetale 307
- Delta-E-Bestimmung 434
- Hydrops fetalis 516
Rhesusfaktorbestimmung, Nabelschnurblut 452
Ringelröteln, Fruchttod, intrauteriner 431
Rooming-in-System 527
Rückenlage-Schocksyndrom, Akuttokolyse 313

S

Säugling, Ernährung 527–529
Säure-Basenstatus
- Nabelschnurblut 452
- Neugeborene 506
Salizylate, Ductus arteriosus, Verschluß, antepartaler 541
Sauerstoffmaske, Geburtsvorbereitung 384
Sauerstofftransfer, plazentarer, Akuttokolyse 312
Schädellage
- Armvorfall 367
- – Häufigkeit 366
- – Therapie 367
- Armvorliegen 366–367
- Fußvorfall 367
- Nabelschnurvorfall, Häufigkeit 350
- pathologische, Bradykardie, fetale 308
Scheidenriß, Geburtsverletzung 464
Schluckstörungen, Frühgeborene 547
Schnittentbindung
- abdominale 483
- – Allgemeinanästhesie 407
- – Armvorfall, vollkommener 368
- – Bradykardie, fetale 308–309
- – Emboliemortalität 483
- – Fruchttod, intrauteriner 436
- – HELLP-Syndrom 325
- – Heparinprophylaxe, Wochenbett 485
- – Herzminutenvolumen 295
- – Nabelschnurvorfall 354
- – Oligohydramnion 374
- – Periduralanästhesie 412, **414**
- – Plazentalösung, vorzeitige 322
- – Puerperalsepsis 488
- – Regionalanästhesie 412
- – Rückenlagerung, Vena-cava-Okklusionssyndrom 299
- – Spinalanästhesie 414
- – Tachypnoe, transitorische, Neugeborene 536
- – Totgeburt, ethische Aspekte 442–443
- vaginale, Amnioninfektionssyndrom 343
- – Nabelschnurvorfall 354
- – Nervenblockade 411
- – Pudendusanästhesie 393
Schock
- hämorrhagischer, fetaler, Bradykardie, fetale 304
- hypoxischer, fetaler, Bradykardie, fetale 304
- Neugeborene 567
- septischer, Geburtshilfe 324
- – Puerperalsepsis 488
- Uterusruptur 370
Schocksymptome, Plazentarperiode, Uterusinversion 359
Schröder-Zeichen, Plazentalösung 457
Schultze-Technik, Plazentalösung 455
Schwangere
- Herzinsuffizienz 294
- Rückenlagebeschwerden 294
- Varizenbildung 296
- Venendrucksteigerung 296
Schwangerenberatung
- Chlamydia-trachomatis-Infektion 344
- KOH-Test 344
- Urogenitalinfektionen 344
Schwangerenvorsorge
- Geburtsvorbereitung 387
- Totgeborene 430
Schwangerschaft
- Eklampsie 328
- Fruchttod, intrauteriner, Symptome 432
- Fruchtwassermenge 515
- Gewichtszunahme, Verteilung 481A
- HELLP-Syndrom 330
- Hydramnion 375
- Mammakarzinom 490
- Oligohydramnion 374
- pathologische, Neugeborenenversorgung 506
- nach prä- und perinatalem Kindstod 444
- Präeklampsie 328
- Salizylate 541
- Totgeburt, Meldepflicht 430
Schwangerschaftsdiabetes, Polyhydramnion 515
Schwangerschaftsfettleber, Präeklampsie/Eklampsie 330, 331T
Schwangerschaftshypertonie
- Bradykardie, fetale 307
- Fruchttod, intrauteriner 432
Schwartz-Bartter-Syndrom, Hydramnion 375
Sectio caesarea s. Schnittentbindung, abdominale
Sedativa, Präeklampsie/Eklampsie 333
Sehstörungen, Eklampsie 329
Sepsis, Neugeborene 568
SIH s. Hypertonie, schwangerschaftsinduzierte
Sinusvenenthrombose, Wochenbett 485
Small-for-gestational-age-Infant s. Neugeborene, dystrophische
Smegma embryonica s. Vernix caseosa
Spina bifida
- Fruchttod, intrauteriner 432
- occulta 546
Spinalanästhesie
- Einfluß auf den Feten 418
- Funktionsausfall der Nerven 409
- Geburtshilfe 409–411
- Herzminutenvolumen 295T
- Kontraindikationen 414
- Kopfschmerz, postspinaler 409–411
- Liquordichte 409
- Schnittentbindung, abdominale 414
- vaginale 411
- Sympathikusblockade 409
- Vasokonstriktorenzusatz 409
- Vena-cava-Okklusionssyndrom 299
Spinalnerven, Rückenmarkssegmentierung 410A
Stein-Erkrankung, Hydramnion 375

Steiß-Fußlage, Nabelschnurvorfall 352
Steroidbiosynthese, Blockierung durch Etomidat 405
Steroidhormone, Depression, postpartale 490
Stillperiode 477
– Abstillen 477
– Arzneimittel 478–479
– Genußmittel 478
– Kontrazeption 479
– Neugeborenenikterus 555
– radioaktive Substanzen 478
Stilltechnik 477
Streptokokkengangrän, Schock, septischer 324
Stridor congenitus 537
Strömungswiderstand, peripherer, Vena-cava-Okklusionssyndrom 297
Struma congenita 537
Sturge-Weber-Syndrom, Neugeborene 558
Sulfonamide, Stillperiode 478–479
O'Sullivan-Methode, Uterusinversion, Reposition 360
Sulproston, Fruchttod, intrauteriner 435
Surfactant 500
– Atemnotsyndrom, idiopathisches 534
– Frühgeborene 530
Sympathotonika, Vena-cava-Okklusionssyndrom 299
Symphysenruptur 490

T

Tachykardie
– fetale nach Akuttokolyse 311
– – Amnioninfektionssyndrom 342
– paroxysmale, Hydrops fetalis 540
– supraventrikuläre, Hydrops fetalis 516
– Wöchnerin 473
Tachypnoe, transitorische, Neugeborene 453, **536**
Tetrazykline, Stillperiode 478
Thrombophlebitis der A. ovarica, Wochenbett 485
Thromboplastinzeit, Verbrauchskoagulopathie 319
Thrombose, Wochenbett 483–484
Thromboseprophylaxe
– Verbrauchskoagulopathie, intrapartale 320
– Wochenbett 485
Thrombozytopenie
– Eklampsie 329
– Neugeborene 544
– Verlustkoagulopathie, intrapartale 318
Thyreotoxikose, maternale, Akuttokolyse 313

Tokolyse
– s.a. Akuttokolyse
– s.a. Notfalltokolyse
– Bradykardie, fetale 309–310
– Tachykardie, fetale 541
– Uterusinversion, puerperale 361
Totgeburt
– Besonderheiten 443
– Definition 430
– Ehe- und Partnerbeziehung 445
– ethische Aspekte 442
– Familienplanung 444
– Häufigkeit 430
– Nachsorge 446
– Polyhydramnion 515
– praktisches Vorgehen in der Klinik 445–446
– und Schwangerschaft, spätere 444
– Trauerreaktion 444
Toxoplasmose, Fruchttod, intrauteriner 433
Transaminasen, Eklampsie 329
Transfusion
– fetoplazentare, Abnabelungszeitpunkt 453, 454
– plazentare, Uterotonika 453
Transposition der großen Gefäße, Neugeborene 539
Trendelenburg-Lagerung, Herzminutenvolumen 295
Triploidie, Hydramnion 375
Trisomie, Fruchttod, intrauteriner 432
Tübinger Badegespräch, Geburtsvorbereitung 384

U

UDP-Glukuronyltransferase, Neugeborene 553
Ultraschalluntersuchung
– Fruchttod, intrauteriner 433
– Hydrops fetalis 517
– Oligohydramnion 374
– Vena-cava-Okklusionssyndrom 298
Umbilikaldurchblutung, Nabelschnurvorfall 350–351
Urogenitalinfektionen
– Amnioninfektionssyndrom 340, **341**
– Schwangerenberatung 344
uteroplazentarer Kreislauf
– Einflüsse von Analgesie/Anästhesie 415, 416T
– Hyperkapnie 417
Uterotonika, plazentare Transfusion 453
Uterus couvelaire 322
Uterusaktivität
– Adrenalin 417
– Einflüsse von Analgesie/Anästhesie 416T
– Hyperkapnie 417
– Inhalationsanästhetika 417

Uterusaktivität
– Ketamin 417
– Lachgas 417
– Lokalanästhetika 417
Uterusatonie, Differentialdiagnose 323
Uterusdurchblutung
– Herzfrequenz, fetale 298
– nach Parazervikalblockade 397
– Vena-cava-Okklusionssyndrom 297
– Volumensubstitution 312
Uterusfehlbildungen, Fruchttod, intrauteriner 431
Uterusinversion
– puerperale 358
– – Ätiologie 358
– – Anästhesie 361
– – Diagnose 359
– – Einteilung 358
– – Häufigkeit 358
– – Pathogenese 358
– – Plazentaexpression 458
– – Plazentalösung, manuelle 361
– – Prophylaxe 362
– – Reposition 359–360
– – – manuelle nach Johnson 360
– – – – nach O'Sullivan 360
– – – operative 362
– – Symptome 359
– – Therapie 359
– – Tokolyse 361
Uteruskontraktionen
– Herzminutenvolumen 295
– bei Inhalationsanästhesie 406
– bei Spinalanästhesie mit Vasokonstriktorenzusatz 410
– Wochenbett 474
Uterusrückbildung, Wochenbett 474, 480
Uterusruptur 369–372
– Akuttokolyse 313
– durch Armvorfall 367
– Bradykardie, fetale 307, 309
– drohende, Periduralanästhesie 422
– Fruchtwasserembolie 322
– Therapie 371

V

Vaginalverletzungen, Parazervikalblockade 396
Vaginose
– bakterielle, Amnioninfektionssyndrom 341
– – Mikroorganismen 340
Vagusstimulierung, Bradykardie, fetale 305
Vakuumextraktion
– Armvorfall 368
– Pudendusanästhesie 393
Varizellensyndrom, kongenitales 567
Varizenbildung, Schwangere 296
VCO s. Vena-cava-Okklusionssyndrom

Vena-cava-Okklusionssyndrom 293
- Akuttokolyse, Kontraindikationen 313
- Amnioskopie 299
- Anästhesie 299
- Blutdruck, arterieller 295–296
- – venöser 296
- Bradykardie, fetale 304, 307
- Fruchtwasserembolie 300
- Fruchtwasserfarbe 299
- Glukosetoleranztest 298
- Hämodynamik, maternale 294
- Halbseitenlagerung 312
- Herzfrequenz, fetale 298
- Herzminutenvolumen 294, 296
- Kardiotokographie 298
- klinische Bedeutung 298
- Kollateralkreislauf 296
- Kopfschwartenelektrode 299
- Leopold-Handgriffe 298
- Nierenfunktion 300
- Plazentalösung, vorzeitige 299
- Rückenlagebeschwerden 294
- Strömungswiderstand, peripherer 297
- Sympathikotonika 299
- Therapie 300
- Ultraschalluntersuchung 298
- Uterusdurchblutung 297

Venendrucksteigerung, Schwangere 296

Ventrikelseptumdefekte, Neugeborene 540

Verbrauchskoagulopathie
- Fruchttod, intrauteriner 434
- intrapartale, Frischplasma 320
- – Fruchtwasserembolie 322
- – Heparin 320
- – Plazentalösung, vorzeitige 312
- – Thromboseprophylaxe 320

Verlustkoagulopathie, Geburtshilfe 318

Vernix caseosa 505

Very-low-birthweight-Infant s. Frühgeborene

Virushepatitis, Frischplasma 320

Vitamin-B$_{12}$-Mangel, Neugeborene 481

Vitamin-D-Mangelrachitis 552

Vitamin-K-Mangel
- Frühgeborene 513
- Neugeborene 543

Volumenmangelschock, Neugeborene 504, 513

Volumensubstitution, Neugeborene, Asphyxie 513

W

Wachstumsretardierung
- Armvorfall 367
- Fruchttod, intrauteriner 431

Wachstumsretardierung
- Oligohydramnion 374

Wärmehaushalt, Neugeborene 502

Walcher-Lage, Herzminutenvolumen 295

Wehenschmerz
- Katheterperiduralanästhesie 412
- Plazentalösung, vorzeitge 312
- Spinalanästhesie 410

Wehentätigkeit
- Angst-Spannungs-Schmerz-Syndrom 382
- Barbiturate 417
- gesteigerte, Fruchtwasserembolie 322
- Nachgeburtsperiode 456
- Regionalanästhesie 408
- Uterusruptur 370

Wendung
- mit ganzer Extraktion, Nabelschnurvorfall 354
- innere, Armvorfall 368

Wendungsoperationen, Plazentalösung, vorzeitige 312

wet lung disease s. Tachypnoe, transitorische

Windeldermatitis 559

Wochenbett 471
- Blutbild 473
- Blutungen 482–483
- Depressionen 490
- Embolie 483–484
- Endometritis 482
- Fibrinolyse 484
- Fieber 485
- Genitalorgane 474
- Gymnastik 481
- Harnwege, ableitende 473
- Körperveränderungen, allgemeine 472
- Komplikationen 482
- Kontrazeption 479
- Kreislauf 472
- Laktation 475
- Lochialfluß 475
- Lungenembolie 485
- Mastitis 488
- Mesenterialvenenthrombose 485
- Metritis dissecans 487
- Nachwehen 480
- Niere 473
- Parametritis 487
- Phlebitis 483–484
- Plazentapolypen 482
- psychische Reaktionen 490
- Psychosen 491
- Puerperalsepsis 488
- Sinusvenenthrombose 485
- Symphysenruptur 490
- Thrombophlebitis der A. ovarica 485

Wochenbett
- Thrombose 483–484
- Thromboseprophylaxe 485
- Uterusrückbildung 474
- Venenthrombosen 485
- – tiefe 484

Wochenfluß s. Lochialfluß

Wöchnerin
- Anti-D-Gammaglobulin 480
- BKS 473
- Blasenfunktion 480
- Blutbild 473
- Blutdruck 472
- Blutvolumen 472
- Bradykardie 473
- Darmfunktion 480
- Diurese 472
- Entlassungsanweisungen 482
- Ernährung 481
- Gymnastik 481
- Hämorrhoiden 481
- Herzfrequenz 472
- Herzminutenvolumen 472
- Impfprophylaxe 480
- körperliche Belastung 481
- Körperpflege 480
- Kontrolle des Damm- und Vulvabereichs 480
- Kreatinin-Clearance 473
- Miktionsschwierigkeiten 473
- Pflege 479
- Tachykardie 473
- Urinausscheidung 473
- Uterusrückbildung 480

Wolff-Parkinson-White-Syndrom, Neugeborene 540

Z

Zangenentbindung, Pudendusanästhesie 393

Zangenextraktion, Spinalanästhesie 411

Zerebralparese, intrapartale, Bradykardie, fetale 305

Zervixriß 464
- Geburtsverletzung 464
- hoher, Fruchtwasserembolie 322

Zervixspasmus, Plazentalösung 457

Zervixveränderungen, Wochenbett 474

ZNS-Fehlbildungen, Neugeborene 546

Zwergwuchs, thanatophorer 437A

Zwillingsgeburt, Nabelschnurvorfall 354

Zytomegalie, Fruchttod, intrauteriner 431

Zytostatika, Stillperiode 478